U0295522

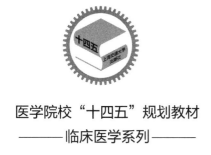

医学院校"十四五"规划教材

——临床医学系列——

临床营养学

Clinical Nutrition

第二版 | 蔡威 沈秀华 主编

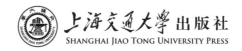

上海交通大学出版社

SHANGHAI JIAO TONG UNIVERSITY PRESS

内容提要

本教材立足于国内外营养学的最新进展,介绍了新观点、新发现和新技术,系统、完整地介绍了临床营养学的经典内容,主要包括临床各系统疾病的营养防治方法,既满足了营养专业临床营养学课程的教学需要,又包含了丰富的临床实践经验。为避免重复,本书不包括基础营养和公共营养学的内容,从而更加突出临床营养学方面的重点。

本教材不仅可供营养学专业学生使用,还可供临床、基础、预防、康复、药学、影像、检验、护理等医学相关专业的本科生和研究生使用,同时也是从事营养学研究和临床实践工作的营养学专家、临床医师、营养师等广大临床营养工作者的理想参考书。

图书在版编目(CIP)数据

临床营养学/蔡威,沈秀华主编. —2 版. —上海:
上海交通大学出版社,2024.4
ISBN 978 - 7 - 313 - 30278 - 6

Ⅰ.①临⋯　Ⅱ.①蔡⋯②沈⋯　Ⅲ.①临床营养—营养学　Ⅳ.①R459.3

中国国家版本馆 CIP 数据核字(2024)第 042769 号

临床营养学(第二版)
LINCHUANG YINGYANGXUE(DI-ERBAN)

主　编:蔡　威　沈秀华

出版发行:上海交通大学出版社　　　　　　　地　　址:上海市番禺路 951 号
邮政编码:200030　　　　　　　　　　　　　电　　话:021 - 64071208
印　制:上海景条印刷有限公司　　　　　　　经　　销:全国新华书店
开　本:787mm×1092mm　1/16　　　　　　印　　张:31.25
字　数:663 千字
版　次:2012 年 2 月第 1 版　2024 年 4 月第 2 版　　印　次:2024 年 4 月第 3 次印刷
书　号:ISBN 978 - 7 - 313 - 30278 - 6
定　价:88.00 元

本书编委会

主 编

蔡 威　　上海交通大学医学院附属新华医院

沈秀华　　上海交通大学医学院

编 委

（按姓氏汉语拼音排序）

曹 云　　复旦大学附属儿科医院

陈 敏　　复旦大学附属华东医院

陈艳秋　　复旦大学附属华东医院

陈 影　　上海交通大学医学院附属瑞金医院

范建高　　上海交通大学医学院附属新华医院

冯 一　　上海交通大学医学院附属新华医院

葛 声　　上海交通大学医学院附属第六人民医院

洪 莉　　上海交通大学医学院附属上海市儿童医学中心

李 娟　　海军军医大学第二附属医院（上海长征医院）

李幼生　　上海交通大学医学院附属第九人民医院

刘景芳　　复旦大学附属华山医院

马爱勤　　上海交通大学医学院附属第六人民医院

秦环龙　　同济大学附属上海市第十人民医院

邱文娟　　上海交通大学医学院附属新华医院

邵春海　　复旦大学附属华山医院

施咏梅　　上海交通大学医学院附属瑞金医院

孙建琴　　复旦大学附属华东医院

孙文广　　上海交通大学医学院附属国际和平妇幼保健院

汤庆娅　　上海交通大学医学院附属新华医院

万燕萍　　上海交通大学医学院附属仁济医院

王　莹　　上海交通大学医学院附属新华医院

吴国豪　　复旦大学附属中山医院

吴　江　　复旦大学附属华东医院

吴　捷　　首都医科大学附属北京儿童医院

伍佩英　　上海交通大学医学院附属第一人民医院

谢　华　　上海交通大学医学院附属同仁医院

徐仁应　　上海交通大学医学院附属仁济医院

颜伟慧　　上海交通大学医学院附属新华医院

张家瑛　　复旦大学附属华山医院

学 术 秘 书

宋芳芳　　上海交通大学医学院

前　　言

  临床营养学研究能量和营养素不足或过多导致的急慢性疾病以及各类疾病状况下能量和营养素的不同需求和营养代谢的改变。与公共卫生营养学不同,临床营养学关注的是临床疾病的营养预防、诊断和治疗,研究患者营养状况的筛查、评估、诊断、治疗(膳食营养、肠内营养、肠外营养)的理论和技术,从营养支持角度协助或直接参与疾病的诊疗,满足患者的营养需求,达到促使疾病好转或痊愈的目的。临床营养学具有较强实践性和交叉性的特征,本学科的理论和技术脱胎于临床医学、基础医学、预防医学、食品科学等,并已形成相对完整的独立体系。本教材第一版广泛用于营养学专业临床营养学课程的教学,并用作中国营养学会注册营养师考试参考用书和临床营养一线工作者的参考书,读者反馈良好。10年来,临床营养学无论理论还是技术均有很大的发展,此次出版的《临床营养学(第二版)》秉承第一版的优点和特色,系统、完整地介绍了临床营养学的经典内容,包括住院患者营养状况评价方法,营养缺乏症、肥胖及其相关代谢性疾病、糖尿病、肾脏疾病、消化系统疾病、神经系统疾病、肿瘤、围手术期、危重症、食物过敏与不耐受等的临床特点与营养的关系及营养防治措施。本书用了较大的篇幅详细介绍了临床疾病的营养防治方法(医院患者膳食与管理、肠内肠外营养支持方法等),新增了儿科疾病、妊娠期疾病、老年疾病的营养代谢特点及营养防治措施,在此基础上立足于国内外营养学的新发展和更新的内容,介绍新观点、新发现和新进展,与时俱进。本书的编写首先是为了满足营养专业临床营养学课程的教学需要,因此为避免重复,不包括基础营养学和公共营养学的内容。

  本书编者均为活跃在营养学研究和临床实践工作第一线的营养学专家和临床

工作者,有丰富的理论和实践经验。本书是营养学专业学生的理想参考教材,也可供全国高等医学院校本科生和研究生学习临床营养学使用,对临床营养师和重视临床营养治疗工作的临床医师也有良好的参考价值。营养学领域广、发展快,本书肯定还有很多不尽如人意之处,敬请各位同行与读者提出建议和意见,以便再版时修正。

蔡　威　沈秀华

2023 年 10 月

目　　录

绪　　论

　　临床营养学是指采用营养手段进行疾病预防、治疗和康复的一门学科，也是介于预防医学和临床医学之间的一门学科。它与基础营养、食物营养和临床诊疗技术之间有着紧密的联系。随着这些相关学科的发展，临床营养学对营养相关疾病的认识已从单纯的病理、病理生理和生化观察发展到基因水平的研究，具体的营养防治方法学已从传统的饮食治疗发展到通过肠内或肠外途径给予营养支持。

　　20世纪60年代后期，国内外临床医学和营养学的发展也进入了一个新的里程碑阶段。临床营养支持技术的发展和临床应用，使许多无法接受传统膳食营养的患者获得了康复，并拯救了一些以往被认为无法生存的危重症患者，如短肠综合征、重症胰腺炎和重度烧伤等患者，能获得维持其生命的人工营养，即肠外营养（parenteral nutrition，PN）支持。这既是医学史上的一大创举和进步，同时也推动了临床营养学科的快速发展。随后，又通过大量肠外营养的临床实践和相关研究，发现全肠外营养（total parenteral nutrition，TPN）带来的一些弊端只能通过肠内营养（enteral nutrition，EN）供给才能避免和缓解，使得"只要肠道有功能就要使用它（If gut works，use it）"的临床应用原则获得大家的一致公认。半个多世纪以来，有关肠外营养和肠内营养的制剂优化、输液设备与技术改良，以及疾病代谢理论方面的研究都有了更进一步的发展，也取得明显的临床效果，并且至今有些概念还在不断地更新和完善之中。

　　本章就有关临床营养学科的形成与发展，现代医院临床营养科的建制与发展趋势，住院患者膳食管理模式的优化，以及医院临床营养支持团队的组织构架和运作模式等内容进行回顾、整理和阐述。

第一节　临床营养学科的形成与发展

　　在临床医学中，患者营养状态好坏对疾病的治疗效果和健康转归关系的认识是被人们明确而肯定的。人体的饥饿状态本身就是一种疾病状态,严重者将导致死亡。如果一名患者在 1 个月内体重急剧减轻达 20% 以上,不管其原发病如何,都可能因营养衰竭而死亡,因而面对已有营养不良或存在营养风险的患者,如何开展科学合理的营养支持治疗是非常重要的。

随着我国医疗事业的发展,临床营养工作也得到了国家卫生行政部门和医院领导的重视,提出了一系列以患者为中心的医疗服务目标要求,强调临床营养学科的业务职能和从业人员的业务能力是解决临床各类疾病发生、发展和诊治过程中面临的所有营养问题的必要保证。因此,强调加强医院临床营养科的建设,制订相应的院内工作内容和职责,对于提高住院患者综合营养管理水平、促进患者快速康复是必不可少的关键一环。

一、临床营养发展史

1952 年,法国的外科医师 Robert Aubaniac 首先成功完成了中心静脉置管技术,为肠外营养支持治疗解决了高渗葡萄糖输入的途径问题。1959 年,由美国哈佛医学院外科 Francis Moore 教授首先提出能量与氮的合适比值为 150 kcal(1 kcal=4.18 kJ):1 g 的理论,并阐明了外科患者在应激状态下的一系列代谢变化。这些研究成果为营养支持治疗奠定了理论基础。同时,随着制药工业发展,也先后生产出可供静脉输注的水解蛋白(1939 年)、结晶氨基酸(1940 年),以及 1961 年瑞典 Arvid Wretlind 教授发明的大豆油脂肪乳剂(intralipid)成为很好的静脉用能量物质。至此,近代临床营养的发展时机已经到来。1967 年,美国 Dudrick 和 Wilmore 等在美国外科年会上报告了 6 例患者通过腔静脉插管接受了没有脂肪乳剂的肠外营养支持,这是美国有关肠外营养的最早报告。1968 年,Dudrick 和 Wilmore 等分别报道了应用全肠外营养的动物实验及临床研究结果,证明该方法可以获得正氮平衡,明显改善临床结局,这在当时获得了广泛关注,开创了肠外营养的先河。次年,Randall 受宇航员的饮食启发,将化学成分明确的配方膳(即要素膳)用于患者,也大大发展了近代的肠内营养。

我国临床营养的起步始于北京协和医院在 1978 年第九届全国外科年会上率先报道了《静脉营养治疗外科重症患者临床应用》。次年,北京协和医院、上海医学院附属中山医院及南京军区总医院先后在《中华外科杂志》和《上海医学》上发表静脉营养应用的相关论文。南京军区总医院邹忠寿和黎介寿教授 1981 年在《中华小儿外科杂志》上发表了《小儿全静脉营养疗法的氮平衡研究》,这是国内第一篇儿科应用静脉营养的论文;1988 年上海第二医科大学附属新华医院在《中华小儿外科杂志》上发表了国内第一篇静脉营养应用于新生儿的论文《经周围静脉全肠道外营养在新生儿外科的应用》。与此同时,20 世纪 80 年代,上海、北京等地还开展了一系列氨基酸注射液的仿制及其临床应用研究、国产中心静脉导管和输液泵的研制,以及瑞典和中国合资生产静脉营养系列产品,为我国肠外营养支持治疗技术的临床应用提供了产品的保障。为了更合理和规范地进行临床营养支持,1995 年上海第二医科大学附属新华医院和瑞金医院两家综合性医院率先在国内成立拥有独立行政运行模式的临床营养科（或临床营养中心），负责整个医院的临床营养支持工作，包括营养会诊、查房和营养专科门诊，为需要营养干预的患者制订营养支持方案、监测相关并发症和跟踪随访工作等。2000年后，随着我国国民经济的高速发展和医院业务的快速提升，国内一线和省会城市逐渐认识到临床营养的重要性，也相继设立了医院临床营养科，开展住院和门诊患者的临床营养支持工作，但各地发展仍很不平衡。

二、我国医院临床营养科的建制和发展趋势

（一）临床营养科的建制和历史

医院临床营养科是承担医院患者膳食服务供应、治疗膳食管理和临床营养支持治疗的部门。现代医学强调疾病的综合治疗，医院临床营养科作为独立的工作部门，它的定位与其在临床医疗中所发挥的作用有着密切的联系。

中国医院的营养管理体制最早可以追溯于20世纪初期，当时仅在少数教会医院设立营养部门，如北京协和医院、上海广慈医院和上海仁济医院等，当时住院患者的餐食营养是由家政系专业人员管理。1921年北京协和医院成立时所创办的营养部门〔当时称为饮食部（dietary department）〕，也是我国临床营养专业人员最早的培训基地。随着美国营养专业人员撤离和中华人民共和国的诞生，我国在20世纪50年代培养了一批临床营养专业人员，他们是我国临床营养学科发展的奠基人，其间饮食部也改称为营养部和营养科。随着国内医学的不断发展和住院患者的营养康复需求，20世纪80年代中期，卫生部下发了关于加强临床营养工作的意见，部分地区开始重视临床营养这一学科的发展。在该形势下，有少数几所部属重点医科大学成立了医学营养系，培养了一批具有临床医学背景的专业人员。

20世纪90年代中期，随着医院等级评审制度的实施，在三级医院中临床营养科作为必须设置的科室，推动了医院临床营养科的设立。随着中国医师协会营养医师专业委员会的成立，特别是在2008年卫生部医政司下发《临床营养科建设与管理指南》关于加强临床营养工作的意见后，临床营养学科得到了迅猛的发展。该指南提出临床营养科的人员配备和岗位设置应满足完整临床营养诊治流程及支持保障的需要。三级医院和具备条件的二级医院应设立临床营养科，其他医院可设立营养室。凡有住院患者的医院都应根据医院规模和收治对象，建立与之相适应的营养相关部门。根据规模和人力结构，大体可以划分为以下三种运行模式：①包括肠内营养、肠外营养和治疗膳食管理在内的完整的工作模式；②以肠内营养治疗和治疗膳食管理为主的工作模式；③单纯以营养宣教和咨询为主体的工作模式。

（二）临床营养科的发展趋势

随着中国国力的不断提升，1986年国内合资企业开始生产高质量的肠外营养和肠内营养制剂，使临床营养支持治疗技术在国内广泛开展和应用得到了保障。此后，由临

床营养相关学术团体和组织的专家们多次讨论和论证,于 2006 年制定了《中国肠外肠内营养应用指南和规范基础》,2008 又发布了《临床诊疗指南——肠外肠内营养学分册》。接着,在"营养风险、营养不良、营养支持和结局"协作组的带领下,组织并开展了大范围、多中心的有关营养风险、营养不良(不足)、营养支持、临床结局和费用的调研和队列研究,丰富了合理应用肠外、肠内营养和药物经济学研究的内涵。上述指南和研究成果为临床制订肠外和肠内营养支持治疗方案以及为临床医师、营养师、护师、药剂师在特定临床条件下实施合理规范的营养支持治疗提供了具有循证依据的指导。

目前,临床营养支持治疗已成为临床治疗的重要手段之一。医院临床营养科的管理也须顺应现代医学发展的要求,以科学的态度从体制上、管理上强化和健全。医院临床营养科也应具有完善的治疗膳食供应管理、合理规范的肠内和肠外营养支持,以及一定的教学和科研能力这三大工作内容相结合的能力,朝着能真正合理、安全和有效地对患者进行全面营养管理和治疗的学科方向建设和发展,才能体现出临床营养专业学科在临床医学中的作用和价值。同样,临床营养支持治疗的各项技术也需要有一个具有临床医学和营养学双重背景且训练有素的专业团队才能胜任。

三、相关学术团体建立和人才培养

(一)国际相关学术团体发展和人才培养

美国肠外肠内营养学会(American Society of Parenteral and Enteral Nutrition,ASPEN)成立于 1975 年,其官方杂志是《肠外和肠内营养杂志》(*Journal of Parenteral and Enteral Nutrition*),创刊于 1978 年。该学会制定的营养专业资格考试大纲为临床营养医务人员的教育提供了专业的教材。当然,培训临床营养医师最普通的办法是积累临床经验,再通过补充研究生课程,参加专题报告会、临床研讨会、学术研讨会和每年一次的 ASPEN 年会,以及 ASPEN 设在各州的分会与已成立的营养支持团队(nutrition support team,NST)共同提供的培训课程来获得。为了适应在营养支持过程中对药剂师专业知识日益增长的需求,美国健康系统药剂师协会(American Association of Health System Pharmacists,ASHSP)、ASPEN 和药物治疗专业委员会共同发起成立了临床营养支持药剂师专业,并于 1992 年进行了第一次该专业的资格考试。1988 年,美国又设立了临床营养支持营养师资格认定制。同年还确立了临床营养支持护士的法定临床专业性质,出版了《临床营养支持护士核心课程》;国家临床营养支持资格认定委员会开始举办临床营养支持护士资格考试;ASPEN 出版了《临床营养支持护士的工作标准》。

1978 年,欧洲肠外肠内营养学会(European Society of Parenteral and Enteral Nutrition,ESPEN)成立,2006 年更名为欧洲临床营养和代谢学会(European Society for Clinical Nutrition and Metabolism,ESPEN),其官方杂志是《临床营养》(*Clinical Nutrition*)。ESPEN 每年召开一次年会,迄今已连续召开 44 届年会,年轻临床医师和

营养专业人员也会通过参加会前的继续教育培训课程(life-long learning)来提高专业知识和技术。尤其是最近十余年来,中国专家参加 ESPEN 年会的人员越来越多,并积极投稿参加交流和学习,从中获得了不少最新进展的营养专业知识。

(二) 国内相关学术团体发展和人才培养

我国临床营养的学术团体起源于中华医学会外科学分会,于 1985 年开始酝酿,1990 年在南京正式成立中华医学会外科学分会营养支持学组,由南京军区总医院的黎介寿教授任组长,北京协和医院的蒋朱明教授和上海医科大学附属中山医院的吴肇光教授分别任副组长,成立后每两年召开一次学术会议,有效地推动了肠内外营养支持在外科领域的应用和研究。2004 年 12 月,由蒋朱明、王宝胜、刘一宁、陆召麟、蔡威 5 位教授发起并成立了中华医学会肠外肠内营养学分会(Chinese Society of Parenteral and Enteral Nutrition, CSPEN),迄今旗下的专业学组包括老年营养、儿科营养、胃肠疾病、神经疾病、肝肾疾病、重症营养、加速康复外科、肠道微生态、营养通路、营养药学、营养护理和院外营养等二十多个。CSPEN 年会由原先的每两年一次增加至每年召开一次,至今已召开了 16 届年会,目前每年参会人数已超万人。参会者来自临床各个专业,体现了多学科特色,学术交流水平也在不断提高。近年也在会前开设国家级继续教育课程为年轻医师和营养师提供学习和培训机会。

(三) 国内外儿科临床营养相关学术发展

在儿科领域,欧洲最先于 1968 年成立了欧洲小儿胃肠肝病和营养协会(the European Society of Paediatric Gastroenterology, Hepatology and Nutrition, ESPGHAN),并在法国巴黎召开首届年会,以后每年一次年会也是为从事儿科临床营养相关领域的医师、营养师等提供了非常好的机会,迄今已召开了 54 届年会,其官方杂志是《儿科胃肠病学与营养杂志》(*Journal of Pediatric Gastroenterology & Nutrition*)。第一届北美洲小儿胃肠肝病和营养协会(North American Society for Pediatric Gastroenterology, Hepatology and Nutrition, NASPGHAN)年会于 1978 年与 ESPGHAN 在法国巴黎联合举办,第一届世界小儿胃肠肝病和营养协会(World Society for Pediatric Gastroenterology, Hepatology and Nutrition,WSPGHAN)年会于 2000 年 8 月和 ESPGHAN 年会在美国波士顿合并召开。中国的 CSPEN 于 2004 年成立后,旗下的儿科学组于 2011 年 5 月正式成立。在此之前,中华医学会下的新生儿内外科和营养学专家组成的协作组于 2005 年制定了《中国新生儿营养支持临床应用指南》,首次为我国临床危重新生儿临床肠内外营养支持规范了应用,继后协作组又在 2008 年制定了《中国儿科肠内和肠外营养支持临床应用指南》,涵盖了整个儿科人群的临床应用规范;在全球医学快速发展的趋势下,在 2013 年又对《中国新生儿营养支持临床应用指南》进行了更新,进一步规范了我国新生儿这类特殊人群的营养支持和治疗的临床应用。上述一系列儿科指南的制定和相关临床研究的发表,均得到了国际上的认可。2016 年,由 ESPGHAN 发起,联合 ESPEN、欧洲儿科研究学会(European Society of Pediatric Research,ESPR)和我国 CSPEN 儿科学组共同完成了《欧洲儿科肠外营养指南(2016 版)》的更新任务,旨在为医疗专业人员向婴儿、儿童和青少年患者提供肠外营养支持治疗的最新依据。目前,CSPEN 儿科学组还在为进一步推动营养支持团队在我国更大范围的组建和发展,定期开展相关的培训、专题报告会、临床研讨会和临床病案分享等学术活动,努力提升和加快我国儿科临床营养支持的规范化和合理化进程。

(四)我国注册营养师制度建立和发展

我国临床营养专业人才培养制度的建立相对落后,目前主要还是由临床医师(主要是普外科和消化科以及临床营养科医师)在推动和引领学科的发展。我国虽在 20 世纪 80 年代就有零星高等院校开展正规的营养师培养工作,但不成规模和体系。直到 21 世纪开始逐渐有院校开展营养学或食品与营养学专业招收本科生,但缺乏注册资格水平考试认证。2016 年由中国营养学会发起,首次在上海试点了注册营养师考试工作;2017 年扩大到全国五省市的高校(分别为首都医科大学、上海交通大学、中山大学、吉林大学、四川大学)正式开展了该项工作。在学会引领、严格管理、专人负责的基础上,该项工作逐渐被国内外同行认可,目前正有条不紊地推进展开,努力扩大注册营养师队伍,提升注册营养师的国内外影响力,为我国临床营养科和营养支持团队提供职业和专业素质过关的营养师创造条件,也为健康中国做出应有的贡献。

第二节　住院患者的膳食管理

医院营养膳食质量直接或间接影响医院的医疗质量和服务质量,所以患者营养膳食的管理应是医院临床医疗质量管理的一部分。

医院的服务对象是患者,患者是不同于健康人群的特殊群体。患者膳食管理的目标是保证提供高质量的营养饮食治疗和良好的饮食服务,满足患者的营养需要,促进患者康复,提高患者满意度。

医院患者膳食管理的具体内容,应按不同地区不同医院的具体情况提出不同的要求,主要内容概括为以下四个方面。①计划与控制:包括人力、水电煤气、食品原料和成品。②制订质量标准:医院患者膳食的设计、制备及供应膳食治疗的流程。③对患者的营养教育和宣教:指导食品卫生与食品安全保障。④品质保障措施:建立相应的工作制度,并付诸实施;营养及食品原料的规格;食谱的标准化,包含原料控制、制作过程、成本控制、质量检验、营养成分计算及抽检方法。

一、医院营养科属性和管理模式

(一)医院营养科的行政属性和专业人力配备

医院营养科实行院长领导下的科主任负责制,按医技科室进行管理。应由取得国家卫健委授予的营养医师或营养师资格证书的有经验的中高级专业人员担任主任,同时配备与其任务相适应的足够数量的合格的营养专业人员、膳食配制技工及其他相关人员。其中营养专业人数与医院床位数之比应至少为1∶150,营养技师应按照与营养医师1∶1～2∶1的比例配备,营养科护士应不少于3人或者人数与床位数之比为1∶300以上。

(二)医院供膳模式和营养厨房布局

1. 医院供膳模式

1)医院营养科直接管理患者膳食的制备　有独立经济核算的营养厨房,除了营养专业人员外,25张床位需要配备1位炊事员,通常采取包伙选食,即由医院规定每天的膳食费标准,由营养师设计各种膳食的食谱供患者预约选择,然后经当班营养师审核后交给营养厨房制备。此种供膳的方法便于控制质量,实施营养治疗的效果较好。

2)医院营养科厨房由第三方配膳公司管理　医院营养专业人员仍归属医院医技人员管理,营养师设计治疗膳食食谱,由第三方配膳公司执行配制和配送。但目前配餐公司在有关治疗膳食的质量上难以保证,需由医院营养科主任和营养师们积极跟进督查和监管,双方需要有很好的沟通和合作关系。

3)医院后勤膳食部门管理患者膳食制备　营养厨房则归属于后勤管理,营养专业人员归属医技人员管理,由营养师设计治疗膳食食谱,后勤分管的厨房工作人员进行配制和配送。目前该种模式已越来越少了。

2. 医院营养厨房布局

1)营养厨房的合理布局须符合厨房卫生要求　生熟分开,洁污分流,功能区分明,生产加工流程合理、顺畅。

2)烹饪加工区域布置　须包含符合相关标准的原材料清洗间、切配间、烹饪区域、备菜间、肠内营养配制间、餐具消毒清洗间、厨房和灶台的通风设备,以及消防设施等。

二、住院患者膳食供应流程

患者的膳食营养供应是医疗工作的一部分,各级医院按照医院情况参考医院膳食常规,制订本院的医院膳食常规。患者的膳食应由营养师按照医疗膳食原则,参照物资供应情况、供膳标准、多数患者的习惯来设计食谱和指导及监督配制。膳食收费标准由医院参照有关规定确定。患者住院期间除病情需要禁食外,均应由临床营养科供应膳食。

(1)新患者入院后,由病区护士根据医院信息系统流程通知营养师,并提供患者的姓名、住院号、床号、诊断、详细饮食医嘱、食物禁忌、宗教信仰及饮食起始时间。营养科根据通知准备膳食。对营养治疗的重点患者亦可由病区通知营养师会诊后商定营养支持方案。

(2)各病区由配膳员负责配送膳。配膳员入职后须经营养及配餐方面的专业知识培训,可由营养科管理或医院后勤管理公司管理,在营养师和病区护士长的指导下进行工作。

(3)患者如需要更改饮食,应在规定时间内(一般在上午 10:30 和下午 3:30 前)由病区护士按医嘱通知营养科更改膳食。如迟于规定时间,则隔餐或隔日更改。如遇有病情加重或特殊情况,病区应随时与营养师联系,以便及时调整膳食。

(4)患者因病情须禁食时,由病区护士按医嘱发出禁食通知,营养科应及时终止供餐。

(5)普通膳食每天供应 3 餐,软饭每天 3~5 餐,半流质每天 5~6 餐,流质 6~7 餐,特殊饮食酌情处理。每餐饮食发出之前,营养师应按各病区膳食清单(包含医嘱、点餐等信息)进行检查核对,确认无误后送至病区,并有记录备查。

(6)营养师要经常巡视病房,了解患者的病情和营养及膳食情况,观察营养治疗效果。对接受特殊治疗膳食的患者,在接到病区膳食通知后,应在 24 h 内巡视患者,按病情需要设计和配制膳食,并进行营养计算和监测,同时做好营养饮食记录。

(7)患者饮食是临床医疗和护理的一部分。医生、护士和营养师应加强联系,共同做好治疗膳食工作。病区护士应关心患者的饮食,开饭时应配合饮食核对,做好饮食护理工作。配膳员要及时、准确地分发饮食,保证患者吃到正确的热饭、热菜。

(8)患者出院前,应由病区通知营养科终止饮食及办理有关结账工作。

三、医院供膳质量保障措施

每个医院都应根据本院的类型制订膳食常规(或称饮食手册)。在膳食常规中应规定膳食种类、营养标准、适用对象等内容。膳食常规由营养科有资质的营养师提出,经医务处审核同意后作为医院医疗常规的一部分,并作为对医生饮食医嘱的指导。营养科所供应的膳食应符合常规的规定。膳食常规中普通膳食的营养标准应符合我国居民的膳食参考摄入量。

(一) 合理设计各类食谱

食谱设计是保证膳食质量的重要环节,食谱设计分常规膳食食谱和特殊治疗膳食食谱设计。常规膳食食谱如普通膳食、半流质、流质、低脂、低盐等食谱,由营养师根据膳食标准、市场供货情况、多数患者的生活习惯、营养需要量和人力安排等综合因素,设计出每天可供患者选择的 1 套以上食谱,进行营养计算和评价,然后配制。特殊治疗膳食食谱应根据患者的病情、临床营养的需求和患者对食物依从性等情况由分管的临床营养师进行个体化的设计和计算。

(二) 保证配制烹调质量

我国是一个饮食文化源远流长的国家,历来讲究色、香、味、形融为一体。因此,烹调质量是膳食质量的重要环节。从原料、切配、烹制到分发的整个过程都应合理有序地进行,才能保证各种膳食的质量。

（三）正确订餐、采购和分发

临床营养师负责膳食的设计、随访分管病区，与患者床位主管医师、病区护士沟通联系，根据需求进行营养风险筛查和营养评估，观察患者营养饮食的效果及做好营养治疗记录。还要督查厨房管理员、配制技工和配膳员的工作。财务人员由取得相关任职资格证书的合格人员担任，负责成本控制及经济管理。

工作步骤包括患者订餐→食品预算计划→按计划采购→验收→收货入库→入账→领用供应→出账→查核账物相符。其中验收要做到原料、质量和数量相符，认真执行由原料到成品的"四不制度"（不买、不收、不用、不卖腐败变质的食品），做好索票索证和食品原料的追溯系统。食品入库按序存放。入库食品应按标记做到先进先出，物尽其用，减少浪费。食品和原料入库存放实行"四隔离"（生与熟、成品与半成品、食品与杂物、食品与天然冰隔离），所有食品应隔地（至少15 cm）、离墙（至少15 cm）放置。入库食品应标明入库时间和保质期。按食品的不同性质及特点和要求分别选择适当的条件保管，如常温、保鲜冷库、冷藏冷库。常温库房要做到清洁、整齐、通风，并有防鼠、防蝇、防潮设施，食品保藏按各种食物的食品卫生要求执行（具体要求参见《食品卫生法》）。食品库房不得存放有毒有害物品，也不得存放个人生活用品。

（四）建立食品采样留检制度

按食品卫生法要求进行食品采样留检。①每份菜肴烹调完毕后，必须采留样品一份，每种样品不少于200 g，并保留48 h。②做好留样记录：包括食品名称、留样时间、留样人签名，以备查。③采样过程：菜肴用清洁用具取样→放入留样盒加盖→放入专用的冰箱备查。留样盒每次使用前应进行清洗消毒，以免交叉污染。

（五）建立餐具清洁消毒制度

餐具清洁消毒工作流程：回收餐具→刮去残物→清洗→消毒→保洁备用。隔离患者所用餐具连同剩余食物应收入专用容器内，先行消毒后再按上述流程进行二次消毒。消毒方法常用的有蒸汽消毒、煮沸消毒和电热消毒，同时还必须做到：①清洗消毒室不准存放和洗涤私人物品；②未消毒餐具和已消毒餐具分开放置，并有明显标志，避免交叉污染；③每月不少于一次对已消毒餐具进行采样，检测致病菌。

四、完善医院供膳管理系统

（一）医院供膳系统的提升目标

综合性医院有不同类型的科室，在膳食供应上需要满足许多要求。住院伙食费用、餐饮运营成本等给医院供膳系统的运行提出了多种挑战，诸如：

1. 提高食品安全性　供膳部门需要在原料生产和食品加工过程中全面推行良好农业规范（good agricultural practices，GAP）和危害分析的临界控制点（hazard analysis critical control point，HACCP）。

2. 提高餐饮质量　①烹调质量的稳定需要人才和技术保障,对于烹饪技术开发与营养专业人才的培养亟须加强。②食谱多样化可以提高患者的满意度,人才和技术储备是菜品多样化的基础保障,但也会加大厨房的运营压力。需要根据厨房的加工能力,科学合理地设计菜谱,并进行有限的成本控制。尤其是在呈现人口老龄化趋势的我国,在菜谱设计时需要考虑老年饮食的需求特点,除了满足疾病治疗要求外,还要满足老年咀嚼能力和吞咽功能下降的要求。③鉴于我国的餐饮习惯,保温能提升菜肴口味。正确的保温措施能够抑制或防止有害微生物的生长,将膳食以保温状态适时配送至患者床旁是医院膳食服务的重要环节。在该方面投以关注度的同时,也要有足够的保温技术设备的支持,如符合要求的餐车等。

(二) 有关 HACCP 的构筑

HACCP 是指为了防止食物中毒或其他食源性疾病的发生,应从食物原料种植(养殖)到食物食用的全过程中可能造成食物污染发生或发展的各种危害因素进行系统和全面的分析。在此分析基础上,确定能有效预防、减轻或消除各种危害的"关键控制点",进而在"关键控制点"对危害因素进行控制,同时监测控制效果,并随时对控制方法进行校正和补充。

依据 HACCP 原理,要求餐饮业对每一个菜品建立一个 HACCP 体系。但这种针对单个产品进行分析的方法较为耗时耗力,一些新烹调方法的设备都配备了微电脑监测的温度探针,很好地解决了不同菜品温度以及 HACCP 管理的问题。

(三) 医院营养供餐系统信息化联网的管理作用

住院患者膳食供应的管理是一个综合管理的系统过程,涉及营养专业、食品卫生、食堂运作、行政管理、经济管理等多学科知识与运作。随着医院医疗管理信息化工作的开展和普及,以往采用的是纸质饭菜票管理,手工进行订餐、配餐,人工制作报表,不仅数据量大,而且纸张记录和统计易出错、费时费力。电子营养点餐和信息化管理系统设计功能可以从账目管理、菜谱编辑、订餐报表统计、营养分析到仓库管理等,使医院营养部门的管理更现代化且高效。

除了点餐效率和准确性提高外,通过医院信息化医疗管理系统与营养管理系统的链接,也提升了临床营养医疗工作的技术质量。在日常营养会诊和查房时通过查阅患者临床相关信息的动态变化,配合营养风险筛查和营养评估,可及时制订和调整患者的营养干预方案,包括膳食营养、肠内外营养的会诊意见和相应的营养处方医嘱,保证了营养治疗的精准性和安全性,可大大推动临床营养学科的发展。

第三节　临床营养支持团队

从循证医学、医疗资源的有限性和药物经济学角度来看,合理应用肠内外营养支持,把有限的医疗资源用于有营养风险和有医疗需要的患者,是临床实践的必由之路。以临床医师、营养师、药剂师和护师组成的营养支持团队是临床肠内外营养支持管理的基本单元,在发达国家具有一定规模的医院都设有营养支持团队,可根据医院自身条件配备小组人员的多少,其功能是体现团队管理的原理。美国等欧美发达国家在早期研究即发现,采用营养支持团队管理模式下进行的肠内外营养支持可减少代谢并发症的发生和节省医疗费用。因此,在医院内设立营养支持团队也是临床营养支持在医院内规范化应用模式的必然发展趋势。

一、组建营养支持团队的意义和目的

当患者存在营养风险或营养不良时,应尽最大努力积极提供合理营养监控和干预,同时又需考虑脏器功能对能量、营养素和液体供给量的耐受度。鉴于营养不良以及不合理或不规范的营养支持所产生的严重临床和经济后果,有必要在一定规模的医疗机构建立一支训练有素的具有专业技能的多学科营养支持团队或临床营养部门,对患者进行系统的营养状况识别、营养支持方案的制订与实施,以及并发症监管等,使患者获得全方位的营养支持治疗。营养支持团队的组建一方面是为满足个体健康维护和疾病康复、国家医疗卫生技术发展等社会需求;另一方面也是为了降低住院患者营养不良的发生率、规范患者临床营养管理,以及有效管控不合理医疗成本支出等当前医院发展的需求。

(一) 组建营养支持团队的必要性

在临床医疗中,如未能及时识别已有营养不良或营养不良风险的患者,将会延迟或缺失提供合理的营养支持,增加患者因营养不良而恶化临床结局。反之,如对疾病适应证或者营养治疗不规范使用,不仅浪费医疗资源,还将产生与不合理营养应用相关的并发症。上述两方面问题所带来的直接后果是医疗成本上升。医院组建营养支持团队的理由有以下几个方面:

(1) 住院危重症患者存在很高的营养不良发生率以及由此产生的严重不良后果。

(2) 需对住院患者进行正确的营养风险筛查和营养评价,制订并实施营养医疗计划,监测其耐受性和并发症,及时调整营养支持方案,并正确决定何时结束营养支持等。这些决策的制订需要经过专业培训、掌握临床营养支持的理论知识、精通营养支持实践和操作的人员才能胜任。

(3) 在肠外营养支持过程中仍出现过高的导管相关败血症、胆汁郁积性肝损伤等的发生率,需要积极设法攻克和防治。

(4) 在肠内营养支持过程中的相关操作规范和安全监护也是营养支持成功的关键,需要专业团队的监管和培训。

(5) 临床营养支持的医学理论和方法在不断发展和完善中,这对临床医护人员也提出了更高的专业化要求。

（6）避免并减少因营养不良增加和不合理使用营养支持所导致过高的医疗费用，需要组织和运行良好的营养支持团队，不仅有益于医疗服务质量的提升，还可获得良好的社会和经济效益。

近年来，美国、英国、丹麦、波兰和巴西等国家也在医院如何优化营养支持团队组成、家庭营养支持（home nutrition support，HNS）和养老机构的营养支持及其管理上做了一些研究，并获得良好的医疗经济效价比的优势结果。如波兰在为患者进行家庭肠外营养（home parenteral nutrition，HPN）治疗时，主管医师的肠外营养处方经常会违反药物配伍原则，以往都是进行频繁的营养混合液的稳定性测试来保证其安全性，通过营养支持团队成员对配方的分组优化实施，明显减少了人员、经费的浪费，大大提高了家庭肠外营养的成本效益和质量。波兰的另一项研究显示，由专业营养支持团队处方的优化改良的家庭肠内营养（home enteral nutrition，HEN）配方大大减少了再次入院人数、住院时间以及入住重症监护病房（intensive care unit，ICU）的时间，优化管理后的这些患者在医院治疗的年平均费用从每位 764.7 美元降至 142.7 美元。同样，在英国通过配备家庭肠内营养小组的有效管理，也使家庭管饲患者再住院次数减少，不仅减少了医院转运成本，还降低了管饲喂养成本；管饲相关的并发症如管道堵塞等发生率明显降低，在经济效价比上也获得成效。

（二）组建营养支持团队的目标和任务

组建营养支持团队的目标是为需要营养干预的患者提供合理而有效的营养支持并获得良好的临床结局。具体包括正确的营养风险筛查，识别患者是否存在营养不良或发生营养不良的风险；对患者进行科学而精准的营养评价，以制订合理的营养支持方案；保障营养支持安全规范，实施合理有效。为达成以上目标，营养支持团队的工作职责和范围如下。

1. 规范营养支持工作　制订适合本医疗机构肠内外营养支持应用的规章制度、政策和使用程序，设计规范的会诊单、配方单、监测和巡视单。

2. 营养风险筛查　负责和培训对住院和管辖的全部患者进行营养风险筛查，对存在营养风险的患者会诊并进行营养及代谢评价，对需要肠内外营养支持的患者提供与营养支持相关的医疗服务，制订合理的营养支持方案。

3. 对营养支持进行质量控制　包括有计划地对接受营养支持的患者每天进行监测和查房，及时调整营养支持方案，并处理在营养支持过程中出现的各种问题和并发症。

4. 承担营养支持知识的教育和培训　对患者及其家属进行营养支持知识的宣教和指导等工作；为临床医师、护士、营养师和药剂师等医护人员开设一系列的专业讲座和在职培训课程；鼓励住院医师到营养支持团队的部门轮转实习；撰写和印发宣教材料，以指导医护工作者、患者及其家属正确开展营养支持治疗。

5. 开展营养支持研究工作以推动学科发展　包括不断发展和完善营养支持的理论基础和实施措施，需要进行营养和代谢支持方面的监护及用来评价营养疗效敏感指标的研究,使营养支持的效率和安全性不断提高。

6. 探索和执行家庭营养支持　包括对患者及其家属进行教育和培训,制订出院后的营养支持计划,对患者进行随访和营养监测。

7. 开设营养门诊　提供营养咨询,治疗营养失衡并对患者进行随访。

二、营养支持团队的运行模式和组织构架

(一) 管理体系和运作模式

由于每个国家的社会和医疗制度不一,各医疗机构临床营养学科的发展程度存在落差,营养支持团队的临床运作和组织构架也各有差异和特点。以下介绍发达国家或地区在营养支持团队组建、构架和临床运作方面的情况。

1. 美国模式　目前临床营养支持团队的管理与运作模式在美国大致分为两类:一种是集中管理制,另一种是非集中管理制。

1) 集中管理体系　成立一个独立的负责承担整个医院患者营养医疗服务部门,即设立一个由医师、营养师和护士组成的营养/代谢支持专门病房,包括中心静脉导管的置入和护理,实施肠内外营养支持以及出院后的家庭营养支持计划。对全院所有需要接受营养支持的患者直接负责,病房的全部管理工作均由营养支持团队负责,如涉及其他疾病或问题,则须通过会诊治疗或解决。

(1) 该体系的优点:①管理较为严格;②肠内外营养支持的并发症发生率较低;③在营养支持实施过程中发生相关并发症后容易得到有效的预防和控制。

(2) 该体系的缺点:①与其他科室人员接触较少,因而在一定程度上限制了信息和技术的交流;②设立单独病房需要有更多的空间和人员规模;③全面医疗与整体护理水平会受到不同程度的影响;④患者有时不易接受。

2) 非集中管理体系　也称分散会诊体系。成立一个营养管理委员会或营养咨询小组(即营养支持团队),在整个医院范围内营养支持团队成员对住在各病房的患者进行肠内外营养会诊与治疗。主要运作模式是通过会诊和最初的营养评价,向请求会诊的医师提供有关营养支持的配方及监测的建议,并且每周 3 次对患者的营养治疗进行评估,但最后做决定、承担责任的还是主管床位的医师。患者的整体治疗、护理与管理工作仍由其所在病区自己的主治医师和护士负责,营养支持团队仅提供营养会诊意见。

(1) 该体系的优点:①全面医疗及整体护理较好;②涉及的科室及领域较多,人员与技术的合作和交流机会较多;③不需要单独病房,节省了空间和人员;④患者和其他科室医护人员易于接受。

(2) 该体系的缺点:①营养治疗的整体管理相对不严;②对并发症的监测与控制相对不力。

上述两种运作模式的主要区别在于:前者可以在患者的医疗中保持最大程度的连续性,并最大限度地降低并发症的发生率;而后者则有利于主管床位的医师更多地参与

对患者的医疗,有利于将营养支持的观念和原则传授给医疗小组中的其他住院医师和医学生。当然,这种差别不是绝对的,更不是对立的,通过完善的运作制度完全可以将两者的优点集中在一起。1996 年,美国 Cleveland Clinic 医院营养支持团队的 Ezra Steiger 报道,该院营养支持团队于 1975 年成立的时候是以会诊制模式运作的。1983 年由于美国开始实施按病种付费(diagnosis related groups, DRGs)的医疗费用支付系统,为了降低医疗费用该院成立了药品及治疗管理委员会。结果经该委员会调查发现,其他部门的全肠外营养不正确使用率为 51%,而营养支持团队的全肠外营养不正确使用率仅为 11%。在该委员会的建议下,医院管理委员会规定:凡是应用全肠外营养及氨基酸溶液,必须经营养支持团队会诊同意。在该规定颁布前,该院每月配制的全肠外营养溶液的数量为 2 800 袋,规定颁布 1 年后减少为每月 1 200 袋。说明集中管理制模式大大减少了不合理的营养支持,明显降低了医疗费用。

2. **欧洲模式**　在欧洲,营养支持团队日常组织工作模式有以下 4 种:

(1) 由一个专门营养管理小组进行日常查房,对住院患者进行营养风险筛查和营养评价,发现有营养支持指征的患者即给予营养支持治疗,但营养支持很有可能因为其他治疗而被忽视或者不恰当。因此,如果需要足够的决定权,营养支持团队必须与可做决定的临床医师密切合作。

(2) 拥有床位的专门营养管理小组,患者一旦需要特殊营养支持(如短肠综合征等慢性肠道功能障碍患者)就可转到这里。这样做的好处是可以保证营养支持治疗的完善实施,但缺点是受其他专业治疗的限制,需要通过会诊方式完善治疗的全面性。

(3) 兼具上述两种功能,既有自己的病房接受需要专门营养治疗的患者,又接受其他病区的会诊邀请,提供营养治疗服务。

(4) 营养支持团队不仅管理所有患者的营养问题,还参与医院政策的制定,拥有表决权,对全院工作人员进行必要的相关培训等。有营养支持团队成员加入医院管理者范畴,由膳食科工作人员、临床医师、营养师、护士、药剂师共同组成的营养应用指导委员会,监督从膳食营养到肠内外营养治疗等各方面的实施情况。

总而言之,无论采用何种方式,其基本管理原则是一致的,通过优化运作模式,使营养支持的安全得到保障。

(二) 专业人员构成和职责

一个正规而典型的营养支持团队应该是多学科的,主要由医师、营养师、药剂师和护士组成,同时还可包括社会工作者、经营养支持团队轮转的受训者以及医院行政管理人员等。这将有利于为患者提供合理、全面而有效的营养支持服务,有利于营养支持团队的不断发展,并进一步完善营养支持的理论研究和实践制度。

1. **营养支持团队专业人员构成和规模**

1) 营养支持团队负责人　通常由医师来担任。1991 年美国肠外肠内营养协会(ASPEN)在被调查的 487 家医院已成立的营养支持团队中,负责人由医师担任的共

292 家(60%)，由营养师担任的共 52 家(11%)，由药剂师担任的有 32 家(7%)，由护士担任的有 13 家(3%)，由其他专业人员担任的有 8 家(2%)，另有 83 家(17%)则无负责人。我国 2017 年对 19 所已成立营养支持团队的三甲医院(床位均超过 500 张以上，其中 15 家为儿童专科医院)的调查结果显示：营养支持团队负责人均由医师担任，其中来自消化科 7 人（占 37%），外科 4 人（占 21%），营养科 4 人（占 21%），ICU 3 人（占 16%）。

2) 营养支持团队规模　1991 年，ASPEN 对床位数超过 150 张的 1 680 所医院的调查结果显示：营养支持团队人员超过 6 名的占 34%，5～6 名的占 29%，1～4 名的占 37%。2017 年，对我国上述 19 所三甲医院的调查结果显示：营养支持团队人员＞20 人的有 4 所(占 21%)，15～20 人的有 8 所(占 42%)，10～15 人的有 4 所(占 21%)，5～10 人的有 3 所(占 16%)。

2. 营养支持团队各类成员的职责

1) 医师职责　①担当营养支持团队的负责人，并指导营养支持团队的运作；②解释与营养支持有关的医学咨询；③对患者进行营养评价，包括确认病史、进行体检、复习实验室报告；④汇总小组其他成员提供的信息和建议，完善营养支持和监测计划；⑤制订及实施营养医疗计划，并承担最终的责任。

临床营养医师应该具备的条件：①对营养素在健康和疾病情况下的不同代谢特点应该充分了解；②知道营养不良在病理生理和临床上的所有不同的表现形式；③具有处理一些其他疾病的临床经验。

2) 营养师职责　①对住院患者进行营养风险筛查及指导，识别高风险患者；②对有风险的患者进行营养评价；③决定膳食和肠内营养的能量和营养素的需要量；④根据膳食配方配制饮食和(或)管饲营养配方的选择及配制；⑤监测并记录能量和营养素的摄入量；⑥监测喂饲情况；⑦为包括肠内营养的产品、价格及喂饲营养配方在内的膳食营养问题提供咨询服务。

3) 护士职责　①对营养支持过程中的护理工作进行监测；②对营养支持输入设备(静脉导管、喂饲管等)的护理进行监测；③对患者、家属以及其他护士进行宣教并提供咨询服务。

4) 药剂师职责　①参与肠外营养混合液的配制；②对肠外营养混合液进行质量检验；③就与药物相关的问题(如药物与营养素的相互作用、合适的给药方法、药物与肠内外营养液的配伍)提供咨询；④监测与肠外营养相关的数据；⑤参与发展和保持具有高效益-低成本的营养支持配方。

(三) 营养支持团队管理和运作要素及注意事项

(1) 挑选具备良好业务素质和良好合作品格的人组建营养支持团队。

(2) 营养支持团队人员应该充满自信，保持旺盛的精力与活力，具有很强的适应和调整能力，具备良好的敬业和奉献精神。组员之间团结互助，懂得团队的重要性。

（3）营养支持团队不仅要精通业务，还要懂得交流和沟通技巧，善于与专科医师及医院行政、医疗、药品管理、护理等部门人员进行交流和沟通，获取他们对营养支持团队的理解、支持与帮助，避免与专科医师及其他营养支持团队外部人员发生争执与矛盾。

（4）制订明确的营养支持团队工作目标和任务，明确每个组员的工作职责和范围，制订营养支持团队的工作纪律和考核制度。

（5）营养支持团队人员要有耐心，要从简单的经过周详考虑的计划开始，避免不切实际。

（6）营养支持团队应该提供每周7天的营养支持和咨询服务。

（7）营养支持团队必须每天进行随访、查房和监测需要接受营养治疗的患者；每天就患者的医疗问题与专科医师进行交流；按时并及时在病历上记录患者的病情变化、营养支持情况和方案的调整。

（8）要充分应用网络信息系统的强大功能进行日常医疗资料的查询、医嘱制订及相关的统计工作，包括病史资料和实验室数据的查询、会诊记录和营养医嘱下单、配方中营养药物的领取和费用查询，以及与营养相关的工作量统计等。目的不仅在于了解营养支持团队自身的运作情况变化，也是为了证明自身的临床和经济价值，并有利于科研统计。

（9）为小组成员及其他医护人员积极提供有计划的进修深造和继续教育。

（汤庆娅，刘景芳，蔡威）

第一章

住院患者营养评价

住院患者营养不良仍然是一个认识不足、诊断不足，导致治疗不足的问题。营养不良对住院患者的临床结局产生负面影响，导致住院时间延长、并发症发生率升高和住院费用增加等结果。早期识别是实施必要营养干预的基础，以预防或逆转营养不良。目前，国内外指南均推荐规范化营养支持疗法步骤，包括营养筛查（nutritional screening）、营养评定（nutritional assessment）、营养干预和监测（nutritional intervention and monitoring）。通过营养筛查，发现存在营养风险的患者，并借助营养评定制订营养支持治疗处方，这已成为临床营养管理的基础。

第一节　住院患者营养筛查

一、营养筛查和营养风险的概念和意义

营养筛查是指为判断个体是否有营养风险或有营养不良的风险，以决定是否需要进行详细的营养评定。营养筛查是营养诊疗的第一步，一旦发现有风险的患者，应该进行更详细的营养评估，以确定营养不良的类型和程度。营养筛查包括营养风险筛查（nutritional risk screening，NRS）和营养不良筛查（malnutrition screening）两大类。

《欧洲肠外肠内营养学会指南（2003 版）》（简称《ESPEN 指南（2003 版）》）中明确营养风险指目前存的或潜在的与营养因素相关的导致患者出现不利临床结局的风险，即营养风险是与临床结局相对应的，与感染性并发症发生率、住院时间、住院费用、生活质量、成本/效果比等结局指标相关，并非指"营养不良的风险"。对有营养风险的患者，给予规范化营养支持治疗可改善临床结局和成本/效果比。

根据《ESPEN 指南（2003 版）》和《中华医学会肠外肠内营养学分会（CSPEN）指南（2008 版）》，营养风险筛查的定义是：借助具有循证基础的量表化筛查工具判断患者是

否具有营养风险,即判定患者是否具有营养支持治疗适应证。对营养风险筛查阳性(即存在营养风险)的患者应进行营养评定。营养风险筛查是对患者进行营养支持治疗的前提,常用工具为营养风险筛查 2002(nutritional risk screening 2002,NRS-2002)。

根据《美国肠外肠内营养学会指南(2011 版)》(简称《ASPEN 指南(2011 版)》),营养不良筛查是一个发现营养不良患者或者具有营养不良风险患者的过程。这是一个筛查有无营养不良的过程,与之前提到的营养风险筛查的含义不同。常用工具包括营养不良筛查工具(malnutrition screening tool,MST)、营养不良通用筛查工具(malnutrition universal screening tool,MUST)、微型营养评定简表(mini-nutritional assessment short form,MNA-SF)等。

二、营养筛查工具介绍

营养筛查需要选择合适的筛查工具,简单、快速地执行,第一时间识别有风险的患者。因此,筛选工具必须具有较高的灵敏度、特异度和可重复率。患者入院后 24～48 h 内实施筛查,鉴于随着住院时间延长患者的营养状况会发生变化,须定期重复进行营养筛查。

(一) NRS-2002

NRS-2002 是基于 128 项随机对照研究开发而来,具有较强的循证医学基础,主要用于筛查现存或潜在的因素导致患者出现营养相关不良临床结局或并发症的风险。《ASPEN 重症患者营养支持指南》和《美国胃肠病协会成人营养支持指南》均指出:NRS-2002 同时考虑到营养状态的改变和疾病的严重程度,是推荐的筛查工具。NRS-2002 也被 CSPEN 和 ESPEN 推荐作为 18 岁以上住院患者是否存在营养风险的筛查工具,不推荐用于未成年人。

NRS-2002 内容包括:①营养状况受损评分(0～3 分);②疾病严重程度评分(0～3 分);③年龄评分(≥70 岁者,加 1 分);总分为 0～7 分。NRS 评分≥3 分者具有营养风险,须进行营养评定。而入院时 NRS 评分<3 分者虽暂时没有营养风险,但应每周重复筛查一次,一旦出现 NRS 评分≥3 分的情况,则进入营养支持程序。NRS-2002 量表如表 1-1 所示。

表 1-1　营养风险筛查 2002(NRS-2002)

A. 营养状态受损评分(取最高分)	
0 分	正常
1 分(任一项)	近 3 个月体重下降>5%
	近 1 周内进食量减少>25%
2 分(任一项)	近 2 个月体重下降>5%
	近 1 周内进食量减少>50%
3 分(任一项)	近 1 个月体重下降>5%或近 3 个月体重下降>15%
	近 1 周内进食量减少>75%
	BMI<18.5 kg/m² 及一般情况差

（续表）

B. 疾病严重程度评分（取最高分）
0分　　　正常营养需求的疾病
1分（任一项）　一般恶性肿瘤、髋部骨折、长期血液透析、糖尿病、慢性疾病（如肝硬化、慢性阻塞性肺疾病）
2分（任一项）　血液系统恶性肿瘤、重症肺炎、腹部大型手术、脑卒中
3分（任一项）　颅脑损伤、骨髓移植、重症监护

C. 年龄评分
1分　　　年龄≥70岁

注　BMI：体重指数（body mass index）。NRS-2002 评分＝A＋B＋C。如 NRS 评分≥3 分，则提示患者存在营养风险，应进行营养评定，并制订和实施营养支计划。

（二）MNA-SF

MNA-SF 是专用于老年人的营养筛查工具，是由 Rubenstein 等人在传统 MNA 基础上进行设计而来，两者一致性、敏感度和特异度高。MNA-SF 由 6 个条目构成，其信息的获取可询问患者本人、护理人员或查询相关的医疗记录。结果判定：分值≥12 分，无营养不良风险；分值≤11 分，可能存在营养不良，需要进一步进行营养状况评定。MNA-SF 评分表如表 1－2 所示。

表 1－2　MNA-SF 评分表

筛查内容和分值
A　既往3个月内，是否因食欲下降、咀嚼或吞咽等消化问题导致食物摄入减少？ 　　0分：严重的食欲减退；1分：中等程度食欲减退；2分：无食欲减退
B　最近3个月内体重是否减轻？ 　　0分：体重减轻超过3kg；1分：不知道；2分：体重减轻1～3kg；3分：无体重减轻
C　活动情况如何？ 　　0分：卧床或长期坐着；1分：能离床或椅子，但不能出门；2分：能独立外出
D　在过去3个月内是否受过心理创伤或罹患急性疾病？ 　　0分：是；2分：否
E　是否存在神经心理问题？ 　　0分：严重痴呆或抑郁；1分：轻度痴呆；2分：无心理问题
F1　体重指数（BMI）是多少？ F2　0分：BMI＜19kg/m²；1分：BMI为19～21kg/m²；2分：BMI为21～23kg/m²； 　　3分：BMI≥23kg/m² 　　小腿围（CC）是多少？ 　　0分：CC＜31cm；3分：CC≥31cm
合计　筛查分值（14分）

注　在体重指数（BMI）无法得到的情况下，可以小腿围（calf circumference，CC）代替。

(三) MUST

MUST 由英国肠外和肠内营养协会(BAPEN)于 2003 年提出,主要用于蛋白质-能量营养不良及其风险的筛查。评价指标包括三部分内容:①BMI;②体重下降程度;③疾病所致的进食量减少。三项分数相加总分为 0 分表示低营养风险状态:临床常规处理,无须营养干预,但须定期进行重复筛查;1 分表示中等营养风险状态:要进行观察,连续 3 天记录饮食及液体摄入量(医院及护理院),必要时给予饮食指导(社区居民);≥2 分表示高营养风险状态:需要专业营养医师制订营养治疗方案,营养师或营养支持小组会诊,先用普通食品,后强化食品或补充性营养支持,监测、评估治疗计划。MUST 评分表如表 1-3 所示。

表 1-3　营养不良通用筛查工具(MUST)评分表

评分项目		分值
BMI	$>20\,kg/m^2$	0 分
	$18.5\sim20\,kg/m^2$	1 分
	$<18.5\,kg/m^2$	2 分
体重下降程度	过去 3～6 个月,体重下降<5%	0 分
	过去 3～6 个月,体重下降 5%～10%	1 分
	过去 3～6 个月,体重下降>10%	2 分
疾病原因导致近期禁食时间	≥5 d	2 分

MUST 适用于所有类型住院患者的筛查;ESPEN 建议在社区使用,筛查老年人群营养风险时其可靠性与 MNA 相似。MUST 可以预测住院时间、出院到其他医院或长期住院中心的可能性、再入院的可能性,并可以在营养干预开始后监测进展。

三、营养筛查工具评价

目前,以"临床结局是否改善"为目标的营养筛查工具只有 NRS-2002。NRS-2002 具有高级别循证医学基础,其结论为营养风险与患者结局相关。中华医学会肠外肠内营养学分会(CSPEN)"营养风险-营养不足-营养支持-临床结局-成本/效果比(Nutritional Screening-Undernutrition-Support-Outcome-Cost/Effectiveness Ratio, NUSOC)多中心协作组"对 NRS-2002 进行了前瞻性横断面调查研究及前瞻性队列研究,完成了 NRS-2002 在中国的临床有效性验证。结论显示,对有营养风险的患者进行营养支持治疗可改善临床结局。

2009 年"营养风险"的概念首次出现在国家医疗保险药品目录上。2013 年国家卫生与计划生育委员会颁布了卫生行业标准《临床营养风险筛查》(WS/T427-2013)。2017 年在国家人力资源和社会保障部印发的《国家基本医疗保险、工伤保险和生育保险药品目录(2017 年)》中,进一步明确提出参保人员使用肠外营养和肠内营养,须经"营养风险筛查明确具有营养风险时方可按规定支付费用"。2018 年,CSPEN NUSOC 多中心数据共享协作组正式成立,由 NUSOC 制定的《营养风险及营养风险筛查工具 NRS-2002 临床应用专家共识(2018 版)》正式发布。

与 NRS-2002 相比,筛查营养不良的常用工具 MUST(用于社区)和 MNA-SF(主要用于老人院、社区等)的建立过程均缺乏医学基础的循证依据,且目前国内尚无高质量的前瞻性临床有效性验证报告。

第二节　住院患者营养评定

一、营养评定的概念及主要内容

营养评定指使用以下组合诊断营养问题的全面方法,包括病史、营养史、用药史、体检、人体测量、实验室数据。通过营养筛查确定患者存在营养风险或营养不良的风险后,下一步则实施更为详细的营养评定,目的在于制订营养支持计划、开具营养处方。比起营养筛查来说,营养评定操作相对繁琐、耗时,通常由经过专业培训的营养师、营养医师、临床医师或护师完成,用于诊断营养不良及其严重程度,全面了解营养状况的变化,以及对于后续营养干预的反应。营养评定是营养干预的基础。

二、营养评定方法

(一) 人体测量

人体测量是用于评价人体体型大小、比例和组成的简单、经济、普遍适用、无创的方法,能够反映人体长期和短期的营养状况。

1. **体重**　是最常用的指标,短期变化通常反映了液体平衡的变化,而长期变化揭示了体重的变化。体重测定须保持时间、衣着、姿势等方面的一致,对住院患者应选择晨起空腹,排空大小便后着内衣裤测定。如患者卧床无法测量体重时,建议采用差值法,如护理员、家属把患者的总体重减去护理员、家属体重。如有条件,可应用具有体重测量功能的医疗用床进行测定。如因严重胸腔积液、腹水、水肿等情况而无法获得患者的准确体重信息,应注明原因。

BMI 是一个与体重与身高相关的参数,被认为是反映蛋白质-能量营养不良以及肥胖症的可靠指标。BMI＝体重(kg)/身高(m)的平方。中国成人的 BMI 评价标准:BMI 为 $18.5\sim23.9\,kg/m^2$ 表示体重正常,BMI$<18.5\,kg/m^2$ 表示体重过轻,BMI$\geqslant24\,kg/m^2$ 表示超重,BMI$\geqslant28\,kg/m^2$ 表示肥胖。BMI 用于诊断营养不良和肥胖。

2. **皮褶厚度、上臂围和上臂肌围**　通过皮褶厚度测定可推算体脂总量,主要指标包括三头肌皮褶厚度、肩胛下皮褶厚度和髋部与腹部皮褶厚度等。一般要求在同一部位测量 3 次,取平均值作为测量结果。上臂围为上臂中点周径,上臂肌围可间接反映机体的蛋白质状况。其计算公式为:上臂肌围＝上臂围(cm)－3.14×三头肌皮褶厚度(cm)。上述测定须严格质控,否则结果可能存在较大误差。

3. 腰围、臀围和腰臀比(waist-to-hip ratio,WHR)　腰围是指腰部周径长度。目前公认腰围是衡量脂肪在腹部蓄积程度最简单和实用的指标。其测定方法为:被测者空腹,着内衣裤,身体直立,腹部放松,双足分开 30～40 cm,测量者沿腋中线触摸最低肋骨下缘和髂嵴,将皮尺固定于最低肋骨下缘与髂嵴连线中点的水平位置,在调查对象呼气时读数,记录腰围。连续测量 3 次,取平均值。臀围测量位置为臀部的最大伸展度处,皮尺水平环绕,精确度为 0.1 cm,连续测量 3 次,取平均值。WHR＝腰围(cm)/臀围(cm)。

根据在中国进行的 13 项大规模流行病学调查(总计 24 万名成人)数据汇总分析,男性腰围≥85 cm、女性腰围≥80 cm 者,患高血压的风险是腰围低于此界值者的 3.5 倍,患糖尿病的风险约为 2.5 倍。

4. 握力　在一定程度上反映机体肌肉力量。其测定方法为:将握力计指针调至"0"位置;被测者站直、放松、胳膊自然下垂,单手持握力计、一次性用力握紧握力计,读数并记录。随后被测者稍做休息,重复上述步骤,测定 2 次取平均值。目前,尚无国人的正常值范围,可对被测者进行前后测定结果比较。

5. 人体组成的测定　普遍使用的人体成分测定方法是密度测定法、身体总水量测定等。生物电阻抗法(bioelectric impedance analysis,BIA)是 20 世纪 80 年代发展起来的一项技术,具有快速、简洁、成本低廉、无创和安全等特点,适于成人和儿童的测量,有广阔的应用前景。多频 BIA 的准确性较单频 BIA 有显著提高,代表了人体组成分析领域的发展方向。

(二)实验室检查

1. 血浆蛋白　是临床评价蛋白质营养状况的常用指标,目前临床常用的指标有白蛋白、前白蛋白和视黄醇结合蛋白等。其中白蛋白是目前评价蛋白营养状况的最常用生化指标,在排除非营养因素影响后,持续低白蛋白血症是判断营养不良的可靠指标。高血浆白蛋白患者择期手术并发症的发生率显著低于低白蛋白血症者。前白蛋白半衰期短,约为 1.9 天,血清含量少且体内储存量较小,故在判断蛋白质急性改变方面较白蛋白更为敏感。应注意的是,很多疾病状态可对血清前白蛋白水平产生影响,使其应用受到限制。其中,造成血清前白蛋白水平升高的因素主要包括脱水和慢性肾衰竭;导致血清前白蛋白水平降低的因素包括水肿、急性分解状态、外科手术后、能量及氮平衡的改变、肝脏疾病、感染和透析等。故血清前白蛋白不适宜用于高度应激状态下营养状况的评价。此外,由于前白蛋白在肝脏合成,各种肝脏疾病均可导致血清前白蛋白水平降低。故在对各类肝病患者进行营养评定时,应用前白蛋白须特别慎重。另外,由于前白蛋白的主要功能是转运甲状腺素和维生素 A,因此这些物质在体内的水平也会影响前白蛋白的活性。

视黄醇结合蛋白的主要功能是运载维生素 A 和前白蛋白。视黄醇结合蛋白主要在肾脏代谢,其生物半衰期仅为 $10\sim12\,h$,故能及时反映内脏蛋白的急剧变化。但因视黄醇结合蛋白的反应极为灵敏,即使在很小的应激反应下其血清浓度也会有所变化。胃肠道疾病、肝脏疾病等均可引起血清视黄醇结合蛋白浓度降低。

转铁蛋白在肝脏合成,生物半衰期为 8.8 天,且质量较小,约为 5.29g。在高蛋白摄入后,转铁蛋白的血浆浓度上升较快。转铁蛋白的测定方法除放射免疫扩散法外,还可利用转铁蛋白与总铁结合力的回归方程计算。

2. 血电解质、微量元素及维生素　血液中的钾、钠、钙、镁、磷等电解质水平,不仅在一定程度上反映了这些化学元素在机体的水平,也是维持机体水电解质平衡、酸碱平衡以及生化反应的基本条件。微量营养素包括铁、锌、碘、铜等,以及所有的维生素。这些微量营养素在体内参与多种功能蛋白的构成和多种生化反应,其缺乏可造成相应的营养素缺乏症。肿瘤患者的营养不良也包含宏量元素的缺乏及微量营养素的缺乏。如肿瘤患者常见的维生素 D_3 缺乏,肿瘤贫血患者常见的铁、叶酸、维生素 B_{12} 缺乏等。不推荐对这些微量营养素进行常规检测,但对于经过膳食调查及临床症状显示可能有缺乏者,建议进行针对性检测。

3. 其他免疫指标　营养不良时,外周血 T 淋巴细胞的数量和比例下降。严重营养不良时,细胞免疫功能、巨噬细胞功能、补体系统功能、抗体产生等均受影响。放化疗过程中免疫功能亦可能受损,且影响放化疗的完成率,因而建议常规进行免疫功能检测。应激状态下免疫细胞产生的细胞因子如肿瘤坏死因子 α(tumor necrosis factor, TNF-α)、白介素(interleukins, IL)-6、IL-1、γ 干扰素(interferon-γ, IFN-γ)等,是介导机体代谢异常、引发恶病质的主要因素之一。多项研究显示 C 反应蛋白(C-reactive protein, CRP)高水平与患者营养不良密切相关,同时也是患者不良结局的危险因素。

（三）临床检查

1. 病史采集　患者的临床医疗记录是发现营养不良危险因素的重要来源。病史采集的重点在于:①膳食史,包括有无厌食、食物禁忌、吸收不良、消化障碍及能量与营养素摄入量等;②已存在的影响营养状况的病理状态,包括传染病、内分泌疾病、肿瘤、慢性疾病(如肝硬化、肺病及肾衰竭等);③用药史及治疗手段,包括代谢药物、类固醇、免疫抑制剂、放疗与化疗、利尿剂、泻药等;④对食物的过敏及不耐受性等。

2. 体格检查　应重点关注有无肌肉萎缩、皮下脂肪减少、脱水状态等,确定与营养不良相关的改变。检查内容包括肌肉质量、皮下脂肪、头发、皮肤、眼睛、口腔、指甲、水肿、腹水和患者的整体外观。皮下脂肪可通过触诊眼眶区域、三头肌和髂骨来评估。与营养不良相关的维生素缺乏,可通过检查头发、嘴唇、牙龈、牙齿、指甲和皮肤来确定。

(四) 综合评定

目前,主要的综合营养评定工具包括主观全面评定(subjective global assessment,SGA)、患者参与的主观全面评定(patient-generated subjective global assessment,PG-SGA)和微型营养评定(mini nutritional assessment,MNA)等。

1. SGA法 是由 Detsky 等于 1987 年的开发的,包括患者的病史(体重减轻、饮食习惯的改变、胃肠道症状和功能的改变)、简单的体格检查(证实肌肉质量减少、皮下脂肪或踝关节水肿、骶骨和腹水的出现)以及医师对患者病情的总体评估。患者被分为营养良好(SGA-A)、疑似或中度营养不良(SGA-B)或严重营养不良(SGA-C)。SGA 是 ASPEN 推荐的评估方法,广泛应用于住院患者,特别是癌症患者。SGA 对做出营养诊断有用,但可能无法充分监测营养干预后患者营养状况的演变。

2. MNA法 主要适用于养老院和社区老人,评价内容包括人体测量(身高、体重及体重丢失)、疾病状况(如消化功能状况)、饮食状况(食欲、食物数量、餐次、有否摄食障碍等)和主观评定(对健康及营养状况的自我监测)等。MNA 评定结果将被评定对象分为营养良好、营养不良风险以及营养不良三类。

尽管 SGA 和 MNA 都不是基于临床研究报告开发的评定工具,但有大量研究已经验证其在临床应用上的有效性。SGA 评分与慢性透析患者的病死率强烈关联,能够很好地预测重症患者再次进入 ICU 治疗的发生率及病死率。系统综述发现,SGA 是用于住院患者和外科手术患者营养诊断的有效工具,尤其是在早期发现营养不良方面具有一定优势。MNA 则被认为是老年人营养评定中最好的工具。

3. PG-SGA法 是在 SGA 的基础上发展起来的。临床诊疗过程中发现,主要用于肿瘤患者的营养评定。肿瘤患者自我描述的一些症状,尤其是体重下降以及与进食相关的症状,如厌食、味觉异常、恶心、呕吐等的发生与患者后继的营养状态下降以及不良预后密切相关。在进展期肿瘤患者,PG-SGA 评分甚至可以预测其生存期。因此,美国学者 Ottery 于 1994 年提出,在 SGA 的基础上增加患者的自我评价,这就是专门为肿瘤患者设计的营养状况评估量表——PG-SGA。临床研究显示 PG-SGA 是一种有效的肿瘤患者特异性营养状况评估工具,因而得到美国营养师协会、美国营养与膳食学院等的广泛推广与应用。中国抗癌协会肿瘤营养与支持治疗专业委员会根据 2.5 万名肿瘤患者的临床应用证实了 PG-SGA 在中国肿瘤患者中的有效性和可行性,PG-SGA≥4 分即认为存在营养不良。

PG-SGA 的评估量表分为患者自评表和医师评估表两部分,具体如下:

1) 患者自评表(A评分) 内容包括体重、摄食情况、症状、活动和身体功能 4 个方面,如表 1-4 所示。

表 1-4 患者自评表

1. 体重	2. 进食情况
目前我的体重约为＿＿＿kg 1 个月前体重约为＿＿＿kg 6 个月前体重约为＿＿＿kg 在过去的 2 周,我的体重 减轻(1 分) 没变化(0 分) 增加(0 分) 本项计分:＿＿＿＿	在过去 1 个月里,我的进食情况与平时相比: 没变化(0 分) 比以往多(0 分) 比以往少(1 分) 我目前进食 正常饮食(0 分) 正常饮食,但比正常情况少(1 分) 少量固体食物(2 分) 只能进食流食(3 分) 只能口服营养制剂(3 分) 几乎吃不下什么(4 分) 只能通过管饲进食或静脉营养(0 分) 本项计分:＿＿＿＿
3. 症状 近 2 周来,我有以下问题影响我的进食: 吃饭没有问题(0 分) 没有食欲,不想吃(3 分) 恶心(1 分) 呕吐(3 分) 口腔溃疡(2 分) 便秘(1 分) 腹泻(3 分) 口干(1 分) 食品没味(1 分) 食品气味不好(1 分) 吞咽困难(2 分) 一会儿就饱了(1 分) 疼痛＿＿＿＿＿(部位)(3 分) 其他＿＿＿＿＿(如抑郁、经济、牙齿)(1 分) 本项计分:＿＿＿＿	4. 活动和身体功能 在过去的 1 个月我活动正常,无限制(0 分) 不像往常,但还能起床进行轻微的活动(1 分) 多数时候不想起床活动,但卧床或坐椅时间不超过 半天(2 分) 几乎干不了什么,一天大多数时候都卧床或在椅子 上(3 分) 几乎完全卧床,无法起床(3 分) 本项计分:＿＿＿＿
4 项总分:	

2) 医务人员评估表 包括疾病与营养需求的关系、代谢方面的需要、体格检查 3 个方面,如表 1-5 所示。

表 1-5 医务人员评估表

1. 疾病与营养需求的关系(累计评分)
　　相关诊断:肿瘤(1 分);艾滋病(1 分);呼吸或心脏疾病、恶病质(1 分);存在开放性伤口或肠瘘或压疮(1 分);创伤(1 分)
　　年龄＿＿＿＿＿岁,超过 65 岁(1 分)
　　本项计分(B 评分):＿＿＿＿
2. 代谢方面的需要(累计评分)
　　无应激:无发热(0 分);无激素使用(0 分)
　　低度应激:体温 37.2～38.3℃(1 分);发热持续时间<72 h(1 分);低剂量(10 mg/d)泼尼松或相当剂量的其他激素(1 分)
　　中度应激:体温 38.3～38.8℃(2 分);发热持续时间 72 h(2 分);中剂量(10～30 mg/d)泼尼松或相当剂量的其他激素(2 分)
　　高度应激(3 分):体温>38.8℃(3 分);发热持续时间>72 h(3 分);大剂量(>30 mg/d)泼尼松或相当剂量的其他激素(3 分)
　　本项计分(C 评分):＿＿＿＿
3. 体格检查(主观评分,权重评分)
　　患者脂肪丢失情况:无(0 分);轻度(1 分);中度(2 分);重度(3 分)
　　患者肌肉丢失情况:无(0 分);轻度(1 分);中度(2 分);重度(3 分)
　　水肿情况:无(0 分);轻度(1 分);中度(2 分);重度(3 分)
　　本项计分(D 评分):＿＿＿＿

3）综合评价

（1）定量评价：上述 4 项总分相加＝A＋B＋C＋D。0～1 分：此时不需要干预措施，治疗期间保持常规随诊及评价；2～3 分：由营养师、营养护士或医师进行患者或患者家庭营养教育，并可根据患者存在的症状和实验室检查结果进行药物干预；4～8 分：由营养师进行干预，并可根据症状的严重程度与医师和营养护士联合进行营养干预；≥9 分：急需进行症状改善和（或）同时进行营养干预。

（2）定性评价：如表 1-6 所示。

表 1-6　PG-SGA 定性评价

分　类	A 营养良好	B 可疑或中度营养不良	C 重度营养不良
体重	无丢失或无水肿或近期明显改善	1 个月内丢失不超过 5% 或 6 个月内丢失不超过 10% 或体重持续下降	1 个月内丢失超过 5%（或 6 个月内丢失超过 10%）或体重持续下降
营养摄入	无缺乏或近来显著改善	摄入明显减少	摄入重度降低
营养相关症状	没有或近期明显改善	存在相关症状	存在明显的症状
功能	无缺陷或近期明显改善	中度功能缺陷或近期加重	重度缺陷或显著的进行性加重
体格检查	无缺陷或慢性缺陷，但近期有临床改善	轻～中度体脂/肌肉丢失	显著的营养不良指征，包括水肿
总评价			

PG-SGA 定性评价与定量评价的关系密切，如表 1-7 所示。

表 1-7　PG-SGA 定性评价与定量评价的关系

PG-SGA 等级	定性评价	定量评价
A 级	营养良好	0～1 分
B 级	可疑或中度营养不良	2～8 分
C 级	重度营养不良	≥9 分

1999 年，Persson 等报告了 PG-SGA 应用于消化道肿瘤及泌尿系统肿瘤的评价结果，发现消化道肿瘤患者比泌尿系统肿瘤患者 PG-SGA 评分更高，消化道肿瘤患者 PG-SGA B 级和 C 级者更多；不同 PG-SGA 分级患者的白蛋白、前白蛋白水平有显著差异；多因素回归分析提示 6 个月内体重下降、摄食量、进食问题、体力活动及肌肉消耗是独立的预测因素；PG-SGA A 级患者的生存率显著高于 PG-SGA B 级和 C 级患者。其他研究则观察了 PG-SGA 对肿瘤患者生活质量、再次入院率、住院时间、放化疗不良反应、并发症、恶病质、肿瘤转移与复发的预测作用，发现 PG-SGA 具有良好的预测性。Bauer 等比较了 PG-SGA 和 SGA 在肿瘤患者中的应用，发现 PG-SGA 对 SGA 的敏感度为 92%、特异度为 82%，作者认为 PG-SGA 是发现、预测住院肿瘤患者营养不良的一种快

速而且有效的评价工具。随后的很多研究发现，PG-SGA 不仅适用于住院肿瘤患者，而且适用于门诊肿瘤患者；不仅适用于实体肿瘤患者，而且适用于血液肿瘤患者；不仅适用于非治疗肿瘤患者，而且适用于接受抗肿瘤治疗如手术、放疗、化疗、骨髓移植的患者。

　　PG-SGA 是一种特异性肿瘤患者营养状况评价工具，但是其临床应用不仅仅局限于肿瘤患者。Desbrow 等报告了 PG-SGA 在肾透析患者中的应用，发现 PG-SGA 评分与白蛋白、体重下降百分率密切相关。Martineau 等报告了 PG-SGA 在急性脑卒中患者中的应用，发现 PG-SGA 评分更高的患者其体重更轻、住院时间更长、并发症更多、吞咽困难更严重、临床预后更差。

　　营养不良在住院患者中普遍存在，但仍未被医务人员充分认识。本章总结了临床常用的营养筛查和营养评定工具，营养评定能识别需要营养支持的患者，但实施过程耗时较长。营养筛查工具可快速和早期识别营养风险或营养不良的风险，但需要与营养评定相结合，以提高识别营养不良的准确性，尽早实施适当的营养干预措施，减少与营养不良相关并发症的发生。

（王莹）

第二章

医 院 膳 食

　　膳食是患者摄取营养的主要途径。医院患者膳食应根据人体的基本营养需要和各种疾病的医疗需要而制订,必须符合治疗原则、营养要求和食品卫生规范。结合饮食性质制订餐次,普通膳食每天3餐,软食每天3～5餐,半流质饮食每天5～6餐,流质饮食每天6～7餐。食物要合理加工烹调,根据饮食性质选择蒸、煮、烩、煨、焖、炒等方法。做到品种多样、美味可口,以利增进食欲、促进消化吸收,同时要深入病房询问患者对膳食的需求,了解患者的病情变化、实际摄入量和营养代谢指标的改变,修订食谱和营养治疗方案。

第一节　医院常规膳食

　　医院膳食可分为常规膳食、治疗膳食、特殊治疗膳食、儿科膳食、诊断用试验膳食和代谢膳食等。各种膳食的食谱应按膳食常规要求进行设计和配制。

　　根据食物的质地和烹调加工方法的不同,医院常规膳食分为4种形式:普通膳食、软食、半流质饮食和流质饮食。

一、普通膳食

　　普通膳食(general diet)又称平衡膳食,占医院膳食的50%～65%。膳食要求各营养素之间配比合理并供应充足,符合膳食营养素参考摄入量(dietary reference intake,DRI)的要求。不能使患者在住院期间因饮食配制不当而体重减轻。

(一) 适用范围

　　凡消化功能正常、无咀嚼障碍、疾病康复期、体温正常或接近正常、不需要对任何营养素加以限制的患者。

（二）配膳原则

1. 营养均衡 普通膳食应适合机体的需要,包含营养素种类齐全、数量充足且相互间比例适当,以保证平衡的膳食。

2. 良好的顺应性 兼顾饮食习惯,运用科学的烹调方法,主、副食品种多样化,做到色、香、味、形俱全,建立良好的饮食顺应性,增进食欲利于消化,同时必须保持适当的体积,以满足饱腹感。

3. 合理分配 每餐时间间隔在4~4.5 h,全天膳食按能量比例25%~30%、40%、30%~35%分配于早餐、午餐、晚餐三餐中。

（三）能量与营养素供给量

1. 能量 满足住院患者基本需求应达到或接近我国成人轻体力活动能量需要量(estimated energy requirement,EER)的推荐标准,每天总能量可设定在1 800~2 250 kcal(1 kcal=4.184 kJ)。在实际应用中,可以根据个体差异(如性别、年龄、身高等)、体力活动适当调整,也可以根据基础能量消耗(basal energy expenditure,BEE)或基础代谢率(basal metabolic rate,BMR)等,并结合病情,较为准确地计算每天所需能量。一般住院患者每天氮和能量消耗情况见表2-1。

表2-1 住院患者每天氮损失和蛋白质及能量消耗

疾病程度	氮(g)	蛋白质(g)	能量[kcal(MJ)]
普通内科(无受伤、无发热)	7~12	45~75	1 500~2 000(6.28~8.37)
外科术后(无并发症)	12~20	75~125	2 000~3 000(8.37~12.56)
高分解代谢(严重烧伤复合伤)	16~48	100~300	3 500~5 000(14.65~20.93)

2. 蛋白质 膳食中每天蛋白质供给量应占总能量的12%~14%,以2 100 kcal计算,全天应达65~75 g,来源于动物和大豆类食物的优质蛋白质应达到蛋白质总量的50%以上。

3. 脂肪 每天脂肪供给量应占总能量的20%~30%,达50~60 g,不宜超过30%,脂肪总量应包括主、副食中脂肪含量及烹调油。

4. 碳水化合物 以2 100 kcal计算,每天供给量为260~345 g,占总能量的50%~65%,其中添加糖(如单糖和双糖类)不宜超过供能比的10%或不超过50 g,最好控制在25 g以下。

5. 维生素 供给量可参照《中国居民膳食营养素参考摄入量(2023版)》。应注意食物洗、切和烧制的合理性,防止维生素在烹调过程中流失。

6. 矿物质 提供充足的矿物质,注意避免食物中影响矿物质吸收的因素。钾、钠、镁、锰、锌、铜、钼、铬、碘等均应符合《中国居民膳食营养参考摄入量(2023版)》的推荐标准。

7. 水 普通膳食者每天摄水量应以水的出入量保持平衡为宜。水的摄取量和排出量每天维持在 2 500 ml 左右,一般每天需水量为 2 500~3 000 ml,随着体重、年龄、气候的变化有所差异。

8. 膳食纤维　摄入量可同正常人,每天 300~500 g 蔬菜能满足需要,并促进正常的肠道蠕动。

(四) 食物选择

1. 宜用食物　与正常人饮食大致相同,新鲜卫生的各种食物均可食用。

2. 忌(少)用食物　刺激性食物或调味品,如辣椒、大蒜、芥末、胡椒、咖喱等不宜使用;难消化的食物、过分坚硬的食物以及容易产气的食物,如油炸食物、动物油脂、干豆类等应尽量少用。

3. 食谱举例　如表 2-2 所示。

表 2-2　住院患者普通膳食食谱举例

早餐	牛乳 200 ml,鲜肉大包 100 g,煮鸡蛋 1 个,凉拌黄瓜干豆腐丝(黄瓜 100 g,干豆腐丝 45 g)
午餐	米饭(粳米 150 g)、胡萝卜牛肉(胡萝卜 100 g,牛腿肉 120 g)、荠菜花菜肉片(荠菜 15 g,花菜 150 g,猪瘦肉 35 g)
晚餐	米饭(粳米 150 g)、香菇青菜(青菜 200 g,香菇 15 g)、洋葱烩鱼(青鱼 120 g,洋葱 100 g);
其他	全天食盐 5 g,植物油 25 ml,味精 1 g

能量 2 002 kcal(8.38 MJ)	蛋白质 97.2 g(19.4%)	脂肪 51 g(22.9%)	碳水化合物 288.3 g(57.6%)
视黄醇当量 982 μg	维生素 B$_1$ 2.54 mg	维生素 B$_2$ 1.49 mg	维生素 C 127 mg
钾 2 601 mg	钠 3 099 mg	钙 723 mg	铁 19.4 mg

二、软食

软食(soft diet)是由半流质饮食向普通膳食过渡的中间膳食。食物的质地发生改变,以烂、软、少渣、易咀嚼为特点,是一种营养平衡但比普通膳食更容易消化的膳食。

(一) 适用范围

软食适用于消化吸收功能稍差、体温正常或轻度发热、咀嚼不便(如拔牙)而不能进食大块食物者以及老年人和 3~4 岁幼儿;酌情用于消化性溃疡恢复期患者,以及肛门、结肠及直肠等术后患者。

(二) 配膳原则

1. 平衡膳食　所提供的能量和营养素能满足软食适应证患者的基本需求,根据年龄等具体临床需求达到或略低于成人的推荐摄入量(recommended nutrient intake, RNI)标准,总能量设定范围为每天 1 750~2 100 kcal,蛋白、脂肪及碳水化合物的供能比例与普通膳食相同。可在 3 餐基础上加餐 1~2 次。

2. 细软易消化　食物均应切碎、煮软烂后食用,以保证食物的细软、易咀嚼、易消化的特点。

3. 适当补充维生素和矿物质　长期食用软食,可能会因为蔬菜及肉类均需切碎、煮烂而损失许多维生素和矿物质,应注意补充菜汁、果汁等食物。

(三) 食物选择

1. 宜用食物　主食主要包括软饭、面条,也可以是馒头、蒸糕、包子、饺子、馄饨等。动物性食物以质地细嫩的鸡肉、鱼类、虾肉、瘦肉、蛋类、奶类为宜,制作上应切小块或制成肉丸、肉饼、肉末、炒蛋、蒸蛋羹、煮蛋、牛奶、酸奶。植物性食物应选用含粗纤维少的蔬菜及嫩菜叶,如南瓜、冬瓜、菜花、马铃薯和胡萝卜等,切成小段后进行烹调;粉皮、粉丝、豆制品如豆腐、豆腐乳等都可以食用。

2. 忌(少)用食物　主要包括大块的盐腌制品及油煎炸食品,如腊肉、咸鱼、咸肉、炸猪排等;粗纤维多的蔬菜,如芹菜、韭菜、豆芽菜、竹笋、榨菜、生萝卜、葱头、辣椒、青豆、荸荠等,但可将它们制成菜泥或榨汁食用;禁用整粒的豆类、糙米、硬米饭及硬果类食物(如花生仁、核桃、杏仁、榛子等),应制成花生酱、杏仁酪、核桃酪后食用;忌用浓烈的调味品,如辣椒粉、芥末、胡椒粉、咖喱等。

3. 食谱举例　如表 2-3 所示。

表 2-3　住院患者软食食谱举例

早餐	肉末菜粥(粳米 50 g,肥瘦猪肉 15 g,青菜 25 g)、花卷(面粉 50 g)
午餐	软米饭(粳米 150 g)、芙蓉鸡片(鸡胸肉 80 g,鸡蛋清 40 g)、烩丝瓜(丝瓜 200 g)
晚餐	软米饭(粳米 150 g)、蒸牛肉饼(牛肉 100 g)、虾皮烩冬瓜(冬瓜 150 g,虾皮 5 g)
其他	全天食盐 5 g,植物油 30 ml,味精 1 g

能量 2 011 kcal(8.41 MJ)	蛋白质 86.1 g(17.1%)	脂肪 49.6 g(22.1%)	碳水化合物 305.4 g(60.7%)
视黄醇当量 145 μg	维生素 B_1 2.34 mg	维生素 B_2 1.27 mg	维生素 C 33 mg
钾 1 997.0 mg	钠 2 654.7 mg	钙 635.5 mg	铁 11.4 mg

三、半流质饮食

半流质饮食(semi-liquid diet)即将食物加工成半流体状态,是介于软食与流质之间的饮食。食物极细软,易于咀嚼、吞咽和消化,是限量、多餐次的进餐形式。

(一) 适用范围

半流质饮食适用于发热患者,因口腔疾病而咀嚼、吞咽困难患者,消化道功能受损患者,以及身体虚弱、手术后恢复期患者。

(二) 配膳原则

1. 适量营养素　半流质饮食适应证患者可能缺乏食欲,故所提供的营养素应适量。一般每天总能量为 1 500~1 800 kcal,其中蛋白质 50~60 g,脂肪 40~50 g,碳水化合物 250 g,必要时补充维生素和矿物质,或可根据患者情况在营养师指导下选择进行口服营养补充(oral nutritional supplements,ONS)。

2. 严格食物加工　食物须呈半流体状态或羹状,细、软、碎,易于咀嚼吞咽,易消化吸收。

3. 少量多餐　通常每隔 2～3 h 进餐 1 次,每天 5～6 餐。每餐食物容量在 300 ml 左右,以减轻消化道负担。注意品种多样化,以增进食欲。

(三) 食物选择

1. 宜用食物　主食主要有米类,如大米粥、小米粥、碎菜肉糜粥、蛋花粥等;面食类,如烂面条、面片、馄饨、面包、蛋糕、饼干、小包子、小花卷、藕粉等。肉类可选用筋少的瘦嫩肉、鸡鸭、鱼虾等,可先煮烂再切碎,制成泥、丸等;蛋类、乳类及其制品均可食用;豆类宜制成豆浆、豆腐脑、豆腐、豆腐干、腐乳等。水果及蔬菜须制成泥状或果蔬汁等食用。

2. 忌(少)用食物　坚硬而不易消化的食物,如硬米饭、煎饺、烙饼以及粗粮等;大块肉类、整豆类、含粗纤维蔬菜、油炸食品(如熏鱼、炸丸子等);浓烈、有刺激性的调味品。对于腹部手术后及禁食胀气食物者,应避免牛奶、过甜食物及豆类等。

3. 食谱举例　如表 2 - 4 所示。

表 2 - 4　住院患者半流食谱举例

早餐	粳米粥(粳米 50 g),白煮蛋 1 个(50 g),腐乳 15 g
上午加餐	牛乳 200 ml,面包 1 片(50 g)
午餐	馄饨(小麦粉 100 g,瘦猪肉 50 g)
下午加餐	赤豆羹(赤豆 125 g,白砂糖 20 g)
晚餐	青菜鸡丝汤面条(挂面 100 g,鸡胸肉 60 g,青菜 100 g)
晚加餐	酸奶 125 ml,苏打饼干 1 片(8 g)
其他	全天食盐 4 g,植物油 20 ml,味精 1 g

能量 1783 kcal(7.46 MJ)　蛋白质 83.1 g(18.6%)　脂肪 41.2 g(20.8%)　碳水化合物 270 g(60.6%)

四、流质饮食

流质饮食(liquid diet)是一种短期食用的不平衡膳食。一般呈流体状态或在口腔内能融化为液体的极易消化、含渣很少、无刺激的饮食。根据不同疾病患者的需要,流质饮食一般可分为 5 种形式,即流质、清流质、浓流质、冷流质和不胀气流质(忌甜流质)。

(一) 适用范围

流质饮食多适用于高热、咀嚼无力、极度衰竭患者,不完全肠梗阻、急性传染病、急性消化道炎症患者,病情危重者,肠道手术前准备及术后患者。急性腹泻、胰腺炎、腹部胃肠道术后患者的初步口服食物,宜先采用清流质或不胀气流质;口腔、面颈部术后患者宜进食浓流质(匀浆膳食);喉部术后 1～2 d 患者,以及上消化道出血患者尝试恢复进食时宜选择冷流质。

(二) 配膳原则

1. 营养要均衡　普通流质每天总能量约为 800 kcal,清流质能量更低,浓流质总能量可达 1000 kcal 左右，其他营养素供给均不足，故只能作为过渡期膳食短期应用。如果患者需要长期食用，应以浓流质或特殊医学用途配方食品（food for special medical purpose，FSMP）为宜，其能量可达到 1600 kcal 或更高，必要时配合肠外营养，以补充能量和营养素不足。

2. 保证食物的液体状　所用食物被加工成液体状态，或进入口腔后即融化成液体，无刺激、易吞咽、易消化，应注意甜、咸相间，促进食欲。

3. 少量多餐　每 2～3 h 进餐 1 次，每天共 6～7 餐，每餐液体量限制在 200～300 ml 为宜。特殊情况可按医嘱而定。

（三）食物选择

1. 宜用食物

1）流质　可选用各种乳类及乳制品，如牛奶、酸奶、牛奶蒸蛋、牛奶可可等；米面类的浓米汤、米面糊；汤类，如肉汤、鸡汤、肝泥汤等；豆类，如豆浆、豆腐脑、杏仁豆腐、去壳过筛的赤豆或绿豆汤等；还有蛋花汤、蒸蛋羹、藕粉、蔬菜汁、水果汁等。

2）清流质　是一种低能量、含少量营养素的清淡流质。每天提供蛋白质 20 g，脂肪 10 g，碳水化合物 100 g。可选用去油过筛肉汤、过筛米汤、蔬菜汤、过滤果汁、果汁胶冻、稀藕粉等不胀气、无残渣食物。

3）浓流质　各种食物去渣制成稠厚液体或糊状食物。能量及各种营养素可根据患者的情况进行调整，以满足需求。可选用较稠的藕粉、鸡蛋薄面糊、食物匀浆、肝泥等。

4）冷流质　一般选用冷牛乳、冷米汤、冷豆浆、冷蛋羹、冷藕粉、冰淇淋、冰砖、冰棍、冷果汁、冷的果汁胶冻等凉的、无刺激性流质，或在口腔内能融化为流质的食物。在扁桃体术后第一天、消化道溃疡后、上消化道出血结束禁食后可食用，应注意甜度、咸度、黏度适宜。

5）不胀气流质　除忌用蔗糖、牛乳、豆浆等产气食品外，其他同流质。

2. 忌（少）用食物　避免一切非流质的固体食物、多膳食纤维食物以及过于甜、咸、酸的调味品。

3. 食谱举例　如表 2-5 至表 2-7 所示。

表 2-5　住院患者一般流质食谱举例

第一餐	纯牛奶 200 ml
第二餐	营养液（肠内营养粉剂 25 g）
第三餐	米粉 15 g，鱼汤 200 ml（含植物油 8 g）
第四餐	赤豆汤（去渣）200 ml（赤豆 30 g，白砂糖 15 g）
第五餐	牛肉汤（牛肉 30 g，淀粉 10 g）
第六餐	藕粉（藕粉 30 g，白砂糖 20 g）

能量 808 kcal（3.38 MJ）　蛋白质 32.8 g（16.2%）　脂肪 22 g（24.5%）　碳水化合物 124.8 g（59.3%）

注　亦可根据需要使用特殊医学用途配方食品（FSMP）。

表 2-6　住院患者浓流质食谱举例

第一餐	牛奶米糊(牛奶 200 ml,白砂糖 25 g,米粉 30 g)
第二餐	营养液(肠内营养粉剂 25 g)
第三餐	牛肉南瓜面糊(牛肉 50 g,南瓜 80 g,面粉 15 g)
第四餐	酸奶 125 g
第五餐	鸡蓉土豆面糊(鸡胸肉 50 g,土豆 80 g,面粉 15 g)
第六餐	藕粉(藕粉 30 g,白砂糖 20 g)

能量 1 126 kcal(4.71 MJ)　蛋白质 44.4 g(15.8%)　脂肪 32.1 g(25.6%)　碳水化合物 164.9 g(58.6%)

注　亦可根据需要使用特殊医学用途配方食品(FSMP)。

表 2-7　住院患者清流质食谱举例

第一餐	米汤 200 ml(粳米 30 g,白砂糖 15 g)
第二餐	蛋白粉(乳清蛋白粉 15 g,米汤 150 ml)
第三餐	果蔬汁 150 ml(可用成品果蔬汁;也可用苹果 75 g,黄瓜 100 g,混合榨汁后过滤去渣)
第四餐	米汤 200 ml(粳米 30 g,白砂糖 15 g)
第五餐	蛋白粉(乳清蛋白粉 15 g,米汤 150 ml)
第六餐	藕粉(藕粉 30 g)

能量 617 kcal(2.58 MJ)　蛋白质 30.4 g(19.7%)　脂肪 1.9 g(2.8%)　碳水化合物 119.7 g(77.5%)

注　亦可根据需要使用特殊医学用途配方食品(FSMP)。

第二节　医院治疗膳食

治疗膳食(therapeutic diet)通过限制或增加能量或某些营养素,以满足不同病理生理状况下患者对能量和营养素的需要,达到治疗疾病和促进健康的膳食。治疗膳食是以平衡膳食为基本原则,根据疾病调整营养素摄入量,并考虑各营养素间的关系,其他营养素均应供给齐全、配比合理。膳食的制备应兼顾患者的饮食习惯、进餐特点,循序渐进,注意食物的色、香、味、形和品种的多样化。

一、高能量高蛋白膳食

高能量高蛋白膳食(high calorie and protein diet)的能量和蛋白质供给量高于正常标准。各种原因引起的基础代谢率增高、体力消耗增加和机体组织修复,均导致机体能量和蛋白质消耗量增加,必须从膳食中补充增加的需要量。

(一)适用对象

分解代谢亢进者,如甲状腺功能亢进症(甲亢)、严重烧伤和创伤、高热患者等;合成代谢不足者,如严重消瘦或体重不足、营养不良和吸收不良综合征患者;慢性消耗性疾病患者,如结核病、癌症、贫血和溃疡性肠炎患者;体力消耗增加者,如运动员、重体力劳动者等。

(二) 配膳原则

1. 摄入量增加应循序渐进　在原有膳食基础上增加能量和蛋白质的摄入量。能量供给每天 35 kcal/kg 以上,总能量 2 000 kcal 以上。蛋白质 1.5～2 g/kg,占总能量的 15%～20%,其中奶、蛋、鱼、肉等提供的优质蛋白占 1/2～2/3 以上,防止能量摄入不足导致的蛋白质分解供能。少量多餐,除 3 次正餐外,可分别在 3 餐后 2 h 加餐。

2. 按病情调整供给量　病情不同对能量和蛋白质的需要量也不同。如高热患者每天能量需要量在 2 500～3 000 kcal;甲亢患者每天能量需要量则在 3 000～3 500 kcal;烧伤患者每天能量需要量 >2 000 kcal/m^2,蛋白质需要量为 94 g/m^2(此处的面积为烧伤面积),远高于正常人的推荐摄入量。

3. 平衡膳食　在保证能量和蛋白质充足外,每天应提供适量的脂肪(60～80 g);需调整饱和脂肪酸和不饱和脂肪酸的比例,尽可能降低饱和脂肪酸、胆固醇和精制糖的摄入量。需相应增加矿物质和维生素供给,尤其是与能量代谢密切相关的维生素 B$_1$、维生素 B$_2$ 和烟酸。长期高蛋白质膳食对维生素 A 的需要量增加,应增加膳食中维生素 A 和胡萝卜素的摄入量。随着蛋白质摄入量的增加,会增加尿钙的排出,易出现负钙平衡,故应及时补充钙。

(三) 注意事项

肥胖症、糖尿病、肝性脑病或肝性脑病前期、急性或慢性肾功能不全、急性肾炎、尿毒症患者不宜使用。

(四) 食物选择

1. 宜用食物　应多选用蛋白质含量高的食物(如瘦肉、动物内脏、蛋类、乳类、鱼类、虾类、大豆类),以及能量高的食物(如坚果、谷类、薯类、山药、荸荠、藕等)。

2. 忌(少)用食物　防止过量使用烹调油和烹调后容易体积膨胀的食品。

二、低能量膳食

低能量膳食(low calorie diet)也称限制能量膳食,是以减少体脂贮存、减轻体重,或者减轻机体能量代谢负担为目的,使膳食中所提供的能量低于正常需要量。

(一) 适用对象

需要减轻体重或控制病情减少机体代谢负担的患者,如肥胖症、糖尿病、高血压、高脂血症、冠心病等患者。

(二) 配膳原则

根据病情限制能量供给,其他营养素供给基本符合 DRI。营养素之间保持合适比例,使人体需要和膳食供给建立平衡关系。能量减少应逐次进行,以利于机体动用、消耗储存的体脂,防止出现不良反应。

1. 限制总能量　按照不同疾病、年龄、体重等情况限制总能量的供给。一般在正常供给量基础上,未成年患者每天能量摄入量减少 125～250 kcal;成年患者减少 500～1000 kcal,但每天总能量摄入量不宜低于 800 kcal,以防体脂动员过快,引起酮症。

2. 供给充足的蛋白质　蛋白质供应不低于 1 g/kg,一般占总能量的 15%～20%,其中优质蛋白质应占 50% 以上。供应含高生物价蛋白质的牛奶、鱼、瘦肉、鸡肉、鸡蛋清等,防止蛋白质供给过高造成的营养过度性肝损害。

3. 减少碳水化合物和脂肪供给　碳水化合物供给应为总能量的 50%～60%,一般为每天 100～200 g,尽量减少精制糖的供给。膳食脂肪一般应占总能量的 20%～25%,减少动物脂肪和含饱和脂肪酸高的油脂和高胆固醇食物,但要保证必需脂肪酸的供给。

4. 适当减少食盐摄入量　食盐能引起口渴并刺激食欲和增加体重,患者体重减轻后可能会出现水钠潴留,故应适当限制食盐的摄入量,每天食盐量不超过 5 g 为宜。

5. 提供充足矿物质和维生素　由于进食量减少,易出现矿物质(如铁、钙)、维生素(如维生素 B_1)不足,必要时可用补充剂。

6. 增加饱腹感　注意食物的体积,膳食可多采用富含膳食纤维的全谷物、杂豆类、蔬菜和低糖的水果,以尽量避免患者产生饥饿感,必要时可选用琼脂类食品。

(三) 注意事项

采用低能量膳食的同时应配合运动和行为调整。不宜减少活动量,应当调整不良的生活和饮食习惯,并注意饮食与心理平衡,以达到预期效果。长期能量控制在 1000 kcal 以下者,应注意及时补充维生素和矿物质制剂。低能量膳食不适用于妊娠肥胖者。

(四) 食物选择

1. 宜用食物　选用粗粮、豆制品、叶菜类蔬菜和低糖水果等,限量选用谷类、水产类、瘦肉、禽类、蛋、乳类(脱脂乳)、豆类。烹调以清淡为宜,多采用蒸、煮、拌、炖等少油或无油的做法。

2. 忌(少)用食物　烹调方法忌油煎、油炸。避免肥腻的食物和甜食,如肥肉、动物油脂(猪油、牛油、奶油等)、花生油、花生、糖果、甜点、白糖、红糖、蜂蜜等。

三、低蛋白质膳食

低蛋白质膳食(low protein diet)是限制膳食中蛋白质供给量,使之低于正常膳食的膳食。蛋白质和氨基酸在肝脏分解产生的含氮代谢产物需经肾脏排出体外。而肝、肾等代谢器官功能下降时出现排泄障碍,代谢废物在体内堆积会损害机体,因此应限制膳食中的蛋白质含量。

(一) 适用对象

急性肾炎、急性或慢性肾功能不全、尿毒症、肝性脑病或肝性脑病前期患者。

(二) 配膳原则

此种膳食的配制原则是以低水平蛋白质摄入量维持机体接近正常生理功能的需要,防止过多的含氮化合物在体内积聚,其他营养素供给尽量满足机体的需要。

1. 能量 供给充足能量能减少蛋白质消耗,减少机体组织的分解。可选用碳水化合物含量高、蛋白质含量低的食物,如麦淀粉、藕粉、马蹄粉、马铃薯、甜薯、芋头等代替部分主食以减少非优质蛋白质的摄入。

2. 蛋白质 视肝肾功能情况确定每天蛋白质的摄入量;肾功能不全者在蛋白质限量范围内尽量选用优质蛋白质,如鸡蛋、牛奶、瘦肉等;肝功能不全患者应选用含支链氨基酸(branched-chain amino acid,BCAA)高、芳香族氨基酸(aromatic amino acid,AAA)低的食物,多以豆类蛋白为主,避免肉类蛋白。限制蛋白质供给量应根据病情随时调整,病情好转后逐渐增加摄入量。

3. 矿物质和维生素 提供充足的矿物质和维生素。有时应根据病种和病情进行调整,如急性肾炎患者除给予低蛋白质膳食外,还应限制钠的供给。

4. 合理的烹调方法 注意烹调的色、香、味、形和食物的多样化,以促进因低蛋白质膳食造成的食欲不振,提高膳食的顺应性。

(三) 注意事项

正在进行血液或腹膜透析的患者不需要严格限制蛋白质摄入量。急性肾炎、急性或慢性肾衰竭、肝昏迷等患者的膳食治疗详细原则请参见本书的相关章节。

(四) 食物选择

1. 宜用食物 包括蔬菜类、水果类以及麦淀粉、藕粉、马铃薯、芋头等低蛋白质的淀粉类食物。谷类食物含蛋白质6%～11%,且为非优质蛋白质,根据蛋白质的限量标准应适当限量使用。

2. 忌(少)用食物 指富含蛋白质的食物,如大豆类、干果类、蛋、乳、肉类等。但为了适当供给优质蛋白质,可在蛋白质限量范围内,肾病患者适当选用蛋、乳、瘦肉、鱼类,肝病患者选用大豆类及其制品。

四、限酪胺、多巴胺膳食

单胺类物质(如酪胺、多巴胺、5-羟色胺)能使血管收缩、血压升高;人体内含有大量的单胺氧化酶(monoamine oxidase,MAO),能分解上述物质,使之失活排出体外,不会引起血压急剧升高。若服用MAO抑制剂类药物(如呋喃唑酮、苯乙肼、苯丙胺、哌苯甲醇等)时,MAO活性下降;若同时摄入富含酪胺、多巴胺的食物,单胺类物质容易进入血液循环,造成血管收缩、血压升高,可发生剧烈头痛、恶心、呕吐、心动过速,甚至抽搐等高血压危象。严重者可出现致命的内出血(如脑出血),其他还会出现呼吸困难、皮疹、腹痛和腹泻等。

(一) 适用对象

因治疗需要使用 MAO 抑制剂的患者。

(二) 配膳原则

服药期及停药的 2～3 周内均应避免富含单胺类食物的摄入,以免产生不良作用。避免发酵食物或长期存放的食物,因这些食物易受微生物的作用,其中的蛋白质分解后氨基酸脱羧产生单胺类物质,如酪氨酸变成酪胺,色氨酸变成 5-羟色胺。

(三) 食物选择

1. 宜用食物　各种新鲜食物及非发酵食品,咖啡和茶也允许饮用。

2. 忌(少)用食物　①加入碱或酵母制作的馒头、面包和其他面食;②酒酿及其制品,如啤酒、葡萄酒、甜酒酿;③发酵的乳制品如干酪、酸奶及其制品;④发酵法酿制的酱油、黄酱、面酱、豆瓣酱、豆豉、腐乳、臭豆腐等;⑤盐腌、熏制的各种肉类和海产品(如肉罐头、香肠、腊肉、腌咸鱼、鱼干、金枪鱼罐头等);⑥腐败变质、富含蛋白质的各种陈旧不新鲜食物及其熟制品,如陈旧野味,放置已久的肉类、肉罐头、市售肉汁和香肠等;⑦柑橘类果汁、咖啡因饮料、巧克力、香蕉、菠萝、鳄梨、罐头无花果、葡萄干、梅子、蚕豆等也宜少用。

五、限碳水化合物膳食

通过限制膳食中碳水化合物的含量、类型,调整进食方法,预防或减缓倾倒综合征症状的膳食。胃大部分切除术后丧失了幽门括约肌,胃容量减少,食物过快地大量排入上段空肠,又未经胃肠液混合稀释而呈高渗性,大量细胞外液进入肠腔,引起循环血容量骤然减低,出现倾倒综合征。典型症状多在术后进食流质或半流质饮食时出现,特别是进食甜的流质,表现为上腹胀满、恶心、呕吐、腹绞痛、肠鸣音亢进、腹泻、头晕、心悸、乏力等。

(一) 适用对象

胃全部或部分切除患者;血清甘油三酯水平升高的患者应同时限制酒精、胆固醇和饱和脂肪酸的摄入;有低血糖趋势的人,可有助于血糖稳定;因摄入过量碳水化合物致胰岛素分泌过量的肥胖症患者;儿童及成年糖尿病患者。

(二) 配膳原则

在症状的早期,如能及时调整膳食内容,病情较易控制。

1. 调整膳食构成　膳食应为低碳水化合物、高蛋白质和适量脂肪。碳水化合物以多糖为主,忌用富含精制糖的甜食,如甜点、甜饮料、果汁、糖果、巧克力等。

2. 少量多餐,循序渐进　手术后患者应先流质后固体,逐渐适应;术后初期只进食无精制糖和低碳水化合物的流质,进餐时及进餐后 20～30 min 内应平卧,以减慢食物进入肠道的速度。适应数天后,若无症状发生,膳食转为以干样食物为主,干稀分食,细嚼慢咽,3 次主餐时避免摄入液体类食物,餐后 30～60 min 后再摄入液体类食物。每次进餐时及进餐后仍需平躺 20～30 min,以减轻症状。

3. 根据病情及时调整膳食　根据患者康复情况逐渐增加膳食中碳水化合物含量。手术后患者机体分解代谢增加,应补充优质蛋白质和足够能量以促进机体组织的修复。合并心血管疾病、高脂血症、肾病或尿毒症的患者,其膳食中的蛋白质、脂肪含量和食物的选择应慎重。术后应注意避免含高胆固醇、高饱和脂肪酸的食物,防止出现并加重高脂血症。

（三）食物选择

1. 宜用食物　蛋类、鱼、畜肉和禽类,不加糖的乳制品,新鲜蔬菜和水果,适量不加糖的谷类食物,各种油脂类、坚果和花生酱。

2. 忌（少）用食物　各种加糖的甜食、果汁、饮料、酒类、蜂蜜、果酱、果冻等。对乳类不耐受者,应限制乳制品的供给。

六、限脂肪膳食

限脂肪膳食(fat restricted diet),又称低脂膳食或少油膳食。因脂肪的吸收、转运、水解、合成等各个代谢环节不正常所引起的诸多疾病,或因病情需要而必须减少膳食中各种类型脂肪的摄入量。

（一）适用对象

胆囊、胆道、胰腺疾病患者,如急性胰腺炎、慢性胰腺炎、胆囊炎、胆结石患者;急慢性肝炎、肝硬化患者;肥胖症患者;脂肪消化吸收不良,表现为脂肪泻(脂肪痢)的患者,如肠黏膜疾病、胃切除和短肠综合征等所致脂肪泻的患者;高脂血症、肥胖症、高血压、冠心病等患者。

（二）配膳原则

1. 减少膳食中的脂肪含量　根据不同的病情,结合我国实际情况,脂肪限制程度分3 种:

1) 严格限制脂肪膳食　膳食中脂肪的总量每天不超过 20 g(包括食物所含的脂肪及烹调油),占总能量 10% 以下。必要时可采用无脂肪的纯碳水化合物膳食。适用于急性胰腺炎、急性胆囊炎患者。

2) 中度限制脂肪膳食　每天脂肪摄入总量不超过 40 g,占总能量的 20% 以下。适用于胆囊炎恢复期、脂肪吸收不良的患者。

3) 轻度限制脂肪膳食　每天脂肪摄入总量不超过 50 g,占总能量的 25% 以下。适用于高脂血症、高血压及冠心病患者。

2. 其他营养素均衡　可适当增加豆类、豆制品、新鲜蔬菜和水果的摄入量。除脂肪外,其他营养素的供给量视病情而定。因脂肪限制及疾病(如脂肪泻)容易导致多种营养素缺乏,如蛋白质、必需脂肪酸、脂溶性维生素、钙、铁、铜、锌、镁等,应注意补充。

3. 合适的烹调方法 烹调禁用油煎、油炸、红烧或爆炒,可选择蒸、煮、炖、煲、熬、烩、烘、烤等,减少烹调用油。

(三) 注意事项

脂溶性维生素的吸收和运输有赖于脂肪的参与,严格限制膳食脂肪可造成脂溶性维生素缺乏,必要时补充脂溶性维生素制剂。由于中链甘油三酯(medium-chain triglyceride,MCT)不会在血中堆积,有时可允许使用(详见 MCT 膳食)。胆囊炎和胆结石患者尚需限制胆固醇。

(四) 食物选择

1. 宜用食物 根据病情、脂肪限制程度选择各种食物,包括谷类、不用油煎或油炸的瘦肉类、去脂禽类、鱼类、脱脂乳制品、蛋类、豆类、薯类、蔬菜和水果。

2. 忌(少)用食物 含脂肪高的食物,如猪油、肥肉、肥瘦肉、全脂乳及其制品、花生、芝麻、松子、核桃、蛋黄、油酥点心及各种油煎、油炸的食品等。脂肪含量>20 g/100 g 的食物忌用,脂肪含量 15～20 g/100 g 的食物少用。

七、低胆固醇膳食

低胆固醇膳食(low cholesterol diet)是指将膳食饱和脂肪和胆固醇均限制在较低水平的膳食,目的是降低血清胆固醇、甘油三酯和低密度脂蛋白的水平。

(一) 适用对象

高胆固醇血症、高甘油三酯血症、高脂蛋白血症、高血压、动脉粥样硬化、冠心病、肥胖症、胆结石、脑卒中等疾病患者。

(二) 配膳原则

1. 控制总能量 膳食中总能量的摄入量以能达到或维持理想体重为原则。最低不应少于每天能量供给量 1 000 kcal。

2. 碳水化合物 占总能量的 50%～65%,以复合碳水化合物为主,如淀粉、非淀粉多糖、低聚糖等,少用精制糖。

3. 限制脂肪 脂肪供能占总能量的 20%～25%,一般不超过每天 50 g。调整脂肪酸构成,减少富含饱和脂肪酸的动物性食品,使其不超过膳食总能量的 10%。富含单不饱和脂肪酸(monounsaturated fatty acid,MUFA)的油脂,如橄榄油和茶籽油,适量使用能降低总胆固醇和低密度脂蛋白,且含不饱和双键较少,对氧化作用的敏感度远低于多不饱和脂肪酸(polyunsaturated fatty acid,PUFA),应占总能量的 10%。PUFA 占总能量的 10%左右。

4. 胆固醇 摄入量控制在每天 300 mg 以下。高胆固醇血症患者的胆固醇摄入量控制在每天 200 mg 以下。在限制脂肪和胆固醇时,还要保证优质蛋白质的供给,可多选择一些优质的植物性蛋白质,如大豆及其制品代替部分动物性蛋白质。

5. 维生素、矿物质和膳食纤维 适当选择粗粮、杂粮、新鲜蔬菜和水果,以满足维生素、矿物质和膳食纤维的供给量。增加膳食中 PUFA 时,应增加维生素 E、维生素 C、胡萝卜素及硒等抗氧化营养素的供给。

(三)注意事项

此类膳食不适用于正在生长发育期的儿童、孕妇和创伤恢复期的患者。高脂血症患者选用此种膳食之前,应对患者进行葡萄糖耐量检查,以排除由于饮食碳水化合物引起高脂血症的可能性。

(四)食物选择

1. 宜选用食物 各种谷类、薯类、脱脂乳制品、蛋类(蛋清不限,蛋黄每周限 3 个)、瘦畜肉类、去脂禽类、兔肉、鱼、豆类、各种蔬菜和水果、适量植物油、坚果及种子类食物、鱼油。

2. 忌(少)用食物 动物油脂类制作的主食、全脂乳及其制品、蛋黄、蟹黄、鱿鱼、鱼子、肥瘦畜肉、香肠、动物脑、陆地动物的内脏和油脂(如肝、肾、猪油、牛油、奶油)及富含饱和脂肪酸的油脂(如椰子油、棕榈油)等。

八、中链甘油三酯膳食

中链甘油三酯(MCT)膳食是减少膳食中的长链甘油三酯(long-chain triglyceride,LCT),用 MCT 代替部分 LCT。目前临床使用的 MCT 多为油的形式,在烹调食物时使用。与 LCT 相比,MCT 分子量较小,相对能溶于水,在生物体内溶解度高;脂肪酶对其的作用效率更大,易于吸收,即使在胰脂酶和胆盐缺乏时,对其吸收影响也不大,大部分能以甘油三酯的形式吸收,不会刺激胰液分泌;在肠黏膜上皮细胞内不易结合到乳糜微粒中,也不易与蛋白质结合,可直接经门静脉进入肝脏;在肝内不合成脂类,故不易形成脂肪肝;不需要肉碱存在,可很快通过线粒体膜迅速而有效地被氧化供能;轻度降低胆固醇吸收并减慢肝内合成。

(一)适用对象

适用于消化、吸收与运输普通脂肪有障碍的患者,如惠普尔病和克罗恩病、乳糜胸、乳糜尿、乳糜性腹水、高乳糜微粒血症、Ⅰ型高脂血症、胃大部分或全部切除、大部分肠切除术后、胆道闭锁、阻塞性黄疸、胰腺炎、胆盐和胰脂肪酶缺乏、肠源性脂肪代谢障碍、局限性肠炎伴脂肪痢等。

(二)配膳原则

1. 部分代替 LCT 供能 一般由 MCT 提供的能量占脂肪能量的 65%(占膳食总能量的 20%),其余的 35% 由 LCT 供给。

2. 少量多次使用　MCT水解较快,其快速水解使肠腔内液体呈高渗状态,其分解的游离脂肪酸(free fatty acid,FFA)过多时也会刺激肠道,引起腹胀、腹绞痛、恶心、腹泻等胃肠道症状。因此,应以少量多次的方式慢慢进食,以避免不适,确保患者有效地摄入。

(三) 注意事项

长期使用MCT,应注意必需脂肪酸的补充。MCT能迅速氧化成酮体,其生酮性远大于LCT,蔗糖等双糖能降低其生酮作用,预防酮症。对于糖尿病、酮中毒、酸中毒等患者,由于肝外组织利用酮体的能力往往已经饱和,应用MCT不仅浪费能源,而且会加剧酸中毒的危险,故不宜使用。大部分MCT在肝内代谢,所以肝硬化患者也不宜应用。根据不同病情调整膳食制作,一般以低纤维MCT半流质或软食为宜。

(四) 食物选择

1. 宜用食物　含脂肪较少的食物,如未加油脂做的谷类、豆类、豆制品、蔬菜、水果、脱脂乳类和蛋清。精瘦肉类、鸡、虾、鱼等可限量使用,每天用量不超过150g。每周蛋黄摄入量少于3个。烹调油在规定用量范围内使用,部分用MCT代替。

2. 忌(少)用食物　含饱和脂肪酸高的食物,如肥肉、鹅、鸭、全脂乳类、奶油、市售油脂糕点和油煎、油炸的食品等。

九、限钠(盐)膳食

限钠膳食(sodium restricted diet)是指根据不同情况限制膳食中钠的含量,以减轻由于水电解质代谢紊乱而出现的水钠潴留。钠是细胞外的主要阳离子,参与调节机体水和电解质平衡、酸碱平衡、渗透压和神经肌肉的兴奋性。肝、肾、心等病变或使用某些药物(如肾上腺皮质激素)会引起机体水钠平衡失调,出现水钠潴留或丢失过多。限制钠摄入是纠正水钠潴留的一项重要治疗措施。食盐是钠的主要来源,每克食盐约含400mg钠,故限钠实际上是以限食盐为主。

(一) 限钠饮食分类

按照膳食中钠限制含量不同,临床上一般将限钠膳食分为3种:

1. 低盐膳食　全天供钠不超过2000mg,烹调用盐限制在2～4g或酱油10～20ml。忌用一切咸食,如咸蛋、咸肉、咸鱼、酱菜、面酱、腊肠和盐腌食品及含盐量不明的食物和调味品。

2. 无盐膳食　全天供钠约1000mg,烹调时不加食盐、酱油及含钠盐的调味品,忌用一切咸食(同低盐膳食)。必要时可用钾盐酱油代替,或用糖醋调味。

3. 低钠膳食　全天供钠不超过500mg。除无盐膳食的要求外,忌用含钠量＞100mg的食物,如油菜、蕹菜、芹菜、松花蛋、豆腐干、猪肾、猪小肠等。

(二) 适用对象

各种原因引起的水钠潴留等患者,如心功能不全、急性或慢性肾炎、肝硬化腹水、水肿、高血压、先兆子痫及使用肾上腺皮质激素的患者等。

（三）配膳原则

1. 及时调整钠盐限量 严密监测病情，随时调整钠盐量。最好是根据 24 h 尿钠排出量、血钠和血压等指标确定是否需限钠及限钠程度。如对使用利尿剂的高血压或水肿的肾小球肾炎、肾病综合征、子痫患者，应采用低盐膳食；不使用利尿剂且水肿严重者，用无盐或低钠膳食。不伴高血压或水肿及尿钠增多者不宜限制钠摄入量。肝硬化腹水患者在腹水严重时可用无盐或低钠膳食，然后逐渐改为低盐膳食，待腹水消失后可恢复正常饮食。

2. 根据食量合理选择食物 有时为了增加患者食欲或改善营养状况，对食量少者可适当放宽食物选择范围。

3. 调整烹调方法 限制钠盐的饮食比较乏味，烹调时注意色、香、味、形，尽量提高患者的食欲。用酵母代替食碱或发酵粉制作馒头也可减少其含钠量。必要时可适当选用氯化钾代替氯化钠的低钠盐或无盐酱油（高血钾者慎用），也可采用番茄汁、芝麻酱、糖醋等调味。含钠高的食物，如芹菜、菜心、豆腐干等，可用水煮或浸泡去汤的方法以减少其含钠量。

（四）注意事项

长期限钠膳食易出现低血钾和低血钠，此时使用限钠饮食应密切监测血钾和血钠的浓度。另外，老年人以及心肌梗死、回肠切除术后、黏液性水肿、严重甲状腺功能减退合并腹泻的患者，限钠应慎重，最好根据血钠、血压和尿钠排出量等临床指标确定是否限钠。

（五）食物选择

1. 宜用食物 不加盐或酱油制作的谷类、畜肉、禽类、鱼类和豆类食品、乳类（低钠膳食不宜过多），以及含钠量＜100 mg/100 g 的蔬果。

2. 忌（少）用食物 各种盐或酱油制作或腌制的食品、盐制调味品。

十、调整钾的膳食

钾是人体细胞内液的主要阳离子，有维持体内水电解质平衡和渗透压以及加强肌肉兴奋性和心跳规律性等方面的生理功能。发生低钾血症时，人体会出现食欲不振、恶心、呕吐、神志不清、心动过速等症状；发生高钾血症时，人体会出现四肢苍白、寒冷、疼痛、脸舌手足感觉异常等症状。根据人体不同的血钾浓度，适当调整膳食的含钾量，即高钾膳食和低钾膳食。

（一）适用对象

服用利尿剂而引起的低钾血症；肾脏排钾功能障碍而引起的高钾血症。

（二）配膳原则

1. 高钾膳食 每天膳食中钾的摄入量应超过 100 mmol/L（3 950 mg/L）。多选择富含蛋白质的瘦肉、鱼、虾和豆类食品(低蛋白质饮食除外);粗粮、鲜水果和蔬菜类;用马铃薯、芋头代替部分主食(马铃薯、芋头含钾丰富);浓肉汤、菜汤和鲜果汁饮料。

2. 低钾膳食　膳食中每天钾的摄入量应低于 40 mmol/L(1 560 mg/L)。应少用富含蛋白质的瘦肉、鱼、虾、豆类食品和浓的汤汁、果汁;尽量选用含钾 250 mg/100 g 以下的食物;将食物切小后置水中浸泡或水煮去汤可减少钾含量。

(三) 注意事项

调整钾的膳食应根据血钾浓度和临床用药的改变及时调整,以免矫枉过正引起不良临床症状。

(四) 食物选择

可根据食物成分表中钾的含量加以选择。食物中的钾多集中在谷皮、果皮和肌肉中,且钾易溶于水。细粮的钾含量低于粗粮,去皮水果的钾含量低于带皮的。罐头水果或煮水果的钾含量低于新鲜水果;浓菜汤、果汁和肉汤中均含有较多的钾。

十一、少渣膳食

少渣膳食又称低纤维膳食(fiber restricted diet),是一种膳食纤维(植物性食物)和结缔组织(动物性食物)含量极少,易于消化的膳食,目的是尽量减少膳食纤维对胃肠道的刺激和梗阻,减慢肠蠕动,减少粪便量。

(一) 适用对象

肠憩室病、各种急性或慢性肠炎、痢疾、伤寒、肠道肿瘤、道手术前后、消化道出血后及痔疮患者;消化道狭窄并有阻塞危险的患者,如食管或肠道狭窄、食管/胃底静脉曲张者;采用全流质饮食至半流质或软食的过渡膳食。

(二) 配膳原则

1. 限制膳食中的纤维含量　尽量选用含膳食纤维少、细软、便于咀嚼和吞咽的食物,如去筋的嫩瘦肉、虾、鱼、鸡胸肉等,蔬菜选用嫩叶、花果部分,瓜类如南瓜、冬瓜、西葫芦等应去皮去籽,果类去渣用果汁。避免粗粮、整粒豆、硬果,以及含结缔组织多的动物跟腱、粗硬的肌肉。

2. 降低脂肪含量　若为腹泻患者,因其脂肪的消化、吸收能力减弱易致脂肪泻,应给予低脂饮食。

3. 烹调方法　所有食物切碎煮烂,做成泥状,用烩、蒸、煮、炖的烹调方法,忌用油炸、油煎方式,禁用烈性及刺激性调味品。

4. 少量多餐　每餐进食量不宜太多,以减少消化道刺激。根据病情可采用少渣半流质或软食。由于食物选择的限制,膳食营养难以平衡,必要时可补充维生素和矿物质制剂。

(三) 注意事项

少渣膳食只能根据病情需要短期内使用,长期缺乏膳食纤维易导致便秘、痔疮、肠憩室、结肠肿瘤、高脂血症、动脉粥样硬化和糖尿病等。

（四）食物选择

1. 宜用食物 精细米面制作的粥、烂饭、面包、软面条、饼干；切碎制成软烂的嫩肉、鸡肉、鱼肉等；豆浆、豆腐脑、豆腐乳；乳类、蛋类；菜水、菜汁，去皮制软的瓜类、番茄、胡萝卜、马铃薯等。

2. 忌（少）用食物 各种粗粮，大块的肉，整粒豆、坚果，富含膳食纤维的蔬菜、水果，油炸、油腻的食品，辣椒、胡椒、咖喱等浓烈刺激性调味品。

十二、高纤维膳食

高纤维膳食（high fiber diet）又称多渣膳食，是在膳食中增加膳食纤维的摄入量，以此增加粪便体积和重量，刺激肠道蠕动，降低肠腔内压力，增加粪便中胆汁酸排泄，降低血脂，减轻体重。

（一）适用对象

弛缓性便秘、肛门手术后恢复期、心血管疾病、糖尿病、高血压、肥胖症患者。

（二）配膳原则

1. 增加膳食中纤维的含量 每天膳食纤维摄入量可达 $25\sim40\,g$，可以在原有的普通膳食基础上，增加富含膳食纤维的食物，粗细搭配、粮豆搭配、荤素搭配、蔬果搭配；若食物所提供的膳食纤维有限，也可辅助非全营养配方的特殊医学用途配方食品（FSMP）。

2. 烹调加工 大块或整颗粒食物膳食纤维保留相对较多，可选择切碎、切小、糊状食物。每天的饮水量 $>2\,500\,ml$，在空腹时可饮用淡盐水或温开水，以利于肠道蠕动。

（三）注意事项

长期大量进食膳食纤维，易影响食物中矿物质和一些维生素的吸收和利用，如钙、镁、铁、锌等，必要时应适时补充。膳食纤维吸水性较强，使用该膳食时应增加饮水量。

（四）食物选择

1. 宜用食物 燕麦、玉米、小米、荞麦、全麦、玉米渣、糙米等粗粮，各种豆类、芹菜、蘑菇、韭菜、海带及琼脂、魔芋制品和果胶等。

2. 忌（少）用食物 少用辛辣食品和制作过于精细的食品，忌用辛辣调味品。

十三、免除麦胶膳食

对含有麦胶（即面筋）食物过敏者，或机体本身缺乏消化麸质的肽酶者，膳食中的麸质成分在肠道累积，其中的麦醇溶蛋白能破坏肠黏膜，易引起腹泻、腹胀，以及大便次数多、量多、稀烂恶臭、油腻多泡，严重时导致各种营养吸收障碍从而发生严重营养不良。膳食中禁用麦胶及其制品时，症状就会缓解或消失。

(一)适用对象

小肠吸收不良综合征、成人乳糜泻(又称麦胶敏感性肠病和非热带口炎性腹泻)、幼儿乳糜泻患者。

(二)配膳原则

1. 严格禁食一切含有麦类及其制品的食物　如小麦、大麦、燕麦、黑麦、面筋、烤麸及面制糕点。

2. 在高能量前提下供给适量的优质蛋白质　能量供给量成人为 $35\sim45$ kcal/(kg·d),幼儿为 $100\sim125$ kcal/(kg·d);蛋白质供给量幼儿为 $3\sim4$ g/(kg·d),成人从 0.5 g/(kg·d)开始逐步增加至 2 g/(kg·d)。

3. 脂肪供给量不宜多　腹泻期成人每天脂肪供给量不超过 30 g(包括食物所含的脂肪和烹调油),烹调宜采用蒸、煮、水、烩、卤、炖、焖等,不用或少用烹调油。

4. 充足维生素和适量的矿物质　腹泻导致大量维生素丢失,必要时可补充复合维生素 B_1、维生素 B_2、维生素 C、叶酸和脂溶性维生素。结合腹泻次数、生化检查结果,必要时适当补充钾、钠、钙、镁等。有缺铁性贫血时应补充铁剂。

(三)注意事项

由于肠黏膜受损,初期应选用低纤维、细软无刺激的食物,如果汁和菜汁等,并少量多餐,随病情好转后逐渐加量。

(四)食物选择

1. 宜用食物　无麸质食物,如大米、豆类、玉米、小米、高粱、米粉、米粉制作的糕点;蛋类、瘦肉类、去皮禽类、鱼类、虾、低脂乳类及其制品;果蔬类宜用土豆、南瓜、胡萝卜、山药等根茎类食物。

2. 忌(少)用食物　含麦胶的食品,如小麦、大麦、黑麦、燕麦、麦芽等及其制品,如啤酒、面筋、糕点、饼干、面酱、酒类等,用面粉和面包渣制作的食物均应避免。

十四、低嘌呤膳食

低嘌呤膳食(low purine diet)是限制膳食中嘌呤含量的一种膳食。嘌呤在体内参与遗传物质核酸的代谢,有重要的生理功能。嘌呤在体内代谢的最终产物是尿酸,如果嘌呤代谢紊乱,血清中尿酸水平升高或尿酸经肾脏排出量减少,可引起高尿酸血症,严重时出现痛风。低嘌呤饮食的目的是减少外源性嘌呤的摄入,增加血尿酸的排泄。

(一)适用对象

痛风和高尿酸血症患者。

(二)膳食原则

1. 食物选择　多选择嘌呤含量低于 150 mg/100 g 的食物。尿酸和尿酸盐在碱性环境中易被中和、溶解,因此应多食用蔬菜、水果等被消化后在体内偏碱性的食物。

2. 能量　控制每天总能量,以达到或维持理想体重,但合并肥胖症的患者应循序渐进减重,以免减重速度过快引起酮症酸中毒,影响尿酸排泄,诱发痛风急性发作。

3. 蛋白质适量　限制蛋白质摄入量,每天蛋白质的摄入量为 50～70 g,并以含嘌呤少的谷类、蔬菜类为主要来源,或选用含嘌呤很少的乳类、干酪、鸡蛋、动物血、海参等动物来源的蛋白质。

4. 脂肪　痛风患者多伴有高脂血症和肥胖症,且体内脂肪堆积可减少尿酸排泄,故应适量限制脂肪供给,应占总能量的 20%～25%。

5. 碳水化合物　具有抗生酮作用,并可增加尿酸的排出量,每天摄入量可占总能量的 60%～65%。果糖可促进核酸的分解,增加尿酸生成,因此要减少果糖类食物的摄入,如蜂蜜、榨果汁和含较多果糖的甜饮料等。

6. 烹调方式　嘌呤溶于水,建议多采用清蒸、煮、烩、炖、焯等清淡烹调,吃菜弃汤可以减少嘌呤摄入。另外,少选辛辣刺激的调味品,以免诱发痛风发作。

(三) 注意事项

嘌呤广泛存在于各类食物中,但含量高低不等,须结合病情确定限制程度,以免出现营养不良。在膳食安排中须多饮水,每天饮水量为 2 000～3 000 ml,以增加尿量,促进尿酸排泄,应选用白开水、淡茶水、矿泉水,不选浓茶水、果糖饮料等。

(四) 食物选择

1. 宜用食物　严格限制嘌呤者宜用嘌呤含量<25 mg/100 g 的食物,中等限制者可食用嘌呤含量为 25～150 mg/100 g 的食物。

2. 忌(少)用食物　不论病情如何,痛风患者和高尿酸血症患者都需忌(少)用高嘌呤食物,以及酒、浓茶、辣椒、胡椒、芥末、生姜等辛辣调味品。

常见食物的嘌呤含量如表 2-8 所示。

表 2-8　常见食物嘌呤含量

分　类	食 物 举 例
低嘌呤食物 (<50 mg/100 g)	1. 主食类:米、麦、面类制品、淀粉、高粱、通心粉、马铃薯、甘薯、山芋等 2. 奶类:牛奶、乳酪、奶粉 3. 肉蛋类:鸡蛋、皮蛋、猪血、鸡鸭血 4. 蔬菜类:大部分蔬菜均属低嘌呤食物 5. 水果类:水果基本都属于低嘌呤食物 6. 饮料:苏打水、可乐、汽水、矿泉水、茶、果汁、咖啡、麦乳精、巧克力、可可、果冻等(果汁因含有较多果糖,会增加尿酸生成,应限量) 7. 其他:酱类、蜂蜜;油脂类(植物油、黄油、奶油)、坚果种子类(瓜子、花生、杏仁、核桃、榛子)、薏苡仁、干果、糖、蜂蜜、海蜇、海藻、动物胶或琼脂制的点心及调味品

分　类	食物举例
中等嘌呤食物 （50~150 mg/100 g）	1. 豆类及其制品:豆制品(豆腐、豆腐干、腐乳、豆奶、豆浆)、干豆类(绿豆、红豆、黑豆、蚕豆)、豆苗、黄豆芽 2. 肉类:家禽和家畜的肉 3. 水产类:草鱼、鲤鱼、鳕鱼、比目鱼、鲈鱼、螃蟹、鳗鱼、鳝鱼、香螺、鲍鱼、鱼丸、鱼翅 4. 蔬菜类:菠菜、笋(冬笋、芦笋、笋干)、豆类(四季豆、青豆、菜豆、豇豆、豌豆)、海带、金针、银耳、蘑菇、菜花 5. 油脂类及其他:腰果、芝麻、栗子、莲子、杏仁
高嘌呤食物 （>150 mg/100 g）	1. 豆类及蔬菜类:黄豆、扁豆、紫菜、香菇 2. 肉类:家禽家畜的肝、肠、心、肚、肾、肺、脑、胰等内脏,肉脯,浓肉汁,肉馅等 3. 水产类:鱼类(鱼皮、鱼卵、鱼干以及沙丁鱼、凤尾鱼等海鱼)、贝壳类、虾类、泥鳅、花鲢鱼 4. 其他:酵母粉、啤酒

十五、儿科膳食

儿科患者由于年龄跨度较大,膳食应按年龄不同进行划分,可分为婴儿膳食、基本膳食和治疗膳食。

(一) 儿科膳食基本原则

（1）儿科患者是处在生长发育期的人群,其膳食设计除了考虑病情外,还应根据患儿的不同年龄、体重和生长发育的需要综合平衡后进行科学安排。

（2）由于患儿的消化功能尚处在完善阶段,因此儿科膳食应采用细软、易咀嚼、易消化、易吸收的食物。

（3）婴幼儿不应给予易引起消化不良,或易误入鼻孔、气管的整粒坚果及豆粒类食物。鸡、鸭、鱼、肉等食物均应去骨去刺,做成泥状或细末状。

（4）避免用大块油炸食物和刺激性调味品,烹调制作中宜清淡少油脂,也不宜用过咸、过甜的重料调味。

（5）由于幼儿胃容量有限,故应少量多餐,每天至少4餐,幼小患儿和病情需要时也可给予5~6餐。

（6）根据儿童的心理特点,设计和配制易引起儿童兴趣增加食欲的菜肴和点心。

(二) 婴儿膳食

1. *母乳喂养*　母乳为婴儿的最佳食物,患病婴儿只要无特殊禁忌情况,仍应以母乳作为首选食物。

2. *婴儿基本奶*　不能进行母乳喂养时,如条件允许可选用商业婴儿配方奶粉。

3. *脱脂奶*　可将鲜奶煮沸后冷却去除上层凝结的脂肪或用脱脂奶粉冲调而成。适用于腹泻、痢疾或消化不良的儿童。

4. 酸奶 含双歧杆菌和乳酸菌的活菌酸奶,适用于腹泻或消化不良的儿童。

5. 厚奶 在奶中加入 3%～7% 的淀粉或米粉配制而成。适用于呕吐患儿或月龄较大婴儿。

6. 蛋白奶 在全奶中加入适量的酪蛋白,其蛋白质含量提高至 5%。适用于营养不良儿童。

7. 免乳糖奶 用酪蛋白钙或大豆蛋白、脂肪乳剂和糖浆配制或用商业免乳糖婴儿奶粉配制而成。适用于乳糖不耐受患儿。

8. 焦米汤 用洗净大米炒焦,煮水取其汤(5% 炒米＋95% 水)。适用于消化不良患儿。

9. 米汤 将大米洗净煮稀粥,过筛而成,或用商业婴儿米粉按 5% 比例配制。适用于消化不良患儿。

10. 胡萝卜水 将洗净胡萝卜煮熟,粉碎成泥状,加适量水(20% 胡萝卜＋80% 水)煮成液体。适用于消化不良患儿。

(三) 儿科普通膳食

1. 特点 由于儿童的消化系统尚处在发育完善阶段,故每餐容量不宜过大,除 3 餐主餐外,可增 1～2 次副餐。

2. 适用对象 适用于 6 岁以上,无发烧、无咀嚼障碍、消化功能正常的患儿。

3. 膳食原则 ①蛋白质和各种营养素的供给量符合儿童生长发育需要的平衡膳食;②每天摄入蛋白质 55～75 g,能量 1600～2300 kcal;③每次主餐的食物原料至少在 3 个品种以上,动、植物搭配合理;④每天的奶制品以全奶为例,不低于 300 ml。

4. 食物选择 忌食辛辣和强刺激性调味品,以及油炸和过硬食物。

(四) 儿科软饭

1. 特点 少量多餐,每天供应 4～5 餐。

2. 适用对象 适用于 2～5 岁的幼儿、有咀嚼困难的较大儿童,以及有消化功能障碍的患儿。

3. 膳食原则 ①所有食物均切成碎末,以适应幼儿消化功能;②每天蛋白质摄入量 45～75 g,能量 1 300～2 300 kcal;③注意食物的调配,使之色、香、味、形恰当融合,引起小儿的兴趣;④食物选择:同普通饭。

(五) 儿科半流质

1. 特点 少量多餐,每天供给 5～6 餐,本膳食能量较低,年龄较大儿童只能短期使用。

2. 适用对象 2 岁以下儿童,发热、消化道疾病患儿,以及手术后的患儿。

3. 膳食原则 ①参照成人半流质和儿科膳食原则;②每餐容量在 150～250 ml。

4. 食物选择 同成人半流质。

(六）儿科流质

本膳食所供食物呈液体状或入口即融化成液体者。每天进餐 6～8 次,每次 200 ml。在基本流质基础上,根据病情需要可设计特殊食谱,如腹部手术后初期给予清流质、喉部手术后初期给予冷流质等。

适应证、膳食原则、免用食物参照成人流质。

(七）儿科治疗膳食

营养素的供给应在各不同年龄儿童需要量的基础参照疾病的需要进行调整。食物的配制参照儿科膳食的原则。由于儿童尚处在发育阶段,应考虑其肝、肾等器官的代谢负荷能力。如低盐膳食每天的食盐摄入量以 1 g 为限。

1. 小儿贫血膳食

1）特点　6 个月以上幼儿是缺铁性贫血的多发人群,因为生长发育对营养素的需求增加,再加上某些疾病因素的影响,如果膳食中的营养素补充不足,极易发生小儿贫血。贫血患儿的饮食应在供给患儿充足能量的基础上,增加蛋白质、铁、铜和维生素的摄入量,以满足患儿生长发育和疾病消耗的需要。

2）膳食原则　①在能量充足的基础上,给予高蛋白膳食,蛋白质应占能量的 15%～20%,其中优质蛋白质应占 50% 以上;②应多选用含血红素铁和维生素丰富的瘦肉、动物血等食物;③食物烹调方法和餐次应按患儿年龄及胃纳等情况设计安排。为了增加食物的摄入量,一般可用少量多餐的方法,每天 5～6 餐。

3）食物选择　可用食物如猪血、鸡鸭血、瘦肉、鱼、肝、肾、绿色蔬菜、柑橘、苹果等;少用如粗粮、炒豆、韭菜、豆芽菜等含粗纤维多的食物,以及辛辣调味品。

2. 婴儿腹泻膳食

1）特点　根据患儿腹泻症状和引起腹泻的原因,调整饮食配方和喂养方法,以缓解病情、促进康复。

2）膳食原则　①如呕吐频繁,应暂停进食,从静脉补充液体和营养物质,当呕吐好转后应及时恢复进食,但应从少量流质开始逐渐增加,流质的能量密度从低到高逐步调整。②如单纯性消化不良引起的腹泻,开始时可以口服葡萄糖电解质溶液和米汤,但这种无脂肪和蛋白质的流质能量和营养素不足,只能用 1～2 天,待病情好转后就应调整配方,可用低脂或脱脂的奶、酸奶、蛋白米糊等食物。根据病情逐渐过渡到正常半流质和软食。③如是中毒性消化不良,可用焦米汤、米汤、胡萝卜水等,待病情好转后可加用脱脂奶、酸奶、蒸蛋羹等,逐步恢复正常饮食。④腹泻患儿极易产生脱水和电解质紊乱,应密切观察病情的变化;若口服营养不足时,应用肠外方式补充水分和营养素。

3. 果蔬膳食

1）特点　间隔给予新鲜蔬菜、水果组成的低蛋白、低能量膳食,以减轻体内代谢负荷,促进患儿康复。

2）适用对象　急性肾炎、肾衰竭、高血压、肥胖症患儿。

3）膳食原则 ①以新鲜水果和蔬菜为主，也可给予少量的米汤、鲜奶。②蛋白质含量极少、低能量，因此只能短期间隔使用。除急性肾炎初始时的患儿可连续食用1～2天外，一般每周1天，最多不超过2天，要间隔进行（如周一、四或周二、五），患儿要卧床休息，在医护人员的观察下进行。③可分（a）水果日：每天供给750～1500g苹果，分5～6次进食。（b）蔬菜、水果日：苹果500～1000g，黄瓜、生菜、番茄500～1000g洗净消毒后分5～7次食用。（c）在上述（a）、（b）的基础上另用相当于30～50g米的米汤与水果、蔬菜间隔食用。④水果根据季节可用苹果、橙、西瓜、草莓、梨、葡萄等。必要时，每天进食牛奶1～2杯。蔬菜选用黄瓜、胡萝卜、番茄、生菜等可生食的菜。

4）食物选择 可用食物有新鲜水果、蔬菜、牛奶等；忌用食物有鱼肉类、盐、油及其他调味料，含盐糖果饮料、苏打水。

4. 儿童糖尿病膳食

1）特点 通过营养治疗使患儿的血糖、血脂达到或接近正常水平；供给合理的平衡膳食，保证患儿正常生长发育的营养需要。

2）膳食原则 ①正确设计营养处方，可按下列公式计算：总能量（kcal）＝1000＋100×（年龄－1），肥胖儿用1000＋100×（年龄－2）。蛋白质可按不同年龄段的需要量或以总能量的20％计算，宜用优质蛋白质为主。脂肪可按总能量的30％计算，烹调用植物油。碳水化合物可按总能量的50％计算。②要防止患儿出现饥饿，为了增加饱腹感，可在主食中配制一些粗粮。③由于儿童糖尿病多数为胰岛素依赖型，故应正确掌握进餐与用药的时间，以防止酮症酸中毒和低血糖的发生。④为提高营养治疗的效果，在总能量保持不变的情况下，用多餐次方法（每天5～6餐）有利于防止低血糖的发生，使血糖保持在比较平稳的水平。⑤由于营养治疗是糖尿病长期的首选治疗方案，因此要教会患儿和家长调配和控制饮食的方法，以及怎样正确调换食物。

3）食物选择 同成人糖尿病。

5. 糖原贮积症膳食

1）特点 因体内缺乏葡萄糖-6-磷酸酶或活性低下所致糖原累积肝脏而引起的先天性糖原代谢紊乱。通过膳食调整来稳定血糖，减轻病情。

2）适用对象 先天性染色体缺陷而致的糖原贮积症患者。

3）膳食原则 ①通过控制膳食，维持体内葡萄糖水平的稳定，防止低血糖，用淀粉类复合碳水化合物替代婴儿食物中的简单碳水化合物；②少量多餐，脂肪含量宜稍低，以防脂肪氧化不全产生酸中毒；③根据出现低血糖的规律来调整喂食时间和次数。

4）食物选择 可用食物有米、面、奶、淀粉；忌用食物有糖果、食糖、葡萄糖、蜂蜜及各种富含简单糖类的食品。

6. 低苯丙氨酸膳食

1）特点 主要用于治疗苯丙酮尿症，控制血浆苯丙氨酸的浓度；其他营养素应能满足患儿生长发育的需要。

2）膳食原则 ①限制苯丙氨酸的摄入量，1岁以下患儿每天30～58mg/kg；1～2

岁患儿每天 25 mg/kg；3～6 岁患儿每天 18～24 mg/kg。②蛋白质供应能满足需要，1 岁以下每天摄入蛋白质 2.0～4.0 g/kg；1～2 岁每天 30～40 g；3～6 岁每天 40～50 g。但是摄入的蛋白质不能由食物供给，应用配方膳食中含低苯丙氨酸的水解蛋白粉，宜占蛋白质总量的 80%。③能量及其他营养素应供给充足，供给足够的碳水化合物和脂肪，除新鲜蔬菜和水果外，还需添加 B 族维生素、维生素 E、叶酸以及钙片、鱼肝油等。

3）食物选择 ①可用食物有麦淀粉、玉米淀粉、土豆粉、粉丝、藕粉等纯淀粉食物，含蛋白质少的水果、蔬菜不限，如胡萝卜、南瓜、茄子、白菜、藕、圆白菜、油菜。烹调用油、蔗糖可适量添加。②忌（少）食食物：1 岁以下患儿每天摄入 100 ml 以上牛奶或250 ml 人乳，忌用蛋黄、肉类、豆类；1 岁以下患儿每天米或面摄入量不超过 30 g，1 岁以上患儿每天摄入量不超过 60 g。

第三节　特殊治疗膳食

一、糖尿病治疗膳食

（一）特点

营养治疗是糖尿病最基本的治疗措施，其他的治疗方法均必须在此基础上实施。通过饮食控制和调节，可以达到合理营养、保护胰岛功能、控制血糖血脂、预防和延缓并发症和提高患者生活质量的目的。

（二）适用对象

各种类型糖尿病患者。

（三）膳食应用原则

1. 能量　建议按照 25～30 kcal/kg 标准体重计算能量摄入。再根据患者的身高、体重、性别、年龄、活动量、应激状况等进行系数调整。

2. 碳水化合物　考虑到我国糖尿病患者的膳食习惯，建议大多数糖尿病患者膳食中碳水化合物所提供的能量占总能量的 50%～65%。餐后血糖控制不佳的糖尿病患者，可适当降低碳水化合物的供能比。应选择低血糖指数（glycemic index，GI）碳水化合物，可适当增加非淀粉类蔬菜、水果、全谷类食物，减少精加工谷类的摄入。

3. 脂肪　膳食中脂肪提供的能量应占总能量的 20%～30%。如果是优质脂肪（如MUFA 和 ω-3 PUFA 组成的脂肪），脂肪供能比可提高到 35%。尽量限制饱和脂肪酸、反式脂肪酸的摄入量。MUFA 和 ω-3 PUFA（如鱼油、部分坚果及种子）有助于改善血糖和血脂，可适当增加。

4. 蛋白质　肾功能正常的糖尿病患者，推荐蛋白质供能比为 15%～20%，并保证优质蛋白占总蛋白的一半以上。有显性蛋白尿或肾小球滤过率下降的糖尿病患者蛋白质摄入量应控制在每天 0.8 g/kg。

5. 膳食纤维　多供给含膳食纤维丰富的食物,成人应每天膳食纤维摄入量＞14 g/1 000 kcal。

6. 维生素和无机盐　应供应充足,并适量补充 B 族维生素和维生素 E,钙、硒、铬、锌等无机盐和微量元素应充分供给。食盐摄入量限制在每天 5 g 以内。

7. 合理安排餐次　每天至少 3 餐,定时、定量。餐后血糖过高的可以在总量不变的前提下分成 4 餐或者 5 餐,注射胰岛素或口服降糖药时易出现低血糖,可在两餐中增加点心或睡前加餐。

8. 计量控制糖尿病膳食　应根据总能量计算出的食物量,按计划食谱在烹调前称重后配制,并密切观察治疗效果,及时调整饮食配方。

9. 特殊情况下的糖尿病膳食

1) 妊娠糖尿病　妊娠期前 4 个月营养素供给量与正常人相似,后 5 个月需要量每天增加能量 200 kcal,蛋白质在原供给量的基础上,孕早期、孕中期和孕晚期每天分别增加 5、15、20 g。

2) 糖尿病肾病　能量的供给应能满足机体需要,根据尿量、尿蛋白丢失情况及肾功能损害的严重程度来决定蛋白质的供给量。肾衰竭早期蛋白质供给量为 0.8～1.0 g/kg;尿素氮浓度＞25 mmol/L 者,蛋白质供给量为 0.5 g/kg 或全日 30 g 左右,以蛋、乳、瘦肉等动物性蛋白质为主,也可用麦淀粉制品。必要时补充肾病相关的氨基酸。

3) 酮症酸中毒昏迷时的饮食　除临床静脉补液外,应按医嘱管饲糖尿病配方膳食,待病情好转后可用糖尿病半流质或普通膳食。

二、低铜膳食

肝豆状核变性又称 Willson 病,是好发于青少年的常染色体隐性遗传疾病。该病由于铜代谢缺陷出现铜转运、胆道排铜、铜蓝蛋白合成障碍,从而导致过量的铜沉积在肝细胞、脑、肾、角膜等全身各处,引起多系统、多脏器受累。低铜饮食可以减少铜的摄入,降低胃肠道吸收铜,促进铜的排出,保护肝功能,减轻症状,防止病情的发展。

（一）适用对象

肝豆状核变性者。

（二）配膳原则

1. 限制铜的摄入量　每天铜摄入量一般应不超过 1 mg,禁用或少吃含铜高的食物。

2. 充足的能量及蛋白质　肝豆状核变性常伴有肝硬化,高蛋白有利于肝细胞的修复,蛋白质的分解产物氨基酸与铜结合促进铜的排泄。蛋白质供给量以(1.5～2)g/(kg·d)为宜,可选用蛋清、牛奶及奶制品等优质蛋白。

3. 禁止使用铜制炊具、器皿烧煮食物和饮用水　铜盐的沉积可以继发钙磷代谢障碍,必要时应补充钙剂,对儿童同时应给予维生素 D。

4. 适量选用含锌、锰高的食物　可以抑制铜在肠道的吸收。

(三) 注意事项

长期摄食含铜较低的精米、白面易引起 B 族维生素的缺乏,应适当搭配富含 B 族维生素的食物或补充剂。患者常有神经精神障碍,平时应注意忌用兴奋神经系统的食物,如浓茶、咖啡、肉汤、鸡汤等,以免加重脑损害。

(四) 食物选择

1. 宜用食物　精白米、面、瘦猪肉、瘦鸡、鸭肉、马铃薯、小白菜、萝卜、藕、橘子、苹果、牛奶。

2. 忌(少)用食物　含铜量高的食物有猪肉、动物内脏和血、小牛肉、各种豆类、坚果类和菌类、贝类、虾蟹类、巧克力、可可、鸡蛋黄、菠菜、油菜、龙须菜、香菜、荠菜、茄子、芋头、芝麻、椰子、樱桃和蜂蜜等。

三、免乳糖膳食

(一) 特点

乳糖不耐受(lactose intolerance)是因先天性小肠乳糖酶缺乏,或病后肠黏膜受损引起乳糖酶分泌障碍,故应避免含乳糖的食物。

(二) 适用对象

半乳糖及乳糖不耐受者。

四、急性肾衰竭膳食

(一) 特点

急性肾衰竭以急性循环衰竭为主,发生肾小球滤过率急剧减少和肾小管功能降低。合理膳食有益于肾功能恢复,维持和改善患者的营养状况。

(二) 适用对象

急性肾衰竭患者。

(三) 膳食应用原则

1. 能量　少尿期碳水化合物应占总能量的 85%,能量摄入量应按 35～40 kcal/(kg·d),并以麦淀粉膳食为主。恢复期能量摄入量应按(126～147)kJ/(kg·d),当进食量少时可采用肠外营养。

2. 蛋白质　少尿及无尿期应严格限制蛋白质的摄入量;当少量排尿、病情好转时,每天可摄入 16～20 g 高生物价蛋白质;多尿期氮质血症减轻时,蛋白质摄入量为 0.5～

0.8 g/(kg·d),每天总量约为 45 g;恢复期蛋白质摄入量为 1 g/(kg·d)。

3. 钠 少尿及无尿期水肿明显,或高血压严重时每天钠摄入量控制在 500 mg。多尿期按每排出 1 000 ml 尿,补充氯化钠 2 g。

4. 钾 少尿及无尿期应严格控制钾的摄入。多尿期应多食富含钾的新鲜水果、蔬菜等。钠、钾的供给需结合血钠、血钾实验室检查结果来调整。

5. 水分 少尿及无尿期应严格限制水分,按前一日尿量再加 500 ml。如有发热、呕吐及腹泻时,可酌情增加饮水量。

(四) 食物选择

1. 可用的食物 藕粉、粉丝、粉皮、凉粉、蜂蜜、蔗糖、山药、核桃、红枣、桂圆、莲子、青菜、芽菜、冬瓜、西葫芦、丝瓜、茭白、藕、西瓜、梨、苹果、果酱等。

2. 限量食用的食物 黑鱼、鲫鱼、青鱼、鲤鱼、牛奶、鸡蛋、羊奶、瘦肉、禽肉等食物。

3. 禁用的食物 腌菜、香肠、火腿、咸肉等。

五、肾透析期膳食

(一) 特点

血液透析或腹膜透析均为清除体内代谢毒性产物的方法,同时也增加了组织蛋白及各种营养素的丢失。膳食营养补充应结合透析方法、次数、透析时间、消耗程度及病情而定。

(二) 适用对象

血液透析和腹膜透析患者。

(三) 膳食应用原则

1. 血液透析

1) 蛋白质 定期血液透析患者蛋白质摄入量为 1.0~1.2 g/(kg·d),50% 以上为高生物价蛋白。蛋白质应少食多餐,不可集中 1~2 餐食用。

2) 能量 按 35 kcal/(kg·d) 给予,60 岁以上患者、活动量较小、营养状况良好者(血清白蛋白>40 g/L, SGA 评分 A 级)可减少至(30~35)kcal/(kg·d);超重及体重不足者,应结合具体情况减少或增加能量。

3) 钠和钾 每天钠摄入量一般限制在 1 500~2 000 mg。少尿时应严格控制钠盐的摄入。每天钾摄入量为 2 000 mg,还应根据病情变化补钾。糖尿病肾病患者透析时,更要慎重控制钾摄入量。当每天尿量>1 000 ml 时,不需要再限钾。

4) 钙和磷 每天磷摄入量为 800~1 000 mg,不限制蛋白质摄入的前提下限制磷摄入,选择低磷/蛋白比值的食物,减少含磷食品添加剂。

5) 脂肪和碳水化合物 肾衰竭患者常伴有高甘油三酯血症和高血糖,所以脂肪摄入量不宜过高,脂肪占总能量不超过 30%,并避免摄入过多的含单糖食品。

6) 维生素 除从膳食中摄入外,还应口服维生素制剂,如维生素 B 族、叶酸等。

7) 水分 一般每天摄入量不少于 1 000 ml,或按前一日尿量再加 500 ml。

2. 腹膜透析

1) 蛋白质 无残余肾功能患者的蛋白质摄入量为 1.0～1.2 g/(kg·d),有残余肾功能患者为 0.8～1.0 g/(kg·d),其中优质蛋白质占 60%～70%。

2) 能量 按 35 kcal/(kg·d)给予,60 岁以上患者、活动量较小、营养状况良好者(血清白蛋白＞40 g/L,SGA 评分 A 级)可减少至 30～35 kcal/(kg·d)[(126～146)kJ/(kg·d)]。

3) 钠和钾 每天钠摄入量为 2 000～3 000 mg,钾摄入量为 2 000～3 000 ml,亦可结合血液检验结果调整用量。碳水化合物、脂肪、维生素、钙、磷及水分与血液透析相同。

4) 食物选择 ①可用食物:蛋、奶、瘦肉、谷类、蔬菜类、结合病情决定供给量。②慎用食物:食盐、酱油、腌肉等含钠高的食物,果汁及含钾丰富的蔬菜及水果。③忌用食物:动物脂肪、刺激性食物。

六、肝衰竭膳食

(一) 特点

肝衰竭患者血浆中支链氨基酸(BCAA)水平明显下降,但芳香族氨基酸(AAA)水平明显升高。通过适当调整 BCAA 及 AAA 含量的低蛋白膳食,有助于调整血浆氨基酸谱。

(二) 适用对象

肝性脑病患者。

(三) 膳食应用原则

1. 蛋白质 有轻度或中度血氨增高而无神经系统症状时,可用低蛋白膳食,蛋白质摄入量为 0.5 g/(kg·d),待病情好转,每天蛋白质摄入量可增加至 0.8 g/(kg·d);血氨明显增高同时存在神经系统症状,给予完全无动物蛋白质的膳食,每天蛋白质摄入量为 20～26 g,以维持机体必要的蛋白质损失为基础。待病情好转时,可选用少量乳类蛋白和大豆蛋白,以后视病情适量增加,每次增加量＜10 g。每天总量不得＞0.8 g/kg;病情反复时,更应严格地限制蛋白质。

2. 能量及碳水化合物 每天能量摄入量不宜低于 1 800 kcal,其中碳水化合物约 400 g,肝性脑病患者适量给予(0.5～0.8)g/(kg·d)的低蛋白饮食。

3. 脂肪 每天可摄入 30～40 g,必要时可用脂肪乳剂。

4. 水电解质及酸碱平衡 是否限制或补充钾、钠应结合血液检验结果、有无腹水及严重程度、排尿量、体重变化等加以调整;水分应参考前一天排出的尿量,一般为 1 000 ml 左右。如需限水,可用浓缩食品。肝衰竭常易发生锌、镁、钙、铁等的缺乏,应根据临床检验结果予以补充。

5. 维生素 注意多种维生素的补充,如维生素 B_1、维生素 B_2、维生素 B_6、维生素 C、维生素 A、维生素 E、维生素 K、叶酸、泛酸、生物素、烟酸等的补充。

6. 膳食纤维 给予适量质软而无刺激性的膳食纤维,蔬菜及去皮水果应切碎煮烂。

7. 少量多餐 每天 4～6 餐,每次摄入量不可过多。

8. 其他 必要时,可用肝衰竭专用要素配方膳。

(四) 食物选择

1. 可用食物 米、麦淀粉、苹果、香蕉、豆腐、菠菜、扁豆、冬瓜、番茄等。

2. 少用食物 乳类、蛋类产氨少于肉类可限量食用,植物性食品含蛋氨酸低,可适当食用。鱼肉和鸡肉含 BCAA 比畜肉多,可酌量食用。

3. 禁用食物 油煎和油炸食物,膳食纤维含量高、坚硬的及刺激性强的食物,带刺多的鱼类及带碎骨的禽类等。

七、生酮饮食

(一) 定义

生酮饮食(ketogenic-diet)是一类饮食结构调整后的膳食,主要表现为正常或高脂肪比例(20%～40%)、极低碳水化合物比例(碳水化合物比例占总能量的 10% 以下),蛋白质(20%～30%)和其他营养素能满足生理需求的配方饮食。

(二) 适应证

1. 难治性儿童癫痫 适用于所有年龄段各种发作类型的难治性癫痫患者。对严重婴儿肌阵挛性癫痫、肌阵挛失张力癫痫疗效最好。对婴儿痉挛症、结节性硬化的疗效较好。文献报道有效的癫痫综合征有:拉福拉病(Lafora disease)、获得性癫痫性失语和亚急性硬化性全脑炎。个案报道有效的疾病有:磷酸果糖激酶缺乏症、V 型糖原病和线粒体呼吸链复杂疾病。

2. 葡萄糖转运子 1 缺乏综合征 (glucose transporter 1 deficiency syndrome, GLUT1‑DS) 是由于葡萄糖不能进入脑内,导致癫痫发作、发育迟缓和复杂的运动障碍。

3. 丙酮酸脱氢酶(pyruvate dehydrogenase deficiency,PDH)缺乏症 因丙酮酸盐不能代谢或乙酰辅酶 A 导致严重的发育障碍和乳酸酸中毒。生酮饮食为 GLUT1‑DS 和 PDH 缺乏症的首选治疗。

4. 肥胖症 通过限制碳水化合物的摄入来诱发机体糖异生作用,从而促进体内脂肪的分解代谢而达到减低机体脂肪储备的作用。

5. 其他 对以下疾病可能有效:肌萎缩侧索硬化症、帕金森病、阿尔茨海默病、孤独症(儿童孤独症)、多囊卵巢综合征,针对以上疾病有一些文献报道,但尚需更多证据。

(三) 禁忌证

由于生酮饮食是以脂肪取代葡萄糖作为能量来源的疗法,故凡患有脂肪酸转运和氧化障碍的疾病均为禁忌证。

1. 绝对禁忌证　肉毒碱缺乏症、肉毒碱棕榈酰基转移酶Ⅰ或Ⅱ缺乏症、肉毒碱转移酶Ⅱ缺乏症、17β-羟类固醇氧化还原酶缺乏症、中链酰基脱氢酶缺乏症、长链酰基脱氢酶缺乏症、短链酰基脱氢酶缺乏症、长链3-羟基脂酰辅酶缺乏症、中链3-羟基脂酰辅酶缺乏症、丙酮酸羧化酶缺乏症、卟啉病。这些疾病患者主要表现为发育迟缓、心肌病、低张力、运动后易疲劳、肌红蛋白尿，当患者有以上临床表现时应做遗传代谢病筛查，以排除上述疾病。

2. 相对禁忌证　重度营养不良；准备手术；家属缺乏耐心或依从性欠佳。

(四) 膳食原则

1. 膳食设计　每天供给碳水化合物 50～100 g，蛋白质 60～120 g(热占比≤20%，其中优质蛋白≥70%)，脂肪摄入量正常或高脂肪比例(热占比 20%～40%，其中饱和脂肪酸(SFA)∶单不饱和脂肪酸(MUFA)∶多不饱和脂肪酸(PUFA)＝1∶1.0～1.5∶1，饱和脂肪酸的摄入量热占比≤10%。

2. 食谱计算　在计划食谱时，应先选用含优质蛋白含量高的食物，并进行计算，然后再计算脂肪的含量，脂肪不足的部分可以用坚果类和适量烹调油来补充。

3. 控制碳水化合物　含糖或者淀粉类的食物严格称重，并密切观察患者进餐情况。

4. 考虑患者饮食习惯　应考虑个体饮食习惯，以保证每餐能吃完，使之能够达到预期的要求。

(五) 食物选择

1. 可用的食物　①各种蛋类、禽类、猪牛羊的瘦肉、鱼虾类、兔肉、大豆类及其制品等富含优质蛋白的食物；②菠菜、菜心、生菜、苦瓜、冬瓜、丝瓜、茄子、蘑菇、木耳、海带、紫菜等含糖分低的蔬菜(叶茎类、瓜茄类、菌藻类食物)；③瓜子、花生、开心果、核桃、芝麻、腰果、松子等含 PUFA 丰富的食物。

2. 摄取时需严格定量称重的食物　①大米、糙米、紫米、红薯、绿豆、红豆等五谷杂粮，薯类、杂豆类含淀粉和糖分高的食物；②淮山药、莲藕、土豆、马蹄、百合、芋头等含淀粉高的蔬菜类食物。

3. 禁用的食物　蜂蜜、蔗糖、葡萄糖、果汁、甜点、冰淇淋等单糖或双糖类食品及其制品。

(六) 建议补充的营养素

(1) 多维元素片每天 1～2 粒，根据能量摄入量和脂肪分解代谢状况给予。

(2) 碳酸钙 300～1 000 mg，根据骨量及骨质疏松症的程度给予。

(3) 碳酸氢钠片每天 0.5～1.0 mg，用 2 000 ml 温开水溶解每小时 1 次，每次200 ml，分次口服。

(七) 初期常见问题

1. 低血糖　如果患者能产生酮症的话，一般都能耐受低血糖；如果出现神经系统症状严重的低血糖,可口服适量碳水化合物(如 100~200 ml 橘子汁)。

2. 过高酮症 根据血气分析,若 pH 值正常,继续生酮饮食;若 pH 值低(非代偿性酸中毒),降低生酮饮食的比例或口服适量碳水化合物(如 100~200 ml 橘子汁)。

3. 酮症不足 检查是否有摄取其他碳水化合物(如牙膏、饮料、含糖药物等)。

4. 恶心呕吐 根据血气分析,若 pH 值低且酮体高(非代偿性酸中毒),处理方法同过高酮症;若酮体低,应测血糖水平。

5. 困倦或嗜睡 一般为短暂性,能在 1~2 周内消失。注意有无合并使用其他致嗜睡的药物(如苯巴比妥、安定)。

6. 神经系统症状 发作增加或控制无效,如在开始生酮饮食的早期即出现发作增多,须考虑立即停用。如果酮体在所需范围,而发作无减少,应用 1~3 个月后,确认无效,可予葡萄糖终止生酮饮食。如果发作时间很长,予安定 5~10 mg 静脉注射。

(八) 不良反应

生酮饮食并非完全没有风险,应综合评价癫痫发作及大量抗癫痫药物对患儿的影响与生酮饮食不良反应的利弊。总体而言严重的不良反应很少,即使出现轻微的不良反应,大多数患儿也无须停止,但医生仍有必要对以下不良反应进行监测。

1. 常见的短期不良反应 如恶心呕吐、低血糖、酸中毒、困倦、脱水、拒食,这些不良反应多为一过性,可有效处理和缓解。

2. 远期不良反应 ①肾结石:发生率为 5%~6%,治疗上应避免液体限制,碱化尿液(枸橼酸钾)。②便秘:增加纤维素和液体摄入量。③生长障碍:诊断应对照正常儿童生长表,或借助骨龄测定;治疗上应增加蛋白质、维生素和矿物质摄入量,尤其是补充钙。④骨代谢异常和骨折:监测血钙、甲状旁腺素和骨密度,治疗上应适当补充钙质。

第四节 诊断和代谢膳食

试验膳食(pilot diet)是指为协助临床明确诊断或疗效观察进行特殊功能检查时,需对膳食内容在特定时间内做短期调整的膳食。它是临床诊断或治疗过程的一种辅助手段。

一、胆囊造影检查膳食

(一) 目的

胆囊造影检查膳食(cholecystography diet)主要用于辅助胆囊造影术检查胆囊和胆管病变。

（二）原理

口服造影剂后，部分造影剂经小肠吸收进入肝脏，与胆汁一起进入胆管和胆囊，经 X 线片显影可见胆囊、胆管的大小和形态。再进食高脂肪膳食，观察摄入脂肪后胆囊收缩和排空的状况。

（三）膳食要求

为提高胆囊显影效果，造影前一天午餐应进食脂肪含量不少于 50 g 的高脂肪膳食，以促使胆囊排空陈旧、浓缩的胆汁，便于新分泌的含造影剂的胆汁进入胆囊。可食用炒蛋或煎蛋、肥肉、全脂牛乳、奶油、动植物油、奶油巧克力等。晚餐进食无脂肪高碳水化合物的少渣膳食，即除主食外，不用烹调油和含蛋白质的食物，如米饭、馒头、大米粥、面包、糖包、藕粉、酱瓜、马铃薯、荸荠、芋头、甜薯、果酱、果汁等，以免刺激胆汁分泌和排出。晚餐后口服造影剂，此后禁食、禁烟。检查当日禁食早餐。如果服用造影剂后显影明显，再进食高脂肪膳食 1 次，刺激胆囊收缩排空，再次胆囊造影，观察胆囊、胆管变化。

（四）高脂肪膳食举例

通常用油煎鸡蛋 2 个（鸡蛋 2 个，烹调油 40～50 g），或食用含脂肪 40% 的奶油巧克力 40 g。

二、肌酐试验膳食

（一）目的

检查内生肌酐清除率，评价患者的肾小球滤过功能；测定肌酐系数，了解重症肌无力患者的肌肉功能。

（二）原理

肌酐是人体内蛋白质和含氮物质代谢的终产物，随尿液经肾脏排出体外。内生肌酐主要是由肌肉肌酸转化而来，由肾小球滤过后排出体外，不被肾小管重吸收和分泌。人体的内生肌酐有较恒定的内生量，血浆中浓度也较为稳定，测定 24 h 尿中内生肌酐含量和血浆肌酐浓度，计算内生肌酐清除率，可直接反映肾小球滤过功能。

（三）膳食要求

试验期为 3 天，每天均进食低蛋白质膳食，以清除体内外源性肌酐。每天膳食中蛋白质总量限制在 40 g 内，在蛋白质限量范围内可选用牛乳、鸡蛋和谷类食物，全天主食不超过 300 g，以免蛋白质超量。可用含碳水化合物的低蛋白质食物，如蔬菜、藕粉、马铃薯、红薯、果汁等，忌饮茶和咖啡。留置最后一日的 24 h 尿液。

三、葡萄糖耐量试验膳食

（一）目的

口服葡萄糖耐量试验（oral glucose tolerance test，OGTT）主要用于监测人体对葡萄糖的耐受量,协助诊断糖尿病。

(二) 原理

口服一定量的葡萄糖后,间隔一定时间测定血糖和尿糖水平。在正常情况下口服一定量的葡萄糖后,血糖水平先升高,后逐渐恢复至空腹水平。借此观察血糖变化情况及有无糖尿,间接推知胰岛素的分泌情况。

(三) 膳食要求

试验前数日患者正常饮食,每天进食碳水化合物不少于 250 g。试验前一天晚餐后禁食、禁咖啡和茶,不做剧烈运动。试验当天晨起空腹抽血,同时留取尿标本。取葡萄糖 75 g(或儿童 1.75 g/kg,总量不超过 75 g)溶于 300 ml 水中,在 5 min 内服下。糖水不能耐受者可选择食用 100 g 面粉制成的馒头。此后 30、60、120 和 180 min 各抽血 1 次,同时留取尿样本,做血糖定量和尿糖定性测定。

四、潜血试验膳食

(一) 目的

潜血试验膳食(occult blood examination diet)主要用于协助了解消化道出血情况。

(二) 原理

用联苯胺法检测粪便中混有肉眼或显微镜下见不到的潜血。血红蛋白有过氧化物酶的作用,能将过氧化氢分解释放出氧气,氧气将联苯胺氧化而显蓝色。根据蓝色的深浅判断潜血数量。铁会干扰试验结果,故应禁止食用富含铁的食品。

(三) 膳食要求

试验期 3 天内禁用含铁丰富的食物,如动物血、肉类、鱼、虾、肝、蛋黄、绿叶蔬菜和水果及含铁药物等。可选含铁低的食物,如谷类、牛乳、蛋清、豆制品、去皮土豆、去皮藕、粉丝、大白菜、豆芽菜、花菜、山芋、白萝卜、浅色水果等。

五、结肠造影膳食

(一) 目的

协助判断对脂肪的消化吸收能力。

(二) 原理

粪便脂质主要来源是食物,小部分来源于胃肠道分泌,以及细胞脱落和细菌的代谢产物。当对脂肪的消化或吸收能力减退时,粪便中的总脂量可以大量增加。测定每天膳食和粪便中的脂肪量可以计算脂肪吸收率,判断脂肪的吸收功能。24 h 粪脂量>6 g,脂肪吸收率<95% 为脂肪吸收不良。脂肪吸收率=(膳食总脂量-粪便总脂量)/膳食总脂量×100%。

(三) 膳食要求

预备期 2～3 天,试验期 3 天,预备期每天给予脂肪含量为 100 g 的标准膳食。该膳食中能量及三大营养素尽可能恒定,含脂肪的食物及烹调油尽可能分配到三餐中(如全脂牛奶、煎鸡蛋、肥猪肉等)。试验期连续 3 天继续给予脂肪含量 100 g 的标准膳食,每天收集 24 h 晨便测定总脂量。

六、纤维肠镜检查膳食

(一) 目的

减少肠道残留的食物残渣,为肠镜检查做肠道准备。

(二) 原理

不明原因的便血、疑似肠道肿瘤、结肠术后复查、结肠息肉等原因须做肠镜检查的患者,通过调整膳食,减少膳食纤维和脂肪的摄入量,以减少肠道粪便量。

(三) 膳食要求

(1) 检查前 3 天进食少渣的软食和半流质;检查前一天,进食低脂肪、低蛋白的流质膳食,如鸡蛋羹、藕粉、米汤、去油鱼汤等,避免食用牛奶。

(2) 检查前 6～8 h 禁食,检查后 2 h 待麻醉作用消失后方可进食,当天宜进少渣半流质;若行活检者,最好在检查 2 h 后进食,根据情况选用温米汤或温牛奶,以后改为少渣半流质膳食 1～2 天。

(四) 食物选择

1. 可用食物　粳米粥、烂面条、清蒸鱼、粉丝、粉皮、嫩豆腐、鱼丸、鸡蛋羹、藕粉等。

2. 禁用食物　禁食纤维多的蔬菜、水果、豆类,煎炸的大块肉类及坚硬的不易消化的食物,以及辛辣、糖醋等刺激性食物。

七、碘试验膳食

(一) 目的

了解甲状腺功能,辅助诊断甲状腺疾病。

(二) 原理

甲状腺有浓缩碘的功能。[131]I 进入甲状腺后能放射出 γ 射线,在不同的时间测定其放射活性,通过测出甲状腺对[131]I 的摄取率了解甲状腺的功能,但对药物、食物中的碘有影响。

(三) 膳食要求

忌食含碘的各种海产品,如海鱼、海虾、海参、虾皮、海蜇、海带、发菜、虾米、紫菜、海虾仁等。试验期间不用加碘食盐,避免使用烹调过海产品的锅勺等用具。为防止体内过多地贮存碘,凡吃过海蜇、海带、紫菜、苔条、淡菜等海味者要停吃 2 个月才能做此检查;凡吃过海蛏、梭子蟹、毛蚶、干贝、蛏子等海味者要停吃 2 周才能做此试验;凡吃过带鱼、黄鱼、鲳鱼、乌贼鱼、虾皮等海味者要停吃 1 周才能做此试验。

八、钙磷代谢试验膳食

(一) 目的

协助诊断甲状旁腺功能亢进症。

(二) 原理

甲状旁腺素能刺激破骨细胞,促进骨质溶解,动员骨钙入血,促进肠道、肾小管对钙的重吸收,血钙水平增高,骨和血中碱性磷酸酶活力增加;抑制肾小管对磷的再吸收,促进尿磷排出增多、血磷水平降低。蛋白质的摄入量也影响尿钙的排出。通过调整膳食钙、磷和蛋白质供给量,测定患者血和尿中钙、磷和肌酐等含量及肾小管对磷的重吸收率,有助于诊断甲状旁腺功能亢进症。

(三) 膳食要求

常用的有以下两种代谢膳食:

1. 低钙、正常磷膳食 试验期 5 天,前 3 天为适应期,后 2 天为代谢试验期。每天膳食钙含量<150 mg,磷含量 600~800 mg。膳食宜选择低钙高磷的食物,如米、面粉(富强粉)、番茄、马铃薯、莴笋、黄瓜、冬瓜等,也可少量选用蛋、肉和豆类食物,不用牛乳。食盐选用精盐,不用酱油。收集最后一天的 24 h 尿液,测尿钙排出量。正常人进食这种膳食后,尿钙排出量减少,每天不超过 100~150 mg,如果超过 200 mg,可辅助诊断甲状旁腺功能亢进症。

2. 低蛋白质、正常钙磷膳食 试验期 5 天,前 3 天为适应期,后 2 天为代谢试验期。每天膳食蛋白质含量不超过 40 g(忌用各种肉类),钙含量 500~800 mg,磷含量 600~800 mg。膳食宜选用含蛋白质低的谷类,含钙高的蔬菜(如油菜、小白菜、芹菜等),在蛋白质限量范围内可适量选用牛乳、鸡蛋和豆制品。试验期最后一天测空腹血磷和血肌酐含量,并留 24 h 尿测尿磷和尿肌酐,计算肾小管磷重吸收率。正常肾小管磷重吸收率为 80%。

(四) 注意事项

患者饮用和膳食烹调均用蒸馏水,最好不选择用碱制作的食品,如馒头、饼干,因为其含钙量不易掌握。

九、钾钠代谢膳食

(一) 目的

协助诊断醛固酮增多症。

(二)原理

当体内醛固酮分泌增多时,肾小管吸收钠及排钾的作用增加,此作用可被醛固酮拮抗剂螺内酯所阻抑,根据用药后血钾、尿钾、血钠等代谢紊乱的纠正情况以及血压是否降低来协助诊断醛固酮增多症。

(三)膳食原则

(1)实验膳食中每天供给钾 1 950 mg,钠 3 450 mg。

(2)在计划食谱时,应先选用含钾高的食物,并进行计算;然后再计算钠含量,钠的不足部分可以用食盐来补充。

(3)用蒸馏水烹制食物,严格称重,并密切观察患者进餐情况。

(4)应照顾患者饮食习惯,以保证每餐能吃完,使之能够达到预期的要求。

(四)食物选择

1. 可用食物　豆、藕、白菜、黄瓜、番茄、茄子、荷兰豆、马铃薯、鸡肉、瘦肉、草鱼、鲳鱼、兔肉等。

2. 禁用食物　加碱和含发酵粉制作的面食、盐腌食物。

第五节　医院膳食制作与管理

医疗膳食在营养治疗中占有主要地位,其病种和饮食营养及膳食制作关系密切相关。例如:利用饮食治疗增加或减轻体重,调节或控制某种营养素使患病器官加快康复,增加某种营养成分以补充体内营养素的缺乏,改变烹调方法来促进疾病期间的食物摄入等等。

膳食制作与营养治疗相辅相成,膳食制作需要以营养治疗方案为指导,而营养治疗又必须依靠膳食制作得以实施。膳食制作与管理是遵守并执行营养医嘱的过程。国家卫生健康委办公厅印发的《临床营养科建设与管理指南(试行)》中明确提到,医疗机构的临床营养科应按需提供医疗膳食并规范管理医疗膳食业务。

一、开具规范的治疗膳食医嘱

治疗膳食因其性质和目的不宜让患者自由选餐,应有所限制。由医师根据患者的具体病情,按照治疗饮食医嘱规范并结合患者疾病治疗的个体化要求下达饮食医嘱。例如:是否有过敏食物限制,糖尿病患者在开具糖尿病饮食时须注明总能量限制,肾病患者的低蛋白饮食医嘱是否同时有钠、钾、钙、磷、水等营养成分的限制等。

二、膳食医嘱的执行

临床医师开具膳食医嘱后,营养师通过医院信息系统读取膳食医嘱并审核,经确认后进入膳食准备阶段。根据预先制订的治疗膳食食谱,按需采购食物原料,借助设计合理的统计报表,确保治疗饮食的准确制作与分发至患者床旁。

营养师应掌握使用特殊治疗饮食患者的诊断、病情、营养状态等,及时观察饮食治疗效果并与床位经治医师及时沟通,根据病情变化共同研究营养治疗方案,以提高营养治疗效果。

三、医疗膳食制作与管理

(一)膳食设计

(1)食物的选择和烹调方式必须考虑疾病营养治疗原则,根据膳食医嘱结合患者病情及饮食习惯。

(2)住院患者集体食谱设计应考虑到住院时长,食谱应避免单一。

(3)考虑食材的季节变化,并兼顾多种治疗饮食的可选择性。

(二)质量监控

医疗膳食质量监控包括:①食物原料的验收与核对;②食材切配符合食谱设计的要求;③称重饮食的质量控制包括食物原料的统计与称重、分类烹饪及标识清楚,使膳食分发落实到患者餐盒;④厨师根据治疗饮食规范严格烹饪;⑤分餐人员按照治疗饮食种类及份数准确分发;⑥配膳员根据统计清单核对和分发;⑦营养师或管理人员应做好每一步质量控制,以确保治疗饮食的准确实施,并确保食品安全。

(三)治疗膳食管理的持续改进

在保持优质的医疗质量和保证医院医疗安全的前提下,应在患者反馈的基础上不断优化和改善医院的膳食服务和膳食水平。①及时更新食谱或菜单:由于老年康复患者身患多种疾病,大多数患者住院周期较长,如果菜单更新频率较慢,患者则会感觉菜品种类单一,造成对膳食服务不满。②持续开展满意度调查:患者对膳食服务的满意度是膳食服务好坏的重要体现。因此,临床营养科管理应重视此项工作,通过开展形式多样的满意度调查,及时了解、掌握膳食服务需要改进之处,切实做好整改落实,不断提升膳食服务质量。③加强日常食品安全检查:在日常的工作中,应重点加强各个环节的安全检查,尤其是后厨人员的晨检工作、原材料的采购、烹饪加工、索证管理及溯源工作、食品留样、餐饮具消毒等。杜绝采购加工腐败变质的原材料、杜绝餐饮具不按要求使用和不按要求清洗消毒等情况发生。

(四)医疗膳食相关人员的管理

医疗膳食配制员、管理员及配餐员应当保持个人卫生,制作分配食品时,应当将手洗净,穿戴清洁的工作衣、帽等;且应当每年进行健康检查,取得健康证明后方可上岗工作。患有国务院卫生行政部门规定的有碍食品安全疾病的人员,不得从事医疗膳食的相关工作。每个月轮流安排医疗膳食负责人员核对。

四、医院医疗膳食食品安全

在医院医疗膳食中,食品安全关系到患者的疾病康复和生命安全,至关重要。食品污染的可能性无处不在。例如:原料采购时须关注蔬菜中的农药残留、发芽的马铃薯、病死的畜禽、海产品变质产生组胺以及禁止添加的非食用物质;烹调加工中带入的致病菌、寄生虫、龙葵素、秋水仙碱等毒素、多环芳烃类等致癌物质;留样的食品长时间存放产生致病菌、有毒有害物质;餐具清洗消毒不严格时产生致病菌、消毒剂残留;医院医疗膳食从业人员在操作过程中带入致病菌等。

(田芳,刘景芳)

第三章

肠内营养支持治疗

肠内营养是一种采用口服或管饲等途径经胃肠道提供机体代谢需要的能量及营养基质的营养治疗。针对有完全或部分胃肠道功能,但不能正常进食的患者进行的营养补充或支持。肠内营养途径的选择主要取决于患者胃肠道解剖结构上的连续性、消化吸收功能的完整性、肠内营养实施的时间、有无误吸可能等因素。根据途径不同可将肠内营养分为口服营养补充和管饲营养支持治疗。根据肠内营养配方组分不同分为整蛋白配方和要素型(短肽或氨基酸型);根据用途不同分为通用型、疾病特异型和组件型。

第一节 肠内营养概述

肠内营养是指当经口进食不能或摄入不足以满足机体代谢需求时,通过口服或喂养管管饲方式经胃肠道提供营养物质的一种营养支持治疗。在国内,肠内营养包括口服营养补充(ONS)和管饲肠内营养(enteral tube feeding,ETF)。在国外,肠内营养倾向专指管饲肠内营养。研究已证实,根据疾病和代谢特点采取合理的肠内营养,能维护脏器功能,降低患者并发症的发生率和病死率,缩短住院时间,减少医疗费用,改善临床结局。

相比肠外营养,肠内营养更具有生理、代谢、安全、经济学方面的优势。肠内营养符合生理模式,促进营养物质的有效利用,维持胃肠道结构完整性与功能,维护肠屏障及肠道微生态,促进肠道神经内分泌因子和肠黏膜分泌型免疫球蛋白 A(secretory immunoglobulin A,sIgA)的产生,维护肠道相关淋巴组织和黏膜相关淋巴组织,从而维持胃肠道的生理和免疫功能完整性。肠道被认为是人体最大的免疫器官,尤其在严重创伤、感染等危重症应激状态下,早期肠内营养不仅能够提供营养底物,还能改善肠黏膜屏障与免疫功能,减少肠黏膜萎缩、肠道通透性和细菌移位等损害。与肠外营养比较,肠内营养的操作与护理简便,具有较少的感染和代谢并发症。随着肠内营养技术的发展与成熟,家庭肠内营养的开展使营养支持患者从医院延续到居家治疗,减少了住院时间与医疗费用,提高了患者的生活质量。因此,在胃肠道功能允许与安全的前提下,营养支持首选肠内营养已成为营养支持的"金标准"。

肠内营养的记载可追溯至公元前3500—1500年的古埃及,直至16世纪,仍有人认为直肠能吸收营养而从直肠灌注液体食物,如肉汤、牛奶、鸡蛋和酒等。据记载,16世纪开始从上消化道喂养食物。随着现代医学和技术的发展,20世纪中叶开启现代肠内营养治疗时代。1939年,Stengel和Ravdin报道了胃管减压及空肠喂养的"双管"技术;1949年,Rose提出化学成分定义的营养配方;1970年,成功研发了适用于宇航员的"太空饮食",即"要素饮食",并应用于临床。此后,肠内营养的技术、理论与应用有了长足的发展,也推进了临床营养学的发展。

肠内营养的临床应用提倡规范化的营养诊疗流程,以及多学科参与的营养支持小组的指导下,提高临床营养人员及其他医护人员对肠内营养的认识,包括对适应证和禁忌证、通路建立、制剂选择、输注保障,以及并发症预防和处理等的充分了解,才能使患者最大化获益。

第二节　肠内营养适应证和禁忌证

肠内营养应用的前提是患者具备营养支持治疗的指征。凡胃肠道具有功能,且能安全、有效利用,就应选择肠内营养。肠内营养的临床应用需要判断患者血流动力学稳定,胃肠道血供充分,并且胃肠道具备一定程度的吸收营养物质的能力。

一、肠内营养适应证

肠内营养支持适应证主要包括如下疾病或状态但不限于此范围。

1. 意识障碍或昏迷　脑外伤、脑血管疾病、脑部手术、脑肿瘤和中枢感染等昏迷患者;老年痴呆或其他精神疾病患者无法经口正常进食时应考虑给予肠内营养治疗。一般予以鼻胃管或胃造口喂养,还须考虑家庭肠内营养支持的问题。

2. 吞咽困难和咀嚼功能障碍　口腔和咽喉部手术、下颌骨骨折、颞颌关节病变和重症肌无力等患者。这类患者往往吞咽或咀嚼功能障碍不能正常进食,或由于进食影响创面修复愈合并增加病痛。

3. 消化道损伤、梗阻或手术　食管物理性损伤或化学性灼伤、上消化道晚期肿瘤引起的梗阻(不完全性)、上消化道术后吻合口水肿或狭窄等患者,可采用经胃或经肠(空肠造瘘)给予肠内营养。

4. 消化道瘘和短肠综合征　消化道瘘指胃肠道与其他器官,或胃肠道与腹壁外有异常通道,一般多指肠外瘘。由于每天可经瘘口丢失大量消化液、蛋白质和电解质等营养物质,造成患者的电解质紊乱和营养不良。常见的有食管瘘、胃瘘、胆瘘、胰瘘和各种部位的肠瘘。这类患者可根据瘘的具体位置,选择在瘘的近端或远端置管进行肠内营养,根据疾病情况的不同和置管的位置不同,选择不同的肠内营养制剂可取得较为满意的效果。大多数短肠综合征患者在早期往往经过一段时间的肠外营养后应逐渐过渡到肠内营养,根据肠功能代偿情况选择适宜的肠内营养配方。

5. **胰腺炎**　急、慢性胰腺炎都是胰腺的常见病,与营养不良风险相关。20%的急性胰腺炎患者会出现坏死性胰腺炎,增加并发症发生率和病死率,病程中需要通过肠内或肠外营养支持干预,研究证实实施早期肠内营养能改善临床效果。慢性胰腺炎表现为伴随纤维化发展的胰腺慢性炎症。腹痛导致经口摄食减少,以及外分泌和内分泌功能衰竭是该病的常见并发症。因此,慢性胰腺炎伴有营养不良者,ONS 在一定程度上可以改善其营养状况。

6. **炎症性肠病**(inflammatory bowel disease, IBD)　包括克罗恩病(Crohn's disease, CD)和溃疡性结肠炎(ulcerative colitis, UC),主要表现为腹痛、腹泻、便血及体重下降等临床症状,且反复发作,病程迁延,好发于青壮年。营养不良是其主要并发症,据报道 65%～75%的克罗恩病患者和 18%～62%的溃疡性结肠炎患者存在不同程度的蛋白质-能量营养不良,活动期和缓解期患者均可发生。

肠内营养对于 IBD 治疗不仅是营养支持底物的供给,以降低营养风险、纠正营养不良,更是诱导克罗恩病缓解,改善免疫反应,促进病变肠黏膜愈合,并可能有助于维持克罗恩病缓解。全肠内营养(total enteral nutrition, TEN)是儿童或青少年(<17 岁)活动期克罗恩病的一线治疗方法。

7. **高分解代谢和慢性消耗性状态**　严重感染、手术、重大创伤如多发性骨折和大面积烧伤后,机体处于严重的分解代谢和负氮平衡状态。此时需积极给予患者足够的营养支持来改善全身状况,减少或纠正负氮平衡,促进蛋白质合成,有利于伤口愈合,减少各种并发症的发生。如肠道功能存在,均应积极给予肠内营养来保证机体的能量和营养素的需要。

8. **术前准备和围手术期营养不良**

1) **术前准备**　在肠道手术前的肠道准备阶段给予口服无渣的肠内营养制剂可不影响患者的营养供给,有利于肠道准备以符合手术要求。

2) **围手术期营养不良**　对已经存在营养不良的择期手术患者应尽早进行术前营养支持,以改善营养不良、提高免疫功能和围手术期处理的耐受性,且术后积极采取营养支持,有利于伤口愈合及感染等并发症的防治。对于术前无营养不良、术后有营养风险者,只要胃肠道功能存在,就可采用合适的肠内营养治疗,以预防营养不良,降低并发症发生的风险,促进疾病的临床转归。

9. **特殊疾病**　多脏器功能障碍、器官移植、干细胞移植、严重代谢性疾病等患者接受肠内营养支持时应掌握疾病的变化特征,要因病、因人而异,抓住病情的主要矛盾,兼顾其他,慎重决定营养支持的方案,根据病情特点选择适宜的肠内营养制剂、剂量和途径来改善此类患者的营养状况,帮助提高患者的抗病能力。

10. 家庭肠内营养支持　适用于病情已稳定不需再住院接受其他治疗,但需要延续肠内营养支持的患者。患者、家属及护理人员经过专业知识培训,制订合理的肠内营养方案,让患者出院后居家接受有效的肠内营养治疗。定期门诊随访,由营养师或医师根据疾病及营养状况调整方案,以确保和提高家庭肠内营养支持的效果。

二、肠内营养禁忌证

胃肠道功能完全障碍是肠内营养的禁忌证,包括指胃肠道解剖结构与生理功能障碍,血流动力学不稳定。

1. 禁忌证　①衰竭、休克,血流动力学不稳定(如平均动脉压$<50\,mmHg$);②完全性肠梗阻(机械性肠梗阻、麻痹性肠梗阻);③严重短肠综合征(小肠残留量$<100\,cm$);④难治性呕吐/腹泻;⑤高流量小肠瘘;⑥严重活动性消化道出血;⑦严重胃肠道吸收不良;⑧严重的腹腔感染。

2. 儿童相对禁忌证　①肠道蠕动障碍;②坏死性小肠结肠炎;③中毒性巨结肠;④弥漫性腹膜炎;⑤消化道出血。

肠内营养是否禁忌,应全面评估患者的临床状态。考虑患者的营养状况以及总体临床状况恶化的风险,尤其需要对胃肠道功能进行全面、客观的评估,以确定肠内营养实施的可行性。

消化道机械性梗阻或不能解决的假性梗阻,通常是肠内营养的绝对禁忌证,但不完全性肠梗阻仍有肠内营养的机会。消化道出血通常被认为是肠内营养的禁忌证,但出血的病因、位置和出血的严重程度都应在评估后判断肠内营养的可行性。对于大多数患者,下消化道出血并不影响肠内营养的使用。相反,对于因食管静脉曲张、门脉高压或肝硬化而出现上消化道出血的,应延迟进行肠内营养,直到出血风险降低为止。

对于危重症患者,主张早期启动肠内营养。但当患者低血压(平均动脉压$<50\,mmHg$),在儿茶酚胺药物(如多巴胺、肾上腺素、去甲肾上腺素等)开始使用期间以及儿茶酚胺药物剂量增加时,血流动力学不稳定,暂不推荐进行肠内营养。

对于严重短肠综合征(小肠残留量$<100\,cm$)、难治性呕吐或腹泻、高流量小肠瘘、严重活动性消化道出血、严重的腹腔感染、因肠道损伤而吸收能力障碍者,常规禁用肠内营养。但随着症状控制,病情获得稳定,患者仍有肠内营养的机会。使用中应观察肠内营养的耐受性,同时可以补充性肠外营养(supplementary parenteral nutrition,SPN)支持。

第三节　肠内营养制剂

肠内营养制剂提供机体所需的能量与必需营养素,但不同于日常经口摄入的膳食食品,而是一类比普通食品更易消化或无须消化即可被肠道吸收,经过加工处理的一类产品。食品工业的发展提供了各类商品化、即用型、无菌配方的肠内营养制剂供临床选择。传统上肠内营养制剂按氮源可分为整蛋白型和要素(短肽与氨基酸)型。按配方成分可分为多聚配方(整蛋白型)、低聚(短肽型)和单体配方(氨基酸型)。根据配方设计的适用范围又分为标准配方和疾病专用配方,标准配方适用于大多数肠内营养患者,疾病专用配方适用于疾病特定人群。肠内营养制剂的剂型主要有液体剂(乳剂、混悬液)和粉剂。

匀浆膳是一类传统的、沿用至今的肠内营养制剂,一般由天然食物制备而成,选用普通食物经搅拌制成的自制匀浆膳或工业化生产的匀浆膳。匀浆膳保留了食物的性味特点,能刺激消化酶,提高食欲;具有肠道耐受性较好、腹泻少等优点,但是存在营养素不均质化、质地黏稠、易堵塞喂养管,以及细菌污染等问题。胃酸是天然的抗菌屏障,故匀浆膳,尤其是自制的,仅用于经胃喂养(鼻胃管、胃造口)的患者,而经肠喂养(放置在十二指肠或空肠)推荐选择无菌配方制剂。

本节主要介绍商品化的肠内营养制剂,包括纳入药品管理的肠内营养制剂和特殊医学用途配方食品(FSMP)。

一、多聚配方(整蛋白型)

(一)特点

多聚配方多数是标准配方,也包括疾病专用配方。其营养成分全面,能作为单一营养来源满足目标人群的能量与必需营养素需求。

此类制剂配方成分的构成主要包括:①蛋白质来源于整蛋白型,如酪蛋白、大豆蛋白等;②糖类来源于麦芽糖糊精、淀粉、低聚糖等;③脂类来源于植物油居多;④含各类维生素、常量元素及微量元素化合物;⑤不含乳糖或低乳糖,去除麸质。

由于宏量营养素成分未水解处理,其渗透压接近等渗(约 300 mOsm/L),有利于肠道耐受,但需要消化酶水解而被利用。配方的能量密度在 0.5~2.0 kcal/ml,可适应不同个体的需求。低能量密度往往适用于肠内营养起始阶段,而高能量密度则应用于营养需求量增加或需限制液体的患者。

(二)适用对象

多聚配方适用于消化吸收功能正常的绝大多数患者,包括围手术期患者、肿瘤、胰腺炎、IBD、慢性阻塞性肺疾病等存在营养风险、营养不良的患者。

(三)配方成分

1. 碳水化合物　是主要的能量来源,提供 40%~60% 的能量。主要来源于多糖类,如麦芽糊精、淀粉、低聚糖等;麦芽糊精比淀粉更易被水解,低渗透负荷。有些制剂添加蔗糖,增加渗透浓度和口感。

2. 蛋白质　一般标准配方制剂中蛋白质供能比例占 14%~25%。非蛋白质热氮比为(75~200)kcal∶1g。蛋白质主要来源于酪蛋白、乳清蛋白、大豆蛋白等天然食物中提取的蛋白分离物。蛋白质分子量大,对渗透压影响小。

3. 脂类　占总能量比例的 25%～40%。大多数来源于玉米油、大豆油、红花油和芥菜花籽油等植物油,不仅提供必需脂肪酸,而且长链脂肪酸(long chain fatty acid, LCFA)有助于降低渗透压。有的肠内营养配方中部分脂类由中链甘油三酯(MCT)替代。MCT 易被脂肪酶分解成甘油和中链脂肪酸(medium chain fatty acid,MCFA),可直接被门静脉吸收而不进入淋巴系统。MCFA 在线粒体的氧化分解不需要肉毒碱为载体,氧化速度快,适用于吸收障碍或乳糜胸或乳糜腹水的患者。

4. 膳食纤维　是指在小肠不被消化、可在结肠被完全或部分代谢或供能的一类碳水化合物。例如:菊粉、低聚果糖、抗性淀粉和木质素等是膳食纤维的主要成分。膳食纤维可影响营养素吸收、糖和脂肪的代谢,调节粪便的体积和重量以及结肠内的酵解,发挥维持肠道微生态的作用。膳食纤维被分为可溶性膳食纤维(容易酵解)和不溶性膳食纤维(不易酵解)。不溶性纤维具有促进胃肠转运、增加粪便量的作用;可溶性膳食纤维则因水溶性强而增加黏度,延缓胃排空时间,可增加粪便重量和体积。可溶性膳食纤维在结肠更易被细菌发酵,发酵的产物为短链脂肪酸(short chain fatty acid, SCFA),不仅是肠道细胞的燃料,而且能调节全身的能量平衡,改善胰岛素敏感性和糖耐量受损,对机体葡萄糖和能量自稳等有益。目前,市售商品化的肠内营养制剂含膳食纤维量为 5～15 g/L。

5. 微量营养素　整蛋白型肠内营养制剂通常单一提供能满足目标人群的每天维生素、常量元素及微量元素的需求。对某些营养素缺乏或需额外增加的情况下,应考虑在标准的肠内营养制剂应用外,额外给予补充。

6. 水分　肠内营养能量密度由其中的水分决定。一般等能量密度(1 kcal/ml)整蛋白型肠内营养制剂含 85%的水分,而高能量密度膳食(2 kcal/ml)含 70%左右的水分。

二、低聚与单体配方(要素型)

(一) 特点
低聚与单体配方的成分特点是宏量营养素被不同程度地水解处理成小分子成分,几乎不需要消化,基本可以完全被小肠吸收,不含乳糖,不产生残渣。这类制剂的渗透压与其营养素的分子大小成反比,往往渗透压较高,口味欠佳。

(二) 适用对象
低聚与单体配方适用于消化和吸收功能不良的患者,如重症胰腺炎、全胰切除术、IBD、短肠综合征、肠瘘等患者,更适用于管饲喂养应用。

(三) 配方成分
1. 低聚配方　主要是短肽型制剂,氮源由蛋白质水解成的二肽和三肽及少量游离氨基酸提供。小肠黏膜上皮细胞刷状缘中存在二肽和三肽转运系统,故二肽、三肽可被小肠上皮细胞直接吸收利用。配方成分中碳水化合物主要由双糖和麦芽糖糊精提供，脂肪主要由 LCFA（含必需脂肪酸）和 MCFA 提供，以及每天推荐剂量的微量营养素。渗透压相对单体配方较低。

2. 单体配方　主要是氨基酸型制剂，氮源由氨基酸提供，通常含有葡萄糖、寡糖、必需脂肪酸、MCFA、维生素和矿物质等必需营养素的小分子化合物，几乎不需要消化，完全被小肠吸收。能量密度一般为 1 kcal/ml，含氮浓度约 7 g/L，非蛋白质热氮比为 150 kcal：1 g，渗透压较高（500～900 mOsm/L），口味较差，制剂有液体剂或粉剂。

三、疾病专用配方

疾病专用配方的肠内营养制剂是根据特定疾病或特定医学状态下的营养代谢特点设计，且可作为单一营养来源满足目标人群的营养需求。国际上常见疾病专用配方包括：①糖尿病专用配方；②肝病专用配方；③肾病专用配方；④肺功能不全专用配方；⑤免疫调节专用配方等。目前我国临床准入的专病配方制剂，包括纳入药品目录的肠内营养制剂，以及 FSMP 等。

（一）糖尿病专用配方

糖尿病专用配方的特点符合国际认可的糖尿病膳食指南的原则，产品营养成分主要添加了缓释淀粉、膳食纤维、单不饱和脂肪酸（MUFA）等特定成分，强调了产品的低血糖指数（GI），调整了宏量营养素比例和钠含量。研究证实，与标准肠内营养制剂比较，此类特定营养配方有益于血糖控制，减少高血糖事件发生，降低糖尿病患者感染性并发症的发生率，从而改善临床结局。

（二）肝病专用配方

肝病专用配方基于肝衰竭和肝性脑病的代谢异常，配方成分的主要特点为低蛋白、低电解质，一般不含膳食纤维，其中支链氨基酸（BCAA）含量较高而芳香族氨基酸（AAA）和甲硫氨酸含量较低，以调节血氨基酸异常，增加 BCAA/AAA 比例。此类配方适用于肠功能正常的肝衰竭或肝性脑病患者。

（三）肾病专用配方

肾衰竭导致代谢潴留、水电解质及酸碱失衡，肾病患者存在不同程度的蛋白质能量消耗（protein-energy wasting，PEW）。肾病专用配方的设计是以减少体内氮质潴留、毒素产物蓄积，维持水电解质平衡和营养状况为目标。透析前的患者需要含必需氨基酸的低蛋白高能量密度剂型配方；透析患者需要高蛋白高能量密度剂型配方。肾病专用配方是高能量密度设计，便于机体液体管理，应用时须密切监测患者水和电解质状况。

（四）肺功能不全专用配方

肺功能障碍患者临床表现为呼吸肌功能减退，营养状况恶化，难以脱离呼吸机支持。基于呼吸功能障碍者 CO_2 潴留、O_2 消耗过多的临床特点,肺功能不全专用配方的成分增加了脂肪供能比和脂肪/糖类的比例,以减少 CO_2 产生。呼吸衰竭患者如同时伴有肾功能不全、肝昏迷等状态应慎用。相对于标准配方的营养支持,此类配方对于稳定期的呼吸系统疾病患者未见明显优势。

(五) 免疫调节专用配方

在创伤、感染等应激状态下,机体炎症反应强烈、分解代谢旺盛,损伤营养状况和免疫功能。免疫调节配方的主要特点是添加谷氨酰胺(glutamine, Gln)、ω-3 脂肪酸、核苷酸、精氨酸等特殊营养素。研究证实,这些营养素发挥调节炎症因子、降低炎症反应、增强肠道淋巴组织功能、改善机体免疫功能、减少感染等并发症的作用。主要适用于严重创伤、感染、危重症和肿瘤患者。

四、组件

组件类配方由单一成分或复合成分的营养素构成,适用于需要补充单一或部分营养素的人群,以满足特殊的营养需求。这类配方不仅能改变某个营养底物的含量,而且还能根据患者的特殊需要改变营养素的成分(如肽类与氨基酸)。组件剂可实现个体化的肠内营养配方,临床应用具有灵活性和通用性。营养素组件包括糖类、蛋白质和脂肪组件,国内组件类产品归入 FSMP 系列,并采取注册制管理。

五、FSMP

FSMP 是为了满足进食受限、消化吸收障碍、代谢紊乱或特定疾病状态人群对营养素或膳食的特殊需要,专门加工配制而成的配方食品。FSMP 属于特殊膳食类食品,为疾病治疗、康复及机体功能维持起到一定的营养支持作用。该类产品必须在医师或临床营养师指导下单独食用或与其他食品配合食用。包括适用于 0～12 月龄的婴儿FSMP 和适用于 1 岁以上人群的 FSMP。

目前我国 FSMP 分为三类,即全营养配方食品、特定全营养配方食品和非全营养配方食品。

(一) 全营养配方食品

全营养配方食品是可作为单一营养来源满足目标人群营养需求的 FSMP。适用于需对营养素进行全面补充且对特定营养素没有特别要求的人群,可以作为需要口服或者管饲患者的饮食替代或者营养补充。

根据目标人群不同,国家规定了适用于 1～10 岁人群的全营养配方食品的标准和适用于 10 岁以上人群的全营养配方食品的标准(GB29922-2013)。其中,适用于 1～10 岁人群的全营养配方食品规定每 100 ml(液态产品或可冲调为液体的产品在即食状态下)或每 100 g(直接食用的非液态产品)所含有的能量应不低于 60 kcal,蛋白质的含量应不低于 2 g/100 kcal,其中优质蛋白质所占比例不少于 50%;亚油酸供能比应不低于

2.5%；α-亚麻酸供能比应不低于 0.4%。适用于 10 岁以上人群的全营养配方食品每 100 ml（液态产品或可冲调为液体的产品在即食状态下）或每 100 g（直接食用的非液态产品）所含有的能量应不低于 70 kcal。亚油酸供能比应不低于 2.0%；α-亚麻酸供能比应不低于 0.5%。

（二）特定全营养配方食品

特定全营养配方食品可作为单一营养来源能够满足目标人群在特定疾病或医学状况下营养需求的 FSMP。

特定全营养配方食品的能量和营养成分含量以相应年龄段全营养配方食品为基础，依据疾病或医学状况对部分营养素的特殊要求适当调整，以满足目标人群的营养需求。目前设定了 13 种常见的特定全营养配方食品，分别是：①糖尿病全营养配方食；②呼吸系统疾病全营养配方食品；③肾病全营养配方食品；④肿瘤全营养配方食品；⑤肝病全营养配方食品；⑥肌肉衰减综合征全营养配方食品；⑦创伤、感染、手术及其他应激状态全营养配方食品；⑧炎性肠病全营养配方食品；⑨食物蛋白过敏全营养配方食品；⑩难治性癫痫全营养配方食品；⑪胃肠道吸收障碍、胰腺炎全营养配方食品；⑫脂肪酸代谢异常全营养配方食品；⑬肥胖、减脂手术全营养配方食品。官方正不断修订并完善这些特定全营养配方的技术指标，以及临床试验指导原则。

（三）非全营养配方食品

非全营养配方食品是可满足目标人群部分营养需求的 FSMP，适用于需要补充单一或部分营养素的人群，不适用于作为单一营养来源。此类产品应在医师或临床营养师的指导下，按照患者个体的特殊医学状况，与其他 FSMP 或普通食品配合使用。常见的非全营养配方食品主要包括：营养素组件（蛋白质组件、脂肪组件、碳水化合物组件）、电解质配方、增稠组件、流质配方和氨基酸代谢障碍配方。

1. 蛋白质（氨基酸）组件　由蛋白质和（或）氨基酸构成，蛋白质来源为一种或多种氨基酸、蛋白质水解物、肽类或优质的整蛋白。蛋白质（氨基酸）组件类产品主要适用于需要增加蛋白质摄入人群，如创（烧）伤、手术等患者。

2. 脂肪（脂肪酸）组件　由脂肪和（或）脂肪酸构成，可以选用有 LCT、MCT 或其他法律法规批准的脂肪（酸）来源。适用于对脂肪（脂肪酸）有特殊需求的疾病状态人群，如对部分脂肪不耐受、脂肪吸收代谢障碍患者等。

3. 碳水化合物组件　由碳水化合物构成，其来源可选用单糖、双糖或多糖（低聚糖、葡萄糖聚合物、麦芽糊精）或法律法规批准的原料。适用于对碳水化合物有特别需求的人群或者作为基质与其他类别产品配合使用等。

4. 电解质配方　电解质是以碳水化合物为基础并添加适量电解质的非全营养配方食品。可用于呕吐、腹泻等情况下补充电解质、碳水化合物的需求。

5. 增稠组件　是增加液体食品的黏稠度并降低其流动性的非全营养配方食品。该类产品以碳水化合物为基础，添加一种或多种增稠剂以帮助增加液态食物的黏稠度，可以适量添加膳食纤维。临床适用于吞咽障碍或(和)有误吸风险的经口进食者。

6. 流质配方 以碳水化合物和蛋白质为基础,可以添加多种维生素和矿物质和适量膳食纤维的非全营养配方食品。一般适用于允许流质饮食,但需要限制脂肪摄入者。

7. 氨基酸代谢障碍配方 以氨基酸为主要原料,不含或仅含少量与代谢障碍有关的氨基酸,可以加入适量的脂肪、碳水化合物、维生素、矿物质和(或)其他成分,加工制成的适用于氨基酸代谢障碍人群的非全营养配方食品。如苯丙酮尿症配方、枫糖尿症配方、丙酸血症/甲基丙二酸血症配方、酪氨酸血症配方、高胱氨酸尿症配方、戊二酸血症Ⅰ型配方、异戊酸血症配方和尿素循环障碍配方等。

总体而言,FSMP的临床应用趋于不断规范与成熟地发展。

六、肠内营养制剂选择

肠内营养制剂的选择,根据准入的适用范围、实践经验,更应考虑个体化的因素(疾病、膳食史等)来选择最合适的肠内营养制剂,主要考虑的结构式问题如图3-1所示。

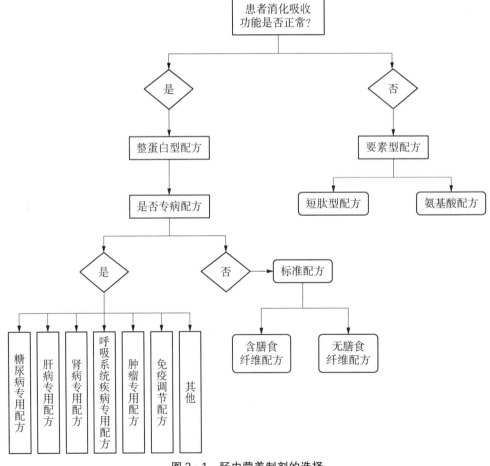

图3-1 肠内营养制剂的选择

　　总之,商品化的肠内营养制剂的选择范围很广,在保证患者吸收利用最大化的前提下,合理并安全应用。

第四节　肠内营养实施途径

　　肠内营养的实施途径包括口服、鼻胃管、鼻十二指肠管、鼻空肠管、胃造口、空肠造口等,具体途径的建立根据疾病病情、胃肠道病理状况、喂养时间及患者自身状态等而确定(图3-2)。

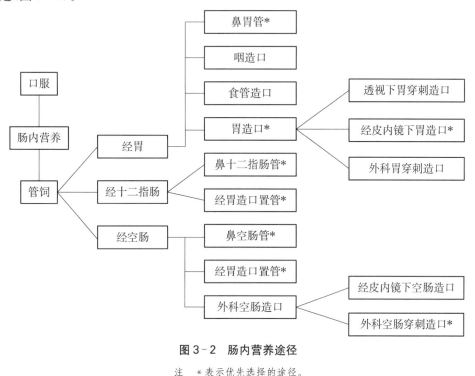

图3-2　肠内营养途径

注　＊表示优先选择的途径。

一、肠内营养途径选择

(一)口服与管饲的选择

　　口服是符合生理状态,且最能被接受的营养途径。ONS作为一种治疗,通过增加口服营养摄入为目的,将能够提供多种宏量营养素和微量营养素的营养液体、半固体或粉剂的制剂经口使用。凡是消化道功能正常或具有部分消化道功能的患者如果普通膳食无法满足能量需求时,则优先选择ONS。对于无法经口进食,或无法经口达到能量及蛋白质基本目标量的患者,则选择通过管饲进行营养治疗。

(二)管饲途径——鼻胃/肠管与造口的选择

临床常见的放置喂养管的途径是鼻胃管或鼻肠管,具有无创性,操作相对简便,适用于短期的肠内营养支持(<6周)。放置的方法包括盲插法、X线下引导法、内镜下引导法,磁导航引导下放置鼻肠管开始应用于临床,具有一定的潜力。造口术包括胃造口或空肠造口,有创性,适用于长时间(>6周)的肠内营养支持患者,如家庭肠内营养支持。临床常见的造口方法包括内镜法和外科手术法。内镜法包括经皮内镜下胃造口术(percutaneous endoscopic gastrostomy,PEG)或经皮内镜下空肠造口术(percutaneous endoscopic jejunostomy,PEJ)放置喂养管。外科手术法是采用传统的手术进行胃/肠造口术,患者需要进行全身麻醉,创伤大、费用高,一般是腹部手术时对有指征者采取造口术。

对管饲途径的选择,一般须考虑:①管饲途径建立的安全与可行性;②肠内营养支持应用的时间;③胃排空能力及误吸的风险。从患者角度考虑,选择切实可行、安全而有效的喂养途径。

二、管饲途径的建立

(一)鼻胃管

1. 适应证 鼻胃管是最常用的支持途径,适用于胃排空功能基本正常,无法经口进食或经口进食不足,接受肠内营养时间一般在6周内的患者。

2. 禁忌证 严重胃食管反流、胃瘫、胃瘘、十二指肠梗阻、十二指肠瘘、误吸风险高及重症急性胰腺炎早期等患者。

3. 操作技术 ①患者取半坐卧位或坐位,保持头部稍前倾,清洁患者鼻腔。②测量胃管置入长度:测量鼻尖至耳垂再至胃剑突下3 cm的距离,一般为45~55 cm。③插管前用液状石蜡油润滑胃管。④将胃管沿鼻孔轻柔地置入,当胃管到达咽喉部时(一般为14~16 cm),嘱患者进行吞咽动作,然后顺势将胃管向前推进至预定长度。⑤鼻胃管放置后,须判定胃管是否在位。方法:快速经胃管向胃内注入10 ml空气,用听诊器可在胃区闻及气过水声,则说明胃管在位,也可以通过腹部X线检查来判定。⑥胃管确定在位后进行固定。

(二)鼻肠管

1. 适应证 鼻肠管包括鼻十二指肠管和鼻空肠管。适用于胃食管反流明显、误吸高危、腹部大手术后、胃切除术后、胃排空不良,但肠道吸收功能正常的肠内营养支持患者。

2. 禁忌证 合并肠梗阻、肠道吸收功能严重障碍、食管静脉曲张和急腹症等患者。

(三)内镜法——PEG/PEJ造口

1. 适应证 胃肠道消化及吸收功能正常或存在部分吸收功能,需要长期进行肠内营养(＞6 周)的患者。例如:①因中枢神经系统疾病引起吞咽功能障碍的患者;②上消化道肿瘤患者;③长期机械通气患者;④短肠综合征患者;⑤由于全身性疾病需要家庭肠内营养支持的患者。空肠造口更适于误吸高风险、胃动力障碍者。

2. **禁忌证** 包括口咽喉部有梗阻而不能行内镜者、临终患者。胃部病变、胃排空障碍、严重胃-食管反流者。对于大量腹水、腹膜透析、严重门脉高压、腹腔肿瘤广泛转移、严重出血与凝血机制障碍未能纠正者,以及腹壁损伤且创面感染者,一般也禁用胃或肠造口术(图 3 - 3)。

1. 在内镜引导下穿刺腹腔壁,在腹壁各层注入局部麻醉药5~10 ml

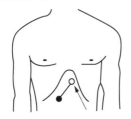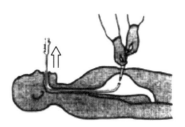

2. 将带有导线的套管插入胃内,将夹有钢丝导线的胃镜退出,导线从嘴里拉出

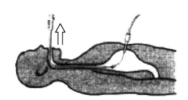

3. 拉出并固定PEG管

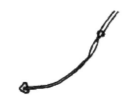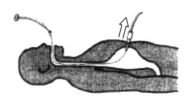

4. 固定喂养管

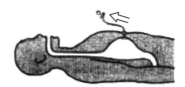

图 3 - 3 经皮内镜下胃造口术

(四) 外科手术造口——胃造瘘术和空肠穿刺造瘘术

对于不能经皮穿刺内镜置管时,就需要通过外科手术进行置管。缺点在于患者需要全身麻醉,创面大,手术并发症多,费用也高。

手术造口多见于由肿瘤引起的消化道梗阻而不能做内镜者。目前,大多数的胃造口术和空肠造口术都是在上消化道大手术同时进行的。对于那些上消化道大手术(如食管切除术、胃切除术、Whipple 手术)后患者,目前较适宜的方法是采用空肠穿刺造口术。

外科手术造瘘分为永久性或临时性造口。手术前须医患沟通,明确造口时间。

空肠穿刺造口术的术后并发症较少,主要是喂养管内径小而堵塞、穿刺点皮肤感染、导管划脱等。需要专业的营养支持小组团队进行指导与护理。

总之,管饲途径的选择既要满足营养支持治疗的需求,又要考虑置管方式尽量简便,减少患者损伤,易操作与护理,提高患者舒适度。

第五节　肠内营养给予方式

当肠内营养途径建立,肠内营养配方确定后,需要考虑如何实施给予的方式才是最合适。合理而有效的肠内营养护理能保障营养支持的实施,给予方式是肠内营养护理的重要环节。肠内营养常见的投给方式有口服和管饲两种。

一、口服

口服是肠内营养最佳的给予方式。ONS 已被公认为是一种有效的营养支持方式。ONS 是以增加口服营养摄入为目的,将能够提供宏量营养素和微量营养素的营养液体、半固体或粉剂的制剂加入饮品和食物中经口服用,以满足患者所需能量与营养素的需求。ONS 不应替代或减少患者主动的正常饮食,而是作为膳食的补充。一般当膳食摄入的能量与蛋白质等营养素在目标需求量的 50%～75%时,口服营养制剂作为额外的营养补充,通常每天提供 400～900 kcal 能量,方式包括餐间补充、小口啜服,或者对于固体食物进食困难提供全代餐等,以满足机体所需营养素的供给,维持或改善患者的营养状况。

在 ONS 前向患者说明营养剂的性质、组成与效用,有助于消除其顾虑而易于接受。制剂的口味是影响 ONS 耐受性的一个重要因素,可以通过稀释浓度、温度改变(冷却)、添加调味剂等方法降低其不适口感。少量多次口服(每次 50～200 ml)来完成目标剂量。虽然采用 ONS 会占用医护人员较多的时间,但可避免肠内营养置管及其相关问题的出现,而且一定程度上患者更愿意选择口服方式。

二、管饲

管饲的方法主要有推注法、间隙输注法和连续输注法 3 种。采用何种管饲方法取决于制剂的性质和用量、喂养管的类型与管径大小,以及喂养管的位置。

（一）定时推注法

将一定量已配制好的或即用型的营养液在一定时间内用注射器(容量>50 ml)缓慢推注,速度不超过 30 ml/min。在成人胃排空无困难时,每次可给予 200～400 ml,每天4～6 次,或根据患者耐受的喂养量调整喂养次数。此种方法适用于鼻胃管或胃造口、可活动或不想连续使用喂养泵的患者。

（二）间隙输注法

采用 24 h 循环滴注,但有间隙休息期。将配制好的或即用型的营养液置于肠内营养容器内,经输注管和喂养管相连,24 h 内间断性、循环输注。如输注 3 h,然后休息 2 h,循环进行。输注速率根据剂量、肠内营养耐受性而调整。如此间隙输注喂养可让患者有一定活动度,并保证胃肠道有一定的周期性休息状态。大多数患者(尤其是鼻胃管或胃造口患者)可耐受这种喂养方式。

（三）连续输注法

不间断输注肠内营养液,每天连续输注可持续 16～24 h。推荐应用喂养泵输注,条件有限下也可以采用重力滴注法,虽然不是很精确,但依然有效。这种方法适用于危重症患者、十二指肠或空肠喂养者。

肠内营养初期胃肠道有一个逐步适应、耐受的过程,采用低浓度、低剂量、低速度的喂养方式,而后根据患者的耐受情况逐步增量,一般需要 3～4 天的适应期。如患者已禁食 2 周以上,则适应期将更需延长。在适应期内营养不足部分应由肠外营养补充。

三、肠内营养输注设备

（一）喂养泵

输注肠内营养时建议使用肠内营养专用输注泵。泵的型号和重量各不相同,有的可用于床边输注,有的可放在随身的背袋中,更适合于活动的患者。输注泵使用交流电,同时也配有备用电池,应注意使电池一直处于充满的状态。营养液的输注是通过带有滴数计数器的蠕动泵或容量泵来实现的。喂养泵使用时按说明书的指示进行操作,须定期维护,保持清洁,以确保设备的正常工作。

在以下情况,应考虑使用喂养泵输注肠内营养液:①经十二指肠或空肠喂养;②当肠内营养液较稠厚时,如高能量/高营养密度配方;③当营养液须在限定的时间内输完时。④为防止短时间内输入过量的营养液,如高渗液体。

（二）喂养管

肠内营养途径建立时,喂养管的选择影响喂养实施与护理。喂养管的选择范围很广,有粗细之分(表 3-1),但患者病情需要是最重要的决定因素,须综合考虑病情、年龄、喂养时间、操作技术以及喂养管护理等因素。

表 3-1　喂养管的比较

特　点	细喂养管	粗喂养管
内径	6-12F	14-22F
用途	肠内营养	胃肠减压
患者感受	柔软能接受,置管后数小时患者几乎感觉不到管子的存在	质地硬,不适感,会引起鼻道和咽喉部扩张
对咽喉部的影响	很小	有异物感,常引起溃疡
材料	PVC、聚氨酯、硅胶	PVC
放置时间	PVC 约 10 d,聚氨酯/硅胶数月	数天(厂商仅保证 48 h)
费用	2.5～25.0 欧元(1.5～15.0 英镑)	0.4～1.7 欧元(0.2～1.0 英镑)
误插危险	如果患者咽反射障碍,或咳嗽、呕吐易误插入气管	由于导管粗致误插的发生相对较少,所致的咳嗽、呕吐较少
确认位置	回抽、听诊或 X 线检查	回抽、听诊或 X 线检查(透光,故不易看清)
导引钢丝	可用,也可不用	无导引钢丝
加重的头端	用或不用钨制的加重头端	无加重头端
口服	患者可同平常一样饮食	患者可吃流质,但影响固体食物摄入

引自:McAtear C A. 成人肠内营养进展[M].英国肠外肠内营养协会,1999.

(三) 输液系统

输液系统由储液器和输液导管组成。放置营养液的容器,可看作是一个储液器。输液导管包括滴速调节夹和可供选择的给药接口,输液导管既要与储液器相匹配,又要能在无附加接口时与喂养管相连。

四、输注护理

肠内营养的有效实施,在护理管理上需要注意如下几个方面:

1. 体位　对于长期卧床、吞咽功能不良、误吸风险高的患者,口服或者管饲喂养时,应注意保持坐位或者将床头抬高(30°～45°)的体位,以减少反流误吸的风险。

2. 浓度　肠内营养初期应采用低浓度的肠内营养制剂,然后根据患者的耐受情况选择合适的浓度。

3. 速度　对于采用注射器推注喂养者,建议缓慢推注,尤其对于老年人初期单次推注总量宜 200 ml 以内。连续管饲输注速度可以从每小时 25～50 ml 开始,匀速输注,根据耐受情况逐步增量,在输注营养液过程中患者如出现腹胀、恶心、腹泻等表现时应及时减慢输注速度或暂停输注,特别是危重症患者及空肠造口患者。

4. 温度　输注肠内营养液的温度应保持在 37 ℃左右,过冷的肠内营养液可能引起患者激惹而腹泻。

5. 导管冲洗　肠内营养导管均有可能堵管,含膳食纤维的混悬液制剂和乳剂型制剂同样容易发生堵管。因此在持续输注过程中,应每隔 4～6 h 即用 20 ml 温水脉冲式冲洗导管,在输注营养液的前后、不同药物输注前后也应予冲洗,尽量避免混用不同药物。当发生堵管,若温水冲洗无效,则可采用活化的胰酶制剂、碳酸氢钠冲洗。

6. 无菌操作　加强无菌操作,减少细菌污染的危险。①输注系统的接头尽可能减少;②一个患者使用一套设备;③输液管每 24 h 更换 1 次,尤其是易感染人群,必要时使用一次更换一副输液管;④储液器每 24 h 须彻底清洗消毒,或使用一次性肠内营养输注袋;⑤营养制剂应在推荐的时间里输完;⑥必须严格执行操作前洗手的制度,注意避免营养液污染。

7. 其他　记录患者的出入量、一般情况、生命体征等;维持水、电解质和酸碱平衡等。

第六节　肠内营养并发症及其防治

肠内营养是一种相对安全的营养疗法,其并发症有限且常常是可以避免和控制的。并发症通常由于不恰当的配方选择和(或)途径,以及输注速度不当引起,也可由疾病本身或疾病治疗间接引起。

肠内营养并发症主要分为机械性、胃肠道、代谢性和感染性并发症,明确其发生原因,预防显得尤为重要。

一、机械性并发症

机械性并发症主要与喂养管的放置与护理有关。

(一) 置管相关并发症

喂养管放置过程中可能引起气管、肺实质损伤(如气胸)或胃肠道的穿孔。大多数喂养管移位可以经严密地监测发现并处理,判断置管在胃,测定回抽液体的 pH 值通常是比较可信的方法。对于置管存在疑问,放射检查以确定导管位置。由经过专业培训的医务人员置管,置管中加强监测,可减少这些并发症。

喂养管本身可能引起接触的咽、食管、胃和十二指肠的黏膜表面坏死、溃疡和脓肿,还可导致上/下呼吸道并发症、加重食管静脉曲张、黏膜坏死、瘘和伤口感染。选用细孔而质地柔软的喂养管和精心护理有助于减少这些问题。当估计需长期喂养时,则应该选择胃造口来替代鼻饲管。

胃/肠造口不妥也可能出现并发症,渗漏提示导管已失去功能、感染或孔径不合适。失去功能的导管应予调换,发生感染则应抗感染治疗甚至最终拔除导管。

(二) 喂养管堵塞

喂养管堵塞是肠内营养过程中最常见并发症之一。大多数堵塞是继发于凝固或喂饲后不及时冲洗所造成的,多见于应用整蛋白型和黏稠性制剂时。其他引起堵塞的原因是药物碎片、药物沉淀所致的堵塞,以及导管的扭曲。导管的阻塞与导管内径、导管类型(空肠造瘘管与胃造瘘管)、导管放置的持续时间以及护理质量有关。去除堵塞物的解决方法比更换导管更可取,有经验的护士可采用多种方法疏通喂养管,如用温水轻度压力冲洗和吸引交替的方法,以及用胰酶和碳酸氢钠溶解沉淀物。

二、胃肠道并发症

(一) 腹泻

腹泻可能是肠内营养中最常见的并发症,根据定义的不同其发生率范围较广(2%~63%)。腹泻的广义定义为软便或水样便每次超过 200~250 g(或体积>250 ml),每天≥3 次甚至超过 5 次。腹泻并不是肠内营养本身固有的并发症,可以通过合理措施将其避免或缓解。另外,由于长期应用抗生素引起肠道菌群失调或致病菌群引起腹泻,应充分分析原因并采取措施。

1. **肠内营养制剂不耐受** 如亚洲人中约有 50%的人群对乳糖不耐受;当脂肪含量超过 20%时腹泻发生率即上升;渗透压过高可引起渗透性腹泻。因此,必须根据患者胃肠道对制剂的耐受情况选择恰当的配方,如选用去乳糖或低脂配方;或降低渗透压,调节耐受的速率,改用含有可溶性膳食纤维的肠内营养配方;若怀疑吸收功能受损,则换用短肽或氨基酸配方。

2. **肠道菌群紊乱** 腹泻往往可能是由于长期使用抗生素所致肠道菌群紊乱而引起肠道功能失调之故。此时应采取的措施为口服肠道益生菌和益生元制剂,以维持肠道菌群的正常分布,尽可能停用抗生素。

3. **低蛋白血症** 由于胶体渗透压降低导致组织水肿,影响了营养物质在小肠黏膜上皮的吸收,同时又由于与肠道内的渗透压压差使大量液体进入肠腔引起腹泻。此时应先改善胶体渗透压,静脉输注人体白蛋白,纠正血浆白蛋白至 30 g/L,使血浆胶体渗透压提高后再予喂饲。

4. **营养液输注速度和温度不当** 输注速度过快、温度过低均可刺激肠道,引起肠蠕动加快,甚至出现肠痉挛激惹而腹泻。此时应该减慢输注速率,宜应用喂养泵控制速度。另根据个体对营养液温度的耐受情况采取适当的加温措施。

5. **营养液污染** 污染可能来自营养制剂的调配加工与储存过程,以及容器和导管等输注系统。强调在配制加工过程中,操作人员、输注护理人员必须严格遵守无菌操作要求,做到当日配、当日用。

如果采用以上方法后问题仍然存在,则应考虑暂时予以肠外营养支持治疗。

(二) 恶心和呕吐

部分肠内营养(partial enteral nutrition,PEN)患者会发生恶心和呕吐,后者增加了吸入性肺炎的风险。排除患者疾病本身因素引起,如上消化道肿瘤化疗引起的恶心或呕吐,需给予止吐药物处理。

胃排空延迟是导致呕吐的最常见原因。胃排空受损与肠内营养无关的原因包括疾病(糖尿病、系统性硬化病、脊椎损伤等)、手术(腹部手术、迷走神经切断术等)等急慢性疾病或特定的生理状态。而对于清醒患者,腹部不适或(和)感觉腹胀是一种危险信号。对于恶心或呕吐的肠内营养患者评估须考虑:①排除肠梗阻;②回顾用药,找出引起恶心的药物(减少镇静剂使用),优化使用止吐药物;③换用低脂配方、减慢输注速率和给予促胃肠动力药。

(三) 便秘

便秘是由卧床不活动、肠道动力降低、水摄入减少、粪便阻塞或缺乏膳食纤维引起。便秘应该明确与肠梗阻鉴别,肠道动力缺乏和脱水可导致粪便阻塞和腹胀。充分饮水和应用含不溶性纤维的配方常可以解决便秘问题。持续便秘可能需要使用软化剂或肠道蠕动刺激剂。

(四) 腹胀

腹胀是由于营养素吸收不良、过快输注过冷的营养液、间隙输注营养液过量或推注过多的典型表现。改用预消化制剂或降低输注速度有助于缓解营养素吸收不良的症状。冷藏的营养液在输注前均可浴水加热至室温。由于间隙输注营养液过量或注射器推注过量导致的问题,应降低输注速度或改换喂养计划。

三、代谢性并发症

肠内营养的代谢并发症与应用肠外营养时出现的并发症相似。严密监测有助于减少和预防这些问题(表 3-2)。

表 3-2　肠内营养代谢性并发症原因与处理

类型	原因	处理方法
低钠血症	水分过多,丢失过多	限制液体,更换配方
高钠血症	液体摄入不足	增加自由水
脱水	腹泻,液体摄入不足	评估腹泻原因,增加水分摄入
高血糖	能量摄入过量,胰岛素不足	评估能量摄入,调整胰岛素剂量
低钾血症	腹泻,再喂养综合征	纠正钾缺乏,评估腹泻原因
高钾血症	钾摄入过量,肾功能不全	更换配方
低磷血症	再喂养综合征	增加磷摄入,减少能量负荷
高磷血症	肾功能不全	更换配方

重度营养不良或长期禁食患者营养支持包括肠内营养时可能会出现再喂养综合征,详见相关章节。

四、感染性并发症

(一) 吸入性肺炎

吸入性肺炎是一个极其严重且可能危及生命的并发症。症状包括呼吸困难、呼吸急促、喘息、心动过速、焦虑和发绀。肠内营养患者发热可能是由于少量配方液吸入后引起吸入性肺炎的后期症状。引起吸入的危险因素包括:意识障碍、恶心反射减弱、咽部神经受损、食管括约肌无力、食管反流、胃排空延迟、喂养管移位、仰卧体位等。

1. **处理措施** ①立刻停输营养液,并抽尽胃内容物;②鼓励或刺激患者咳嗽,有助于吸入物和分泌物的排出;③尽量吸出气道内残留的误吸入物,必要时须在气管镜帮助下清除;④适当、合理、正规地使用抗生素。

2. **预防措施** 为减少吸入的风险需要定期监测胃残留量,通常连续输注肠内营养者,每隔 4～6 h,或间隙滴注者在每次输注前抽吸并检测胃内容物。如抽吸出胃潴留量＞250 ml,应减慢滴速或暂停输注,必要时联合应用促胃肠动力药。另一个处理准则是保证床头抬高,患者保持 45°半卧位。在检测胃内容物同时,也应检查喂养管的位置和(或)导管上的刻度是否移位。高危患者应优先考虑鼻空肠喂养。

(二)腹膜炎

临床上较少发生,可发生在空肠穿刺置管喂养时空肠喂养管滑脱并游离于腹腔内,使营养液误入腹腔而引起腹膜炎。预防措施:①导管放置过程中在空肠壁间潜行一段距离后再进入肠腔;②良好的固定技巧,并每天观察腹部体征;③有腹腔引流者,密切观察引流液的颜色;④一旦怀疑导管滑脱应暂停喂养,如确诊则拔管处理。

五、肠内营养的监测和评估

进行肠内营养支持治疗时,周密地监测和评估可以及时发现、应对和处理相关并发症,了解营养支持治疗的效果和重要脏器功能状态,以便及时调整营养支持治疗方案。

(一)监测

1. **胃肠道耐受性监测** 进行肠内营养时,由于速度过快、配方不合理或污染等原因,可出现肠内营养不耐受,应注意监测。肠内营养常见的不耐受表现有腹胀、恶心、呕吐和腹泻,空肠喂养中尤为常见。开始喂养阶段,应定时诊视患者,询问有无不耐受症状;如患者出现不适表现,应分析原因(如浓度过高、速度过快或乳糖不耐受等)并及时调整。

胃潴留是评价经胃喂养安全性及有效性的一个重要指标。肠内营养开始应定时监测胃残液量,放置鼻胃管的危重症者每次潴留量应≤250 ml,而胃肠造口管每次允许潴留量≤100 ml。如发现残余量过多,说明胃的排空能力较差,应加强观察或暂停输注数小时或者降低输注速度。

2. **代谢方面的监测** 监测出入量,特别是对于高龄、心功能和肾功能不全的患者;监测钾、钠、氯、钙、磷、镁电解质水平和肝、肾功能。

3. **喂养管相关监测** 监测内容:①导管相关敷料是否干净;②导管固定情况,有无断裂、渗漏;③导管位置;④导管应定期更换。

4. **营养监测** 监测内容:①开始肠内营养前,全面评估患者营养需求,制订合理的营养方案;②定期监测体重、三头肌皮褶厚度、人体成分测量等;③定期监测内脏蛋白水平,如白蛋白、前白蛋白等;④长期肠内营养者要注意监测微量营养素、维生素和电解质水平。

(二) 评估

通过人体测量法、体格检查、血液生化测定等评估营养支持治疗的疗效(表3-3)。

表3-3　评估营养支持治疗的反应

指　标	评估频率	目的/注释
体重	每天1次	疗效的指征;患者体重应逐渐增加或保持原水平;以既往或理想体重为预期体重的指导;每天体重增加0.1～0.2kg通常提示液体潴留
摄入量和排出量	每天1次	水过多;当液体摄入量持续大于排出量时需检查身体相关部位是否水肿、气短和肺部啰音 脱水;当排出量＞摄入量(如果便溏,测量其体积)时,观察皮肤弹性,是否有黏膜干燥、口渴、站立和平卧时血压相差＞10%
胃肠道动力和喂养耐受的指标	开始喂养时每2～4小时评估1次;稳定后每8小时评估1次	胃肠道动力(例如肠鸣音、腹胀、胃肠排气或大便、恶心、呕吐)
血糖	每天3次,稳定后每周2～3次	评估糖的耐受性;决定肠内或肠外喂养或胰岛素输注的速度
血清钠、钾、氯	每天1次,稳定后每周2～3次	修改液体/电解质输入的指标
血尿素氮和肌酐	每周1～2次	升高:液体输入不足,肾脏损害,输入蛋白质过多 降低:可能蛋白质摄入不足
血清钙、磷、镁	每周1～2次	确保稳定性;防止再喂养综合征
红细胞计数和血红蛋白	每周1次	适宜的铁、蛋白质、叶酸、维生素B_{12}的评价指标
血清甘油三酯	每周1次,稳定后每周2～3次	升高:预示脂肪清除不足,需要降低脂肪的剂量
血清转铁蛋白或前白蛋白	每周1次	是维持或提高蛋白质营养状态的效能指标

(施咏梅)

第四章

肠外营养支持治疗

肠外营养是现代临床营养支持的重要组成部分，甚至是救命的措施之一。自从1968年美国外科医生 Dudric 与 Wilmore 首次报道成功应用经中心静脉营养治疗1例先天性肠闭锁新生儿以来，经过几十年的临床实践，肠外营养在理论、技术和营养制剂方面都取得了长足的发展并获得了显著成就。目前，肠外营养已被临床广泛接受，其疗效也得到公认，已成为治疗肠功能衰竭及危重患者不可或缺的措施之一。接受肠外营养治疗的患者获益与否的关键在于合理掌握适应证和禁忌证，正确处方、合理实施，加强护理和监管，及时防治相关并发症。

第一节　肠外营养概述

肠外营养指的是患者依靠静脉途径获得所需的营养素，包括氨基酸、脂肪、碳水化合物、维生素、无机物质、微量元素以及水。肠外营养可使胃肠道在短期内处于功能性"休息"状态，辅助治疗某些胃肠道疾病。对于某些因解剖结构或功能上的原因而不能通过肠道摄取营养的患者，如小肠切除70%以上、多发性肠瘘等疾病时，肠外营养则成为唯一的营养补充途径。使用全肠外营养可提供足够的营养素以维持健康和促进生长；而部分肠外营养(partial parenteral nutrition)则是当肠内营养无法满足能量的目标需求量时，通过静脉途径补充所需营养素的一种营养支持疗法。肠外营养可以通过中心静脉或周围静脉输注实现，因此有了"经中心静脉肠外营养"和"经外周静脉肠外营养"这两个名词。曾经广泛使用的"静脉高营养"这个词汇，随着肠外营养在临床应用中的普及，人们逐渐认识到"营养过度"与"营养不足"同样不利于机体代谢，因此早期的定义已被废弃，改为"肠外营养"这一名称。

经静脉给予营养支持的技术起源于多种相关科学技术。最初，人们通过静脉输液挽救了霍乱患者的生命。1923年，由于发现了致热原，静脉输液的安全性大大提高。

1939年，Rhoads首次将预消化的蛋白胨水解物注入分离的结肠套圈内，发现25％的氮被吸收。同年，Elman和Weiner首次将酪蛋白水解液经静脉输入。尽管这两种方法都不足以满足机体对营养的需要，但却为这两种方法的结合使用铺平了道路，使得今天的肠外营养成为可能。此后，1940年结晶氨基酸溶液通过静脉输注。1945年，通过下腔静脉输入高浓度葡萄糖，首次开创了静脉输注高渗液的先例。1952年，报道了锁骨下静脉置管用于中心静脉输液10年的经验，推动了经静脉途径进行营养治疗的发展。1959年，首次提出最佳非蛋白质提供的能量与氮含量的比值（热氮比）为150 kcal∶1 g的理论。1961年，制成大豆油基脂肪乳剂，并解决了脂肪乳剂稳定性和静脉输入安全性的问题。1967年，研究证实经腔静脉输入高能量和氮源可促进动物生长发育，且在小儿外科临床中取得了成果，从而提出了"静脉高营养"的概念。自此，肠外营养治疗得到了更广泛的研究和应用，为许多危重症患者带来了新的生机。1970年，有学者提出"人工胃肠"的概念。1977年，无糖等渗氨基酸溶液用于饥饿和手术创伤的患者，提出了"节约肌肉蛋白"的理论，进一步促进了低浓度氨基酸的临床应用。然而，随后的研究表明这一理论并不正确，只有同时补充能量来源（碳水化合物、脂肪）才能改善氮平衡。此后，关于微量元素需求量、缺乏症以及不同疾病状态下体内氨基酸组成变化等方面的研究逐渐展开，还研制了多种适用于肝脏、肾脏疾病患者的氨基酸配方。通过研究创伤、应激状态下患者的营养代谢变化以及营养治疗的注意事项，进一步阐明了不同类型氨基酸在体内的代谢特点和作用。现在，不论从理论、技术还是各种营养制剂的角度看，肠外营养都取得了长足的发展。

　　目前，在肠外营养过程中，首先应对患者进行营养评估，识别出营养不良或潜在营养不良的风险人群，然后制订营养支持计划，判断肠外或肠内营养支持的指征，制订合适的营养处方，选择合适的营养支持途径，监测营养支持的耐受性、并发症和疗效，决定何时终止营养支持或改变营养支持方式。这些复杂的工作需要由经过专业培训、熟悉营养支持理论知识并掌握实际操作方法的营养支持小组来执行，他们的存在使得营养支持工作能够规范进行，并对营养支持的质量进行有效控制。

第二节　肠外营养适应证和禁忌证

　　因各种原因在较长时间内（＞7天）无法正常进食或出现营养不良的患者均适合进行临床营养支持。原则上，对于不能正常进食的患者，如果经判断存在营养风险，即应开始营养支持。临床上常见需要营养支持的疾病或情况包括：营养不良、厌食、癌症、口咽部手术或外伤、食管狭窄、胃肠道狭窄、消化道手术、肠瘘、炎性肠道疾病、短肠综合征、放射性肠炎、肠梗阻或慢性假性肠梗阻、顽固性腹泻、胰腺炎、腹膜炎、肾衰竭、肝衰竭或肝移植、骨髓移植、多发性创伤、颅脑损伤、神经外科手术、脑卒中、严重烧伤、严重感染或全身性炎症反应综合征、获得性免疫缺陷综合征以及早产儿或低体重儿。

一、美国肠内肠外营养学会全肠外营养的应用指南

总的来说,凡是需要营养支持,但又不能或不宜接受肠内营养支持的患者均为肠外营养支持的对象。在 2004 年,美国肠内肠外营养学会(ASPEN)提出全肠外营养的应用指南,按疗效显著程度分为四类:①疗效显著的强适应证;②对治疗有益的中适应证;③疗效不稳定的弱适应证;④肠外营养禁忌证。

1. 疗效显著的强适应证 ①胃肠道梗阻:如贲门癌、幽门梗阻、高位肠梗阻、新生儿消化道闭锁等;②胃肠道吸收功能障碍:如短肠综合征、小肠疾病(如克罗恩病、肠结核、多发性肠瘘、小肠缺血性病变、系统性红斑狼疮、硬皮病或其他结缔组织病)、放射性肠炎、严重腹泻、顽固性呕吐;③大剂量放疗、化疗或接受骨髓移植;④重症胰腺炎;⑤严重营养不良伴胃肠道功能障碍;⑥高分解代谢状态。

2. 对治疗有益的中适应证 ①大的手术创伤和复合性外伤;②中等程度应激状态;③肠外瘘;④肠道炎症疾病;⑤妊娠剧吐或神经性厌食;⑥需要接受大手术或大剂量放疗、化疗,且已经出现中度营养不良;⑦7~10 天内无法提供充足的肠内营养;⑧炎性粘连性肠梗阻。

3. 疗效不确定的弱适应证 ①营养状况良好,在轻度应激或创伤下,消化道功能在 10 天内可以恢复;②肝、小肠等脏器移植后功能尚未恢复。

4. 肠外营养禁忌证 ①没有明确的治疗目的,或已确定为不可治愈、无恢复的可能性但仍在盲目延长治疗的患者;②心血管功能紊乱或严重代谢紊乱尚未得到控制或处于纠正期间;③胃肠道功能正常,能够适应肠内营养的患者;④原发病需要急诊手术的患者术前不宜强求肠外营养;⑤营养状况良好,仅需少于 5 天肠外营养支持者;⑥预计发生肠外营养并发症的危险性大于其可能的益处;⑦脑死亡、临终或不可逆昏迷的患者。

二、肠外营养适应证和禁忌证

(一) 适应证

一般而言,营养状况良好的患者都能够在数天内耐受摄入不足,只需补充足够的水和电解质,以及 100 g 以上的葡萄糖,即可减少蛋白质分解且不会造成严重后果。然而,对于已经存在营养不良或估计将超过 1 周无法正常进食的患者,应尽早考虑实施营养支持。然而,鉴于临床情况的复杂性,影响营养支持效果的因素众多,包括原发病的严重程度、病程的长短以及并发症的存在等。此外,某些疾病在不同阶段接受的营养支持方式也会有所不同。因此,很难简单地确定某一疾病或情况是否一定会从肠外营养中获益,以下情况可考虑应用肠外营养。

1. 总体适应证 ①长时间(>7 天)不能进食或不能经肠内途径摄入每天所需能

量、蛋白质或其他营养素者;②由于严重胃肠道功能障碍或不能耐受肠内喂养而有营养支持指征者。

2. 具体适应证 ①无法进食或不能通过消化道吸收营养物质,如广泛小肠切除、小肠疾病、放射性肠炎、严重腹泻、顽固性呕吐;②接受大剂量放疗或化疗引起胃肠道等不良反应,导致短期内不能通过肠内摄入足够营养或已经存在营养不良;③骨髓移植;④无法进行或不能耐受肠内营养的重症胰腺炎;⑤消化道功能障碍的严重营养不良;⑥营养不良或存在并发症(如顽固性腹泻、并发其他感染、接受化疗)的获得性免疫缺陷综合征;⑦严重代谢紊乱(如颅脑外伤、严重创伤、严重烧伤),在5～7天内无法利用胃肠道吸收营养;⑧术前存在营养不良,需要进行中等以上胸腹部手术。

(二) 禁忌证

尽管肠外营养有许多优点并且疗效肯定,但在某些情况下并不适宜或应慎用。

1. 肠道功能正常或具有肠内营养适应证 当胃肠道功能正常时,应充分利用其功能。在这种情况下,肠外营养并不会带来明显的好处,反而可能引发一些并发症。

2. 患者通常情况良好,预计需要肠外营养少于5天 肠外营养通常需要持续7～10天以上才能发挥营养支持的作用。对于预计需要肠外营养少于5天的情况,一般不采用肠外营养。

3. 心血管功能紊乱、严重循环衰竭或严重代谢紊乱尚未控制,以及严重创伤应激早期 在这些情况下,肠外营养可能达不到预期效果。相反,它可能增加循环系统负担,导致更多的代谢紊乱。

4. 需急诊手术的患者,在术前不宜强求肠外营养 某些情况下,如急性化脓性胆管炎或需要急诊手术的严重创伤等,即使患者的营养状况较差,也不应在术前强制使用肠外营养,以免延误原发病的治疗时机。

5. 临终或不可逆昏迷 对于一些临终或不可逆昏迷的患者,如果没有明确的治疗目的,或已被确定为不可治愈并且继续无意义地延长治疗的情况(如广泛转移的晚期恶性肿瘤伴随恶病质的患者),肠外营养无法改变患者的预后,也不能改善患者的生活质量。因此,一般来说,不应该为这类患者提供肠外营养支持,避免不必要的医疗资源浪费。

三、小结

总的来说,长时间(>7天)无法进食或不能通过肠道途径摄入所需能量、蛋白质或其他营养素的患者,以及由于严重胃肠道功能障碍或无法耐受肠内喂养的患者,均可考虑肠外营养。然而,在胃肠道功能正常,具有肠内营养适应证,预计肠外营养支持时间少于5天,存在心血管功能紊乱、严重循环衰竭或尚未控制的严重代谢紊乱时,以及需要急诊手术的情况下,应慎重考虑或避免使用肠外营养。对于临终或不可逆昏迷的患者,也应谨慎使用肠外营养,避免不必要的医疗资源消耗。

第三节　肠外营养制剂

接受肠外营养的患者不能控制营养素的吸收,因此在肠外营养期间需要特别关注过度喂养的问题。肠外营养患者的代谢状态与正常个体不同,可能伴随器官功能衰竭或受损,因此制订肠外营养组成和特殊营养素摄入的策略必须根据患者的实际需要和代谢状况进行精确调整。全肠外营养时,必须提供足量的必需营养素,包括水、碳水化合物、氨基酸、脂肪、电解质、维生素和微量元素。

一、碳水化合物制剂

碳水化合物主要包括可溶性单糖和由多个单糖组成的大分子可溶性多聚体,主要作用是为机体提供能量。此外,碳水化合物还参与构成人体代谢过程中的重要物质,如DNA、RNA、ATP和辅酶等。

葡萄糖是目前肠外营养中最主要的碳水化合物。它以糖原形式存储于肝脏和骨骼肌中。当机体消耗肝脏糖原后,可以通过糖异生途径利用氨基酸、甘油和乳酸等合成葡萄糖。葡萄糖制剂来源丰富,无配伍禁忌,与人体生理需求相符,且具有显著的节氮效应,因此是临床上应用最广泛的能源物质之一。

在正常情况下,机体血浆葡萄糖浓度维持在一定水平,人体对糖代谢的最大利用率约为每天 6 mg/kg。输注葡萄糖时,血浆葡萄糖浓度的变化是肠外营养时代谢调节的基础。为维持血浆葡萄糖浓度的稳定,机体通过降低内源性葡萄糖产生和增加葡萄糖清除来进行调节。输注过量的葡萄糖可能导致高血糖和尿糖,长期过量摄入还可能导致肝脏等内脏组织脂肪沉积。严重应激状态下的患者,由于葡萄糖氧化障碍和胰岛素抵抗,大量高渗葡萄糖摄入可引起胰岛素释放,显著抑制体内储存的脂肪分解、游离脂肪酸(FFA)动用、骨骼肌蛋白质水解和氨基酸利用,从而引起机体静息能量消耗(resting energy expenditure,REE)增加,二氧化碳产生过多而加重呼吸肌负荷,并可能出现肝功能损害或脂肪肝。除此之外,这些抗分解作用还可阻止一些用于维持机体重要器官功能的必需条件或必需营养物质的利用(如谷氨酰胺、必需脂肪酸和微量元素)。在此类情况下,每天葡萄糖供给量应小于 250 g,每天输注速度应小于 3 mg/kg。目前,临床上常用的葡萄糖制剂浓度为 5%、10%、25% 和 50%。

临床上输注葡萄糖有明显的抑制内源性葡萄糖产生的作用,从而减少机体蛋白质的分解,抑制氨基酸的糖异生作用,最终起到节氮作用。大量研究发现,最大的节氮效应发生在每天葡萄糖输注速度为 1 mg/kg 时,此时对葡萄糖产生的抑制作用最明显。

其他碳水化合物制剂如果糖、麦芽糖、山梨醇和木糖醇注射液等,虽然在体内的利用率与葡萄糖相似,但对血糖浓度影响较小。然而,这些制剂的应用受到个体差异和不良反应的影响,目前在临床上使用并不普遍。

二、脂肪乳剂

脂肪乳剂是肠外营养中较理想的一种提供能量、生物合成碳原子及必需脂肪酸的静脉制剂。由于其具有高能量密度、等渗性、不从尿液排出、丰富的必需脂肪酸、对静脉壁无刺激性、可经外周静脉输入、不需要胰岛素以及无高渗性利尿等特点,使其备受青睐。脂肪乳剂与葡萄糖联合使用时,不仅可以减少葡萄糖的用量,还可以减少高糖输注引起的不良反应,同时也可发挥节氮效应。然而,需要注意的是,全部应用脂肪乳剂并不能达到节氮的目的,因为机体对碳水化合物和脂肪的清除能力因个体而异,因此摄入量和输注速度应因人而异。

静脉用脂肪乳剂主要是以小肠乳糜微粒为模型发展而成。其核心成分包括甘油三酯和一些脂溶性维生素,表面则含有磷脂、游离胆固醇和其他脂溶性维生素。脂肪乳剂的代谢过程起始于大多数肝外组织内皮细胞中的脂蛋白酶对甘油三酯的水解,形成残余微粒。随后,释放的 FFA 会立即被附近的组织吸收或进入循环系统,从而增加机体对 FFA 的储备。接着,在胆固醇酯化转运蛋白的调控下,中性脂肪(甘油三酯和胆固醇酯)与内源性低密度脂蛋白和高密度脂蛋白进行交换,形成富含胆固醇的残余微粒,最终这些微粒被摄取并吸收。脂肪乳剂代谢的每个步骤都受到甘油三酯和磷脂的调节。

(一) 长链脂肪乳

长链脂肪乳是含 12~18 个碳原子的长链甘油三酯(LCT),主要以大豆油和红花油为基础,使用卵磷脂作为乳化剂,同时含有少量甘油以调节渗透压。长链脂肪乳在临床上已有 40 多年的安全应用历史,目前仍广泛用于临床实践。其不仅为机体提供能量,还提供了大量生物膜和生物活性物质代谢所必需的不饱和脂肪酸,能够预防或纠正必需脂肪酸缺乏症。然而,近年的研究发现,在高代谢状态如创伤、感染时,长链脂肪乳中亚油酸含量过高,抗氧化能力较低,可能影响粒细胞活性,导致机体免疫功能受损和脂质过氧化增加,从而对机体造成一定损害。

(二) 物理混合的中长链脂肪乳

中链三酸甘油(MCT)含 6~12 个碳原子,存在于可可油、椰子油及其他果仁油中。其分子量较 LCT 小,水溶性较 LCT 高 100 倍,水解速度快而且完全,生酮作用要高于 LCT。MCT 的血浆半衰期仅为 LCT 的一半。在血液循环中,中链脂肪酸(MCFA)比长链脂肪酸(LCFA)更少与白蛋白结合,不易被酯化。当肠外给予 MCT 时,MCT 不在脂肪组织中储存,也较少发生肝脏脂肪浸润。MCFA 穿过线粒体膜时较少依赖肉毒碱-酰基肉毒碱转移系统,在所有组织中较 LCFA 氧化更快、更完全且更彻底。

由于 MCT 不含必需脂肪酸,并且纯 MCT 输注时有一定神经毒性作用,因此目前临床上应用的中长链脂肪乳主要是以两种形式存在:一种是将 MCT 与 LCT 按 1:1 的重量比物理混合而成;另一种是将 MCT 与 LCT 在高温和催化剂的作用下水解后酯化,在同一甘油分子的 3 个碳链上随机结合不同的 MCFA 和 LCFA,形成结构甘油三酯。临床实践证实,物理混合或结构型的中长链脂肪乳较长链脂肪乳具有氧化更快、更完全,能较快且彻底地从血液中被清除,极少再酯化为脂肪储存起来等优点,更有利于改善氮平衡,且对肝脏及免疫系统的影响小,因而在临床上的应用日趋广泛,大有取代传统长链脂肪乳之势。

(三) 结构型中长链脂肪乳

这类脂肪乳剂由 MCFA(来源于椰子油)和 LCFA(来源于大豆油)通过酯化反应组合而成,随机分布在分子内。结构型中长链脂肪乳的脂肪酸组成与物理混合的中长链脂肪酸的脂肪乳剂相似。这些经过随机酯交换的脂肪乳剂通常被称为结构脂肪乳剂。Lindgren 等研究发现,在重症监护室接受结构脂肪乳剂支持治疗的患者前 3 天表现出轻微的正氮平衡,与使用大豆油脂肪乳剂支持治疗的患者相比,术后接受结构型脂肪乳剂输注(每天 1.0 g/kg 或 1.5 g/kg)的患者脂质氧化速率更快(间接热量测定法),且不增加生酮作用或导致血清甘油三酯水平变化。Chambrier 等研究发现,术后接受结构型中长链脂肪乳和物理混合中长链脂肪乳支持治疗的患者在氮平衡和三甲基组氨酸排泄方面没有差异。另有研究发现,在术后前 5 天内,接受结构型中长链脂肪乳支持治疗的患者可以改善主动脉瘤患者的氮平衡,尽管血清甘油三酯和非酯化脂肪酸略有增加。Rubin 等的报告显示了相似的安全性和兼容性参数,但他们发现接受结构型中长链脂肪乳支持治疗的家庭肠外营养患者,其异常转氨酶恢复正常的速度更快。

(四) 含橄榄油的脂肪乳剂

含橄榄油的脂肪乳剂由 20% 的大豆油和 80% 富含单不饱和脂肪酸(MUFA)的橄榄油混合而成,同时富含具有生物活性的 α-生育酚,有助于减少脂质过氧化的发生。临床实践证明,含橄榄油的脂肪乳剂安全性高、耐受性好,可有选择性地调节免疫应答,维护机体免疫功能,减少炎症反应的发生,是一种值得推崇的新型脂肪乳剂。

(五) 含鱼油的脂肪乳剂

目前认为,在脂肪乳剂中添加鱼油可以保护组织微循环和机体免疫功能,减少炎症反应和血栓形成,改善慢性病如自身免疫病的治疗效果。这对于创伤、早期败血症、肿瘤以及危重症患者有益。近年来,含鱼油(富含 ω-3 脂肪酸)的脂肪乳剂已从实验研究阶段逐步走向临床应用。

近年上市的脂肪乳剂(SMOF)是将大豆油、MCT、橄榄油和鱼油按一定比例物理混合而成,降低了 ω-6 脂肪酸含量,增加了 ω-3 脂肪酸含量,并且提供了丰富的不饱和脂肪酸和 α-生育酚。它被认为可以最优地调节机体免疫功能,达到良好的临床效果。

目前,临床上可获得的脂肪乳剂包括 10%、20% 和 30% 等不同浓度。常见的商业化脂肪乳剂中的脂肪酸组成如表 4-1 所示。

表 4-1 商业化脂肪乳剂配方中脂肪酸的组成(重量百分比)

脂肪酸组成		大豆油脂肪乳剂	中长链脂肪乳	结构型脂肪乳剂	ω3鱼油脂肪乳剂	克凌诺长链脂肪乳剂	多种油脂肪乳剂	力保加脂肪乳剂
C8:0	辛酸	—	29.6	24.3	—	—	16.2	26.2
C10:0	癸酸	—	19.1	9.9	—	—	11.4	19.8
C12:0	月桂酸	—	0.3	0.2	0.7	—	—	—
C14:0	豆蔻酸	0.1	0.1	0.1	5.5	0.1	1.0	1.0
C16:0	棕榈酸	11.0	6.5	7.6	10.4	13.5	9.1	6.1
C16:1	棕榈油酸	0.1	—	0.1	9.4	0.7	1.7	0.2
C18:0	硬脂酸	4.3	2.0	3.0	1.2	2.9	2.8	0.2
C18:1	油酸	22.5	1.3	15.7	8.5	59.5	27.7	11.4
C18:2	亚油酸	53.8	35.0	33.7	1.8	18.5	18.6	21.9
C18:3	ω-3-α-亚麻酸	6.9	5.8	4.2	1.2	2.0	2.4	2.9
C18:4	ω-3-十八碳炔酸	—	—	—	6.2	—	—	—
C20:4	花生四烯酸	0.1	—	0.1	1.6	0.2	0.5	0.4
C20:5	ω-3-二十碳五烯酸	—	—	—	23.7	—	2.4	3.3
C22:6	ω-3-二十二碳六烯酸	0.3	—	0.3	27.7	0.1	2.2	2.5

引自:索博特卡//蔡威,译.临床营养基础[M].4版.上海:上海交通大学出版社,2013.

三、氨基酸制剂

氨基酸在肠外营养中起着重要的作用,输注氨基酸液的目的是为机体提供合成蛋白质所需的基础物质。蛋白质是由 20 种氨基酸构成的,包括必需氨基酸和非必需氨基酸。不同蛋白质具有特定的氨基酸组成,因此输注的复合氨基酸液中氨基酸的比例需要合理。若某些氨基酸缺失或含量不足,会限制氨基酸的利用率和蛋白质的合成,从而影响肠外营养的效果。

目前有多种复方氨基酸溶液可供选择,其配比模式通常以人乳、全蛋、联合国粮食及农业组织(Food and Agriculture Organization of the United Nations,FAO)/世界卫生组织(World Health Organization,WHO)的平衡典型配方以及血浆游离氨基酸等为依据。市场上存在不同浓度和配方的氨基酸溶液,可以分为平衡型和非平衡型两类。平衡型氨基酸溶液除了含有必需氨基酸外,还应包含一定量的非必需氨基酸,必需氨基酸与非必需氨基酸的比例一般为 1:1~1:3。平衡型氨基酸溶液适用于大多数营养不良患者的营养支持。非平衡型氨基酸溶液则常根据特定疾病的代谢特点设计,具有代谢支持和治疗作用,例如用于治疗肝昏迷的高支链低芳香族氨基酸的复方氨基酸溶液。用于治疗肾病的氨基酸溶液由 8 种必需氨基酸和组氨酸构成。创伤型氨基酸富含支链氨基酸(BAAA),适用于手术前后、严重创伤、烧伤和骨折等情况。幼儿用氨基酸能提供足够的必需氨基酸(约占氨基酸总量的 40%),同时富含婴幼儿体内不能合成的酪氨酸、胱氨酸(或半胱氨酸)、精氨酸和组氨酸。在临床选择时,需要考虑应用目的、病情、年龄等因素。对于单纯的营养不良情况,通常选择平衡型氨基酸溶液,输注氨基酸剂量为每天 1~1.5 g/kg,占总能量的 15%~20%;非蛋白质的热氮比为(100~

150)kcal：1 g。

随着对临床营养应用基础研究的深入和认识的提高,某些氨基酸在代谢中的特殊意义受到了重视,其中较具代表性的是谷氨酰胺和精氨酸。

谷氨酰胺是一种非必需氨基酸,是体内含量最丰富的氨基酸,占总游离氨基酸的50%以上。谷氨酰胺在各器官和组织细胞中具有重要而且独特的代谢功能。它是快速分裂细胞的代谢燃料,也是肠黏膜上皮细胞的主要能源;还是多种生物活性分子的前体,同时也参与氮和氨的转运,调节肌肉蛋白平衡。近年来,人们对谷氨酰胺在应激状态下的代谢特点和作用有了新的认识。例如:在严重感染、手术、创伤等情况下,机体对谷氨酰胺的需求远远超过内源性合成的能力,导致细胞内外谷氨酰胺水平急剧下降,影响多个器官和系统的代谢。鉴于谷氨酰胺在这些情况下的重要作用,又将其称为“条件必需氨基酸”。考虑到谷氨酰胺在水溶液中的不稳定性,故一般的氨基酸制剂中均不含谷氨酰胺,常使用稳定的谷氨酰胺二肽(如丙氨酰-谷氨酰胺和甘氨酰-谷氨酰胺)。其中,每 100 ml 力太(dipeptiven,丙氨酰谷氨酰胺注射液)中含有 20 g N(2)-L-丙氨酰-L-谷氨酰胺,建议剂量为每天 1.5～2.0 ml/kg。使用时需与氨基酸溶液或含氨基酸的补液混合,两者的比容比应在 1：5 以内。

精氨酸是半必需氨基酸,具有多种生理和药理作用,包括营养和免疫调节等。在创伤、感染等应激情况下,每天供给 25～30 g 精氨酸,可以促进机体蛋白质合成,减少尿氮排泄,改善氮平衡。此外,精氨酸的免疫调节功能与输注量呈正相关,但与促进氮平衡并不一定成正比。因此,在创伤后应根据免疫反应的程度确定最适宜的精氨酸输注剂量。

四、电解质制剂

电解质是体液和组织的重要组成部分,对维持水、电解质和酸碱平衡,保持机体内环境稳定,维护酶活性、神经肌肉功能和营养代谢的正常进行具有重要作用。与营养治疗密切相关的电解质包括钠、钾、磷、钙和镁等。

1. 钠　是细胞外液的主要阳离子,是维持细胞外液、调节酸碱平衡和渗透压的重要离子。肠外营养患者通常每天需要补充 40～120 mmol 的钠。在有大量引流或额外丢失的情况下,应相应增加补充量。

2. 钾　是细胞内液的主要阳离子,与细胞外液中的钠共同维持细胞外液的稳定性、调节酸碱平衡和渗透压。在分解代谢过程中,大量钾离子会从细胞内释放,导致血钾浓度上升。当肾功能正常时,多余的钾通过尿液排出;但当肾功能障碍时,可出现高钾血症。在合成代谢状态下,大量钾进入细胞内,因此需要适当补充钾;如无补充,则可出现低钾血症。钾与氮的比例通常为(5～10)：1(单位:mmol),能量与钾的比例为 1 000 kcal：50 mmol。

3. 钙　是体内含量最多的二价离子,对于骨骼和牙齿结构的形成和维持、细胞正常生理功能以及凝血过程具有重要作用。短期肠外营养情况下较少发生钙缺乏,但长期肠外营养可能导致钙代谢障碍。推荐的肠外营养中钙的供给量通常为每天 5 mmol/L。

4. 磷 肠外营养时,随着能量、蛋白质和胰岛素等的供给,合成代谢增加,磷会进入骨骼肌和肝脏细胞,导致血磷水平下降。亦可因酸碱失衡等因素致血磷水平发生变化。为了满足合成代谢的需要,通常按照(10~20 mmol)：1 000 kcal 补充磷,但也不要忽略钙的补充。

5. 镁 体内储存量相对较大,短期肠外营养不容易导致镁缺乏,但长期肠外营养且不补充镁时可能发生缺乏,特别是在长期胃肠减压导致胃肠液大量丢失的情况下。因此,应适当地补充镁,通常每天约补充 12.5 mmol,可以选择每隔一天或每周补充一次。

五、维生素制剂

长期全肠外营养如果不补充维生素,2~3 周后将会出现维生素缺乏症状。水溶性维生素无法在体内储备,因此在无法饮食时应根据每天的推荐摄入量进行补充。在感染、手术等应激状态下,机体对某些水溶性维生素的需求可能增加,例如维生素 C 和维生素 B_6 等,此时可以适当增加供给量,通常不超过日常膳食摄入量的 2~4 倍,以免引起中毒。脂溶性维生素在体内有储存,代谢较慢,所以短期禁食者可以暂不补充。对于长期肠外营养者的维生素补充,不应该超过日常膳食摄入量,因为过多地补充维生素 A、维生素 D、维生素 E、维生素 K 可能导致中毒,需要谨慎使用。

目前在临床上有多种水溶性维生素制剂和脂溶性维生素制剂,这些制剂中的维生素含量可以满足成人每天的需要量。近年来,出现了多种专供静脉使用的复合维生素制剂,它们同时含有水溶性和脂溶性维生素,更便于临床使用。

六、微量元素

在正常饮食或短期全肠外营养的情况下,通常不会出现微量元素缺乏问题。然而,长期全肠外营养时需要重视可能出现的微量元素缺乏。目前已知人体需要的微量元素有十余种,其中一些对临床具有重要意义,包括锌、铜、铁、硒、铬、锰等元素。这些微量元素参与酶的组成、三大营养物质的代谢,以及上皮生长、创伤愈合等生理过程。商业化的复合微量元素制剂,每规格单位中微量元素含量可以满足每天的推荐摄入量,基本可以预防微量元素缺乏。例如,成人使用的复合微量元素制剂安达美(Addamel),包含了铬、铜、锰、钼、硒、锌、氟、铁和碘 9 种微量元素;儿科患者使用的微量元素制剂哌达益儿(Ped-el),包含了钙、镁、铁、锌、锰、铜、氟、碘、氯 9 种元素。

七、小结

对于患者而言,肠外营养提供的营养物质必须能够被代谢或排泄。因此,制订营养方案时,需要考虑到营养素的需求量、代谢能力、可能存在的代谢紊乱,以及存在的其他不足或过量等因素。本节对各种肠外营养制剂的作用、类型和剂量等进行了简要概述。

第四节 肠外营养实施途径

为了有效开展肠外营养,首要条件是建立可行的静脉通路。选择正确的静脉输注途径是肠外营养顺利实施的前提。肠外营养主要可通过外周静脉和中心静脉两种输入途径实现。外周静脉输注具有方便、安全、并发症少而轻等优势,通常适用于预计短期(不超过2周)或需要较少肠外营养的患者。中心静脉管径粗、血流快、流量大、对渗透压耐受性好,输入的液体可迅速稀释而不刺激血管壁,不易导致静脉炎和血栓形成。中心静脉对输注液体的浓度和酸碱度限制较小,能在短时间内快速输入大量所需液体,且24 h内可持续输注。因此,中心静脉途径可以最大限度地根据机体需要调整液体的量、浓度和速度,以满足机体的能量和营养需求。中心静脉置管后可供长期输液,免去频繁静脉穿刺的痛苦,也更方便护理,有助于预防肺部感染和压疮的发生。因此,在需要长时间肠外营养支持的患者或有较多额外丢失、代谢增加的情况下,宜采用中心静脉途径输液。

一、外周静脉途径

外周静脉通常指浅表静脉,大多为上肢末梢静脉,成人尤其是下肢外周静脉不适用于肠外营养,因其易发生血栓性静脉炎,且患者需要卧床休息,活动受限,护理不便。能否耐受经周围静脉输注营养液取决于液体的渗透压、pH值和输注速度,以及置管部位、导管材料(多氨基甲酸乙酯和硅胶优于Teflon)和导管直径(越细越好)。高渗溶液会刺激静脉,引起疼痛、静脉炎和血栓形成,但加入脂肪乳剂和增加容量可降低渗透压。此外,脂肪乳剂还具有保护血管内皮的作用。因此,在经周围静脉给予营养支持时,应适量添加脂肪乳剂作为能源。

(一)外周静脉营养适应证和禁忌证

经外周静脉肠外营养(peripheral parenteral nutrition)是通过外周静脉输注营养液的一种方式,除了中心静脉外的另一选择。经外周静脉肠外营养是早期肠外营养治疗的方法,最早由Brunschwing等于1945年提出。当患者不需要或无法耐受高能量营养治疗时(如在严重应激状态、危重症患者中),经外周静脉肠外营养允许低能量营养输入,成为首选的肠外营养途径。经外周静脉肠外营养的优势在于:①建立静脉通道简便,可由未经特殊培训的专业人员操作;②避免中心静脉置管相关的早期和晚期并发症,减少与中心静脉导管相关的机械性并发症以及长期留置中心静脉导管所致感染性并发症;③能早期发现置管处静脉炎的症状。

1. **经外周静脉肠外营养适应证** ①短期(<14天)肠外营养,通常为7～10天,但

一些研究显示经外周静脉肠外营养可安全、有效地进行超过 14 天；②中心静脉置管禁忌或不可行时；③导管相关感染或败血症，中心静脉置管须暂停数天以防止细菌定植，但肠外营养不能中断；④轻中度营养不良，或对能量和氮量需求不高。

2. 经外周静脉肠外营养禁忌证　①需要长期肠外营养或已置入中心静脉导管者；②高能量和营养底物需求（如高分解代谢状态、高流量肠瘘等），超过了外周静脉所能提供的能力；③外周静脉局部条件差，无法建立静脉通路；④肠外营养渗透压过高（如需要限制液体摄入的患者），超出外周静脉的耐受范围。

（二）外周静脉导管置管与护理

外周静脉导管置管一般需要以下常规设备：预装生理盐水的 10 ml 注射器、18 G～20 G 口径的静脉套管针、无菌纱布、手套、酒精棉片、10% 碘消毒液、胶带和特殊设计的黏性薄膜、止血带以及连接至"全合一"袋或多瓶输液系统的输液皮条。

首先，在前臂选择暴露良好的外周静脉。下肢外周静脉不适用于肠外营养，因易发生血栓性静脉炎且不利于活动。无论选择哪处静脉，为减少血栓性静脉炎的风险，宜选择直径较粗的静脉。

在操作中使用止血带或血压计袖带束缚，局部备皮、消毒。套管插入并见到回血后解开止血带。注入 0.9% 生理盐水并连接延长管，然后将套管和延长管固定在手背和（或）前臂，并用无菌纱布或特制薄膜覆盖套管出口。

较新的方法是在严格无菌条件下，经前臂近端或肘窝周围静脉插入直径为 22 G、长度为 15 cm 的多氨基甲酸乙酯导管（适用于儿科），导管护理类似于中心静脉导管，有助于减少血栓性静脉炎发生，提升患者舒适度。此外，在周围静脉穿刺后，无须局部压迫，以保证输注的营养液及时稀释。

外周静脉导管护理相对简单，一种方法是每天输液结束后拔除套管针，在第 2 天选择另一侧前臂插管，以延长经外周静脉肠外营养使用时间。另一种常用方法是仅在出现静脉炎症状时拔除周围套管针。研究显示，此方法有助于减少静脉炎发生，导管通常可保留约 4 天。此外，须监测注射部位是否感染或出现静脉炎症状，尤其在未常规每24 小时重新置管时；若早期有炎症出现，应立即拔除。为减少不必要的并发症和损害，需要严格按照周围套管护理准则培训相关人员。

（三）经外周静脉肠外营养溶液与方案

过去，经外周静脉肠外营养需要将多个输液瓶中的氨基酸、10%～20% 葡萄糖、10%～20% 脂肪乳剂以及适当添加物混合，通过 1 个或 2 个"Y"形管或三通管连接，进行合成。随着"全合一"（all in one，AIO）输液系统的引入，经外周静脉肠外营养的配制变得非常简便，目前在许多医院已被广泛应用。在尚不能使用 AIO 的医院内，可以使用预配的营养液或专为经外周静脉肠外营养设计的双腔或三腔输液袋以短期应用经外周静脉肠外营养。

增加脂肪乳剂的用量，甚至使其能量超过非蛋白质能量的 50%，可以降低经外周静脉肠外营养溶液的渗透压。在无液体超负荷风险的情况下,可以使用蒸馏水稀释最终配制的营养液。根据《美国肠外肠内营养学会(ASPEN)指南(2011 版)》建议,合理的经外周静脉肠外营养溶液的渗透压不应超过 900 mmol/L,总液体量和能量应根据患者需要进行动态调整。

二、中心静脉途径

上腔静脉和下腔静脉均为中心静脉,都可用于置管输液,但下腔静脉管径较细,血流量少,容易导致静脉炎和血栓。此外,下腔静脉置管经高位大隐静脉或股静脉插入,静脉入口处靠近大腿根部,容易受污染,可能成为微生物入侵通道,引发败血症。同时,由于输液管需要固定在大腿上,会严重限制患者的活动,护理也不便。因此,一般不推荐采用下腔静脉置管输液的方法。如患者为婴儿或上腔静脉置管失败,无法进行上腔静脉置管时,可以选择下腔静脉置管。

目前临床上常用的中心静脉置管途径包括:①经皮穿刺颈内静脉置管;②经锁骨下区穿刺锁骨下静脉置管;③经锁骨上区穿刺锁骨下静脉置管;④经皮穿刺颈外静脉置管或切开颈外静脉置管;⑤经头静脉或贵要静脉插入中心静脉导管。

(一)中心静脉导管的选择

在选择中心静脉导管时,需要考虑导管材料,如聚氯乙烯、聚乙烯、聚丙烯、聚氨酯、硅橡胶和凡纶等。理想的导管材料应具备以下特点:①优越的抗血栓性能;②质地柔软;③组织反应小;④长期使用不会变质;⑤价格适中。目前,国内外许多厂家已生产和发展了多种高质量、多功能、使用方便的导管,有些可以长期放置,方便护理,不会影响日常生活。

导管分类:①根据穿刺部位,可分为周围或中心导管;②根据穿刺方法,可分为经皮穿刺、皮肤小切口穿刺或外科切开置管;③根据治疗时间,可分为短期、长期或永久导管;④根据静脉与出口点之间的距离,可分为无隧道式或有隧道式置管;⑤根据管腔的数量,可分为单腔、双腔或三腔导管。在选择时,需综合考虑多种因素,确保治疗的安全和有效。

(二)中心静脉置管方法

在进行中心静脉置管时应谨慎选择,患者及其家人需了解置管步骤与利弊。某些国家需签署同意书,以确保患者在置管过程中能够充分理解相关知识,使其能够积极配合。一般情况下,置管前应注意患者的静脉结构、血容量、凝血参数、是否有感染等情况,以及患者在局部麻醉下的耐受能力。

超过 50% 的大静脉血栓患者可能没有明显症状。因此,在进行置管前,应进行超声检查以评估颈静脉和锁骨下静脉情况,并回顾患者以往是否有置管或穿刺导致血栓形成的病史。穿刺部位和静脉选择应根据解剖结构、患者意愿和操作者经验进行决定。在置管前,患者需要做好准备,包括剃除颈部和胸部毛发,清洁局部皮肤;对于能够自由活动的患者,建议在手术前进行淋浴。穿刺操作应在无菌条件下进行,由经过良好培训的操作者实施,特别是在手术室内,应遵循外科无菌规则。

进行锁骨下或颈静脉置管时,患者应仰卧,头部保持低位,以避免空气栓塞。通常需要对颈部和胸部进行消毒,铺上铺巾。在局部麻醉下,通过引导针穿刺将导管插入静脉。根据动、静脉血液特点,确保导管插入的是静脉而非动脉。通常情况下,中心静脉导管可以通过引导钢丝插入;也可以使用可分离的套管,通过带有扩张器的引导钢丝插入导管,以避免导管与涂有滑石粉的手套接触。当导管插入锁骨下静脉后,应避免误入锁骨和第一肋之间,以免造成机械性压迫、损伤或导管脱落。

优先选择右颈静脉或锁骨下静脉置管,以减少血栓形成的风险。出于相同原因,中心静脉导管末端应置于上腔静脉与右心房交界处。在透视下进行置管,可在最大吸气相时检查导管末端位置。

对于长期或永久性的中心静脉导管,通常需要进行皮下隧道置入。在置管前,需考虑患者站位和坐位情况,选择最佳的导管出口位置。尤其是对于长期家庭肠外营养的患者,他们应能够自行看到并触及导管出口。通常情况下,选择导管出口在肋角位置,但对于乳房下垂的女性患者,应避免经过乳房组织,出口位置可定位于乳房上方或下方。

进行皮下隧道置管时,有多种方法可选。目前,导管大多配备有隧道器材,简化了操作流程。原则上,有两种基本应用技术:一种是带有不可分离中心轴的导管,先行皮下隧道,再穿刺插入静脉;另一种是带有可分离中心轴的导管,先插入静脉,再进行皮下隧道置入。这两种方法都需要确保导管末端定位于上腔静脉与右心房交界处,并通过 2 cm 长的永久性袖套进行外部出口的固定。第一种方法是根据导管血管入口定位进行皮下隧道置入,而第二种方法是通过合适的出口点进行定位。完成定位后,必须使用 1~2 根缝线固定导管,避免导管闭塞,然后再固定于皮肤,约 3 周后可拆除缝线。

如果无法进行上腔静脉置管,可通过股静脉插管,或直接插入大隐静脉或其分支,从而进入下腔静脉。在进行腹壁隧道时,为避免导管进入点受到污染,皮下隧道需进行 180°旋转,使导管末端位于下方。

在行经外周静脉穿刺的中心静脉导管(peripherally inserted central venous catheter, PICC)时,常选用肘部头静脉、贵要静脉或正中静脉。在置管之前,需测量入口与第 3 肋间的距离以及导管需要插入的长度。这可在透视或超声引导下进行,患者头部需转向置管的手臂侧,插管操作须在无 X 线监测下进行;若插管未成功,则应在最大吸气相时进行胸部 X 线检查。在透视下插管后,通常会在 24 h 后再次进行胸部 X 线检查,以明确导管末端位置及是否存在气胸或胸腔积液。

理论上,各种中心静脉置管方式均适用于长期肠外营养患者,然而每种方式都有其优缺点,因此在应用时需根据个体情况进行选择(见表 4-2)。

表4-2　常用中心静脉置管方式比较

置管方式	放置部位	优　点	缺　点
非隧道式中心静脉置管	颈内外静脉、锁骨下静脉	操作简单,易拔除,可通过导引钢丝更换导管,适于危重症患者的监测和短期治疗,价廉	导管断裂不能修复,自身护理困难,需缝合固定,易感染
隧道式中心静脉置管	锁骨下静脉、颈静脉	长期使用,便于家庭和自身护理,感染率低	须在手术室或特殊环境中进行置管,拔除时需要一些操作
皮下埋藏式植入注射盒的中心静脉置管	锁骨下静脉、颈静脉或外周静脉	长期使用,感染率最低,易护理,体外无暴露,外观佳	须针刺进行输注,易造成外渗,须在手术室或特殊环境中进行置管,须手术拔除
经外周静脉穿刺的中心静脉导管(PICC)	外周静脉,常用头静脉、贵要静脉或正中静脉	既可用作紧急时所需,也适于数周至数月的肠外营养,放置的并发症少	家庭和自身护理困难,采血困难

(三) 中心静脉导管护理

中心静脉导管的使用时间长短与护理质量息息相关。为预防与导管相关的感染,并确保导管通畅,需要根据导管使用的原则和常规,仔细进行导管外部和植入部位的护理。导管出口处应使用无菌纱布或通气良好的防水薄膜进行覆盖,每48小时更换1次;或当纱布潮湿、脏污或移位时更换,薄膜可每周更换2次。在处理导管或更换敷料时,务必注意无菌操作。拆除原敷料时,导管出口处皮肤需要进行3次消毒。更换新敷料时,还可在皮肤上涂抹抗菌药膏。

每次输注液体后,应使用0.9%的生理盐水冲洗导管。在两次输液之间,间隔3～5 h,或者在导管配有压力敏感阀时,无须进行肝素化处理。对于较长时间没有输液的情况,在推注生理盐水后根据液体量,使用100 IU/ml肝素封闭导管。推注时不需要过大的力量。

中心静脉导管可以使用塞子、注射帽或带有压力阀的帽子进行封闭。为避免空气栓塞、血液回流以及随后的血栓形成,在连接或脱离输液管和导管腔暴露在空气中时,需使用夹子夹住导管。永久性的中心静脉导管通常配有关闭夹,用于输液和停止输液时,需使用夹子夹住导管,以实现短暂的关闭。标准的中心静脉导管通常没有夹子,因此需要使用带夹子的特殊延长输液管。这种管道每周更换1次,并且比三通开关更为有效,导管关闭时可不使用肝素,同时远离输注装置和管道。输液设备更换时间可以从24 h到1周,具体时间要根据导管和设备类型,以及当地习惯而定。最好按照生产商的标准进行更换。

为防止微生物或其他污染,可使用带有过滤装置的输液管道。滤孔直径为0.22 mm的过滤装置不适用于"全合一"营养液输注,而滤孔直径为1.2 mm或5 mm的过滤装置则可以使用。此外,活性过滤装置需要定时更换。使用带过滤装置的输液管道会增加治疗费用,并需要额外操作。因此,只有在必须经过这种管道输注药物或液体时才需要使用。

在导管护理中,最重要的是避免不必要的输液管、其他额外装置和开关。连接或拔除输液皮条、关闭不输注的导管时,务必严格遵守无菌操作原则。用于输营养液的管道只能用于输注营养液,绝不能用于抽血。如果必须从此处抽血,也要进行无菌操作,之后要彻底冲洗使用过的管道。一些学者建议在长期肠外营养者中使用小剂量(1 mg/d)的华法林,以减少血栓形成的风险。

三、小结

经外周静脉肠外营养是一种易于实施且安全的方法,适用于需要短期肠外营养并暂时避免中心静脉置管的患者。它可作为中心静脉营养的替代方法,以减少相关并发症的发病风险。然而,对于大多数肠外营养患者来说,中心静脉途径是必不可少的。在选择输注途径时,需考虑治疗时间、置管部位、安全性和费用等因素。置管过程必须由经过充分培训的专业人员在严格的无菌条件下进行。一般而言,右颈内静脉置管术是一种有皮下隧道的选项,或者可以选择无皮下隧道的右锁骨下静脉置管术。透视下将导管末端置于上腔静脉与右心房的交界处,或者在置管后进行胸部 X 线检查以确定导管位置。在无法进入上腔静脉时,股静脉置管是另一种选择。正确选择合适的导管、熟练的置管技术以及导管的有效护理是确保治疗安全、成功和无并发症发生的关键因素。

第五节　肠外营养并发症及防治

经过多年的临床实践,肠外营养在理论、技术和制剂方面都取得了显著的进展,已在临床广泛应用并获得认可,成为一种安全有效的营养支持方法。然而,肠外营养作为强制性的营养治疗手段,与正常经口摄食时的生理过程不同,特别是长期肠外营养更容易导致一系列并发症,严重情况下甚至可能危及生命。这些并发症部分是由于营养方式本身存在不足所致,部分与临床操作、护理和监测不当有关。因此,规范操作、定期严密监测以及精心护理在肠外营养过程中对于预防、发现并及时处理并发症至关重要。临床上常见的肠外营养并发症可分为静脉导管相关并发症、代谢性并发症和脏器功能损害等几大类(见表 4 - 3)。

表 4-3　肠外营养并发症分类

分　类	临 床 表 现
静脉导管相关并发症	气胸、血胸、液胸,动、静脉损伤,神经损伤,胸导管损伤,空气栓塞,导管栓塞,导管脱出、扭折或折断、漏液,静脉血栓形成,血栓性静脉炎,导管性败血症,内源性败血症
代谢性并发症	高血糖、低血糖、高渗性昏迷、高血氨症或氮质血症、高脂血症、必需脂肪酸缺乏症、水电解质紊乱、酸碱紊乱、维生素和微量元素缺乏、再喂养综合征
脏器功能损害	肝脏损害、胆道系统疾病、肠道结构和功能损害、代谢性骨病

一、静脉导管相关并发症

静脉导管相关并发症是肠外营养中常见的并发症之一,其发生与患者的病情、操作时的体位、操作者的技术熟练程度以及导管质量等因素密切相关。这类并发症可分为非感染性和感染性两大类。

(一) 非感染性并发症

1. 气胸　是静脉穿刺置管时最常见的并发症之一,近年来发生率有所降低。由于机体皮下脂肪组织少,皮肤穿刺点与胸膜顶距离近,因此在操作时若体位不当或穿刺方向不准确,可能刺破胸膜引发气胸。瘦弱、营养不良的患者更容易发生。当壁层胸膜受损时,患者可能出现剧烈胸痛或咳嗽,应立即拔除针头。重复穿刺时应重新选择穿刺点,如患者胸痛持续或有呼吸困难,应停止置管并摄胸片明确诊断。少量气胸(肺压缩<20%)的情况,通常能在数天内自行吸收,一般无须特殊处理。然而,依赖机械通气的患者即使气胸量很小,也可能引发张力性气胸,须警惕。如果患者出现呼吸困难、缺氧、发绀、低血压、胸壁疼痛加重等症状,应考虑为张力性气胸,须立即进行反复穿刺抽气或置入胸腔闭式引流管,并在胸部 X 线检查确认气胸已消失后方可拔除胸腔引流管。已经存在肺气肿的患者应避免进行锁骨下静脉穿刺。

2. 空气栓塞　可发生在导管置入、输液,以及拔除导管的过程中。置管时,一旦穿刺针进入静脉,卸下注射器以准备插入导丝或退出导丝时,容易进入空气。在输液过程中、更换输液瓶以及拔除导管时,也存在发生空气栓塞的风险。少量空气进入时可能无症状,但大量进入后患者可能出现呼吸困难、发绀、血压下降、心率增快、意识不清,甚至危及生命。为避免空气栓塞,置管时应让患者头低脚高,以使上腔静脉充盈,并嘱患者平静呼吸,穿刺置管时患者须屏气。在卸下注射器时,应立即堵住穿刺针接头处,导管护理时也需采取防止接头脱离的保护措施。一旦发生空气栓塞,应迅速将患者置于左侧卧位。

3. 周围组织损伤　在导管穿刺时,如果穿破了静脉,可能会导致血胸的发生。穿刺过程中,如果误伤了锁骨下动脉,可能引起局部皮下大范围淤血和血肿。此外,穿刺过程中也可引起纵隔血肿,产生纵隔压迫症状。当穿破动脉时可见鲜红色回血,应立即退出穿刺针进行局部压迫,并重新选择穿刺点。若导管未成功置入静脉,但已误入胸腔,输入的营养液可能进入胸腔导致液胸。锁骨下静脉穿刺时可能损伤臂丛神经或其分支,可出现同侧手臂的触电样或麻刺样感觉。一旦患者有类似主诉,应立即退出穿刺针或导管。颈内静脉穿刺时可能伤及膈神经、迷走神经或喉返神经,产生一系列相应的症状和体征。左侧锁骨下静脉穿刺时,易损伤胸导管。如在穿刺部位见清亮的淋巴液渗出,应立即退针或拔除导管。偶可发生乳糜胸,一般情况下可自愈,少数患者须做引流或手术处理。

4. **导管堵塞**　是与导管相关的非感染性并发症中最常见的一种,发生率高达36%。导管堵塞可能是由于置管时导管尖端损伤了血管壁,导致局部血流动力学受到影响,以及恶性肿瘤或某些疾病引起机体凝血机制改变,都可导致静脉血栓形成。此外,长时间输注某些高浓度的成分,使其在导管壁内沉积,也可能导致导管阻塞。一旦发生导管堵塞,通常不得不拔除导管并重新置管。可以使用 1 mol/L 氢氧化钠 0.5～1 ml 注入导管并留置 2 h 后用针筒回抽,将沉积在管壁内的物质溶解后抽出。

5. **血栓形成**　可由多种因素引起,如血流滞缓、导管置入损伤静脉壁、高凝状态等。输液结束封管时血液回流,以及经导管输血或采血可能引发血栓形成,可部分或完全堵塞导管和所在的血管。临床表现为在使用导管时无法回抽血液,轻推时有阻塞感。如形成部位在锁骨下静脉,可引起同侧上肢及颈根部肿胀,静脉压升高,胸壁及颈静脉充盈,血液回流受阻。如在上腔静脉形成血栓,则有生命危险。此时切忌用力推注,否则可致血栓脱落,产生严重并发症;可用有生理盐水的注射器将血栓抽入针筒。急性静脉血栓形成可以使用纤溶酶原激活剂或尿激酶进行溶栓治疗,并联合应用抗凝剂。血栓在 24～48 h 内可能完全或部分溶解。治疗无效时,应尽快拔除导管。

6. **血栓性静脉炎**　是外周静脉营养中常见的并发症之一,指在静脉内急性非化脓性炎症的同时伴随血栓形成。该并发症主要与以下因素相关:导管在静脉内放置超过24 h、输注高渗营养液、导管材料与血管管径、静脉血流不畅以及血液凝固性增高等。单瓶输注营养液时,由于血管内皮受到相对高的渗透压或过低、过高 pH 值的刺激,较全营养混合液方式更容易引发血栓性静脉炎。临床上表现为患肢局部红肿、疼痛,可能触及痛性索状硬块或串珠状结节。通常不需要特殊治疗,只需对症处理,可通过热敷或非甾体抗炎药缓解症状。为预防该并发症,应选用质地柔软、具有较好抗血栓性能的导管,以及较大的静脉管径;严重者可拔除导管。

7. **其他导管相关并发症**　包括导管尖端异位、导管栓塞、导管裂开、导管脱出、导管扭折或折断、导管漏液、衔接部脱开等。在正常情况下,导管尖端应置于上腔静脉的中下 1/3 位置。如果导管尖端异位,可能引发一系列问题,如静脉炎、静脉栓塞、异位部位肿胀和渗液等。较严重时,可能穿破静脉壁、心脏穿孔、心律失常或心脏压塞。置管成功后应进行胸部 X 线检查以确认导管位置。

(二) 感染性并发症

主要指中心静脉导管相关感染,是肠外营养最常见且严重的并发症。根据情况,可分为三类:①导管细菌移位;②导管出口、皮下隧道或植入装置的局部感染;③最严重的是导管相关的菌血症和败血症,可发生于置管的任何时候。

1. **导管污染**　可出现在导管表面、管腔内或两者均有。细菌或真菌生长后,病原体定植在血液中,引发感染。根据置管方式,导管相关血液感染可来自导管内部或外部。常见的腔内感染原因包括导管内腔污染、管道破裂或渗液、营养混合液污染(配制、输液、添加药物、转送病房等)、导管其他用途(中心静脉压测定、抽血)。腔外感染原因有微生物从穿刺点沿导管移位、置管时直接污染[如第 3 天手术热(third day surgical fever)]、血行传播,尤其是重症监护设施。在其他因素中,血液感染与导管使用时间有关,感染发生率的最佳描述是计算一段时间内的感染次数。医院肠外营养中心静脉导管感染率为每年 0.45%~1.0%,家庭肠外营养感染率为每年 0.1%~0.5%。目前与导管相关的感染多由革兰氏阳性菌引起,尤其是表皮葡萄球菌和金黄色葡萄球菌。

2. **导管相关血液感染的临床表现**　可以是局部的和(或)全身性的。局部征象包括红、肿、痛或穿刺点有脓性分泌物。皮下隧道感染可表现为疼痛,炎症沿皮下隧道发展。全身征象可能无特征性,通常开始时不能辨认出是导管相关的血液感染,常从低热到中毒性休克和器官衰竭多样表现。早期无局部征象,表现为发热伴寒战、负氮平衡、血清 C 反应蛋白(C-reactive protein,CRP)轻度增高、尿素氮和转氨酶增高、腹肌或咽部疼痛、呼吸困难,症状常在开始输液或封管后 1~3 h 出现。非典型症状包括上消化道出血、恶心、呕吐、精神视觉障碍、嗜睡、心律失常、肾衰竭和呼吸衰竭等。

3. **出口处感染**　大多数需拔除导管,对导管末端和出口周围的皮肤血液进行培养。血培养应从周围静脉(1 或 2 处)或导管(1 处)和周围静脉抽取,进行拭子或腔内拭子培养。后者可定量,或计算不同时段阳性率。

4. **无感染症状(发热、寒战等)而怀疑导管相关血液感染**　拔管后,常发现感染与导管无关,50%患者或需重新置管。若怀疑导管腔内感染,建议暂停输液,进行血培养和管腔拭子培养,输液管无须拔除,肝素化并封管。必要时,经周围静脉营养支持或补液24~48 h。当不能确定导管相关感染,可重新通过中心静脉导管输注肠外营养。一旦确定感染源,如真菌、表皮葡萄球菌、分枝杆菌或铜绿假单菌,发生相关脏器并发症的风险较高,且较难根治,需拔除导管,选择适当抗生素治疗。对未行隧道导管,应权衡拔管与局部治疗的风险费用,通常合理做法是拔管并开始抗生素治疗 24 h 后重新置管。对行隧道导管,如未发现上述病原体,可局部处理,给予高浓度抗生素封管 12~24 h("抗生素封管"),持续 7~10 天,期间不使用中心静脉导管。对家庭肠外营养者尤为适用,怀疑中心静脉导管相关感染的 80%病例可保留导管。

5. **感染预防**　最重要的预防方法是无菌置管、无菌处理连接管道、定期更换胶布,以及营养支持小组监测随访。通常不推荐预防性使用抗生素。皮下隧道可减少穿刺点细菌入侵,适用于颈内静脉和股静脉置管,对锁骨下静脉置管无益。在皮下隧道出口上方 2cm 处放置涤纶套囊作物理屏障,防止纤维组织侵入。尽管采取了预防措施,但与中心静脉导管相关感染仍高发时,需使用有抗生素涂层导管并短期留置。目前认为,缺乏感染证据时不必拔管或重新置管。

中心静脉导管感染的常见原因及预防和处理见表 4-4;疑有与中心静脉导管相关感染的处理步骤见图 4-1。

表 4-4 中心静脉导管感染的常见原因及预防和处理

原　因	预防与处理
导管原位污染,插管时导管被皮肤病原体污染	置管时应遵循严格无菌技术,每次接触导管应洗手,避免交叉感染
覆盖导管的敷料被周围皮肤的微生物污染	每天更换覆盖导管的辅料,如发现覆盖伤口的敷料已潮湿,应及时更换无菌的干敷料
导管周围皮肤消毒不够或采用不适当的消毒液	每次换药时局部皮肤常规消毒
中心静脉导管滑动	导管穿刺成功后应缝扎固定好导管,防止导管滑动将外面的微生物带入
导管穿刺部位皮肤感染,或缝扎固定部位皮肤炎症反应	皮肤穿刺口部位消毒液消毒后覆盖灭菌纱布,四周用胶布固定,或贴盖医用透明薄膜
导管材料原因引起静脉血栓形成	聚氨基甲酸乙酯及硅胶导管静脉血栓形成发生率低,可降低感染风险
中心静脉置管方式或部位选择不当	避免经大隐静脉或股静脉的下腔静脉置管。隧道式锁骨下静脉穿刺置管,皮下埋藏式植入注射盒的中心静脉置管及 PICC 可减少中心静脉导管感染发生率。宜选用单腔导管,而多腔导管因插入部分损伤增加或导管轴的频繁操作,感染风险增加
导管相关的血流感染,血源性播散	加强中心静脉导管的无菌护理;金黄色葡萄球菌或真菌感染者,应拔除导管
肠外营养输注管道污染	每天更换输注管道,应用"全合一"方法配制营养液,注意输液过程的无菌操作

二、代谢性并发症

(一) 糖代谢紊乱

1. 高血糖和高渗性非酮性高血糖性昏迷　在肠外营养中,高血糖和高渗性非酮性高血糖性昏迷是重要的糖代谢紊乱并发症。此类并发症常见于糖尿病、糖耐量异常、激素治疗、脓毒症多器官功能衰竭、外伤患者等,尤其在接受肠外营养时高血糖的风险更大。由于肠外营养中大量输注葡萄糖,机体难以及时利用,尤其在应激状态下,糖异生增加、葡萄糖氧化利用下降以及胰岛素抵抗等因素导致血糖剧增,容易引发高血糖和高渗性非酮性昏迷。当血糖浓度超过 22.2 mmol/L 时,临床上可能表现为高性利尿(每小时尿量>1 000 ml),患者可能出现脱水、电解质紊乱、嗜睡甚至昏迷,病死率高达 40%～50%。因此,应慎重控制葡萄糖输注速度,建议在开始肠外营养的第一天给予 150～

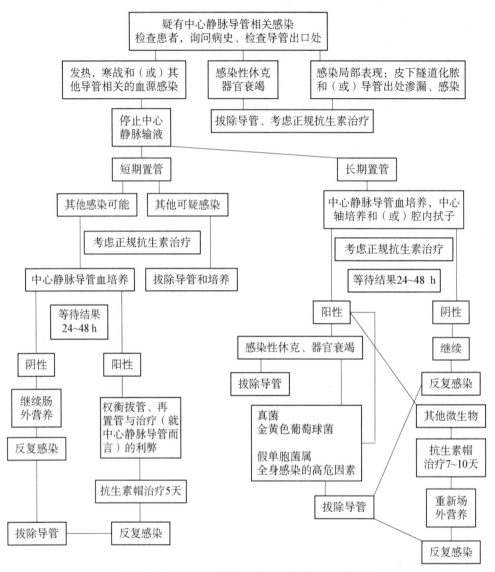

图 4-1 疑有中心静脉导管相关感染的处理步骤

200 g 葡萄糖,速度控制在 0.5~1 g/(kg·h),第二天摄入总营养需要量的 75%。若血糖浓度稳定或能够控制在正常范围,可逐步提高葡萄糖输注速度至 1~1.5 g/(kg·h),并监测血糖和尿糖水平。此外,应根据具体情况添加胰岛素来控制血糖,预防高血糖的发生。并可以通过增加脂肪和碳水化合物的比例来降低血糖负荷。一旦发生高血糖或高渗性昏迷,应立即停止葡萄糖输注,改为输注低渗盐水,用 950 ml/h 的速度输注以降低血渗透压,同时使用胰岛素,并根据血糖和尿糖监测情况适当调整胰岛素剂量,使血糖维持在正常或接近正常水平。需要注意避免血浆渗透压过快下降导致急性脑水肿。对于创伤早期应激较强的情况,如果血糖浓度连续两次超过 11.1 mmol/L,或血糖波动较大,可以考虑使用持续静脉胰岛素滴注。血糖浓度下降的速度应平稳,避免过快或过低,一般应维持在 8 mmol/L 左右。随着机体逐渐恢复,创伤应激逐渐减轻,血糖浓度也逐渐易于控制,此时可以根据血糖浓度改为皮下注射胰岛素,特别是对于有糖尿病史的患者还可以考虑口服胰岛素。对于接受肠外营养支持的患者,应每天监测血糖 2～3 次,尿糖 2～4 次,以便及早发现血糖异常并及时处理。

2. **低血糖性休克** 经过一段时间的肠外营养,体内胰岛素分泌增加,以适应外源性高浓度葡萄糖诱发的血糖变化。此时如突然中止营养液的输入,因体内胰岛素仍处于较高水平,容易导致低血糖,甚至低血糖性休克。患者临床表现为心率加快、面色苍白、四肢湿冷、震颤和乏力,严重者可能出现休克症状。因此,在输注高浓度葡萄糖时,应逐渐减慢输注速度,甚至停止输注;或者在输注高浓度葡萄糖溶液后,以等渗糖溶液过渡。最好的方法是使用全营养混合液方式输注。在实施肠外营养时,也不应突然中断营养液输注,可以在高浓度糖溶液输完后使用等渗溶液维持数小时,以避免诱发低血糖。低血糖会对中枢神经系统造成损害,一旦怀疑发生低血糖,应立即进行血糖检测予以证实,并迅速推注高浓度葡萄糖或输注含糖溶液。

(二) 氨基酸代谢紊乱

早期肠外营养主要采用水解蛋白质作为氮源,尽管氮含量较高,但容易导致高血氨或氮质血症。目前主要使用结晶氨基酸,已经很少发生上述问题。氨基酸的浓度和摄入量应根据患者的病情和耐受性进行调整,尤其在严重肝肾功能损害患者、危重症患者以及婴幼儿患者,应通过监测内脏蛋白情况、氮平衡和肾功能来进行调节。在临床实践中,对于严重肝肾功能损害患者或婴幼儿患者,在接受肠外营养时,过量氨基酸的摄入可能导致肾前性氮质血症,甚至需要进行血液透析治疗。

在一些情况下,还可能出现血浆氨基酸谱的紊乱,例如肾功能不全患者接受只含有必需氨基酸的制剂时,可能导致血浆氨基酸谱的失衡。严重肝功能损害患者可能出现血浆 BCAA/AAA 比例失调,摄入较高剂量氨基酸后容易诱发肝性脑病。因此,对于易发生氨基酸不耐受的患者,应在短时间内改用特殊配方的氨基酸制剂,以预防相关并发症的发生。

(三) 脂肪代谢紊乱

长期接受肠外营养(超过 1～3 周)的患者,如果营养液中不含脂肪乳剂,可能会发生必需脂肪酸缺乏,从而导致皮肤干燥、毛发脱落、伤口愈合延迟、肝大、肝功能异常以及骨骼变化等症状。成人通常需要 1～3 周才会出现上述症状,而婴幼儿可能会在数天内出现。为预防必需脂肪酸缺乏,每天应补充脂肪乳剂,其中 2%～4% 的能量应来自亚油酸,这相当于每周提供 3 次 10% 的脂肪乳剂 500 ml 或 20% 的脂肪乳剂 250 ml,可以有效预防必需脂肪酸缺乏。

过量或过快输入脂肪乳剂可能会导致高甘油三酯血症,影响脂肪清除能力,损害网状内皮系统和肺通气功能。当出现发热、急性消化道溃疡、血小板减少、溶血、肝脾肿大等症状时,可能是脂肪超载综合征的表现,应立即停止输注脂肪乳剂。每天适当的脂肪乳剂摄入量应含甘油三酯 1 g/kg,输注速度为 0.1 g/(kg·h),输注时间不少于 8 h。对于脂肪不耐受的患者,应适当减少脂肪乳剂的摄入量。对于长时间使用大剂量脂肪乳剂或者脂肪清除能力受损的患者,应定期进行血清浊度试验,以了解机体对脂肪的利用和清除能力。

少数患者可能会出现脂肪过敏反应,这可能与用作乳化剂的卵磷脂有关。

(四) 水电解质紊乱

在计算肠外营养患者的水和电解质需要量时,需要考虑其他途径的液体和电解质摄入量,根据患者的疾病情况、体液和电解质状态、肾功能等因素来确定。不正确的处理可能导致体液和电解质紊乱,主要表现为低钾血症、高钾血症、低钙血症、低磷血症和低镁血症。

1. 钾代谢紊乱 当供应的钾不足、大量胃肠液丢失或利尿引起钾丢失过多时,可能会出现低钾血症。临床上可能出现神经传导功能、肌肉收缩功能障碍或心律失常。通过补充钾可以纠正这种情况。

过量补充钾或与氨基酸比例不当,内含较多阳离子型的氨基酸,如精氨酸、赖氨酸时,可置换出细胞内钾离子,可能会引起高钾血症。严重的分解代谢和肾功能不全也可能导致高钾血症,表现为心律失常、传导障碍,严重者可能导致心脏骤停。在这种情况下,应立即停用引起高钾血症的药物,输注葡萄糖和胰岛素,使用钠、钙制剂拮抗钾,必要时进行血液透析或腹膜透析。

2. 低磷血症 长期全肠外营养且未补充磷制剂可能导致低磷血症。低磷血症可能导致肢体肌无力、反射减弱、嗜睡、发音和呼吸困难、抽筋,甚至昏迷。确诊为低磷血症时应及时补充磷。

3. 低钙和低镁血症 这两种情况在长期全肠外营养时也可能出现。它们的临床症状有时难以区分,需要通过实验室检查明确诊断后进行补充。

(五) 维生素及微量元素缺乏症

维生素是机体代谢过程中必需的营养素,肠外营养时需要注意及时补充,否则可能会出现各种维生素缺乏引发的症状。禁食超过 1 个月可能会导致微量元素缺乏,其中最常见的是锌缺乏,其次是铜和镉缺乏。因此,长期接受肠外营养治疗的患者应每天补充微量元素。

(六) 酸碱紊乱

在肠外营养过程中,酸碱平衡可能会受到多种因素的影响。一些氨基酸溶液(如盐酸精氨酸、盐酸组氨酸)含有较多的盐酸盐,可能导致高氯性酸中毒。此外,氨基酸代谢本身可能会产生一些酸性产物,输入过量氨基酸时可能会导致代谢性酸中毒。肠外营养过程中碳水化合物过量可能导致二氧化碳增加,引发呼吸性酸中毒。对于一些机械通气的患者,高碳水化合物摄入可能导致二氧化碳产生增加,引起过度通气,从而引发呼吸性碱中毒。

三、脏器功能损害

(一) 肝脏胆道系统损害

肝脏脂肪变性是全肠外营养中常见的并发症之一,通常伴随着血浆转氨酶升高和肝脏增大(超声检查显示肝脏回声增强)。主要的病因之一是过度喂养,尤其是摄入过量葡萄糖。长期接受全肠外营养的患者可能因为缺乏食物刺激而影响了胆囊的收缩和排空功能,以及肝内胆汁的排泄,从而导致胆汁淤积、胆泥形成。这会使肝脏中的脂肪酸氧化减少,最终导致脂肪酸在肝细胞内再酯化,形成脂肪堆积。一些研究提出,外源性葡萄糖可能会合成脂肪酸。另一些观点认为,通过周期性肠外营养输注(每次间隔 6~8 h)可以降低脂肪变性的风险。减少能量摄入也可能有助于减少脂肪变性的发生。

肝内胆汁淤积是严重的并发症,甚至可能发展为肝硬化和肝衰竭,在儿童和新生儿中较为常见。症状包括黄疸、高胆红素血症,以及血浆中 γ-谷氨酰转肽酶(γ-GT)和碱性磷酸酶水平升高。病理上可见门脉及其周围胆汁淤积和广泛纤维化,严重情况下会出现肝硬化的表现。肝内胆汁淤积的病因尚不明确,可能与以下因素有关:①胆汁酸肠肝循环减少,导致胆汁酸缺乏,毒性胆汁成分增加。②门脉内毒素血症引起肠道内次级胆汁酸生成,产生肝毒素,直接导致肝内胆汁淤积;细菌过度生长引起门脉血中内毒素增加,刺激细胞因子产生和胆汁转运减少。③脂肪过氧化产物和维生素 E 缺乏。④胆囊活动减弱和脂肪乳剂的组成成分可能与肠外营养相关的肝损害有关。

全肠外营养时的胆汁淤积可能会进一步发展为胆囊结石,导致胆囊炎。研究发现,接受全肠外营养 4~6 周的患者,胆囊动力下降和胆汁淤积的发生率分别为 50% 和100%。因此,长期接受肠外营养的患者应定期进行超声检查,以便及时发现问题。另外,可以通过给予缩胆囊素(cholecystokinin, CCK)或少量饮食,以及肠内营养来刺激胆囊收缩,从而预防和治疗这一并发症。

(二) 肠道结构和功能损害

长期肠外营养可能导致肠黏膜上皮的绒毛萎缩、肠壁变薄、肠道上皮细胞通透性增加等肠道结构和功能的损害,引发肠源性感染。这是因为肠道免疫功能受损,细菌可能会从肠道内移位到其他部位,引发感染。因此,对于长期接受肠外营养的患者,如果出现持续的低热而无法明确感染灶时,应考虑肠源性感染的可能性。在临床上,可以通过补充谷氨酰胺制剂以减轻肠上皮绒毛萎缩、改善肠道免疫功能,以及早期经肠道提供少量肠内营养来预防和治疗这种并发症。肠内营养可以维持肠道黏膜结构和功能的完整性。因此,在肠外营养治疗过程中应根据患者的具体情况尽可能地提供一定量的肠内营养,以防止肠道结构和功能的损害。

(三)代谢性骨病

肠外营养相关的代谢性骨病包括骨钙丢失(也表现在骨组织学中)、血清碱性磷酸酶增高、高钙血症、骨痛和骨折等。其病因可能涉及多个因素:①长期的骨固定导致骨脱矿;②维生素 D 中毒;③磷和(或)镁摄入不足;④肠外营养中氨基酸过量(尤其是含硫氨基酸);⑤铝污染;⑥肝素或糖皮质激素摄入;⑦钙和维生素 D 不足;⑧缺乏运动等。目前尚不清楚如何有效地预防这种并发症,但可能的方法包括增加磷和镁的摄入,交替摄取维生素 D,确保足够的钙摄入,以及进行适当的运动。

四、小结

肠外营养存在许多并发症,其中代谢性问题最为常见。这些问题可能是由于营养素的过量或不足,以及营养素的组成不合理所致。在临床实践中,准确评估每位患者的营养素需求至关重要,但也非常具有挑战性。因此,积极进行营养监测,并及时调整患者的营养摄入,是确保肠外营养患者代谢正常的重要措施。

第六节　肠内营养和肠外营养的选择

一、营养支持途径选择

营养支持途径在不同阶段的选择有所变化。古埃及和希腊已使用直肠途径提供营养物质,随后发展了通过食管给予营养的方法。1984 年,Randall 综述了经胃肠途径进行营养支持,具有历史重要性。随着肠外营养的发展,一度过于强调肠外营养,忽视了肠内营养。然而,深入研究肠外营养引发的并发症后,人们逐渐认识到肠内营养的重要性,重新认识了肠内外营养各自的特点。目前在临床营养支持中,首要选择肠内营养;若无法使用肠内营养,再考虑单独或联合使用肠外营养。具体选择如图4-2 所示。

肠内营养是较为符合生理的营养支持途径,不仅避免了中心静脉置管风险,还有助于肠道功能的恢复。营养物质通过门静脉吸收传至肝脏,有利于内脏蛋白的合成和代谢调节,同时改善肠黏膜结构和功能,有效防止肠道细菌易位。肠内营养具有简便、安全、经济的优点,与生理功能相符。

肠外营养同样具有优点,能快速提供所需能量、蛋白质,短期内纠正营养不良,同时调整补液、纠正电解质紊乱,避免胃肠内营养并发症。肠外营养方便易行,患者接受度高。

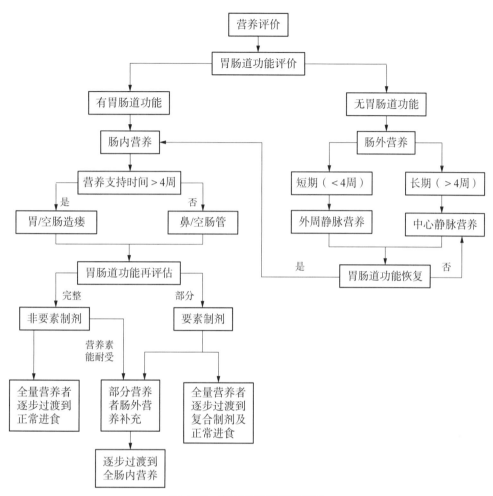

图 4-2 营养支持途径的选择

二、肠内外营养联合应用

　　选择肠内外营养或单独应用,在很大程度上取决于患者的胃肠道功能和耐受能力。通常根据疾病性质、患者状态和医师判断决定。心、肺功能不稳定、肠道吸收功能大部分丧失或营养代谢失衡而急需补偿时,应选用肠外营养;如果患者胃肠道有功能或有部分功能,则应选用肠内营养。对于胃肠疾病患者,肠内营养应用时间、途径选择需谨慎,以免加重原发病。某些症状如恶心、饱胀、腹痛、腹泻、肠鸣音减弱、腹胀气等限制了肠内营养的应用。如患者不能容忍鼻胃管置入,鼻胃管置管不顺利或食管、胃手术后原解剖位置改变不能置管的患者,肠内营养亦受限。肠内营养也可能导致并发症,如气管误吸、恶心、腹泻及肠管血供障碍等。因此,心功能边缘或血流动力学不稳定时不宜应用肠内营养。肠内营养效果不佳时应及时调整补给方式,避免延误营养治疗。总之,严格控制适应证、准确计算治疗量和持续时间、合理选择途径是肠内营养的关键原则。

肠外营养几乎适用于所有经口摄食不足、不适当或不可能的消化系统疾病患者,是人类疾病治疗过程中的重要进步。此法使营养不良、胃肠道功能障碍等问题得到显著改善。由于肠外营养可引起饱感综合征抑制胃蠕动,建议在向肠内过渡前轻度饥饿数天,仅静脉输入保持水和电解质平衡的液体,以刺激胃肠活动,同时以菜肴色香味刺激食欲,或与家人共餐增进愉悦感。通过管饲与口服摄食适当配合,有助于从肠外向肠内过渡,从长期管饲向正常口服摄食过渡,须遵循该原则。

长期进行肠外营养可能导致胃肠道功能减退。因此,从肠外营养向肠内营养过渡应逐步进行,避免突然中断,以免加重肠道负担,不利于康复。这种过渡可分为以下 4 个阶段:①肠外营养与管饲结合;②单纯管饲;③管饲与经口摄食结合;④正常肠内营养。过渡的目的是使肠道逐步适应,确保肠道细胞得到适当供应。在开始耐受肠内喂养时,应首先使用低浓度、缓慢输注的要素肠内营养或非要素肠内营养制剂,监测水和电解质平衡及营养素摄入量(包括肠内和肠外)。逐步增加肠内营养量,减少肠外营养量,直至肠内营养能够满足代谢需求,然后完全停止肠外营养,逐步引入管饲与口服摄食的结合,最终达到正常肠内营养状态。

三、小结

根据患者的状况,选择适当的营养支持途径和方法至关重要。肠内营养和肠外营养各有优缺点,在不同阶段应采用合适的营养方式。从肠外营养向肠内营养的过渡需要经历逐步调整,有助于减轻胃肠道负担,促进康复。

(赵萱,冯一)

第五章

消化系统疾病营养支持治疗

消化系统病变可损害相应器官的组织结构与消化、吸收功能,造成人体营养素缺乏和营养不良。反之,营养不良可改变消化系统的组织学和功能,两者可相互影响,互为因果。在消化系统疾病的治疗过程中,针对病因治疗固然十分重要,而如何调整膳食和补充营养素,以便适应并促进消化系统结构和功能的恢复,与疾病的治疗效果密切相关。临床上,应根据消化系统疾病的病因、发病机制及其他可能同时存在的合并症等,在营养筛查和评价的基础上,予以相应的膳食调理、营养支持治疗和管理。

第一节 胃食管反流病

胃食管反流病(gastroesophageal reflux disease,GERD)是一种由胃十二指肠内容物反流入食管、口腔(包括喉部)或呼吸道引起不适症状、食管黏膜组织损伤以及相关并发症的一种疾病。GERD 是以食管下端括约肌功能障碍为主的胃食管动力障碍性疾病,各种导致抗反流屏障结构与功能异常、食管清除作用和食管黏膜屏障功能降低的因素都可能造成 GERD 的发生。GERD 可导致反流性食管炎,直接损伤因素为胃酸、胃蛋白酶、非结合胆盐、胰酶等反流物。流行病学资料显示,GERD 患病率在全球范围内呈上升趋势,我国典型症状 GERD 的患病率为 $2.5\% \sim 7.8\%$,低于北美($18.1\% \sim 27.8\%$)和欧洲($8.8\% \sim 25.9\%$)。

GERD 最典型的症状是反流和烧心。不典型的症状有胸骨后疼痛,有时类似心绞痛,还有吞咽困难或胸骨后异物感。另外,有些患者有食管外症状,如咽喉炎、慢性咳嗽、哮喘和牙蚀症。严重者可以发生吸入性肺炎,甚至出现肺间质纤维化。GERD 并发症有上消化道出血、食管狭窄和巴雷特食管(Barrett esophagus)。

一、膳食影响因素

1. **脂肪** 现有的研究表明高脂饮食是 GERD 的危险因素。高脂饮食引起 GERD

的具体机制仍不清楚,可能与高脂饮食引起食管下括约肌(lower esophageal sphincter, LES)静息压降低、多次短暂性 LES 松弛发作增加有关。高脂食物会刺激缩胆囊素升高,缩胆囊素则可刺激迷走神经传入纤维,延迟胃排空。El-Serag 等研究了 371 名受试者的 GERD 与宏量营养素之间的关系。与没有胃反流症状的患者相比,每周出现胃反流症状的受试者每天摄入的总脂肪、饱和脂肪、来自膳食脂肪的能量百分比都明显更高。另有一项研究比较了高能量膳食(1 000 kcal)与低能量膳食(500 kcal)、高脂肪饮食(50%)与低脂肪饮食(25%)对食管酸暴露的影响。研究表明,与低能量膳食相比,高能量膳食显著增加了食管酸暴露;高脂肪饮食和低脂肪饮食的食管酸暴露相同,但当使用高脂肪饮食时反流症状更频繁。

2. 咖啡和茶　咖啡因、茶碱和可可碱是甲基黄嘌呤生物碱,在咖啡、可可和茶中含量丰富。最近发表的 11 项独立荟萃分析显示,摄入咖啡会使得 GERD 加重 10%～20%。一项对 12 名健康受试者的研究发现,食管内灌注普通咖啡和茶(含有等量的咖啡因)可显著降低食管下段的 LES 压力和 pH 值。另一项针对 16 名健康受试者的研究中也报告了类似的结果。该研究在饮用普通咖啡、脱咖啡因咖啡和水 3 h 后测量了食管 pH 值,与不含咖啡因的咖啡(2.7%)和水(1.6%)相比,普通咖啡显著增加食管 pH 值<4 的时间(3.7%)。咖啡和茶中咖啡因的量决定了不同的食管酸暴露量:咖啡的食管酸暴露量(3.15%)明显高于茶(0.5%)。一项包括 742 名糜烂性食管炎受试者和 1 484 名健康对照者的大型研究报告显示,无论受试者年龄如何,咖啡都是食管反流的独立危险因素。但咖啡因如何导致 GERD 还不完全清楚。普通咖啡,而非脱咖啡因咖啡,会诱发 GERD,并增加食管下部对酸的接触。一些对茶的研究也发现了类似的结果。对于 GERD 和咖啡引起的胃灼热症状患者,推荐不含咖啡因的咖啡似乎是可行。

3. 巧克力　摄入巧克力通常与 GERD 症状的恶化有关。巧克力对 GERD 影响的研究不多。20 世纪 70 年代中期,Wright 和 Castell 发表了巧克力对 LES 压力影响的最早研究。9 名健康受试者在摄入 120 ml 巧克力糖浆(单独或与抗酸剂、口服或皮下服用)后的 60 min 内连续测量 LES 压力。结果显示摄入巧克力显著降低了 LES 压力,基础压力从(14.6±1.1)mmHg 降至(7.9±1.3)mmHg。Murphy 和 Castell 又研究了巧克力摄入与食管酸暴露之间的关系,他们在餐后摄入巧克力和葡萄糖溶液后监测食管内的 pH 值,两者具有相同的体积、渗透压和能量。结果表明,与葡萄糖溶液相比,巧克力在餐后的第一小时内显著增加了酸的暴露。但也有研究报告了不一致的结果。Song 等的研究报道,甜食摄入与 GERD 的症状加重相关。而另一项纳入 500 名受试者的大型研究显示,不吃巧克力、每周吃 1 份、每周吃 2～4 份、每周吃 4 份以上的受试者之间 GERD 症状无明显差异。

4. 辛辣食物　红辣椒和辛辣食物的活性成分是辣椒素。辣椒素可以造成胃灼热,但随着时间延长则会对胃灼热产生脱敏。辣椒素、胃灼热和 GERD 的观察结果是相互矛盾的。2009 年的一项研究表明,食管辣椒素灌注会以剂量依赖的方式引起胸骨后和上腹部的短暂灼烧症状。在另一项研究中给予 5 mg 中等剂量的辣椒素却没有改变胃灼热的严重程度,但缩短了达到胃灼热峰值的时间,对食管和胃内的 pH 值及胃排空也无影响。在其他研究中,辣椒素有促进食管运动的作用,增加 LES 压力和延迟胃排空。在洛杉矶 A 级或 B 级 GERD 患者(具有典型或非典型 GERD 症状)中,也发现辣椒素促进食管动力的作用,但基础 LES 压力没有变化。Song 等评估了 81 例 GERD 患者和对照组的饮食和反流症状,认为食用辛辣食物与 GERD 症状加重之间存在相关性。因此,摄入适量的辣椒素可能引起胃灼热,但同时改善食管运动并促进食管酸的清除。

5. 膳食纤维　一项基于大量人群的研究表明,食用膳食纤维含量高(7%)的面包与食用低纤维含量低(1%～2%)的面包相比,反流的风险降低了一半。同样,另一项研究报告也发现了高纤维的保护作用,可能的解释是膳食纤维可清除胃中的亚硝酸盐,减少一氧化氮的形成。而有研究表明,一氧化氮是一种有效的 LES 松弛剂,是胃食管反流发作的促进因素。

6. 酒精　虽然不是食物,但也是饮食的一部分,它会增加每天的能量摄入。除了直接损害食管黏膜外,酒精还会影响食管功能,引起 LES 功能障碍、蠕动异常和运动障碍。酒精主要在摄入后第一小时内诱发 GERD。最近的研究证实,低酒精含量的饮料对胃酸分泌有很强的刺激作用,其中啤酒引起的胃酸分泌量最大。包括 12 名健康受试者和 9 名 GERD 患者的研究显示,在摄入白葡萄酒后的第一小时内,食管酸暴露量显著增加(可从 20%增加到 50%)。急性和慢性饮酒对食管的影响也不同。两者都导致食管运动障碍和胃食管反流,但急性酒精摄入导致食管 LES 压力短暂性降低,抑制 LES 松弛,食管收缩幅度减小和持续时间延长;而慢性酒精摄入导致食管收缩幅度增加,特别是在戒断酒精者中。酒精对 LES 压力的抑制作用在酗酒者中并不显著。大部分研究显示,酒精与 GERD 的发生呈正相关。多因素分析显示,饮酒的男性更容易出现 GERD 症状,过量饮酒的受试者出现长期胃反流症状的风险更高。酒精饮料,尤其是低酒精含量的饮料(如啤酒和葡萄酒),主要在摄入后的第一小时内诱发胃反流症状;而且饮酒越频繁,反流发作就越多。

7. 其他食物　除了前面依据较充分的食物以外,还有一些食物可能与 GERD 有关,但是研究证据还不够充分。例如:油炸食品与 GERD 症状有关,食用洋葱 2 h 后的反流、胃灼热症状会增加。食用普通牛奶较低脂牛奶更易发生胃灼热症状。给予健康受试者碳酸饮料后,其食管内的 pH 值和 LES 基础压短暂下降,GERD 症状加重,但没有直接证据表明碳酸饮料促进或加剧 GERD 症状。橙汁的酸度与胃灼热评分相关,对 LES 压力无影响。软饮料的 pH 值越低,则胃灼热症状越明显。

8. 膳食结构　单一的食物对于 GERD 的作用大多基于观察性研究,这导致对有些食物的研究结果不一致。地中海膳食富含蔬菜水果、鱼虾等白色肉类,但只有一项研究探讨了地中海膳食对 GERD 症状的影响。结果显示 GERD 症状与非地中海膳食类型呈正相关。即使在对年龄、性别、社会经济特征、生活方式(吸烟、饮酒、体育活动、BMI)或饮食习惯等其他因素进行调整后,这种相关性仍存在。在采用低碳水化合物饮食(阿特金斯饮食)的 5 名肥胖患者中,所有人在开始饮食后 1～7 天内,GERD 症状迅速且完全消失,并在重新摄入碳水化合物时又出现 GERD 症状。这些结果在另一项包括 8 名肥胖患者的研究中得到了证实。但这两项研究人数均很少,目前还不清楚低碳水化合物饮食减少 GERD 症状的机制。

9. 饮食习惯 晚餐与睡眠的时间间隔、进餐频率和进餐速度都可能对 GERD 的症状产生影响。最近一项针对 4763 人的研究评估了膳食模式(每天进餐次数、规律进餐次数、每周早餐、午餐和晚餐的进食频率)、进食速度(咀嚼习惯、午餐/晚餐的持续时间等)、餐内液体摄入量(摄入液体的频率、数量、温度)、用餐至睡眠的时间间隔与 GERD 的关系。中速进食的受试者与慢速进食的受试者相比,不规则进食模式的受试者与规律进食模式的受试者相比,短餐-睡眠间隔的受试者与长餐-睡眠间隔的受试者相比,前者比后者的 GERD 患病率更高。但在调整了年龄、性别、吸烟和体育活动、BMI 和其他与饮食相关的因素(如进食速度、从吃饭到睡觉的间隔等)后,这些相关性消失。日本一项大型人口研究报道,夜宵习惯、临睡前晚餐、经常不吃早餐和快速进食习惯与 GERD 症状问卷频率量表的得分呈正相关,即使在调整 BMI 等其他因素后,相关性仍然存在。

10. 肥胖 迄今为止,几项荟萃研究均显示,肥胖患者出现 GERD 症状的风险更高。Nilsson 等报道,BMI 每增加 $3.5\,kg/m^2$,出现新的 GERD 症状的风险增加约 3 倍。在另一项包括 1 万多名女性的研究中也观察到类似的结果,并报告 BMI 增加(但仍在正常范围内)的女性与体重稳定的女性相比,GERD 的风险增加。还有研究显示,BMI> $25\,kg/m^2$ 会增加裂孔疝的风险,而导致 GERD 发生增加。肥胖与 GERD 之间可能的机制是,肥胖造成胃内压力增加,随后 LES 松弛,更高的胃-食管压力梯度将促进胃内容物回流到食管,并在解剖上破坏胃-食管交界处。一项包括 332 名超重/肥胖受试者的前瞻性研究显示,通过饮食调整、增加体育活动和行为改变的减重,GERD 患病率从 37% 下降到 15%,GERD 症状平均评分改善,65% 的患者反流症状完全缓解。

二、营养治疗

(一) 原则

2020 年《中国胃食管反流病多学科诊疗共识》中明确,生活调理和疾病的科普教育是 GERD 治疗和预防的基础,无论采取何种治疗方法,生活调理应贯穿始终。研究表明,饮食和生活方式调整可单独用于缓解轻度、间歇性的 GERD 症状,也是中重度和复杂 GERD 药物治疗和抗反流术后预防复发的重要辅助手段。对于消瘦或食欲下降的患者不应过分强调饮食控制。

(二) 营养素需求

1. 能量 GERD 患者的能量供给应当以维持理想体重为目标,通常在 25～35 kcal/(kg·d)。肥胖的 GERD 患者可以给予 25 kcal/(kg·d) 的能量,消瘦的 GERD 患者应给予 35 kcal/(kg·d) 的能量。

2. 蛋白质 GERD 患者每天蛋白质摄入量占总能量的 10%～15%,65 岁以上老年人每天应不低于 65 g,选择低脂优质蛋白质(如鱼、虾、禽和豆制品、低脂奶等)。

3. 脂肪　高脂肪高胆固醇食物可能会增加食管酸的暴露和反流症状的频率。因此,GERD 患者中应控制每天脂肪摄入量占总能量的 20%～25%,减少饱和脂肪酸摄入(如动物油脂等),同时避免高胆固醇食物的摄入。

4. 碳水化合物　GERD 患者碳水化合物摄入量应占总能量的 55%～60%,含有单糖和双糖较多的甜食和甜饮料应当避免。

5. 维生素和矿物质　GERD 患者可参考《中国居民膳食营养素参考摄入量(2023版)》中的推荐摄入量或适宜摄入量来确定维生素和矿物质量。

6. 水　GERD 患者一天水的需要量与健康人一致,一般为 1 500～1 700 ml。对于反流症状比较严重的患者,避免睡前大量饮水。

7. 膳食纤维　GERD 患者应每天摄入 20～35 g 膳食纤维,多选择富含膳食纤维的食物可能对改善 GERD 症状有利。

(三) 膳食和生活方式

1. 减重　肥胖的 GERD 患者通过减重可以显著改善反流不适的症状。因此,对于 BMI≥24 kg/m² 的 GERD 患者应当减轻目前体重的 5%～10%。

2. 改变不良生活方式　GERD 患者应避免夜宵/饱餐、进食后运动和进食后 2～3 h 躺下;晚餐应当在睡觉前至少 4 h 进食,吃饭应当细嚼慢咽达到 20 min,并一定要吃早餐;睡觉时可以将床头抬高。

3. 食物的选择　GERD 患者应避免进食可能促进反流的食物,如巧克力、含咖啡因的食物和饮料、酸性和辛辣食物、西红柿、高脂食物、酒精等。

(谢华)

第二节　消 化 性 溃 疡

消化性溃疡(peptic ulcer)泛指胃肠道黏膜在某种情况下被胃酸/胃蛋白酶消化而造成的溃疡,可发生于食管、胃及十二指肠,也可发生于胃-空肠吻合口附近,以及含有胃黏膜的 Meckel 憩室内。其中胃溃疡(gastric ulcer, GU)和十二指肠溃疡(duodenal ulcer, DU)最为常见。消化性溃疡患者的营养状况与慢性胃炎患者的营养状况相似,由于长期上腹部疼痛及消化不良症状,患者食欲降低,易出现低蛋白血症、贫血及各种维生素特别是 B 族维生素的缺乏,同时伴体重减轻。

一、病因和临床表现

消化性溃疡发病具有一定的季节性,发病机制涉及多种因素,损伤和防御修复不足是致病的两个方面。涉及的具体病因和机制主要有：①胃酸和胃蛋白酶分泌对胃黏膜的侵袭作用与黏膜屏障的防御能力间失去平衡；②幽门螺杆菌感染；③长期服用非甾体抗炎药、糖皮质激素、氯吡格雷、双膦酸盐、西罗莫司的等药物；④黏膜防御与修复异常；⑤遗传易感性以及大量饮酒、长期吸烟、应激等诱因。消化性溃疡的典型症状为上腹痛，呈现反复或周期性发作，部分与进餐节律有关，腹痛可以被抑酸剂或中和胃酸的药物缓解。消化性溃疡的并发症有出血、穿孔、幽门梗阻和癌变。

二、膳食影响因素

胃或十二指肠的溃疡病灶经常受到胃酸和食物的刺激，故其发生、发展以及症状轻重与膳食有密切关系。膳食因素与消化性溃疡的关系尚不十分明确，如酒、浓茶、咖啡和某些饮料能刺激胃酸分泌，摄入后易产生消化不良症状，但尚无充分证据表明长期饮用会增加溃疡发生的风险。

1. 酒精　高浓度酒精可损伤胃黏膜对氢离子的屏障作用，可能引起胃黏膜出血等损伤。但迄今为止，仍无明确证据表明酒精等损伤作用可导致慢性消化性溃疡的发生。至于酒精对胃黏膜酸分泌的作用，虽仍有不同看法，但一般可归纳为双相性剂量反应。当酒精浓度为1%～4%时呈刺激性反应，而更高浓度时对酸分泌则无刺激性反应或呈抑制性反应。

2. 咖啡　是胃酸分泌的强烈刺激剂，可能因食管反流增强而产生消化不良症状，但咖啡因并非产生这一反应的唯一因素。迄今为止，仍无证据表明咖啡本身是消化性溃疡的一种危险因素。

3. 脂肪　饮食中的脂肪能强烈刺激缩胆囊素的分泌，抑制胃的排空，使食物在胃内停留延长，促进胃酸分泌，同时加剧胆汁反流。但是，曾有研究推测，膳食中缺乏必需脂肪酸是十二指肠球部溃疡的致病因素，有可能引起黏膜类前列腺素缺乏，但实验资料结果并不一致。也有研究表明，多不饱和脂肪酸(PUFA)具有抑制胃酸分泌的效果，因其能抑制幽门螺杆菌的生长与繁殖。

4. 牛奶　曾被用于消化性溃疡的治疗，认为可中和胃酸。但近年来有研究显示，牛奶中含有钙和蛋白质，是一种强烈的促分泌剂，其刺激胃酸分泌的作用可能比本身中和胃酸的作用更强。但动物实验也证明：牛奶，特别是其中所含的磷脂成分可减轻酸诱发的黏膜损伤，并对化学制剂诱发急性十二指肠球部溃疡具有保护作用，提示牛奶中可能含有某些抗溃疡因子。但须注意，牛奶并不是消化性溃疡的特异性治疗方法。

5. 调味品　红椒、黑胡椒等可能引起与阿司匹林所致相似的急性浅表性胃黏膜损伤，但尚不能肯定摄食辣椒或其他香料食品可能妨碍溃疡愈合。高盐饮食则因为可能对胃黏膜有损伤而增加胃溃疡发生的风险。

6. 其他因素　过分粗糙的食物会引起胃黏膜物理性损伤，过冷/过热膳食及饮料则可引起胃黏膜化学性损伤。不规则进餐也可因破坏胃分泌节律而损伤胃黏膜屏障功能。睡前进餐则会刺激夜间胃酸分泌。

三、营养治疗

(一) 原则

消化性溃疡的营养治疗原则是减少对胃黏膜损伤因素,促进溃疡愈合,减少消化性溃疡并发症所导致的营养不良,帮助疾病康复。

(二) 营养筛查和评估

消化性溃疡患者应根据其溃疡部位、疾病是否活动、有无并发症进行营养筛查和评估,以期获得最佳营养治疗策略。

(三) 营养治疗

1. 营养素需求

1) 能量　根据患者实际体重,给予消化性溃疡患者的能量为 $25 \sim 35 \, kcal/(kg \cdot d)$,目的是维持适宜体重,三大营养素的占比与健康人群并无差别。

2) 蛋白质　足量的蛋白质可以促进溃疡愈合,但不宜过多,因为蛋白质消化产物可以促进胃酸分泌。通常摄入 $1.0 \sim 1.3 \, g/(kg \cdot d)$ 的蛋白质是合适的。

3) 脂肪　会抑制胃酸分泌,但刺激缩胆囊素产生,引起胃排空延缓和胆汁反流。因此,脂肪摄入应适量,并且注意减少饱和脂肪酸的摄入。

4) 碳水化合物　对胃酸的分泌没有明显影响,但是单糖和双糖食物可刺激胃酸分泌,比如含糖饮料和甜食。

5) 维生素和矿物质　消化性溃疡患者的需求与健康人保持一致,可参考中国居民营养素参考摄入量中的 RNI 来确定。

6) 水　消化性溃疡患者的需要量与健康人一致,一般每天摄入量为 $1\,500 \sim 1\,700 \, ml$。

7) 膳食纤维　在消化性溃疡急性发作期应减少膳食纤维摄入量,以避免对胃黏膜的刺激。恢复期膳食纤维摄入量为每天 $20 \sim 35 \, g$。

2. 急性期的营养治疗　在溃疡的急性发作期,特别是并发出血时,应暂时禁食,使胃酸、胃蛋白酶的分泌及胃肠道蠕动减少。当出血得到控制时,可进冷或微温的流质,因为如果流质温度过高可能引起再次出血。此时可选用米汤、鱼汤、鸡汤等,每天 6 次左右,每次 $100 \sim 150 \, ml$。出血停止后可进食少渣半流质。当幽门梗阻时,如果胃潴留量 $< 250 \, ml$,可以进食清流质,如少量米汤、藕粉等;由每次进食 $30 \sim 60 \, ml$,逐渐增加到每次 $150 \, ml$。无明显腹痛、呕吐和梗阻缓解后,可以逐渐恢复到流质和半流质。若完全性梗阻或胃潴留量 $> 250 \, ml$,则需暂时禁食,可考虑给予肠外营养。如果发生溃疡穿孔则须立即禁食,同时给予肠外营养,待术后可以逐步恢复至肠内营养和正常膳食。

3. 恢复期的营养治疗　进入恢复期后,应选择适当的饮食,减少胃酸分泌,减轻胃酸和食物的侵蚀作用,防止复发。可以先给予少渣半流质,食物选择极细软、易消化、营养较全面的食物,可选择特殊医学用途配方食品(FSMP)补充。病情稳定后则进一步恢复至软食。软食每日 3 餐,无须少量多餐,可减少胃酸分泌过多而对胃黏膜产生刺激反应。

1) 饮食禁忌　避免酒精、浓茶、咖啡、辛辣等刺激性食物,少吃粗糙生硬的食物。

2) 养成良好的饮食习惯　定时、定量就餐,每餐进食不宜过饱,避免睡前进餐。提倡细嚼慢咽的进食方式,口腔内充分咀嚼后的食物可减少对消化道的机械性刺激,并能增加唾液的分泌、中和胃酸。同时注意进餐情绪,避免精神紧张及抑郁,以免影响溃疡愈合。

4. 术后远期营养治疗　部分伴有出血或穿孔的患者需要手术治疗,通常采取胃大部切除或全胃切除术。对于术后 5～10 年或以上的远期患者,常可伴有一定程度的营养与代谢性并发症,最常见的是体重减轻、贫血和代谢性骨病等,须采取相应措施予以纠正。

1) 体重减轻　指术后不能恢复原来体重或不能维持正常体重。约有半数的胃切除术患者术后发生体重下降,全胃切除者更为多见且严重,呈现不同程度的营养不良状态。最主要的原因可能是摄入量不足,当然也与不同胃肠重建术式和方法对营养素吸收的影响相关。长期饮食调节非常重要,此时宜适当提高维生素、蛋白质和能量的供给量。

2) 贫血　主要是缺铁性贫血和巨幼红细胞性贫血。缺铁性贫血的发病率为 $10\%～20\%$,与饮食中缺铁、胃酸过低、铁剂在十二指肠空肠上段吸收障碍等因素相关。可多进食富铁食物(如动物的肝、肾、肉以及大豆等),必要时加服铁剂,并特别注意少饮浓茶和咖啡。巨幼红细胞性贫血系胃大部切除术后胃黏膜内因子减少、盐酸缺乏、维生素 B_{12} 吸收不良所致,少数合并叶酸缺乏。可肌内注射维生素 B_{12}。叶酸缺乏则可多进食动物的肝、肾、肉以及新鲜蔬菜、水果等,同时可服用维生素 C 及叶酸制剂。

3) 代谢性骨病　约 30% 的患者术后远期发生代谢性骨病,包括骨软化和骨质疏松。治疗时可在饮食中增加维生素、蛋白质的摄入量,多食用牛奶、鱼类等含钙丰富的食品。口服钙剂的同时服用维生素 D 制剂可更好地治疗代谢性骨病。

(谢华)

第三节　炎症性肠病

炎症性肠病(IBD)是一组病因未明的慢性非特异性肠道炎症的总称,可分为溃疡性结肠炎(UC)、克罗恩病(CD)和未确定型炎症性肠病(inflammatory bowel disease-unclassified, IBD-U)。中国 IBD 的发病率约为 3.44/10 万,居亚洲第一;溃疡性结肠炎的发病率高于克罗恩病。患者以年轻人居多,男女发病率无明显差异。

饮食和营养不但与 IBD 的发病机制相关,而且贯穿了疾病的治疗、诱导缓解和维持缓解等各个阶段。体重减轻和贫血是 IBD 患者最常见的营养相关症状。富含水果和蔬菜的膳食模式有助于减少 IBD 的发生。大多数缓解期 IBD 患者可以耐受天然食物,但应强调自我监控和规避可能加重症状的食物。全肠内营养不仅有助于改善患者的营养状态,还有助于诱导疾病缓解。

一、病因和临床表现

(一) 病因和风险因素

IBD 病因不完全明晰,基因和环境因素均参与疾病发生。肠道菌群改变和通透性增加导致肠道免疫功能紊乱在 IBD 的发生过程中起十分重要的作用。饮食风险因素主要包括精制糖、含果糖的糖浆或软饮料、"红肉(red meat)"、富含饱和脂肪酸和 ω-6 PUFA 食物等。蔬菜、水果和 ω-3 PUFA 的摄入则可以降低 IBD 的发生风险。每天摄入高膳食纤维(>22 g)可以降低患克罗恩病的风险,但未明显降低患溃疡性结肠炎的风险。吸烟、膳食加工过程中的添加剂使用则增加了 IBD 的发生风险。母乳喂养在保障婴幼儿生长发育的同时降低了 IBD 的发生风险。

(二) 临床表现

1. 克罗恩病 消化系统最常见的临床表现为腹痛、腹泻和腹部肿块,部分患者可以肛周病变(肛周脓肿、肛瘘和肛裂等)起病。

2. 溃疡性结肠炎 消化系统最常见的临床表现为持续或反复发作的腹泻、腹痛和黏液血便,伴里急后重和不同程度的全身症状。黏液血便是溃疡性结肠炎最常见的症状。

3. 全身表现:无论克罗恩病还是溃疡性结肠炎,均可出现不同程度的发热、消瘦和贫血。

(三) 诊断

IBD 的诊断缺乏"金标准",须结合临床表现、内镜、影像学和病理组织进行综合分析。

二、营养代谢特点

IBD 患者的营养状况与疾病活动度、病程及累及范围以及炎症所造成的分解代谢增加及厌食有关。克罗恩病患者营养不良的发生率高于溃疡性结肠炎,且克罗恩病患者即使疾病处于缓解期,其营养不良的发生风险仍然很高。

(一) 能量代谢

总体来说,缓解期 IBD 患者的能量需求与健康成年人并无明显差异。但活动期 IBD 患者的代谢率是否增加尚存争议。疾病活动期的基础代谢较缓解期增强,其原因与炎症反应、活动期体温升高和体温升高导致的心动过速有关。但大多数活动期患者体力活动也相应减少,从而维持总体代谢率基本不变。虽然 IBD 患者的代谢率可能保持不变,但摄入量减少、消化吸收功能降低和肠道丢失增加均导致患者出现负能量平衡。肠道组织内 Toll 样受体信号通路的表达上调以及炎症细胞在肠道组织内的浸润可以使肠道处于高炎症状态,从而抑制了肠道对营养物质的吸收。而常伴随 IBD 患者的焦虑、抑郁等行为改变可能与中枢神经系统海马组织内炎症反应的基因表达上调和线粒体功能异常有关。焦虑和抑郁等行为加重了患者食欲减退,从而进一步使膳食摄入量减少。

(二) 蛋白质代谢

无论是缓解期还是活动期 IBD 患者,均可能出现负氮平衡。IBD 患者负氮平衡的原因与引起负能量代谢的原因类似:蛋白质摄入减少及经粪和尿液中丢失含氮化合物的增加共同驱使 IBD 患者出现负氮平衡。除此之外,负氮平衡还可能与激素导致分解代谢增加有关。负能量和负氮平衡最终导致患者出现蛋白质-能量缺乏型营养不良。

IBD 患者肠道对蛋白质的代谢也发生相应的改变。一方面由于 IBD 患者存在肠道菌群紊乱,可酵解蛋白质使肠腔内酚类、含硫化合物、胺及氨含量增加,这些化合物可进一步被肠道吸收进行人体循环,从而改变机体的免疫功能。另一方面,不同的蛋白质来源也可对肠道菌群产生影响。如红肉摄入增加后可抑制肠道内对人体健康有益细菌(如普拉梭菌)的增殖。与健康人群比较,IBD 患者血液和肠道黏膜组织氨基酸谱均发生明显改变。粪便和尿液中某些特异性的蛋白质代谢产物甚至可以作为疾病活动的评判指标。因而,尽管 IBD 患者多伴随负氮平衡,仍应保证蛋白质摄入量维持在适宜的范围,同时注意减少红肉类蛋白质的摄入。

(三) 脂肪代谢

IBD 患者也存在体脂的丢失,只是减少的幅度小于瘦体重(lean body mass, LBM),因而体脂比例增加。成年 IBD 患者 LBM 和脂肪组织丢失的临床表现为低体重,其发生率为 $20\% \sim 85\%$。对于克罗恩病患者而言,由于最常累及末端回肠,而末端回肠受损导致胆盐的重吸收障碍,因而不可避免地影响脂类的吸收,这也是克罗恩病患者易发生脂肪性腹泻的原因。

饱和脂肪酸是目前比较肯定的促进 IBD 的因素之一。饱和脂肪酸摄入过多可以上调一系列炎症因子(COX2、TNF-α、IL-1β、IL-6、IL-8、IL-12 和 IFN-γ)的表达、激活氧化型的 LDL 和磷脂,从而产生内毒素血症、机体低度炎症反应和免疫功能紊乱。对于 PUFA 而言,虽然有研究表明补充 ω-3 PUFA(EPA 和 DHA)可以降低体内的炎症状态,但现有证据尚不足以支持 IBD 患者补充 ω-3 PUFA。

(四) 碳水化合物代谢

中重度营养不良的 IBD 患者,其糖代谢的调节功能降低。感染或使用激素时可导致 IBD 患者出现应激性高血糖。

碳水化合物与 IBD 的发生存在明显关联。非淀粉类的多聚糖(如膳食纤维)可作为肠道菌群的酵解底物,促进肠腔内短链脂肪酸(SCFA)的产生。SCFA 可促进损伤的黏膜修复,从而维护黏膜屏障的完整性,降低内毒素吸收入血的概率,抑制机体不良的炎症反应。而对于单糖、双糖和多聚糖、多元醇类碳水化合物,由于其不易消化吸收,可能加剧腹胀、肠痉挛和腹部不适症状。

(五)骨代谢

IBD 患者骨代谢改变的主要表现为骨量减少和骨质疏松。其原因与 IBD 患者膳食钙摄入减少、血浆维生素 D 水平降低、激素应用以及炎症反应加重骨质流失等因素有关。维生素 D 除与骨代谢有关外,还可以下调炎症因子的产生,稳定肠黏膜屏障,进而减轻 IBD 的相关症状。维生素 D 参与免疫调节的分子机制在于其激活 *CAMP* 基因、促进抗菌肽和抵抗素 β_4 转录,从而提高肠道组织抵御细菌侵袭的能力。活动期 IBD 患者或正在使用激素治疗或具有维生素 D 水平降低高风险的患者,应常规监测骨量并补充维生素 D。

(六)铁代谢

膳食铁摄入减少、肠道消化吸收铁能力减弱以及肠黏膜溃疡致慢性失血均是 IBD 患者铁缺乏的重要原因。除上述因素外,IBD 患者还存在铁的生物利用度降低以及维生素 B_{12} 和叶酸缺乏,从而加重贫血症状。IBD 患者发生贫血的分子生物学机制还与 TNF-α 等炎症介质抑制红细胞生成、转录因子的平衡(GATA-1、GATA-2 和 PU.1)、肝抑菌肽介导的铁从细胞内向细胞外的转运等途径有关。轻中度缺铁性贫血患者首选口服补充铁剂。

(七)微生态调节剂

不常规推荐益生菌用于治疗克罗恩病或用于预防克罗恩病复发。而对于溃疡性结肠炎患者,如果患者不能耐受 5-氨基水杨酸治疗,可考虑使用益生菌制剂。无论是溃疡性结肠炎还是克罗恩病,均不常规推荐使用益生素。

(八)其他维生素和矿物质代谢

无论疾病是否缓解都应定期监测 IBD 患者维生素和微量元素水平。IBD 患者低磷血症的发生率约为 26%。老年和低钙血症是低磷发生的危险因素;溃疡性结肠炎和克罗恩病患者之间低磷血症的发生率并无明显差异。IBD 患者水溶性维生素缺乏中以 B 族维生素和维生素 C 缺乏最为常见。脂溶性维生素 A、微量元素(如镁、锌、和硒)等也可出现缺乏,但较少出现临床症状。

三、营养治疗

建议成立由临床医师、营养师和护士组成的多学科团队管理 IBD 患者的营养治疗。IBD 的营养治疗应从疾病确诊时开始,每次门诊随访时均应进行评估。同时须对患者及家属进行相应的健康教育。

(一) 营养筛查和评估

IBD 患者在接受营养干预前应予以营养风险筛查和营养状况的评估(详见第一章);除此以外,尚需评估患者的肠功能。

(二) 营养治疗原则

IBD 患者实行营养治疗时应鼓励经口进食天然食物。经口摄入天然食物不能达到目标需要量,应早期给予口服营养补充(ONS)。ONS 的量应依据患者目前饮食摄入量和目标摄入量的差值进行确定。ONS 不能满足需要时,须考虑肠内和肠外营养支持。需要手术的 IBD 的患者应在术前制订营养支持计划。绝大多数的 IBD 患者应常规推荐补充维生素和微量元素制剂。

(三) 营养需求

1. 能量和营养素

1) 总能量　日均供能在 $25\sim30\,kcal/kg$ 能够满足绝大多数 IBD 患者的能量需求。采用间接测热法估算患者的能量需求仍然是最准确的方法。对于无法或没有条件进行间接测热法(indirect calorimetry)的患者,也可以利用能量预测公式进行估算。

2) 蛋白质　一般认为缓解期的 IBD 患者与普通人群的蛋白质需求无明显差异,当蛋白质摄入量为 $1.0\,g/(kg\cdot d)$ 时即可维持氮平衡;而疾病活动期则要求蛋白质摄入量增加至 $1.2\sim1.5\,g/(kg\cdot d)$ 方可满足患者需要。

3) 脂肪　膳食中应减少饱和脂肪酸摄入,适当增加单不饱和脂肪酸(MUFA)和 ω-3 PUFA 的摄入。膳食脂肪摄入总量尚无相关推荐。

4) 维生素和微量元素　应按成人日均需要量供给。建议对活动期或使用激素治疗的 IBD 患者常规测定血浆钙和维生素水平;对明确存在严重丢失或缺乏的患者应增加补充剂量。

(1) 维生素 D:补充维生素 D 不仅可以改善骨代谢,还可能减轻 IBD 患者的炎症状态。剂量应依据患者血浆维生素 D 的水平,一般为每天 $1\,000\,IU$,每天最大剂量不宜超过 $5\,000\,IU$。

(2) 铁和维生素 B_{12}:对于存在轻度缺铁性贫血的非活动性 IBD 患者,首选口服补充有机铁制剂;但对于不能耐受或者存在口服禁忌证、血红蛋白低于 $100\,g/L$ 或需使用促红细胞生成素的患者,应考虑静脉补铁。静脉补铁可以使患者的血红蛋白和铁储备更快地恢复正常。补铁剂量依据性别、基础血红蛋白水平和体重进行计算。但如果患者并无铁缺乏而盲目补铁可能增加患者感染性并发症的发生。如果患者同时存在叶酸和维生素 B_{12} 缺乏,可同步进行补充。

2. 营养治疗的实施

1) 膳食　保护性饮食因素主要为蔬菜、水果、鱼和膳食纤维。在摄入天然食物时应遵循"个体化"和"无伤害"原则。IBD 患者的饮食原则包括:自我监控和管理;规避可能加重症状的食物;补充新鲜的蔬菜和水果,限制饱和脂肪酸和 ω-6 PUFA。目前还无一种特殊膳食可以诱导 IBD 患者从活动期进入缓解期。

约半数的 IBD 患者认为食物是疾病诱发因素之一并可能导致复发，从而选择食物规避（food avoidance）。奶和奶制品是最常见的规避食物品种，但若无过敏或不耐受，不应限制奶和奶制品。

目前有多种膳食模式尝试应用于 IBD 患者，目的是剔除促炎或可能诱发过敏的食物以及增加抗炎食物的摄入，从而达到诱导疾病缓解的目的。

（1）半素膳食（semi-vegetarian diet，SVD）：限制动物性食品（鱼每周 1 次；肉每 2 周 1 次）、奶和蛋类按日常摄入，鼓励摄入蔬菜和水果。

（2）抗炎膳食（anti-inflammatory diet，AID）：限制乳糖、精制糖和加工的复杂碳水化合物，调整脂肪摄入（促进 PUFA 摄入、减少饱和脂肪酸摄入），补充益生菌和益生素。

（3）地中海膳食（Mediterranean diet）：摄入大量全谷类、新鲜的蔬菜和水果、橄榄油，中等量摄入鱼类，减少肉类摄入。

由于对此类膳食模式的相关研究多为观察性研究、样本例数较少且缺乏有效的对照，因而目前尚无法得出肯定的结论。

2）肠内营养

（1）应用方式和途径。①饮食联合肠内营养：经口摄入天然食物不能满足需要的，可行 ONS；口服不能满足需要时，给予管饲。IBD 患者管饲时建议使用肠内营养泵，特别是使用鼻肠管的 IBD 患者。近年来，主张 IBD 膳食剔除疗法，即部分肠内营养添加限制性饮食，如克罗恩病剔除性饮食（Crohn's disease exclusion diet，CDED）和溃疡性结肠炎剔除性饮食（ulcerative colitis exclusion diet，UCED）。②全肠内营养：指只使用商品化的肠内营养制剂，而不食用除水以外的所有天然食物。目前所有的 IBD 相关指南均推荐全肠内营养作为儿童 IBD 患者一线的治疗手段，对成人 IBD 具有诱导缓解的作用。有研究数据证实其效果优于传统的激素治疗。全肠内营养应用时间为 4～6 周。

（2）制剂选择：根据 IBD 患者的病情和肠功能选择适用的肠内营养配方制剂。①大分子聚合物配方：以完整型蛋白质、甘油三酯和糖类多聚体为基础组成的配方；此外，尚含有多种维生素和微量元素。大分子聚合物配方适合大多数静止期和部分活动期 IBD 患者。其优点在于产能营养素构成比均衡、口感好、价格低。②小分子聚合物配方：氮源以短肽或氨基酸单体形式存在。其优点在于无须消化即可被胃肠道吸收利用；此外，由于分子较小，不易引起过敏反应。但这两种配方的缺点在于渗透压相对较高而加重患者的腹泻症状。③特殊配方制剂：在重度营养不良、肝功能受损及肉毒碱缺乏的 IBD 患者中，使用中链脂肪酸（MCFA）含量较高的肠内营养配方可能更具优势。

3）肠外营养　肠内营养不能满足需要时，可给予补充性肠外营养。确诊为肠道梗阻、出血、严重腹泻无法使用肠内营养时，可考虑使用全肠外营养。

全肠外营养中蛋白质（氨基酸）、脂肪和碳水化合物的供能比为 15％～20％、20％～25％、50％～60％，热氮比为（100～150）kcal∶1 g。对于重度营养不良的 IBD 患者，肠外营养的供给量从小剂量开始逐步增加至目标量，可有效预防和减少肠外营养相关肝病和再喂养综合征等并发症。IBD患者发生低钙和低磷的比例较高,实施肠外营养时,需注意补充维生素、电解质、钙、磷、镁和微量元素。

概括而言,对于IBD患者,自我监控和管理处于第一位。增加蔬菜和水果、减少饱和脂肪酸摄入有利于减少IBD的发病风险。肠内营养可能使大多数患者受益,但不同肠内营养配方,包括某些强化特殊营养素的肠内营养配方与常规配方相比并无优势。肠内营养不能满足需要或有禁忌时,可以考虑给予肠外营养补充。

(徐仁应)

第四节　肝　脏　疾　病

肝脏是人体最大的消化器官和最重要的代谢器官,肝病患者可发生不同程度的营养状态改变或营养状态异常,进而影响肝病的发生、发展和预后。对肝病患者进行常规的营养诊断(营养筛查、营养评估及综合评定)并进行营养干预是肝病综合治疗措施之一,也是治疗能否获益的关键。本节结合最新临床指南、研究进展等介绍常见肝脏疾病的营养治疗策略。

一、代谢相关性脂肪性肝病

代谢相关性脂肪性肝病(metabolic associated fatty liver disease,MAFLD)曾用名非酒精性脂肪性肝病(nonalcoholic fatty liver disease,NAFLD),是目前全球最常见的慢性肝病。MAFLD的疾病谱包括非酒精性单纯性脂肪肝、非酒精性脂肪性肝炎及其相关肝纤维化、肝硬化和肝细胞癌,影响到全球$25\%\sim30\%$的成年人、15%的青少年以及50%以上的肥胖症或2型糖尿病患者。久坐少动等不健康生活习惯,以及膳食能量过高、膳食结构不合理等不健康饮食习惯与MAFLD的发病率不断增高密切相关。目前,将脂肪肝(通过影像学、血液生物标志物/积分或肝组织学诊断)同时合并超重/肥胖、2型糖尿病、代谢功能障碍(存在至少2项代谢心血管危险因素)任何一项条件定义为MAFLD。代谢功能障碍的组分包括①腰围:亚洲成年男性和女性分别$\geqslant90$ cm 和$\geqslant80$ cm;②血压:$\geqslant130/85$ mmHg 或接受降压药物治疗;③血浆高密度脂蛋白胆固醇(high density lipoprotein cholesterol,HDL-C):男性和女性分别<1.0 mmol/L 和<1.3 mmol/L 或接受调脂药物治疗;④糖尿病前期:空腹血糖浓度为$5.6\sim6.9$ mmol/L,或餐后 2 h 血糖浓度为$7.8\sim11.0$ mmol/L,或糖化血红蛋白(glycohemoglobin,HbA1c)水平为$5.7\%\sim6.4\%$;⑤稳态模型评估胰岛素抵抗指数$\geqslant2.5$;⑥血液超敏 C 反应蛋白(high-sensitivity C reactive protein,hs-CRP)>2 mg/L。MAFLD 的治疗应采用综合措施,包括营养、运动、健康教育(行为和心理)、药物等。而科学合理的营养治疗在 MAFLD 防治中具有重要作用,其效果往往优于药物治疗。

对于超重/肥胖的脂肪肝患者,为改善肝脂肪变性和肝生化指标,体重应减轻 7％～10％;为改善肝纤维化,体重减轻应＞10％。这些患者必须将强化生活方式、干预减轻体重,同时增加运动作为一线治疗。对于体重正常("瘦人")的脂肪肝患者,通常合并腹型肥胖、肌少症和近期体重增加史,体重减轻 3％～5％就足够了,建议增加运动以改善胰岛素抵抗和肝脂肪变性。生活方式干预的总体目标是通过每天减少 500～1 000 kcal能量摄入的节制饮食疗法逐步减重,每周体重下降不超过 1 kg。

《2020 亚太肝病学会 MAFLD 临床诊疗指南》指出,超重和肥胖的脂肪肝患者必须遵循减重饮食,以降低合并症风险,改善肝酶和组织学(坏死性炎症)。建议进食低能量、低碳水化合物、低脂肪饮食,不考虑宏量营养素组成。推荐采用地中海膳食以改善肝脂肪变性和胰岛素敏感性,避免深加工食品、富含果糖的食品和饮料。强烈建议饮酒者戒酒以降低合并症风险、改善肝生化指标和组织学变化。合并乳糜泻的脂肪肝患者应遵循无麸质饮食,不仅可改善肠道病理,还可改善肝酶活性和组织学变化,并防止进展为肝硬化。对于组织学证实 NASH 的非糖尿病成人患者,推荐处方维生素 E(每天800 IU 生育酚)以改善肝酶活性和组织学变化。含有特定益生菌或合生元的营养补充剂可用于改善脂肪肝患者的肝酶活性。

《2023 年美国肝病学会 NAFLD 临床评估与管理实践指南》指出,超重或肥胖的NAFLD 患者应进食低能量膳食。在可能的情况下,应鼓励少吃碳水化合物和饱和脂肪,多吃高纤维和不饱和脂肪的饮食(例如地中海膳食)。减肥以剂量依赖的方式改善肝脂肪变性、非酒精性脂肪性肝炎和肝纤维化。每天至少喝 3 杯咖啡(含咖啡因或不含咖啡因)可减轻肝病进展。

2023 国际脂质专家小组有关 NAFLD 的营养治疗意见指出,不建议饮用咖啡,但如果已经饮用了咖啡,则不建议停饮,每天至少饮咖啡 3 杯以上可减轻肝病进展。其他的营养素或膳食补充剂如水飞蓟素、ω-3 PUFA、辅酶 Q10、小檗碱和姜黄素等具有保护肝脏和心血管系统的有益作用,但由于缺乏对其功效的可靠数据,暂不推荐用于治疗MAFLD。

二、病毒性肝炎

病毒性肝炎包括甲型、乙型、丙型和戊型病毒性肝炎,部分乙型、丙型和丁型患者可演变成慢性,并可发展为肝硬化和原发性肝细胞癌。该类患者营养治疗原则是宜进食高蛋白、低脂肪、高维生素类食物,碳水化合物摄取要适量、不可过多,以避免发生脂肪肝;恢复期要避免过食;绝对禁酒,不饮含酒精的饮料和营养品。

三、肝硬化

营养不良和肥胖均会影响肝硬化患者的预后。肝硬化患者是营养不良的高风险人群,失代偿期肝硬化患者营养不良发生率可高达 50％～90％。营养不良尤其是肌少症与肝硬化并发症发生相关,是失代偿期肝硬化患者死亡的独立危险因素。近年,超重或肥胖的肝硬化患者逐渐增多,尤其在 NAFLD 患者肝硬化更为常见。应注意肥胖患者由于脂肪增加过多,可能掩盖肌肉减少的营养不良。研究显示,肥胖可增加肝硬化不良预后的发生率,通过生活方式干预减重(5%～10%体重)可以改善肥胖肝硬化患者的预后。建议肥胖的肝硬化患者(BMI>30 kg/m²)能量摄入可减少至 25 kcal/(kg·d),同时应注意在减重过程中防止肌肉丢失。建议代偿期肥胖肝硬化患者可增加蛋白质摄入>1.5 g/(kg·d),失代偿期患者可根据血氨和肝性脑病等情况酌情调整蛋白质摄入量。

肝硬化患者应积极应用量表化的工具进行营养筛查以判断患者的营养状态。对于 BMI<18.5 kg/m²、Child-Pugh C 级、肝衰竭者可直接判定为具有高营养不良风险,应进行营养评估。上臂围、上臂肌围、肱三头肌皮褶厚度临床应用最为方便和广泛;基于计算机体层成像(computed tomography,CT)或磁共振成像(magnetic resonance imaging,MRI)的第三腰椎骨骼肌指数(L₃ skeletal muscle index,L_3-SMI)可准确、客观地评价肌少症。国内基于健康体检人群数据建立了 L_3-SMI 对中国人肌少症的诊断标准(男性 L_3-SMI<44.77 cm²/m²,女性 L_3-SMI<32.50 cm²/m²),并建立了基于肌少症等肌营养不良指标的预测模型用于营养和预后评估,值得在肝硬化患者中推广应用。对存在营养障碍的肝硬化患者均应采取相应的营养治疗措施。

肝硬化患者 24 h 总能量消耗(total energy expenditure,TEE)约是健康人静息能量消耗(REE)的 1.3～1.4 倍。蛋白质摄入不足是肝硬化营养不良的重要因素,增加蛋白质摄入可避免负氮平衡,改善肝硬化患者的预后。

2019 年欧洲指南建议肝硬化患者能量摄入量为 30～35 kcal/(kg·d),蛋白质摄入量为 1.2～1.5 g/(kg·d),可减少肌少症的发生。

2019 年中华医学会肝病学分会推荐,营养不良的肝硬化患者能量摄入量为 30～35 kcal/(kg·d),蛋白质摄入量为 1.2～1.5 g/(kg·d),首选植物蛋白。

2020 年美国肝病学会推荐,非肥胖者建议目标能量摄入量至少 35 kcal/(kg·d);肥胖(非住院、病情稳定)者按 BMI 评估需要的能量,BMI 为 30～40 kg/m² 的患者能量摄入量为 25～35 kcal/(kg·d),BMI≥40 kg/m² 的患者为 20～25 kcal/(kg·d)。成人肝硬化患者按理想体重补充蛋白质摄入量为 1.2～1.5 g/(kg·d),成人危重症患者蛋白质摄入量为 1.2～2.0 g/(kg·d),儿童慢性肝病患者蛋白质摄入量应达到 4 g/(kg·d)。

2020 日本指南建议能量摄入量为 25～35 kcal/(kg·d),蛋白质摄入量为 1.0～1.5 g/(kg·d),且认为植物蛋白质的耐受性优于动物蛋白质。适当地将盐的摄入量限制在不影响食欲的水平(每天 5～7 g)对肝硬化腹水有效。支链氨基酸(BCAA)对肝性脑病的治疗有效。由于肝硬化患者常出现缺锌、肉碱,建议对可能缺锌及肉碱缺乏症的肝性脑病患者补充相应制剂。

有研究发现给予慢性肝性脑病(chronic hepatic encephalopathy,CHE)患者能量摄入量为 30～35 kcal/(kg·d),植物蛋白质摄入量为 1.0～1.5 g/(kg·d),显性肝性脑病

(overt hepatic encephalopathy，OHE)的发生率并不增高，故 CHE 患者无须额外限制蛋白质摄入。严重 OHE 患者可酌情减少或短暂限制蛋白质的摄入，适当补充 BCAA，并尽早根据患者耐受情况逐渐增加蛋白质摄入至目标量。由于肝糖原储备不足，长时间饥饿易刺激肌糖原动员和脂肪酸氧化，增加肌少症的发生风险。因此，推荐肝硬化患者增加进食频率，将每天摄入能量和蛋白质等营养素分至 4～6 次小餐（三餐＋3 次加餐，包含夜间加餐）；同时适当补充膳食纤维、维生素和微量元素。

对从未出现腹水的肝硬化患者不推荐预防性限钠。肝硬化腹水患者应适度限钠摄入（85～120 mmol/L，相当于每天摄入食盐 5.0～6.9 g），可改善部分患者尤其是初发患者的腹水症状。应该避免极度限钠（每天钠摄入量＜40 mmol），因可能导致食欲下降、营养不良、利尿剂诱发的低钠血症和肾衰竭风险增高。当血钠＜125 mmol/L 时应适当限制每天液体摄入量（＜1 000 ml），以预防血钠进一步下降。对于伴有危及生命的低钠血症（血钠＜120 mmol/L）和将在数天内接受肝移植手术的严重低钠血症患者，可适当补充高渗氯化钠溶液；但应控制补钠速度，使每天血钠上升浓度≤12 mmol/L，且症状改善后应立即停止补充高渗氯化钠溶液，以免加重水钠潴留而导致腹水和水肿恶化。

四、肝性脑病

肝性脑病（hepatic encephalopathy）是由急、慢性肝功能严重障碍或各种门静脉-体循环分流（简称"门-体分流"）异常所致的、以代谢紊乱为基础、轻重程度不同的神经精神异常综合征。依据基础肝病的类型，肝性脑病分为 A、B、C 三型。A 型肝性脑病发生在急性肝衰竭基础上，进展较为迅速，其重要的病理生理学特征之一是脑水肿和颅内高压。B 型肝性脑病是门体分流所致，无明显肝功能障碍，肝活组织检查提示肝组织学结构正常。C 型则是指发生于肝硬化等慢性肝损伤基础上的肝性脑病。

传统观点对于肝性脑病患者采取严格的限蛋白质饮食。近年发现肝硬化患者普遍存在营养不良，长时间过度限制蛋白质饮食可造成肌肉群减少，更容易出现肝性脑病。

发生肝性脑病时，肝糖原的合成和储存减少，导致静息能量消耗（REE）增加，使机体产生类似于健康人体极度饥饿情况下发生的禁食反应。目前认为，理想的能量摄入为 35～40 kcal/(kg·d)。应鼓励患者少食多餐，每天均匀分配小餐，睡前加餐（至少包含复合碳水化合物 50 g），白天禁食时间不应超过 6 h。进食早餐可提高轻微肝性脑病患者的注意力及操作能力。

欧洲肠外营养学会指南推荐，蛋白质摄入量为 1.2～1.5 g/(kg·d)以维持氮平衡，肥胖或超重的肝硬化患者蛋白质摄入量维持在 2 g/(kg·d)，对于肝性脑病患者是安全的。因为植物蛋白含硫氨基酸的蛋氨酸和半胱氨酸少，不易诱发肝性脑病，含鸟氨酸和精氨酸较多，可通过尿素循环促进氨的清除。故复发性/持久性肝性脑病患者可以每天摄入 30～40 g 植物蛋白。肝性脑病患者蛋白质补充遵循以下原则：3～4 级肝性脑病患者应禁止从肠道补充蛋白质；轻微肝性脑病、1～2 级肝性脑病患者开始数日应限制蛋白质，每天控制在 20 g，随着症状的改善，每 2～3 天可增加 10～20 g 蛋白；植物蛋白优于动物蛋白;静脉补充白蛋白安全;慢性肝性脑病患者,鼓励少食多餐,掺入蛋白质宜个体化,逐渐增加蛋白质总量。

3~4 级肝性脑病患者应补充富含支链氨基酸(BCAA,包括缬氨酸、亮氨酸和异亮氨酸)的肠外营养制剂。尽管多项研究显示,BCAA 不能降低肝性脑病患者的病死率,但可耐受正常蛋白饮食或长期补充 BCAA 患者,可从营养状态改善中长期获益。另外,BCAA 不仅支持大脑和肌肉合成谷氨酰胺,促进氨的解毒代谢,而且还可以减少过多的芳香族氨基酸(AAA)进入大脑。

肝性脑病所致的精神症状可能与缺乏微量元素、水溶性维生素,特别是维生素 B_1 有关;低锌可导致氨水平升高。对失代偿期肝硬化或有营养不良风险的患者应给予复合维生素或锌补充剂治疗。

五、肝衰竭

肝衰竭是由多种因素引起的严重肝脏损害,导致合成、解毒、代谢和生物转化功能严重障碍或失代偿,出现以黄疸、凝血功能障碍、肝肾综合征、肝性脑病、腹水等为主要表现的一组临床症候群。在我国,引起肝衰竭的主要病因是肝炎病毒(尤其是乙型病毒性肝炎),其次是药物及肝毒性物质(如酒精、化学制剂等)。儿童肝衰竭还可见于遗传代谢性疾病。基于病史、起病特点及病情进展速度,肝衰竭可分为四类:急性肝衰竭(acute liver failure,ALF)、亚急性肝衰竭(subacute liver failure,SALF)、慢加急性肝衰竭(acute-on-chronic liver failure,ACLF)和慢性肝衰竭(chronic liver failure,CLF)。

肝衰竭患者营养支持治疗的基本目标是能量和蛋白质的摄入达到目标量。能量摄入目标是 30~35 kcal/(kg · d),蛋白质摄入量为 1.0~1.5 g/(kg · d),应根据患者耐受情况,逐步增加能量和蛋白质摄入至目标值。肝衰竭患者营养支持治疗首选途径是经口进食,首先给予患者饮食指导,包括分餐及夜间加餐、补充维生素和微量元素等,监测患者能量及蛋白质等营养素摄入,必要时可给予经口或经鼻胃管/空肠管管饲肠内营养;在肠内营养不能满足需求时,应给予肠外营养。建议肝衰竭患者肠外营养应用结构型脂肪乳或中长链脂肪乳≤1 g/(kg · d),并且注意监测肝功能等。肝衰竭患者普遍经口摄入营养素不足,可常规给予口服或静脉补充多种维生素和微量元素。

急性肝衰竭或慢加急性肝衰竭进展期,由于肝细胞大量坏死,病情进展迅猛,常合并多器官功能衰竭。治疗最重要的是稳定新陈代谢和生命体征,促进肝脏再生,预防或治疗脑水肿。急性肝衰竭时,碳水化合物、脂肪和蛋白质代谢严重紊乱,蛋白质分解增多导致低蛋白血症和高氨血症,糖代谢受损常导致血糖异常和高乳酸血症。经评定有营养不良的急性肝衰竭患者应给予营养支持治疗,在发病早期没有明显营养不良表现的患者,应根据疾病情况及膳食摄入情况进行评估,预计在短期内可能出现营养不良的患者也应给予营养支持治疗。营养支持治疗时应根据患者耐受情况,从低剂量开始,逐步增加能量和蛋白质摄入,密切监测血糖、血氨、乳酸、凝血等指标。

(段晓燕,范建高)

第五节 胆囊炎和胆石症

一、概述

胆道系统最常见的疾病是胆囊炎和胆石症,两者常同时存在,互为因果。胆道感染(胆囊炎、胆管炎)常由于胆囊内结石、胆管结石或胆道蛔虫等疾病导致的胆管阻塞和细菌感染引起。胆石症是指胆道系统包括胆管和胆囊在内的任何部位发生结石的疾病。尽管病因多样,但饮食营养与本病的发生、发展和防治有着密切的关系。

胆石症患者根据结石所在部位的不同,可分为胆囊结石和胆管结石。胆囊结石的发病率为 10%~15%,部分患者可能终身无症状。根据胆石的外观及化学分析结果,通常将胆石分为三类:胆固醇结石、胆色素结石和混合型结石。

1. **胆固醇结石** 多为圆形或椭圆形,表面有放射状胆固醇结晶条纹。胆固醇结石多数在胆囊内形成,直径为 2~3 cm,经常是单发的大结石,X 线平片上常不显影。

2. **胆色素结石** 是由非结合胆红素与不同有机物或钙盐形成的,一般胆固醇的含量低(≤25%),寄生虫卵、细菌以及脱落的上皮细胞常组成结石的核心。胆色素结石一般为多发性,分为两种:一种为块状或泥沙样,多发生在胆总管或肝内胆管;另一种呈不规则形,质地较硬,呈黑色或暗绿色,多发生在胆囊内。

3. **混合型结石** 由胆固醇、胆红素和钙盐等混合而成,一般胆固醇含量≥70%,多发生于胆囊内,多发,呈圆形或多面形,一般直径<2 cm,切面呈多层环状结构,如含钙量较大可在 X 线平片上显影。

二、胆石症的病因和发病机制

(一) 代谢因素

胆石症主要是由于肝脏胆固醇代谢异常或胆汁酸肝肠循环障碍引起。正常胆汁胆固醇与胆汁酸盐、磷脂保持一定的比例形成微胶粒,呈分散溶解状态。当胆汁中胆固醇含量过高或胆汁酸及磷脂浓度降低,破坏了三者正常比例时可形成结石。羟甲戊二酰辅酶(HMG-CoA,合成胆固醇的限速酶)活性增强,7α羟化酶(促胆固醇转化为胆汁酸的限速酶)活性降低,导致胆固醇合成增多,胆汁酸形成减少,胆固醇析出形成结石。

(二) 感染

胆囊黏膜因浓缩的胆汁或反流的胰液等化学性刺激产生炎症,细菌能分解胆汁酸为游离胆酸,后者形成微粒体的能力较差。感染的胆汁中多为大肠埃希菌,细菌性葡萄糖醛酸酶能将结合胆红素转变为游离胆红素,并且炎性胆汁中钙含量增多,加上胆汁有炎性胆汁黏性物质增加,凝聚作用增强,易形成结石;脱落的胆囊上皮细胞也有助于形成胆石的核心。

(三) 胆汁淤积

胆道系统炎症时胆管痉挛,胆道梗阻或胆道括约肌功能失调、胆道运动障碍、胆囊张力低,排空延迟。胆汁滞留于胆囊,水分重吸收增加,胆汁浓缩,使得饱和的胆固醇析出。

(四) 其他因素

其他因素包括:成年女性、多次妊娠、长期应用雌激素者;肾炎、甲状腺功能减低;长期服用烟酸、氯贝丁酯;小肠远端切除术、胆道手术引起的胆道狭窄。以上因素均可使胆石症的发生率增高。

三、营养与胆道疾病的关系

胆石症的发病是由多因素引起的,但饮食营养与本病的发生、发展和防治有着密切的关系。

(一) 肥胖

胆结石多见于肥胖且伴有血脂过高的人。研究表明,女性 BMI $>32\,kg/m^2$ 者,其胆囊结石发病率比 BMI $<22\,kg/m^2$ 者要高 6 倍。肥胖者的肝脏产生胆固醇较多,使胆汁内胆固醇过饱和,继而导致胆固醇结晶析出,诱发胆结石。

(二) 胆固醇和脂肪酸

最新研究表明,胆固醇和脂肪酸与结石之间的关系仍然不甚明确。DenBesten 等发现,10 名正常血脂的健康男性经 3 周高胆固醇(每天 750 mg)饮食后,4 人出现致结石的胆汁(lithogenic bile),3 人出现胆固醇结晶。而 Lee 等研究则表明,在健康人中只有每天胆固醇摄入量$>1\,000\,mg$ 者,其胆固醇饱和指数(cholesterol saturation index)才会明显升高。因此,高胆固醇食物摄入过多可能与胆石症形成有关,但不同人种或民族间可能存在差异。动物实验表明,食物中不饱和脂肪酸比例增高时有利于防止胆固醇结石形成,如果在致结石饮食(lithogenic diet)中添加鱼油将会降低胆结石的发生率。

(三) 蛋白质

临床研究表明,血清高甘油三酯浓度以及低 HDL-C 浓度与胆囊结石的发生呈正相关;食物中增加蛋白质摄入量可以明显增高血清 HDL-C 浓度,降低甘油三酯水平,改善胰岛素敏感性。动物实验也证明,高蛋白质饮食对胆囊结石有预防作用。

(四) 碳水化合物

目前研究已表明,碳水化合物的大量摄入与胆结石的形成有直接关系。高碳水化合物摄入伴随脂肪摄入降低,会引起缩胆囊素分泌下降、胆囊运动减少而引起胆汁淤积,继而增加胆结石发病的风险;并且过多的碳水化合物摄入容易诱发所谓的有症状的胆结石,但具体机制尚不明确。有人指出,胆固醇结石患者血糖偏高和耐糖试验表现为糖尿病型或隐性糖尿病型的比例较高,且这些人群中葡萄糖转化为胆固醇和脂肪酸的过程加强。

(五) 膳食纤维

膳食纤维能吸附肠道内的胆汁酸,抑制肠内胆固醇的吸收,又能促进肠道蠕动,加快胆固醇和胆汁酸的排泄。增加富含纤维的食物,对减少结石的形成有很大帮助。

(六) 其他

维生素 C 缺乏可使胆固醇转化成胆汁酸的速率减慢。此外,饮食习惯与胆石的形成也有关系,饥饿时缩胆囊素不分泌,胆汁淤积于胆囊,胆汁的过度浓缩可能诱发胆结石和胆囊炎。另外,夜间分泌的胆汁较白天分泌的胆汁更具有成石性,长期不吃早餐可能导致浓稠的胆汁无法适时地排出利用,更容易罹患胆石症。表 5-1 归纳了国外几个主要的探讨饮食与胆囊结石关系的流行病学研究。

表 5-1　胆囊结石与饮食关系的流行病学研究

研究者	胆囊结石评价手段	能量摄入	脂肪	胆固醇	糖	膳食纤维
Scragg	症状	＋	＋	＋2	＋	－
Diehl	症状	ND	＋1/－2	－	＋	＋
Maclure	症状	＋	0	0	0	
Sichieri	症状	－	0	0	ND	－
Tandon	症状	＋	＋	＋1	＋1	0
Caroli-Bosc	症状	＋1	＋	ND	ND	ND
Jorgensen	B 超	0	＋	0	＋	－
Attili	B 超	－1	－	ND	ND	－2
Ortega	B 超	＋	＋	＋	ND	－
Misciagna	B 超	－			＋	

注　＋:正相关;－:负相关;0:不相关;ND:无数据;1:仅男性受试者;2:仅女性受试者。

四、临床表现

胆石症的临床表现与胆石所在部位、状态、是否引起梗阻有关,可反复发作,有时可持续数十年。胆囊结石可无症状或间断性右上腹闷痛或者钝痛,当结石阻塞胆囊管时常发生绞痛并向右肩放射;常伴有恶心、呕吐、发热,可诱发急性胆囊炎;B 超检查可见结石。胆总管结石除有上述症状外,还因结石阻塞胆总管而发生黄疸、腹痛、高热寒战,可并发化脓性胆管炎、胰腺炎等严重并发症。

胆囊炎有急、慢性之分。急性胆囊炎的主要症状是右上腹部持续性疼痛、阵发性绞痛、腹肌紧张或强直,常有右肩放射痛,伴有恶心、呕吐,当发生化脓性胆囊炎或炎症波及胆总管时可有寒战、高热、黄疸;胆囊区触痛明显。B 超检查可见胆囊肿大及胆囊壁增厚。慢性胆囊炎病例有些可毫无症状;有的则感到右上腹隐痛、腹胀、嗳气和厌食,在进食高脂肪饮食后消化不良症状明显,除上腹部有轻度触痛外无其他阳性体征。

五、营养治疗

(一)胆石症营养治疗

1. 维持能量平衡 一般肥胖患者须限制总能量,使体重逐步降低,并且保持相对稳定,但降体重不宜操之过急。曾有报道一些患者首次出现胆石症是在严格限制能量、体重显著减轻之后,这可能是由于机体贮存脂肪被动用而造成脂肪代谢显著改变所致。

2. 适当限制胆固醇摄入 胆石症的形成与食物胆固醇摄入过多有一定关系。一般每天摄入量控制在300 mg 以下为宜,对重度高胆固醇血症者则应控制在每天200 mg 以下,可多摄入大豆及其制品。

3. 注意脂肪的量和质 适当控制脂肪,建议每天脂肪摄入量50～60 g 为宜,占总能量的20%～30%,其中 PUFA∶MUFA∶SFA 以 1∶1∶1 为好。

4. 蛋白质 适当增加蛋白质,供给量为 1.0～1.2 g/(kg·d),占总能量 15%～20%,以植物蛋白为主,如大豆制品。

5. 碳水化合物和膳食纤维 应吃复杂碳水化合物,如谷物或淀粉;少吃简单糖,如蔗糖、果糖及其制品;建议多吃富含纤维的食物,如各种粗粮、瓜果、蔬菜等。

6. 其他 注意饮食卫生,防止肠道及胆道细菌、寄生虫(如蛔虫、华支睾吸虫、梨形鞭毛虫)等感染。

(二)胆囊炎营养治疗

1. 原则 一般治疗包括抗炎、调整水电解质平衡、卧床休息、禁食。急性期或手术前呕吐频繁、疼痛严重者应禁食,以缓解疼痛,并予以静脉补充营养,调整水电解质平衡,抗炎治疗。疼痛缓解后调配饮食,可给予清流食,并根据病情逐渐向低脂半流质、软食过渡。如需手术治疗,术后根据病情,饮食可从清流食过渡至易消化的低脂半流质饮食和低脂软饭。

2. 营养治疗措施

1)能量 其供应以满足生理需要为宜,防止能量摄入过高。应根据患者的具体情况区别对待,超重、肥胖患者控制总能量,能量取下限或减少10%,以利减轻体重;而对于消瘦病例,则应酌量增加能量供应以利康复。

2)脂肪 限制脂肪摄入量,避免刺激胆囊收缩以缓解疼痛。手术前后饮食中脂肪摄入量应限制在每天 20～30 g,如患者对油脂尚能耐受可略为增多达每天 35～45 g,以刺激食欲。烹调用植物油既能供给必需脂肪酸又有利胆作用,主要是限制动物性脂肪,忌食油腻、油煎、油炸以及含脂肪量多的食物。

3)胆固醇 控制胆固醇含量高的食物以减轻胆固醇代谢障碍,防止结石形成。对于动物内脏、蛋黄等含胆固醇高的食物应该少用或限量食用。

4）蛋白质　胆囊炎在静止期时，肝脏功能并未完全恢复或有不同程度的病理损害。供应充足的蛋白质可以补偿损耗，维持氮平衡，增强机体免疫力，有利于修复肝细胞损伤，恢复其正常功能。蛋白质每天供给量为 80～100 g。

5）碳水化合物　摄入适量的碳水化合物可以增加糖原贮备和节省蛋白质，维护肝脏功能。这是因为它易于消化、吸收，对胆囊的刺激亦较脂肪和蛋白质弱，但不可过量摄入以免引起腹胀。每天供给量为 300～350 g，对肥胖患者应适当限制主食、甜食和简单糖。

6）维生素和矿物质　选择富含维生素、钙、铁、钾等食物，并补充维生素制剂和相应缺乏的无机盐物质。B 族维生素、维生素 C 和脂溶性维生素都很重要，特别是维生素 K 对内脏平滑肌有解痉镇痛作用，对缓解胆管痉挛和胆石症引起的疼痛有良好效果。

7）膳食纤维和水分　不可忽视膳食中的食物纤维和水分。多食纤维含量高的膳食有利于防止便秘，减少胆石形成（便秘是胆结石、胆囊炎发作的诱因）。同时要多饮水，以利胆汁稀释，每天供水量为 1 000～1 500 ml。

8）节制饮食、少量多餐、定时定量　暴饮暴食特别是高脂肪餐常是胆石症或胆囊炎发作的一个诱因。因此，饮食要有规律，避免过饱、过饥。胆汁淤积易发生感染甚至导致胆病复发。饮食宜清淡、温热适中、易于消化，有利于胆汁排出，避免胃肠胀气。

9）烹饪方法　宜用煮、烩、炖、焖等方法；忌刺激性食品，如辣椒、咖啡和产气食物；烹调时忌油煎和油氽、炸、爆炒等。这些食品和烹调方法可以促使缩胆囊素的产生，增加胆囊收缩，使胆道口括约肌不能及时松弛而流出胆汁，增加胆石症患者胆囊炎急性发作或恶化的可能。

10）饮食卫生　防止肠道和胆道细菌感染及寄生虫病。

（冯一）

第六节　胰腺疾病

胰腺是位于腹膜后的消化器官，它在人体内发挥着重要的生理功能，包括外分泌和内分泌功能。胰腺的外分泌功能主要通过分泌胰液来帮助消化食物。胰液是一种含有多种消化酶的碱性液体，包括胰脂肪酶、胰蛋白酶、胰淀粉酶等，分别用于分解脂肪、蛋白质和碳水化合物。胰液还包含碳酸氢盐，有助于中和胃酸，保护肠道黏膜，同时提供消化酶发挥作用适宜的酸碱度环境（pH 值为 7～8）。在非消化期，胰液几乎不分泌，食物是刺激胰液分泌的自然因素，受神经与体液双重调节。

胰腺的内分泌功能主要通过分泌胰岛素和胰高血糖素来调节血糖。胰岛素由胰腺 β 细胞分泌，作用为降低血糖，促进细胞对糖的摄取，增加糖合成，减少糖异生；促进脂肪生成,降低脂肪分解;促进蛋白质和淀粉酶的合成。α细胞分泌胰高血糖素,胰高血糖素升高血糖水平,促进糖原合成、糖异生,并可松弛胃肠道平滑肌。除此之外,胰腺还分泌一些其他激素,如胰腺多肽、生长抑素、钙调素基因相关蛋白等,它们在调节消化、生长和代谢等方面发挥作用。

胰腺疾病主要由感染和非感染性因素引起,主要指急性胰腺炎、慢性胰腺炎和胰腺肿瘤。营养治疗在胰腺疾病的治疗过程中发挥重要作用。胰腺病变往往影响胰腺的内、外分泌功能,导致消化吸收障碍与物质代谢紊乱,增加营养风险及营养不良的发生。营养支持治疗可以改善患者的营养状况,减少感染等并发症的发生,提高手术耐受性,促进疾病康复,提高生存质量。

一、急性胰腺炎

(一) 病因和分类

急性胰腺炎(acute pancreatitis,AP)指因胰酶异常激活对胰腺自身及周围器官产生消化作用而引起的、以胰腺局部炎症反应为主要特征,甚至可导致器官功能障碍的急腹症,往往需要住院治疗。其发病率为110/10万～140/10万,近年来逐年升高,其中约20%的患者会发展为重症急性胰腺炎(severe acute pancreatitis,SAP),病死率高达15%～35%。急性胰腺炎的病因众多,在我国胆石症是急性胰腺炎最主要的病因,其次为高甘油三酯血症、饮酒,其他因素包括医源性(ERCP/EUS)、高钙血症、感染、遗传、自身免疫、药物和胰腺结构的改变(肿瘤、囊性病变或分裂等)等。

目前,临床上通常根据修订版 Atlata 分级,将急性胰腺炎的严重程度分为三类:①轻症急性胰腺炎(mild acute pancreatitis,MAP)指无器官衰竭或局部/全身并发症,患者通常可在 1～2 周内恢复;② 中重度急性胰腺炎(moderate severe acute pancreatitis,MSAP)指并发短暂性(<48 h)器官衰竭,或伴有局部/全身并发症;③SAP指伴随持续性器官衰竭(>48 h),并通常伴有一个或多个局部并发症。根据疾病严重程度给予恰当的治疗可改善临床预后。

(二) 临床表现和诊疗原则

1. 临床表现　急性胰腺炎的典型症状为急性腹痛,大多为持续性,常放射到背部,可以通过端坐或身体前倾部分缓解,进食、饮水或仰卧时可加重。同时还可伴有腹胀、恶心、呕吐等表现,呕吐后疼痛不能缓解。部分患者还可因病情进展出现低血压、心动过速、少尿等休克表现,以及继发胸腔积液或急性呼吸窘迫综合征(acute respiratory distress syndrome,ARDS)而出现呼吸困难,严重脱水和老年患者可出现精神状态改变。

MAP 患者在触诊时仅表现腹部轻压痛,SAP 患者可有腹膜刺激征,表现为腹肌紧张和全腹显著的压痛、反跳痛。因炎症浸润继发肠梗阻的患者还可出现全腹膨隆和肠鸣音减弱;因胆管结石或胰头水肿导致梗阻性黄疸的患者也可出现全身皮肤、巩膜黄染。SAP 患者还可见腰肋部皮下瘀斑(Grey-Turner 征)和脐周皮下瘀斑(Cullen 征)。

MSAP 及 SAP 往往伴随全身和(或)局部并发症。全身并发症主要有全身炎症反应综合征(system inflammatory reaction syndrome,SIRS)、脓毒症、多器官功能障碍综合征(multiple organ dysfunction syndrome,MODS)及腹腔间室综合征(abdominal compartment syndrome,ACS)。局部并发症主要与胰腺和胰周液体积聚、组织坏死有关,包括早期的急性胰周液体积聚、急性坏死物积聚,以及后期的胰腺假性囊肿、包裹性坏死。其他并发症还包括消化道出血、腹腔出血、胆管梗阻、肠梗阻、肠瘘等。

2. 诊断 实验室检查可见血清淀粉酶及脂肪酶活性升高,但升高程度与疾病的严重程度无关。血清脂肪酶对急性胰腺炎诊断的特异度优于淀粉酶。由于全身的炎症反应,血清相关细胞因子和炎症介质水平升高,如 CRP、IL-6、TNF 等。同时由于胰腺存在内分泌细胞,患者也可能发生代谢异常,包括血尿素氮(BUN)浓度升高、低钙血症、高血糖和低血糖等。

腹部 CT 是诊断急性胰腺炎的重要影像学检查方法。早期典型的影像学表现为胰腺水肿、胰周渗出、胰腺和(或)胰周组织坏死等。早期进行 CT 扫描可以通过判断胰周积液渗出情况、胰腺坏死面积以及有无局部并发症等来判断胰腺炎的预后。

急性胰腺炎的诊断标准包括以下 3 项:①急性发作的持续性剧烈上腹痛;②血清脂肪酶或淀粉酶活性升至正常上限的 3 倍以上;③影像学检查(增强 CT、MRI 或经腹超声)发现急性胰腺炎的典型表现。满足 3 项标准中至少 2 项才可诊断为急性胰腺炎。

3. 治疗原则 急性胰腺炎的治疗应根据不同严重程度采取分层治疗策略,MAP 的治疗以禁食、抑酸、抑酶及补液治疗为主,补液只要补充每天的生理需要量即可,一般不需要进行肠内营养。对于伴多种并发症的 MSAP 和 SAP,是涉及外科、消化内科、急诊科、重症医学科、感染科、介入科、营养科、康复科等多个学科的复杂问题,应采用多学科综合治疗协作组模式,包括器官功能维护、应用抑制胰腺外分泌和胰酶的抑制剂、早期肠内营养、合理使用抗菌药物、处理局部及全身并发症、镇痛等措施。

1) 液体治疗 早期治疗目标是改善有效循环容量及器官组织灌注,可采用目标导向的液体治疗策略,动态评估血流动力学及器官功能进行液体治疗。液体首选乳酸钠林格液、生理盐水等晶体液,还包括胶体液(天然胶体如新鲜血浆、人血白蛋白)等。可分为快速扩容和调整体内液体分布两个阶段,必要时使用血管活性药物(如去甲肾上腺素或多巴胺)维持血压。初始治疗推荐以 $5\sim10\,\text{ml}/(\text{kg}\cdot\text{h})$ 的速度即刻进行液体复苏。早期液体治疗可根据目标导向策略的复苏终点每 $4\sim6$ 小时评估一次,避免液体负荷过重导致的组织水肿及器官功能障碍。复苏终点指标包括尿量$>0.5\,\text{ml}/(\text{kg}\cdot\text{h})$、平均动脉压$>65\,\text{mmHg}(1\,\text{mmHg}=0.133\,\text{kPa})$、心率$<120$ 次/分、$\text{BUN}<7.14\,\text{mmol/L}$(如果 $\text{BUN}>7.14\,\text{mmol/L}$,在 24 h 内下降至少 $1.79\,\text{mmol/L}$)、红细胞比容为 $35\%\sim44\%$。另外,动脉血乳酸、BUN 水平及红细胞比容的下降亦提示复苏有效。

2) 病因治疗 对于胆源性胰腺炎患者,急诊经内镜逆行胆胰管成像(endoscopic retrograde cholangiopancreatography,ERCP)无助于缓解胆源性急性胰腺炎的病情,仅适用于合并胆管炎及持续胆管梗阻的患者;高脂血症性急性胰腺炎患者除了常规治疗外,还应使用降血脂药物及其他辅助降脂手段,如小剂量低分子肝素、胰岛素、血脂吸附和(或)血浆置换来控制血脂。

3) 器官功能支持　SAP 发生急性肺损伤时应给予鼻导管或面罩吸氧,维持氧饱和度在 95% 以上,动态监测患者的血气分析结果。当进展至 ARDS 时,应加强监护,及时采用机械通气呼吸机支持治疗。持续性肾脏替代治疗(continuous renal replacement therapy, CRRT)可用于伴有肾衰竭的 SAP 患者的治疗,须严格控制其用于 SIRS 的适应证,同时须注意血源性感染的风险。合并腹腔高压或 ACS 的 SAP 患者须密切监测腹腔内压力,同时采取积极的非手术干预措施,必要时外科干预。出现肝功能异常时可予以保肝药物,弥散性血管内凝血(disseminate intravascular coagulation, DIC)时可使用肝素,上消化道出血可应用质子泵抑制剂(proton pump inhibitor, PPI)。对于 SAP 患者还应特别注意应用中西医结合治疗维护肠道功能,因肠黏膜屏障的稳定对于减少全身并发症有重要作用,须密切观察腹部体征及排便情况,监测肠鸣音的变化,及早给予改善肠道动力药物。

4) 疼痛控制　镇痛是急性胰腺炎的重要辅助治疗措施,可能改善患者的预后,应根据病情合理选择镇痛药物和给药方式。

5) 抗菌药物应用　对于 MSAP 及 SAP 患者,在评估胰腺坏死范围的基础上可酌情使用抗菌药物。不推荐常规使用抗菌药物预防胰腺或胰周感染。对于可疑或确诊的胰腺(胰周)或胰外感染(如胆道系统、肺部、泌尿系统、导管相关感染等)的患者,可经验性使用抗菌药物,并尽快进行体液培养,根据细菌培养和药物敏感试验结果调整抗菌药物。

6) 局部并发症治疗　局部并发症主要包括胰腺假性囊肿、包裹性坏死、出血、消化道瘘等。无症状的胰腺假性囊肿和包裹性坏死无须干预,而包裹性坏死合并感染则需要外科处理。

(三) 营养代谢特点

急性胰腺炎患者往往合并高血糖、高血脂、低蛋白血症等代谢异常,其紊乱程度常与疾病严重程度密切相关。代谢紊乱可进一步扰乱机体内环境,影响器官的代谢和功能,导致脏器功能损害。

1. 糖和脂肪代谢异常　急性胰腺炎患者应激状态下分解类激素分泌增加,常削弱胰腺 β 细胞功能,导致糖利用障碍、糖异生增加,出现葡萄糖不耐受或胰岛素抵抗(insulin resistance, IR)。胰岛素抵抗不仅可导致病理性高血糖、糖耐量下降,还可引起机体分解代谢增加、负氮平衡、LBM 减少、高脂血症及感染率增高,严重影响机体内环境稳定。因此,急性胰腺炎患者的营养支持中应考虑胰岛素治疗。此外,急性胰腺炎患者还可出现脂肪动员加速、脂肪分解和氧化增加,部分患者出现脂肪分解或氧化障碍,脂肪廓清能力降低,表现为血中甘油三酯水平升高,极低密度脂蛋白和游离脂肪酸

(FFA)浓度升高。

2. **蛋白质代谢异常** 急性胰腺炎患者在自身糖原耗竭、无外源性葡萄糖供给的情况下,将消耗 LBM,表现为蛋白质分解代谢大于合成代谢,主要是骨骼肌的蛋白质分解增加。与此同时,肝脏蛋白质合成减少、蛋白质体内分布异常,加上腹腔内炎性渗出等均导致血浆芳香族氨基酸(AAA)水平升高,支链氨基酸(BCAA)水平下降。研究显示,急性胰腺炎患者血液循环中的游离氨基酸浓度可降至正常的 40%。作为条件必需氨基酸的谷氨酰胺,在血清中的浓度降至正常的 55%。骨骼肌的谷氨酰胺水平只有正常的 15%,其结果是严重低蛋白血症和明显的负氮平衡。

3. **其他代谢异常** 急性胰腺炎患者还可能出现电解质、微量元素和维生素缺乏,如低钙、低镁、低锌,维生素 B_1、B_2、B_3、B_{12}、C、A 以及叶酸缺乏等。这些代谢异常会导致急性胰腺炎患者营养状况恶化、免疫功能受损、感染发生率增加,器官重要功能发生障碍或衰竭进而引起患者病死率增高。

(四) 营养支持治疗

急性胰腺炎发病时,尤其是 MSAP 与 SAP,会引起强烈的全身炎症反应,导致高分解代谢状态,存在营养不良的风险,对疾病预后有重要影响。能量和营养需求增加,可能需要通过肠内或肠外途径进行人工营养。早期的营养支持治疗,特别是肠内营养,可以补充能量损失,增加内脏血流量,保护肠黏膜完整性,促进肠动力,从而改善预后。

1. **营养筛查与评估** 由于急性胰腺炎具有高分解代谢特性以及营养状况对疾病发展的影响,预测为轻度或中度急性胰腺炎的患者,均应使用有效的筛查方法进行筛查,例如营养风险筛查工具(NRS-2002)。SAP 患者均应考虑其存在营养风险。

2. **营养支持治疗的原则** 历史上,"胰腺休息"和"肠道休息"理论曾广泛流行。此前,有学者提出即便在空肠中部近端(屈氏韧带远端约 40 cm)的胃肠道中喂食可增加胰酶的分泌,可能与胰腺自身消化导致临床急性胰腺炎病程恶化有关。因此,人们认为为了减少胰腺的分泌不应使用肠内营养,而应在"胰腺休息"时使用肠外营养。目前已知,在急性胰腺炎患者中,胰腺外分泌功能的恶化与疾病的严重程度成正比,在伴有胰腺坏死的 SAP 患者中观察到胰腺分泌明显减少。这一事实提示胰脏外分泌功能在急性胰腺炎患者中显著改变。因此,肠内营养无论通过何种途径,尤其是在 SAP 中,都不增加胰腺分泌。肠内营养应该可以保持肠黏膜的完整性,刺激肠道蠕动,防止细菌过度生长,并增加内脏血流量。与肠外营养相比,肠内营养安全且耐受性良好,并发症、多器官衰竭发生率和病死率显著降低。

因此,对于急性胰腺炎患者的营养支持不仅要遵循营养管理流程(图 5 - 1),更要遵循个体化、阶段性的治疗原则:①针对 MAP 患者,无论血清脂肪酶水平如何,一旦临床耐受,应尽早给予低脂、软食经口喂养;②对于不能经口喂养的急性胰腺炎患者,肠内营养优先于肠外营养;③对于肠内营养起始阶段营养供给不足部分,可以通过肠外营养补充;④在腹腔内压力＞20 mmHg,存在急性间隔室综合征或不耐受肠内营养的情况下可选择肠外营养。

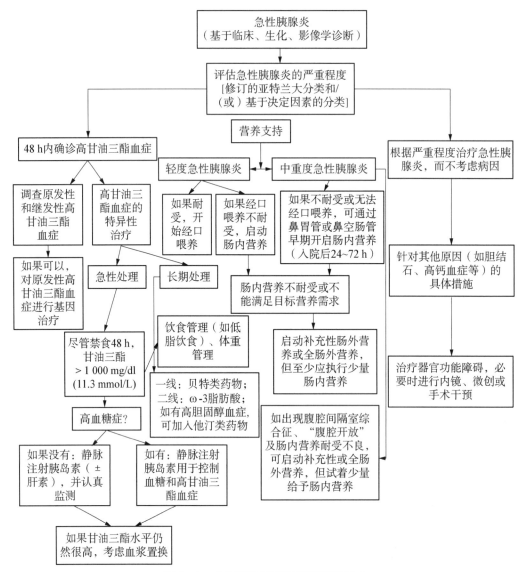

图5-1 急性胰腺炎的营养管理流程图

引自:Arvanitakis M, Ockenga J, Bezmarevic M, et al. ESPEN guideline on clinical nutrition in acute and chronic pancreatitis [J]. Clin Nutr, 2020,39:612-631.

3. 营养需求　合理的能量供应是患者获得有效营养支持的保障。能量需要量应尽可能采用间接量热法估计,或按25~35 kcal/(kg·d)计算。肠内和肠外营养配方的营养需求组成:蛋白质1.2~1.5 g/(kg·d),碳水化合物3~6 g/(kg·d)对应血糖浓度(目标值＜10 mmol/L),脂肪对应血甘油三酯浓度,钠1~2 mmol/(kg·d),钾1~2 mmol/(kg·d),氯

$2\sim4\ mmol/(kg\cdot d)$，磷 $0.1\sim0.5\ mmol/(kg\cdot d)$，镁 $0.1\sim0.2\ mmol/(kg\cdot d)$，钙 $0.1\ mmol/(kg\cdot d)$。以上营养素应根据血清浓度、代谢状态和平衡进行调整。肥胖患者可适当降低能量供给，BMI 为 $30\sim50\ kg/m^2$ 者，按照实际体重供应 $11\sim15\ kcal/(kg\cdot d)$；$BMI>50\ kg/m^2$ 者，可按照理想体重供应 $22\sim25\ kcal/(kg\cdot d)$。能量供给一般 3 天内达到目标量的 50%，$5\sim7$ 天达到目标量的 80%。病情稳定后应当逐渐增加能量供给，可达到理想体重的 $30\sim35\ kcal/(kg\cdot d)$。

4. **营养支持的时机**　急性胰腺炎严重程度评估可能需要 $24\sim48\ h$，MAP 患者不推荐使用肠内营养或肠外营养。MSAP 和 SAP 患者，血流动力学稳定时应尽早进行营养支持治疗。早期肠内营养可以增加抗氧化活性，调节炎症反应，并降低 MODS 的风险。因此，只要胃肠道功能耐受，应尽早启动肠内营养，推荐在发病的 $24\sim72\ h$ 内开始，防止肠道屏障功能障碍、运动障碍和感染性并发症。早期肠内营养还与较短的住院时间和较低的住院费用相关。

5. **肠内营养治疗**　肠内营养治疗是急性胰腺炎首选的营养支持方式。肠内营养实践涉及肠内营养治疗原则、途径、制剂选择、供给方式和监测。

1) **肠内营养治疗原则**　应遵循"个体化"原则，根据患者腹内压（intra-abdominal pressure，IAP）和肠功能情况决定 SAP 患者的营养支持方法：①IAP<15 mmHg，早期肠内营养通过鼻空肠或鼻胃管开始，作为首选方法。持续监测肠内营养期间 IAP 及患者的临床情况。②IAP>15 mmHg 的患者，通过鼻空肠管，速率从 20 ml/h 开始，并根据耐受性增加速率。当 IAP 值在肠内营养下进一步增加时，应暂时降低或中止肠内营养。③IAP>20 mmHg 或有 ACS 或有肠衰竭的患者，应停止肠内营养并开始肠外营养。

2) **肠内营养途径**　既往认为鼻空肠管是首选的肠内营养，可减少胰腺分泌。目前的研究证明，使用鼻胃管不会增加胰腺分泌，鼻胃管可能是 SAP 患者的首选，且操作更简便。但是对于有吸入性风险的胃轻瘫、胰腺肿胀、严重的炎症后胰腺囊肿压迫胃或十二指肠的病例，鼻空肠管似乎比鼻胃管更好。然而，鼻空肠管的插入更复杂、更困难，通常必须在内镜下或在透视引导下进行，并且可能需要额外的线或夹子来固定其位置。因此，推荐大多数患者通过鼻胃管进行肠内营养。然而，约 15% 的急性胰腺炎患者会出现喂养不耐受，主要表现为胃排空障碍和幽门梗阻，此时优先使用鼻空肠管。另外，长时间的鼻胃管或鼻空肠管可能导致并发症，如患者的不适、脱位或无意拔管、误吸、鼻窦炎和鼻腔损伤。因此，对于需要长时间（>30 天）肠内喂养的患者，根据一般营养建议，应考虑经皮胃造口术或空肠造口术。

3) **肠内营养制剂的选择**　目前肠内营养制剂主要包括要素型和非要素型制剂。在选择上主要遵循以下几点：①SAP 患者早期肠内营养最常用的是无须消化即可直接吸收或接近直接吸收的要素型配方制剂，包括氨基酸类和短肽类为氮源的制剂。②在患者耐受的情况下过渡到整蛋白类制剂。③在标准肠内营养配方基础上补充具有一定药理作用的营养素（如谷氨酰胺），以此刺激免疫细胞，增强细胞免疫功能，减轻炎症反应。

④增加膳食纤维成分调节肠道微生态,改善肠道菌群移位,减少与肠内营养相关的并发症及降低感染率。⑤可适当增加多不饱和脂肪酸和维生素调节机体免疫,减少炎症介质的释放。⑥根据患者的血脂、血糖情况进行肠内营养制剂的选择,对于高脂血症 SAP 患者应注意调整脂肪类物质的补充;糖尿病及高血糖者可选择糖尿病适用的肠内营养制剂。

4) 肠内营养的供给方式 主要包括一次投给、间歇重力滴注及连续输注。在临床上,为避免高渗营养液所致的容量和渗透作用引起的急性肠扩张、倾倒综合征、腹胀和腹泻,多采用肠内营养输注泵匀速输注。从浓度、低容量开始,滴注速率与总用量逐日增加。初速为 $20\sim30$ ml/h;若能耐受,可逐渐加量至 $100\sim120$ ml/h。每输注 $4\sim5$ h 可暂停 $1\sim2$ h,使肠道得到适当的休息。临床实践表明,连续性肠内营养输注泵应用,营养素吸收较间歇性输注效果明显,胃肠道不良反应少。SAP 患者使用肠内营养输注泵恒温下匀速输入可显著降低反流、误吸、腹胀及吸入性肺炎的发生率。

6. 肠外营养 对于不能耐受肠内营养或不能耐受目标营养需求的急性胰腺炎患者,或存在肠内营养禁忌证的患者,应给予肠外营养。

肠外营养的供应物质包括碳水化合物、脂肪、氨基酸、电解质、维生素和微量元素以及液体。碳水化合物是非蛋白质能量的主要来源之一,一般成人每天需求量为 $100\sim130$ g,占非蛋白质能量的 $50\%\sim60\%$,葡萄糖:脂肪比例为 $60:40$。脂肪是非蛋白质能量的另一主要来源,糖脂双能源供应有助于减轻葡萄糖的代谢负荷和血糖升高的程度。脂肪补充量在 $0.8\sim1.5$ g/(kg·d)是安全的,一般占总能量的 $15\%\sim30\%$,占非蛋白质能量的 $30\%\sim50\%$。血甘油三酯 >4 mmol/L 时,不推荐使用脂肪乳剂。长链脂肪酸(LCFA)和 MCFA $50:50$ 是常见的脂肪乳剂类型。氨基酸的供给量为 $1.2\sim1.5$ g/(kg·d),热氮比为 $(100\sim150)$ kcal:1 g。

7. 监测与管理

1) 监测评估 营养方案制订后在执行过程中应对患者营养耐受性、充分性进行评估与监测避免出现相关并发症(表 5-2)。

表 5-2 营养支持的监测

项目	参数	营养支持早期	营养支持稳定期
内稳态安全性	肾功能、血糖	每天	每周 $2\sim3$ 次
	肝功能	每周	$2\sim4$ 周
效果评估	白蛋白	每周	每月
	前白蛋白/转铁蛋白	每周 $1\sim2$ 次	每周
	24 h 尿素氮/氮平衡	每周 $2\sim3$ 次	每周/每 2 周
	淋巴细胞计数	每周	每周/每 2 周
	握力		每周
	腹部 B 超		全肠外营养 2 周后,每周

2）肠内营养耐受性评估和处置　急性胰腺炎患者采用肠内营养过程中，加强肠内营养耐受性评估，尤其是肠内营养早期及肠内营养增加用量的过程中。肠内营养耐受性评分如表 5-3 所示。

表 5-3　肠内营养耐受性评分表

评价内容	分值			
	0 分	1 分	2 分	5 分
腹胀/腹痛	无	轻度腹胀 无腹痛	明显腹胀 或腹痛自行缓解 或腹内压 15～20 mmHg	严重腹胀 或腹痛不能自行缓解 或腹内压＞20 mmHg
恶心/呕吐	无，或持续胃 减压无症状	恶心 但无呕吐	恶心呕吐（不需胃肠减压）或 250 ml/L≤GRV＜500 ml/L	呕吐，且需胃肠减压 或 GRV≥500 ml/L
	无	每天稀便≥3 次 且 250 ml≤量＜500 ml	每天稀便≥3 次 且 500 ml≤量＜1 500 ml	每天稀便≥3 次 且量≥1 500 ml

分值	耐受性
0～2 分	继续肠内营养，增加或维持原速度，对症治疗
3～4 分	继续肠内营养，减慢速度，2 h 后重新评估
≥5 分	暂停肠内营养，重新评估或者更换输注途径

注　GRV：胃残余量。①胃肠道功能正常：0 分；②胃肠道功能轻度损害：简易胃肠道功能评分 1～2 分；③胃肠道功能中度损害：简易胃肠道功能评分 3～4 分；④胃肠道功能重度损害：简易胃肠道功能评分 5 分以上（唯有此时，可以不给肠内营养）。

在进行肠内营养过程中，需要每 6～8 小时评估一次患者的简易胃肠道功能评分，根据评分结果进行肠内营养输注调整：①评分增加为≤1 分：继续肠内营养，增加速度；②评分增加 2～3 分：继续肠内营养，维持原速度或减慢速度，对症治疗；③评分增加≥4 分或总分≥5 分：暂停肠内营养，并做相应处理（包括停止肠内营养、使用促动力药物、更换肠内营养输注途径等）。

二、慢性胰腺炎

（一）病因和临床表现

慢性胰腺炎（chronic pancreatitis）是一种反复炎症发作导致胰腺实质被纤维性结缔组织取代的疾病，其主要后果是功能性外分泌和内分泌胰腺组织的损失，从而导致外分泌和内分泌功能不全。主要病理改变为胰腺实质内腺泡和小管的反复或持续性损害，胰腺广泛纤维化、局灶性坏死。胰腺导管内结石形成或弥漫性钙化，腺泡和胰岛细胞萎缩或消失，常有假囊肿形成。患者无特异性临床症状，早期诊断较为困难。慢性胰腺炎的诊断是基于影像学（如腹部超声、ERCP、MRI、CT）检查显示胰导管的变化。

1. 病因

1）慢性酒精中毒　西方国家慢性胰腺炎的主要原因与长期嗜酒有关，其中酒精摄入量及时间与其发病率密切相关。我国近年来由酒精因素引起的慢性胰腺炎也呈上升趋势，并成为主要因素之一。

2）胆道系统疾病　仍是本病的主要危险因素，与嗜酒二者并发的比例为 33.9%。在各种胆道疾病中以胆囊结石最为多见，其次为胆管结石、胆囊炎、胆管狭窄和胆道蛔虫。

3）其他因素　糖尿病、高钙血症、高脂血症、遗传与自身免疫等因素均可导致慢性胰腺炎。

2. 临床表现　慢性胰腺炎的病程常因病因不同，临床表现有较大差异，无症状期与症状轻重不等的发作期交替出现。典型病例可出现五联征：腹痛、胰腺钙化、胰腺假性囊肿、脂肪泻及糖尿病。

1）腹痛　为本病最突出的症状，90% 以上的患者有程度不等的腹痛。初期为间歇性，逐渐转为持续性疼痛，可为隐痛、钝痛、钻痛甚至剧痛，多位于中上腹，亦可放射至后背和两侧季肋部。

2）胰腺功能不全的表现　慢性胰腺炎后期，由于胰腺外分泌功能障碍，可引起食欲减退、嗳气、恶心、厌油腻、腹泻，甚至脂肪泻等吸收不良综合征的表现。此外，还常伴有脂溶性维生素 A、D、E、K 缺乏症，表现为夜盲症、皮肤粗糙与出血倾向等。约有半数患者可因胰腺内分泌功能不全发生糖尿病。

3）常见体征　主要是轻度腹部压痛，当胆总管受压时可出现黄疸，少数患者可见胸腔积液和腹水等。

（二）营养代谢特点

1. 胰腺外分泌功能不全（pancreatic exocrine insufficiency，PEI）对营养代谢的影响

1）能量　慢性胰腺炎时，由于经口进食可刺激胰腺分泌，引起腹痛造成进食受限或消化吸收不良，加之患者常处于高分解状态，使能量的摄入与消耗呈现负平衡状态。本病的高分解代谢状态与体重下降、瘦体重（LBM）群的丢失呈明显正相关。

2）脂肪　慢性胰腺炎最显著的变化是对脂肪的消化不良和吸收障碍。脂肪吸收不良由诸多因素引起，首要原因是胰脂肪酶分泌不足。由于来自胰腺外的脂肪酶，如回肠中脂肪酶的活性仅为 1%，远不足以弥补胰脂肪酶的缺乏，故当胰脂肪酶分泌量低于正常水平的 10% 以下时，即可出现明显的临床症状。其二，胃排空异常缓慢或快速，未消化的营养物质进入回肠可影响胃的分泌和排空、胰腺外分泌功能和肠道转运，导致脂肪泻。其三，缩胆囊素减少，胆囊收缩受损，影响脂肪吸收。脂肪的消化吸收不良主要表现为脂肪泻。严重脂肪泻者每天粪便中排泄的脂肪可高达 15 g 以上，因此常伴有多种脂溶性维生素缺乏。

3）蛋白质和碳水化合物 较之脂肪的吸收不良，碳水化合物和蛋白质的消化吸收问题较轻。这是由于碳水化合物可通过来自胰腺外（唾液腺、胃和十二指肠）分泌的淀粉酶水解；而蛋白酶的分泌持续时间较脂肪酶长；加之回肠中淀粉酶和胰蛋白酶活性较高（分别为 74% 和 20%～30%），有助于碳水化合物和蛋白质消化，弥补了 PEI 状态下淀粉酶和蛋白酶的不足。

4）微量营养素 胰腺功能不全时，由于脂肪吸收不良可造成脂溶性维生素 A、D、E、K 缺乏，还可能存在钙、镁、锌的缺乏。

2. 胰腺内分泌功能不全对葡萄糖代谢的影响 在慢性胰腺炎后期，有 30%～50% 的患者可能并发糖尿病或糖耐量受损。主要原因是胰腺组织的破坏和纤维化，胰岛细胞功能受损或丧失，胰岛素分泌不足或缺乏，影响葡萄糖代谢。

（三）营养治疗原则

由于胰腺功能不全以及食物摄入不足，慢性胰腺炎患者发生蛋白质-能量营养不良的风险增加。慢性胰腺炎患者通常存在营养不良、能量需求增加、体重下降、LBM 和脂肪存储不足、内脏蛋白质耗竭、免疫功能受损以及维生素缺乏。

1. 营养治疗目的 通过合理的营养支持，降低对胰腺的刺激，缓解疼痛，防止或纠正并发症，改善预后，提高生存质量。

2. 营养治疗原则 对慢性胰腺炎患者进行营养状态的评价是必要的，也是容易实现的。体重、BMI、人体测量和一些实验室检测是常用的指标。此外，营养筛查评价工具，例如 SGA、NRS-2002 可以用来评估存在营养不良和发生并发症风险的患者。慢性胰腺炎的营养治疗方案在病程的不同阶段应区别对待。在急性发作期，患者腹痛、厌食明显，饮食调理难以解决问题时应考虑肠内营养，必要时也可应用肠外营养；在缓解期，当患者的腹痛等症状基本消失后可给予高碳水化合物、无脂或低脂、高维生素、少渣饮食；待病情逐渐稳定后，可增加饮食摄入量并调整种类。

1）充足的能量 推荐的热能摄取量为 30～35 kcal/(kg·d)。

2）适宜的蛋白质 蛋白质供给量为 1.0～1.5 g/(kg·d)。具体应综合考虑患者是否有蛋白质营养不良及对蛋白质的耐受情况而定，可由少到多，逐渐增加。

3）限制脂肪摄入 在慢性胰腺炎患者中，除非脂肪泻无法控制，否则无须限制饮食中的脂肪。脂肪供给占总能量的 30%～40% 且耐受良好，患者对植物脂肪的耐受性一般好于动物脂肪。腹泻难以控制时则脂肪供给量为 0.7～1.0 g/(kg·d)，以后若无明显腹泻则可逐渐增加供应量。若患者脂肪泻难以控制、体重得不到增加，则可使用富含中链甘油三酯（MCT）的饮食。MCT 的消化、吸收率高，经小肠黏膜吸收后可直接经门静脉进入血液循环，即使脂肪酶、辅脂酶、胆盐缺乏也不影响其吸收。MCT 的缺点是能量密度低且口味差，易引起肠痉挛、恶心、腹泻等症状，使用时应根据机体的耐受情况逐渐增加。其他改善营养状况和减轻症状的方法包括以橄榄油为主要来源的低脂肪饮食（每天 40～60 g），可能有助于减轻疼痛和缓解恶心，可采用少食多餐的进食方式。由于慢性胰腺炎多伴有胆道疾病或胰腺动脉硬化,应限制胆固醇的摄入,避免食用高胆固醇食品,每天胆固醇摄入量应小于 300 mg。如果患者存在明显的消化、吸收不良,需采用胰酶替代治疗(pancreatic enzyme replacement therapy,PERT),使患者能最大限度地耐受经口进食。

4)充足的碳水化合物　每天供给量应在 300 g 以上,以满足机体对能量的需求。对于存在糖尿病或葡萄糖耐量明显异常者,应按糖尿病营养治疗原则控制总能量和碳水化合物的摄入,并注意减少简单糖类的摄入。由于膳食纤维可影响胰酶,延缓营养物质的吸收,慢性胰腺炎患者应采用低纤维膳食。

5)充足的维生素和适宜的微量元素　宜多选用含维生素 A、维生素 C 和 B 族维生素丰富的食物,尤其需注意维生素 C 的补给,每天应补给 300 mg 以上,必要时口服维生素 C 片剂。但除非患者有明显的缺乏表现或脂肪泻,否则不提倡对慢性胰腺炎患者常规额外补充脂溶性维生素和微量元素。

6)选食得当、烹调适宜、进餐规律　①食物应清淡、细软、易消化、少刺激。②少量多餐、避免暴饮暴食和大量摄取高脂肪膳食,以减轻胰腺负担,避免病情复发。③忌酒精和含酒精的饮料。④在烹调时宜选择蒸、煮、汆、烩、炖,不用油煎、油炸、滑溜等含脂肪多的烹调方法。⑤宜用食物:米汤、米粉、藕粉、糊精、各种新鲜的菜汁与果汁、红豆汤与绿豆汤、素面条、素面片等低脂肪、高碳水化合物或高维生素、低渣饮食;豆浆、豆腐、蛋清、鱼、虾、嫩的畜禽瘦肉等低脂肪、高蛋白食物;植物油。⑥忌用或少用食物:肥肉、动物油脂、各种油炸食品、奶油、油酥点心等高脂肪食物;生冷的瓜果、凉拌菜、火腿、腊肉和韭菜、芹菜等生、冷、坚硬以及过于粗糙的食物;辣椒、芥末、胡椒、咖喱粉等辛辣刺激性的食品或调味品。

7)肠内营养的实施　当患者不能进食(如胰头增生病变、腹痛剧烈和胰腺假性囊肿引起幽门十二指肠狭窄)、药物治疗仍出现进行性体重减轻、合并胰瘘等并发症时可考虑肠内营养支持。肠内营养制剂以易消化的短肽类、低脂肪制剂为佳,但此类制剂往往口味较差,不适合口服,适宜经肠喂养。肠内营养途径一般通过置入屈氏韧带以下约 20 cm 的营养管,常用方法有盲置、X 线下或经皮内镜下胃造口空肠置管术,后两种方法成功率高,近年来运用有逐渐增多的趋势。

8)肠外营养的实施　相对肠内营养而言,肠外营养在慢性胰腺炎患者中较少应用,一般仅限于胃肠道功能障碍、临床症状加重期间需要禁食和无法建立肠内喂养途径的患者,且多采用间断供给的方式。

9)监测　肠内营养和肠外营养治疗期间都应重视血糖的监测,慢性胰腺炎所致的胰腺内分泌功能损害常导致胰岛素和胰高血糖素双重缺乏,很容易发生低血糖,处理比较困难。胰岛素需要量常无法预测,有时小剂量胰岛素也易出现低血糖。如果可能,应口服降糖药物而不用胰岛素以减少低血糖危险。血糖控制在 6.7~8.4 mmol/L 为好,使用胰岛素期间应同时加服胰酶以避免吸收不良。

10)PERT　结合营养干预是慢性胰腺炎首选的治疗方法,可以缓解 PEI 引起的腹泻和消化不良。随餐服用胰酶补充剂,剂量取决于 PEI 的严重程度、膳食组成和体重。尽管肠溶胶囊(胰酶)能抵抗胃酸分解,但研究表明在同时进行胃酸抑制治疗的情况下,可能更利于改善脂肪吸收。注意评价 PERT 的效果和观察有无增加继发性厌食症风险的症状(疼痛、恶心和呕吐)。PERT 的有效性可通过监测临床参数(体重增加、维生素水平达到长期正常化、腹部症状消失、粪便脂肪排泄减少)进行判断。

三、胰腺癌

(一) 病因和临床表现

胰腺癌(carcinoma of pancreas)指胰外分泌腺的恶性肿瘤,表现为腹痛、食欲不振、消瘦和黄疸,恶性程度高,预后差。其病因和发病机制至今尚未明确。

1. 病因　高危因素包括:①长期大量吸烟、饮酒、饮咖啡;②长期接触某些化学物质,如 F-萘酸胺、联苯胺、烃化物等;③糖尿病;④慢性胰腺炎;⑤男性及绝经期后的女性。

2. 临床表现　取决于癌灶的部位、胆管或胰管梗阻情况、胰腺破坏程度及转移等情况。起病隐匿,早期无特殊症状,出现明显症状时病程多已进入晚期。整个病程短,病情发展快,迅速恶化直至患者死亡。

1) 腹痛　常为首发症状,早期腹痛较轻或部位不清,以后逐渐加重且腹痛部位相对固定。典型腹痛为:持续、进行性加剧的中上腹痛或持续腰背部剧痛,可有阵发性绞痛;餐后加剧;仰卧及脊柱伸展时加剧,俯卧、蹲位、弯腰坐位或蜷膝侧卧位可使腹痛减轻;用解痉止痛药难以奏效,常需用麻醉药止痛,甚至导致麻醉药成瘾。

2) 体重减轻　90%的患者有明显的体重减轻,其中部分患者可不伴腹痛和黄疸,晚期常呈恶病质状态。消瘦原因包括癌的消耗、食欲不振、焦虑、失眠、消化和吸收功能障碍等。

3) 黄疸　是胰头癌的突出症状,病程中约 90%出现黄疸。大多数患者的黄疸因胰头癌压迫或浸润胆总管引起,持续进行性加深,伴皮肤瘙痒,尿色如浓茶,粪便呈陶土色。

4) 其他症状　常见食欲不振和消化不良,与胆总管下端和胰腺导管被肿瘤阻塞,胆汁和胰液不能进入十二指肠有关;常有恶心、呕吐及腹胀。因 PEI 可致腹泻,脂肪泻多是晚期表现。少数胰腺癌患者可因病变侵及胃、十二指肠壁而发生上消化道出血,多数患者有持续或间歇性低热。抑郁、焦虑、个性改变等精神症状可能与腹痛、失眠有关。可出现胰源性糖尿病或原有糖尿病加重,有时出现血栓性静脉炎的表现。

(二) 营养不良的原因

超过 80%的胰腺癌患者在确诊时出现体重明显减轻,且随着时间的推移往往会发展成严重的全身性消耗。胰腺癌患者常伴有食欲不振、进食不佳等症状,又因疾病带来的疼痛感易出现抑郁、焦虑等精神和心理问题,同时伴有免疫力大幅度下降、脏器功能受损、机体损伤、修复机制受阻等改变,这些问题终将导致患者出现营养摄入不足。对于恶性肿瘤患者而言,无论是抗肿瘤阶段还是康复阶段对营养的依赖更是强烈,因此营养支持十分重要。

80%的胰腺癌患者在初诊时已出现体重下降,其中近 1/3 的患者体重下降>10%,部分患者还伴有贫血、低蛋白血症等表现。其原因可能包括以下 3 个方面:①PEI 及内分泌功能不全导致脂肪泻及血糖失衡;②肿瘤相关因素,包括肿瘤高代谢状态及肿瘤代谢因子引起的厌食、吸收不良、骨骼肌容量减少等;③肿瘤引起的上消化道梗阻,导致患者进食不足。胰腺切除术后,常伴随着 PEI 与内分泌功能不全的加重、维生素 B_{12} 及脂溶性维生素缺乏、锌缺乏、术后并发症[如术后胰瘘、胃排空延迟(delayed gastric emptying,DGE)、腹腔脓肿及出血等]导致的能量消耗。

(三) 营养治疗

1. 营养治疗原则　胰腺癌患者营养不良甚至恶病质的发病率相当高,营养不良是胰腺癌患者术后预后不良以及放化疗后不良反应增加的主要危险因素。胰腺癌患者入院时应常规进行营养筛查与评估,对存在营养不良的患者进行营养治疗。营养风险筛查可以采用 NRS-2002 等工具,营养评估可用 PG-SGA 等工具。专家共识建议营养干预或营养治疗应在患者已存在营养风险,还未达到营养不良时尽早开始。

胰腺癌患者静息能量消耗(REE)较普通人高,但是由于患者的一般活动水平下降,所以总能量消耗(TEE)并没有明显增加,建议卧床患者以 $20\sim25\,kcal/(kg \cdot d)$、活动患者以 $25\sim30\,kcal/(kg \cdot d)$ 作为目标推荐量。肿瘤患者对于蛋白质的需要量是增加的,《中国肿瘤营养治疗指南》推荐蛋白质供给量最少为 $1\,g/(kg \cdot d)$,轻、中度营养不良肿瘤患者蛋白质应增加至 $1.5\,g/(kg \cdot d)$,重度营养不良、恶病质肿瘤患者短期内应该达到 $1.8\sim2.0\,g/(kg \cdot d)$。

2. 营养治疗方案　胰腺癌患者营养不良甚至恶病质高发,应对其进行规范化营养支持治疗。胰腺癌患者应该遵循营养不良的规范治疗——五阶梯治疗原则:首先选择营养教育,然后依次向上晋级选择口服营养补充(ONS)、全肠内营养、部分肠外营养、全肠外营养。

1) 膳食　对于手术和放化疗的胰腺癌患者,通常由于 PEI、厌食症、放化疗不良反应、饮食误区等导致进食不足。此时,应通过症状控制及饮食调理增加食物摄入量,减少体重丢失,进而提高患者的生活质量,甚至延长患者的生存期。建议选择清淡、细软饮食,避免油腻、辛辣等刺激性食物。少食多餐,每天 6~8 餐,定时定量,避免过度饱胀或空腹太久。避免食用产气、粗糙多纤维的食物,如豆类、洋葱、马铃薯、牛奶及碳酸饮料等。补充外源性胰酶可以缓解 PEI 引起的腹泻和消化不良;

厌食症的治疗包括给予患者孕激素、ω-3 脂肪酸、维生素 B_1 等;此外,给予消化酶、促胃肠动力药、止吐药等改善消化不良,给予止痛药缓解疼痛,给予抗焦虑药缓解焦虑等。

2）肠内营养　对于经营养教育、饮食调理持续 3～5 天后依然不能满足 60％目标能量需求的胰腺癌患者，应考虑肠内营养。肠内营养途径分为 ONS 和管饲营养支持治疗。ONS 是肠内营养的首选，是最安全、符合生理的肠内营养支持方式。如 ONS 补充不足或持续不足，则应考虑进行管饲营养支持。整蛋白型营养制剂适用于多数胰腺癌患者，短肽和氨基酸型制剂虽利于吸收，但是因其渗透压较高，腹泻严重者应慎用。胰腺癌患者常伴有糖耐量异常或糖尿病，建议选用糖尿病型肠内营养制剂。研究表明，肠内营养可增加患者能量摄入，改善营养状况，同时还能减少并发症、住院时间和化疗不良反应。

3）肠外营养　出现如严重恶心、呕吐、顽固性腹泻、肠梗阻、消化道活动性大出血等肠内营养禁忌证，胰腺切除术后围手术期不能耐受全肠内营养、胃肠道功能不全的胰腺癌患者可给予肠外营养。可采用 20～25 kcal/（kg・d）计算肠外营养非蛋白质能量，对于非荷瘤患者碳水化合物：脂肪供能比为 70：30，对于荷瘤患者碳水化合物：脂肪供能比为（40～60）：（60～40）。

由于肠内营养可以防止肠黏膜萎缩和细菌移位，一般不建议常规使用肠外营养，而应将肠内营养作为胰腺癌患者的一线营养治疗方法。胰腺癌患者本身或由于肿瘤引起的机体炎症状态导致机体代谢改变和免疫力下降。有研究报道，含有多种免疫营养素（ω-3 PUFA、核苷酸、精氨酸、谷氨酰胺、维生素 C 和 E 等）的营养制剂不仅可以改善肿瘤患者的食欲，增加口服摄入量，还可以减少术后围手术期并发症，缩短住院时间。

（陈影，罗茜，施咏梅）

第七节　消化道瘘

消化道瘘（gastrointestinal fistula）是指消化道与其他空腔脏器、体腔或体腔外有异常的通道，肠内容物将循此进入其他脏器、体腔或体外，并将因此而引起感染、体液丧失、内稳态失衡、器官功能受损以及营养不良等改变。消化道瘘有外瘘和内瘘之分。消化道瘘穿破腹壁与外界相通的称为外瘘，如小肠瘘、结肠瘘；与其他空腔脏器相通，或肠与肠相通，其内容物不流出腹壁外者称内瘘，如胆囊十二指肠瘘、胃结肠瘘、肠膀胱瘘等。内瘘的症状和治疗根据所穿通的不同空腔脏器而异。消化道瘘中肠瘘（intestinal fistula）的占比较高，其中临床上讨论肠瘘的治疗着重是针对肠外瘘，相关研究也较为成熟，因此本节内容主要针对肠外瘘展开。肠瘘的病因很多，其中属腹部手术并发症的肠瘘占半数以上，甚至有报道高达 75％～85％。外科医师对此要有足够认识，应该重视手术技巧的训练，操作力求娴熟精细，以尽量避免这类并发症的发生。肠瘘可导致一系列严重的病理生理改变及各种并发症，半个世纪之前肠瘘患者的病死率曾高达 50％～60％。随着近代临床医学的发展，特别是营养支持的广泛应用，肠外瘘治愈率已提高到

90%左右。肠瘘的治愈需要综合措施,包括充分引流、抗感染、营养支持及手术等。其中,营养支持发挥着重要作用,不仅可能使部分患者获得自愈(采取保守治疗措施),也为需要实施确定性手术的患者创造了良好的条件。2019 年郑涛等人进行的全国多中心肠外瘘诊治情况调查显示,单发肠外瘘的自愈率为 43.4%,多发肠外瘘的自愈率为23.3%,总体自愈率为 41.4%。

一、病因和病理生理

(一)病因

发生肠瘘的原因很多,可分为创伤性和非创伤性两大类。

1. 创伤性 ①外伤:开放伤,如火器伤、锐器伤;闭合伤。②手术:误伤,如粘连严重、操作不细致或手术野显露不良;吻合口愈合不良,如感染、肠壁组织不健康或技术上的失误;切口裂开、腹壁缺损;感染、腹腔脓肿;异物遗留、引流物。③其他:放射伤、内镜损伤、人工流产、人造物。

2. 非创伤性 ①先天性因素,如卵黄肠管未闭。②感染:化脓性感染,如阑尾炎、憩室炎、肠穿孔;炎性肠道疾病,如克罗恩病、肠白塞病、溃疡性结肠炎;特异性感染,如结核感染、放线菌感染。③肿瘤。④肠梗阻。⑤医疗造口:为了达到肠腔内减压,输入营养;或为了使远端有病变的肠段得到休息或暂时解除梗阻而行肠造口术。

(二)病理生理变化

在实施营养支持治疗之前,首先必须熟悉肠外瘘的病理生理变化。肠瘘对机体的影响程度取决于肠瘘部位的高低、漏出量的多少、原发疾病等因素。肠瘘部位越高、漏出量越大,对机体的危害也就越严重。十二指肠瘘或近端小肠瘘往往属于这种高流量肠瘘,每天丢失的液体可能超过 1 000 ml,发生水和电解质、酸碱紊乱的概率非常高,是临床处理的难点。相比之下,低位小肠瘘或结肠瘘对全身的影响就小得多。

肠液内含有丰富的蛋白质成分,肠瘘患者的大量肠液丢失可迅速导致营养状态恶化,出现恶病质。肠瘘患者营养不良发生率可高达 55%~90%。同时,肠瘘所引起的病理生理改变并不局限在上述两方面,更为复杂、难治的是溢出的消化液对腹内组织的腐蚀作用,发生糜烂、继发感染和出血。随后可发生腹内(肠曲间)脓肿、脓毒症和多器官功能障碍综合征(MODS)。

二、临床表现

如前所述,肠瘘分为外瘘和内瘘,两者的临床表现也不一样。肠内瘘发生后,患者是否出现症状依其瘘发生的部位而异。内瘘在临床肠瘘所占比例不大,而外瘘更为常见,且临床表现差异很大,轻症患者可仅出现为腹壁上有一难愈的细小的脓性窦道,重症患者则可在腹壁上有多个瘘口,甚至腹壁缺损及溃烂,反复感染,同时合并严重营养不良、消化道出血及心、肺、肾等脏器功能障碍,病死率极高。下面主要介绍肠外瘘的临床表现。

（一）腹部表现

1. **瘘口及漏出物** 腹壁有 1 个或多个瘘口，有肠液、胆汁、气体或食物排出是肠外瘘的主要临床表现。由于肠外瘘大部分发生在手术后，因此瘘口多出现在感染或开口的切口部位及引流物拔除后的腹壁裂孔上。瘘口位置越高、瘘口越大，或瘘口远端有梗阻者，流出的消化液越多。根据每天漏出量的多少，一般可分为高、中、低流量瘘，分别为 $>500\ \mathrm{ml}$、$200\sim500\ \mathrm{ml}$、$<200\ \mathrm{ml}$。

2. **腹壁** 在高位瘘及高流量瘘，腹部瘘口周围常可见潮红、糜烂和轻度肿胀，患者常感觉疼痛。部分患者由于反复手术，腹部遗留多条瘢痕；也可因腹壁缺损或营养障碍等原因，瘘周围腹壁软弱或出现腹壁疝。

3. **腹内感染** 大多数肠外瘘患者都有腹内感染史。由于感染常较隐蔽，且患者有发热、血常规指标升高、腹部胀痛等症状，常被原发病或手术等掩盖。

（二）全身表现

由于大量肠液丢失，患者可出现明显的水电解质失衡及严重的酸碱代谢紊乱。同时，机体处于应激状态，分解代谢加强，加上肠瘘者营养物质吸收障碍及大量含氮物质从瘘口丢失，可有严重的营养不良。合并感染的患者处于高分解代谢状态，严重者可表现为败血症。如病情不能控制，就可导致 DIC、MODS 或多器官衰竭。

三、营养支持治疗

肠外瘘的病情发展大致可分为 3 个阶段：初期患者主要表现为内环境紊乱；中期部分患者经恰当的治疗后肠瘘获得自愈，但若病情未能控制，就可能发生腹内感染、出血，营养不良加重；后期患者病情已趋向稳定，但肠瘘需经手术治疗才能治愈。肠外瘘的治疗原则就是以纠正内稳态失衡、控制感染、加强瘘口管理、重视营养支持、维护重要器官的功能和防治并发症为主。在这 3 个阶段中，营养支持治疗始终贯穿其中，成为重要的治疗措施之一。

自全肠外营养出现之后，肠外瘘患者的病死率有了明显下降，也改变了肠外瘘的治疗策略。传统观点曾认为全肠外营养是肠外瘘营养支持的唯一方法。但是，全肠外营养并发的胆汁淤积和感染并发症常影响肠外瘘的连续治疗。肠内营养可解决全肠外营养所致的感染与肝脏功能损害的难题。不少研究已观察到肠内营养的效果优于肠外营养，提出应重视肠外瘘患者的肠内营养支持。2013 年，王钰等人的一项研究评价了家庭肠内营养和住院肠内营养对肠瘘患者的影响，发现家庭肠内营养在缩短住院时间、降低总费用和提高生活质量方面都存在优势。当然，这需要包括外科医师在内的专业的营养支持小组进行安全性评估、宣教培训和随访。

（一）营养的重要性

肠外瘘是一种严重并发症，20 世纪 60 年代以前肠外瘘患者的病死率为 40％～50％，主要死于水电解质紊乱，以及营养不良和感染。随着对水电解质紊乱处理的改善,加强抗生素应用,完善呼吸支持,以及细致的监护与护理,至20世纪70年代肠外瘘患者的病死率下降至15%。在2019年郑涛等人进行的多中心研究中,收集了2018年1月1日—12月31日全国54家医疗中心收治住院并完成治疗的1146例患者,病死率已降至7.4%。

营养是机体生存、修复组织、增强免疫功能及维持正常生理功能的物质基础,是生物正常活动的能量源泉,是患者得以康复不可缺少的条件。肠瘘患者出现营养不良可能是由于消化道的完整性被破坏,摄入量减少。同时,肠瘘时大量消化液丢失伴随营养物质的丢失,以及因反复手术,腹腔内消化液漏入导致腹腔感染等,出现神经内分泌功能、细胞因子产生和代谢的改变,可有代谢亢进、蛋白质的分解高于合成,导致机体无足够的能量、氮源及其他营养素等来修复组织。

肠瘘时营养物质缺乏所致的营养不良,不仅有肌肉蛋白及内脏蛋白的大量丢失,而且免疫功能也受到抑制,同时因蛋白质合成受抑可致激素、酶类的产生发生异常,因而使机体抵御外界有害物质侵袭的能力下降,对再次应激的反应性减弱。积极的外源性营养支持可改善机体的营养状况,增强免疫能力,为维持生命活动提供必需的底物。

(二)营养支持原则

在进行全面营养评定,判断患者的营养状况及营养不良类型的基础上,根据不同患者、不同疾病状态和时期、不同器官组织功能,以及肠瘘类型、肠道消化吸收功能及肠道有无梗阻等情况,选择合理的营养制剂及合适的营养支持途径,以达到最佳的营养支持效果。

1. 不同时期的营养支持原则

1) 肠瘘发生早期 由于大量的肠液丢失,而又未得到合适的补充,机体将出现循环容量不足,且有电解质、酸碱失衡以及内稳态失衡,出现神经内分泌系统功能紊乱,导致代谢亢进及高分解代谢。此期应以维持生命体征及酸碱平衡、电解质等内稳态稳定为主。营养的补充仅是提供机体所需的基础底物,过多反而容易导致代谢紊乱。

2) 内稳态稳定后 控制感染、调节代谢紊乱、进行代谢支持是重点,其目的是保护和支持器官的结构及功能,防止底物限制性代谢,不因不当的营养供给而加重机体器官功能的损害。同时,可给予一些药物或生物制剂,降低高代谢反应。也可应用生长因子促进蛋白质合成,改善氮平衡。还可给予一些组织特需性营养物质,如谷氨酰胺,以减少肠道细菌易位,降低内源性应激因素。

3) 经处理肠瘘已形成被控制的瘘后 应根据肠瘘的类型、部位、肠道通畅的情况,合理选择营养支持方法,如肠外或肠内营养支持。

2. 调整营养支持方案的时机 出现瘘管时,当务之急是实现液体和电解质平衡,确定瘘管位置,记录输出量,排除远端梗阻。由于瘘管尚未成熟,当时可能无法对瘘管特征(精确位置、长度)进行详细评估。在没有远端梗阻的情况下,低流量肠瘘(每天积液量<500 ml)患者可以耐受口服饮食。如果口服饮食会导致肠瘘输出量显著

增加或因其他原因而无法耐受,那么在瘘管远端可以获得肠道通路时,就可以给予肠内营养。应定期评估对肠内营养的耐受性以及达到目标摄入量的能力。如果仅靠肠内营养无法达到营养目标,则可能需要联合营养疗法(肠内营养和肠外营养)。如果肠瘘排出量较高(每天积液量>500 ml)、肠梗阻或肠瘘引流严重影响伤口和皮肤护理,或在使用肠内营养时影响患者维持水、电解质平衡的能力,则需要实施肠外营养。

3. 能量及蛋白质摄入量 关于所需供的热氮量,最好采用间接测热法测定患者的能量消耗,也可参照 Harris-Benedict 公式估算供能量。1990—2016 年期间展开的观察性研究所报道的目标能量为 25～30 kcal/(kg·d),蛋白质剂量为 1.5 g/(kg·d)。但关于实际蛋白质和能量供应与重要临床结局之间的关系,目前还没有确切证据。《美国肠外肠内营养协会-拉丁美洲临床营养和新陈代谢联合会指南》基于专家共识,建议根据营养评估结果,蛋白质摄入量范围为 1.5～2.0 g/(kg·d);对肠空气瘘和高流量瘘的患者,蛋白质剂量可提高到 2.5 g/(kg·d),能量可提高到基础能量消耗(BEE)的 1.5～2倍。对于肥胖患者,目前没有考虑沿用《美国肠外肠内营养重症监护医学会成人重症营养指南》的建议,按照理想体重计算能量及蛋白质摄入量,BMI 为 30～50 kg/m² 和BMI>50 kg/m² 者,能量摄入量分别为 11～14 kcal/(kg·d) 和 22～25 kcal/(kg·d);BMI 为 30～40 kg/m² 和 BMI>40 kg/m² 者,蛋白质摄入量分别为 2 g/(kg·d) 和2.5 g/(kg·d)。

4. 注意与营养相关并发症的发生 部分肠瘘患者因肠瘘发生早期的高分解代谢及其后的大量消化液丢失,没有得到及时、合理的补充,使机体贮存的营养物质消耗殆尽,同时也消耗机体的结构和功能蛋白。由于大量蛋白质丢失,使机体脏器的实质萎缩,功能受损,肠黏膜萎缩,酶的合成和激素合成受抑,患者的代谢功能处于自我保护的低下状态。此时不论给予过多甚或正常量的肠内营养或肠外营养,均将加重脏器功能的损害,导致再喂养综合征的发生,重则使器官功能衰竭而危及生命。因此,对严重营养不良的患者,应在严密监测下,在调整电解质等内稳态失衡的同时,循序渐进地进行肠外营养支持。待患者一般情况及营养状况改善后,可由肠外营养过渡到肠内营养。

(三) 肠内营养

在肠瘘患者开展肠内营养支持是对临床营养的一个挑战,需要反复尝试,一旦成功则受益无穷。可以这样来理解肠内营养在肠外瘘治疗中的作用,如果一个患者可以成功恢复肠内营养,这个患者就有救了。这也是肠外瘘治疗中针对营养不良所采取的极为成功的对策。

1. 肠内营养的优点

(1) 由于营养物质经门脉系统吸收入肝脏,对某些脏器,特别是肝脏蛋白质合成和其他物质代谢过程的调节更为有利。

(2) 营养物质经肠道消化吸收,对胃肠道黏膜有直接营养作用,可以改善和维持肠道黏膜细胞结构和功能的完整性,因而避免了肠外营养时肠道缺乏食物刺激和肠黏膜所需营养素供给不足导致的肠黏膜功能受损所致的肠道细菌易位。

（3）肠内营养时可增加门脉血流量，促进肠蠕动及胃肠道的内分泌功能。

（4）在同样能量和氮量水平的治疗下，胃肠内营养使体重的增加和氮平衡均优于肠外营养。

（5）肠内营养对技术和设备的要求较低，使用简单，易于临床管理，费用也低于肠外营养。

但是，对肠外瘘患者开始肠内营养支持也有一定难度。针对肠外瘘患者肠道完整性与连续性消失及肠液丢失的特点，有一个目标就是"如果肠道有功能，就应使用肠道"。对这一原则具体可以这样理解：如果肠道功能正常就应该使用肠道；如果有一段肠道功能正常，就利用这一段肠道——给予途径的艺术；如果肠道有一部分消化功能，就利用这一部分消化功能——肠内营养的配方艺术；如果一段肠道有部分功能，也要使用这一段有部分功能的肠道——给予途径与配方的完美结合。因此，在肠瘘得到控制、溢出肠液能有效引流至腹腔外时，只要患者的胃肠道具有一定功能，如低流量肠瘘、瘘口经内外堵等法处理后恢复肠管的通畅性而又无肠梗阻的患者，就应尽可能选择肠道进行营养支持，并尽量从最近端的肠道给予肠内营养。虽有部分会漏出但仍有不少成分被吸收，"边吃边漏"的现象仍具有临床价值。只有在肠内营养失败，患者因肠道解剖结构或消化吸收障碍不能耐受肠内营养及不能维持机体营养需要时，才选用肠外营养。

同时，需注意肠内营养相关并发症的预防，选择合理的输注途径、方式和制剂，在治疗过程中定期评估胃肠道耐受情况，严格记录出入量，定期检查肝、肾功能和血、尿电解质。

2. **肠内营养的适应证与禁忌证**　实施肠内营养的基本要求是胃肠道可以安全有效利用。肠内营养用于低位肠瘘及胃十二指肠瘘效果最好。前者，只要有功能的近端小肠超过 100～150 cm，就可以经胃供给营养；而后者，可于瘘的远侧行管饲或空肠造瘘供给营养。低流量肠瘘的瘘口经内、外堵等方法处理后恢复肠道完整性而又无肠梗阻时，也可行肠内营养。

肠内营养禁忌证：①肠瘘早期、机体严重应激、腹腔感染、休克；②高流量肠瘘，特别是空肠瘘；③瘘口远端有机械性梗阻，且瘘口以上的肠段＜100 cm；④剩余小肠＜10％；⑤由炎性肠道疾病所致肠瘘，其余肠段处于急性炎症期，有严重腹泻；⑥严重营养不良及衰弱的患者，在肠内营养前需要一段时期的肠外营养，以便使肠道的酶及细胞代谢得到改善。

3. **肠内营养输入途径**　最佳途径是口服，对于经处理后不再外漏的肠瘘患者，均可口服营养。对于不能口服的患者才考虑经管道输入营养制剂，根据使用肠内营养时间的长短及肠瘘部位等因素选择进入途径。使用时间短的选用置管法，使用时间长的选用造口法；瘘口低的选用置管法，瘘口高的可在瘘口下行造口法。肠外瘘患者肠内营养给予的途径除经鼻胃管、鼻肠管、胃造口管、空肠造口管、收集与回输法外，还可通过水压、硅胶片堵等方法暂时恢复肠道的完整与连续性,实施肠内营养。随着医工交叉的兴起,我国东部战区总医院利用3D打印技术,研发了3D打印支架对腹腔开放后肠空气瘘的瘘口临时封堵,促进肠内营养恢复,改善营养状态以帮助患者尽早接受手术。关于肠内营养配方,根据肠液丢失的情况可选择要素膳、半要素膳和多聚膳的肠内营养液,还应适当补充组织特异性营养因子,如谷氨酰胺、膳食纤维。

1)鼻胃管喂养途径 鼻胃插管的优点在于胃的容量大,对营养液的渗透压不敏感,适用于混合配方、要素膳的输注;缺点是有反流和误吸的危险,对容易产生这种情况的病例宜用鼻肠管喂养。导管选择的标准应是质地柔软、对消化道无刺激、患者无异物感。

2)空肠造口喂养途径 临床肠内营养支持最普遍应用的是空肠造口喂养途径。其优点有:①因反流而引起的呕吐和误吸较少,这是肠内营养支持最易发生的严重并发症之一;②肠内营养支持与胃十二指肠减压可同时进行,对胃十二指肠外瘘及胰腺疾病患者尤为适宜;③喂养管可长期放置,适于需长期营养支持的患者;④患者能同时经口摄食;⑤患者无明显不适,机体和心理负担小,活动方便。

3)收集回输法 对于无法暂时封闭瘘口的患者,也可设法从近端收集肠液,与肠内营养液一起经远端回输。如近端通畅且无禁忌,也可将营养液鼻饲,再由近端瘘口收集营养消化液向远端回输,此法工作量极大。一般可采用重力滴注的方法输注营养液,营养液黏稠或需要控制输注速度时则可使用输液泵,此法由于是收集后再回输,故称收集回输法。

4. 肠内营养输注方式 肠内营养输注方式包括一次性投给、间歇重力滴注、连续输注,根据实际医疗条件、喂养途径、耐受情况选择合适的输注方式,对于危重症患者及空肠造口、鼻肠管饲的患者建议采用连续输注法。

5. 肠内营养制剂选择 肠内营养制剂有要素膳、半要素膳和多聚膳及匀浆饮食。对完全丧失消化液的患者可给予纯单质形式的要素膳,以达到不经消化即可吸收的目的,但这种情况较少见。也有文献提出要素膳只能满足营养需要,很难达到改善肠道黏膜屏障、防止菌群移位的目的。因此,应尽可能使用半要素膳和多聚膳的肠内营养,尤其是含可溶性膳食纤维的肠内营养液。对于消化液有部分丢失的可给予短肽类肠内营养液,如消化功能完善则可应用多聚膳的肠内营养液,同时兼顾结肠黏膜的营养,即使用含可溶性膳食纤维的肠内营养液。有研究表明,使用含膳食纤维的肠内营养可促进肠瘘患者结肠黏膜的增殖,减少感染并发症。

谷氨酰胺是一种条件性必需氨基酸,也是肠细胞和淋巴细胞的燃料。补充谷氨酰胺可促进肠黏膜产生分泌型IgA。根据推测,谷氨酰胺可能会通过改善黏膜营养和免疫反应来促进瘘管闭合。目前指南认为,在肠外营养的基础上口服或肠内补充谷氨酰胺可降低的病死率和提高瘘管闭合率,但证据级别非常低。关于肠外营养中加入谷氨酰胺,目前争议较大。需注意,谷氨酰胺在肝肾衰竭或败血症患者体内的清除率有限,因此有潜在的风险。

对肠瘘患者使用其他免疫增强营养素的研究目前还很少。Martinez 等发现,与常规治疗组相比,口服 ω-3 PUFA 的患者瘘管排出量更少,IL-6 和 CRP 水平更低。他们的另一项研究则发现,术前 1 周给肠瘘患者经肠内补充精氨酸和谷氨酰胺,降低了肠瘘复发率,因此认为对接受手术的肠瘘患者有益。

6. **肠内营养剂量** 肠瘘患者常会出现急性胃肠道损伤(acute gastrointestinal injury,AGI)。对于此类患者可能需要进行 AGI 评级,选择开始肠内营养的时间,肠内营养起始输注速度为 20 ml/h,甚至降低配方浓度,并定期评估患者的耐受情况,逐渐增加营养液的浓度、剂量及输注速度,同时密切监测消化道的耐受性。一般先增加用量,然后增加浓度,但速度和浓度不要同时变动。当患者不能完全耐受肠内营养时,不必强求全量给予,所缺部分可经肠外营养补充。

(四) 肠外营养

近年来临床上在极力使用肠内营养的情况下,肠外营养仍占 44.6%,必须承认,肠外营养仍然是肠外瘘患者营养支持的重要手段。肠外营养具有下述作用:①水和电解质的补充较为方便,内稳态失衡易于纠正;②营养物质从静脉输入,胃肠液的分泌量减少,经瘘口丢失的肠液量亦减少,有利于控制感染,促进瘘口自行愈合;③由于营养能从肠外补充,不必为改善营养状态而急于手术;④患者营养状况改善后,如需行肠瘘确定性手术治疗,可提高手术成功率和降低并发症的发生率。在患者的全身情况稳定后,通常在瘘发生后 2~3 天即可开始静脉营养支持治疗。然而,目前对肠外瘘患者长期实施全肠外营养仍有一定困难。在肠外瘘患者特别是危重症患者实施全肠外营养时,最常见的并发症有感染、淤胆和肝功能损伤。

在病程早期(第 3~5 天),由于大量肠液丢失致使有效循环血容量不足及电解质、酸碱失衡。此时,静脉输液的重点是纠正这些异常,不必急于营养支持。正规的营养支持应该在内环境稳定之后。在肠瘘早期,往往肠功能完全丧失,或一时无法建立肠内营养的实施途径,所以此时基本上是采用肠外营养方式。由于肠瘘患者的病程都较长,为顺利实施肠外营养,均应建立安全的中心静脉导管通路。为防止导管性脓毒症,导管应经皮下隧道引出。

对肠外瘘患者实施营养支持须重视控制血糖。应激患者在炎症因子(如 TNF 等)的影响下会出现明显的胰岛素抵抗,高糖血症发生率很高,容易发生各种并发症。营养摄入量应逐渐增加,注意避免碳水化合物过量而致 CO_2 过多,导致加重肺损害,能量过多也可能加重肝功能损害。重度营养不良患者在营养支持早期,应注意避免发生再喂养综合征。注意监测和补充磷,肠外营养支持时每天磷的补充量为 10~15 mmol。

(五) 生长抑素和生长激素的使用

1987 年,Dicostanzo 提出在应用全肠外营养的基础上加用生长抑素,可以进一步降低肠外瘘患者胃肠液的分泌量。黎介寿等报道应用生长抑素加全肠外营养治疗肠外瘘 57 例,自愈率为 68.42%,较单用全肠外营养提高 20%。后来有几项荟萃分析表明,生长抑素及其类似物可增加瘘口愈合率、缩短闭合时间,而且在这两方面生长抑素可能优于其类似物,但两者均不能降低患者的病死率。生长抑素的应用可能使组织的愈合受到影响,加上肠外瘘患者多处于应激状态,蛋白质的合成受到抑制,因此瘘管愈合过程漫长。而生长激素能提高肝细胞 mRNA 表达,促进蛋白质合成、切口创面愈合和肠黏膜生长。因此,在营养底物供给有保证时,联合应用生长抑素和生长激素可达到促进局部肉芽生长,改善全身合成代谢,最终达到促进瘘口闭合的目的,是促进肠瘘愈合的合理组合疗法。对于评估后证实具有自愈条件的肠瘘患者,生长抑素和生长激素序贯使用,可提高肠外瘘的自愈率。近年来也有针对高流量瘘患者的病例报道,在三腔引流管持续冲洗和负吸的基础上序贯使用生长抑素和生长激素,在生长激素治疗时使用洛哌丁胺减少肠道运动和分泌,最终达到自愈,随访 3 个月后未发现复发和其他相关并发症。当然,积累更大宗病例,并经严格随机对照的循证医学证据才能使序贯疗法最终形成临床实践指导原则。

(赵雪林,冯一)

第八节 短肠综合征

短肠综合征(short bowel syndrome,SBS)是指由于手术、先天缺损或后天疾病导致的暂时或终身性的小肠吸收面积减少,在常规饮食时肠道吸收功能不足以维持机体对蛋白质-能量、水电解质和微量营养素的需求,从而出现严重腹泻、水电解质紊乱、代谢障碍和进行性营养不良的一种临床综合征。Lennard-Jones 报道在英国每年 SBS 患者增长率约 2×10^{-6}。近年来 SBS 发生率有增加趋势,可能达 $(2 \sim 3) \times 10^{-6}$。Oley 基金会家庭肠外营养注册(Oley Foundation Home TPN Registry)显示每年需要肠外营养的病例数为 40 000 例,其中 26% 为 SBS 患者。新生儿年龄组 SBS 发生率为每年(3~5)/10 万。出生时成活儿中 SBS 发生率为 0.02%~0.1%,新生儿 SBS 发生率为 0.5%~2%,而极低体重儿 SBS 发生率可高达 0.7%,80% 的 SBS 发生于新生儿期。

一、病因、临床表现与分型

(一) 病因

成人 SBS 的病因主要包括术后并发症、肿瘤、放射性肠炎、肠系膜血管疾病、克罗恩病和创伤等;儿童以坏死性小肠结肠炎、肠闭锁、肠扭转等为发病病因。

(二) 临床表现及分期

SBS 患者都会有代偿和适应过程,即指残余肠道吸收宏量营养素、微量元素、水等物质逐渐增加,并获得肠道自主性的过程。这一过程时间长短不一,短则数月,长则需要1~2年。不少患者经过一段时间代偿、适应过程后可以基本恢复小肠的消化和吸收功能,摆脱肠外营养和(或)肠内营养,正常进食后即能维持体重以及营养状态。代偿一旦成功,不仅能节省肠内和肠外营养的费用,避免长期营养支持所带来的并发症,更重要的是显著改善了患者的生活质量。因此,如何积极地促进残余肠道功能早日代偿和适应是SBS治疗的重点。

SBS患者根据病程可分为3个阶段,即急性期、代偿期和恢复期。

1. 急性期　术后2个月左右,SBS患者剩余肠道还未出现肠适应(intestinal adaptation),每天肠液排泄量可达5~10 L,容易出现水电解质紊乱、酸碱紊乱、感染和血糖波动。此阶段治疗应以维持患者内环境稳定为主,肠外营养是主要治疗,但应预防肠外营养导致的肝损害,后者影响SBS患者的长期生存。待肠液排泄量减少后,可尝试肠内营养支持治疗。

2. 代偿期　术后2个月至2年。患者已出现肠适应,腹泻量明显减少,可根据患者具体分型情况制订合理的营养支持方案,积极开展药物肠康复治疗。

3. 恢复期　术后2年以后。患者已完成肠适应,如仍无法摆脱肠外营养,应以预防、治疗并发症为其重点,同时根据患者肠管扩张程度选择性开展非移植手术治疗,以求增加肠道有效吸收面积。

SBS患者的上述分期已经30余年,随着治疗方法的进步,不再严格拘泥时间分期,部分患者术后2周即可开始肠康复治疗。

(三) 临床分型

影响SBS患者的愈后因素除了小肠长度外,还与存留部位是否有结肠及是否保留回盲瓣有关。因此,将SBS分为3型:Ⅰ型,空肠造口型;Ⅱ型,小肠-结肠吻合型;Ⅲ型,小肠-小肠吻合型。其中Ⅱ、Ⅲ型根据是空肠为主还是回肠为主分为a、b两个亚形。Ⅱa/Ⅲa:空肠为主型;Ⅱb/Ⅲb:回肠为主型(图5-2)。

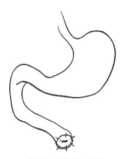 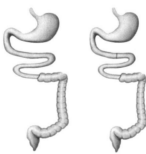 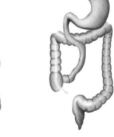

Ⅰ型:空肠造口型　　Ⅱa:空肠为主型　Ⅱb:回肠为主型　　Ⅲa:空肠为主型　Ⅲb:回肠为主型

图5-2　SBS临床分型

欧洲临床营养和代谢学会(ESPEN)慢性肠衰竭工作组基于肠外液体/肠外营养的能量和容量将慢性肠衰竭患者分为16种亚型(表5-4),同样适用于SBS患者的治疗。

表5-4　慢性肠衰竭患者肠外液体/肠外营养需求分类法

需静脉补充的能量① (kcal/kg)	所需的静脉补液量②（ml）			
	≤1 000	1 001～2 000	2 001～3 000	>3 000
0（A 类）	A1	A2	A3	A4
1～10（B 类）	B1	B2	B3	B4
11～20（C 类）	C1	C2	C3	C4
>20（D 类）	D1	D2	D3	D4

注　①按每周总能量输注量取日平均计算量；②按每周总静脉补液量取日平均计算量。

　　无论是我国提出的 SBS 三型五类分类法还是 ESPEN 提出的慢性肠衰竭分类法都比较繁琐，但具有较好的临床治疗指导价值。

二、营养代谢变化和并发症

（一）对营养素吸收的影响

（1）蛋白质的消化始于胃和十二指肠，主要在近端小肠吸收，是所有大分子物质中受 SBS 影响最小的一种。

（2）脂肪的吸收依赖于肠道中胆汁酸的乳化作用。大部分小肠（特别是回肠）切除，使胆汁酸的吸收和肠-肝循环发生障碍，并最终导致胆汁酸池枯竭。SBS 患者因脂肪吸收障碍会出现脂肪泻和继发性胆汁酸性腹泻（有完整结肠者）。

（3）糖类可在整段小肠被吸收，受小肠切除影响相对较小。淀粉和可溶性纤维等多糖无法在小肠吸收，而是在结肠中被肠道菌群发酵为短链脂肪酸（SCFA）。因此，有完整连续结肠的 SBS 患者应注重碳水化合物摄入的多样性。

（4）水溶性维生素在近端小肠被吸收，其缺乏在 SBS 患者中较少见。脂溶性维生素的缺乏则比较常见，应注意在肠外营养——全营养混合液（total nutrient admixture，TNA）中适当添加。其中，维生素 A 和维生素 E 可口服补充，而维生素 D 因为缺乏静脉制剂且在 SBS 患者的肠道中吸收较差，其缺乏更为严重。

（5）由于严重的腹泻，SBS 患者微量元素的缺乏也较为常见，特别是锌的缺乏更为普遍，需要在 TNA 中适当补充，但是一定要防止过量所致的金属中毒。

（二）并发症

1. 胆道疾病　SBS 患者发生胆盐消耗、胆道堵塞及胆囊结石的概率甚高，无回肠的 SBS（Ⅰ、Ⅱa、Ⅲa 型）患者不能重吸收胆盐，以及经口营养素摄入的减少等因素引起胆囊排空减少及缩胆囊素生成减少，导致胆囊结石的形成，上述多个因素的叠加使 SBS 患者胆盐丢失。长期生存的 SBS 患者几乎 100％ 都会出现有症状的胆囊结石，但对于是否需要预防性胆囊切除仍存在争议。此外，SBS 急性期使用生长抑素减少了消化液的丢失，增加了胆囊结石的形成及急性胆囊炎的发生风险。因此，有研究建议 SBS 急性期慎用生长抑素。

2. 骨质疏松症　SBS 患者中普遍存在代谢性骨病(metabolic bone disease, MBD),表现为骨软化,骨基质充足或过量但钙化不足或骨质疏松,骨量总体下降。接受肠外营养的 SBS 患者 MBD 发生率高达 84%。骨密度下降与血清维生素 C、维生素 E 和维生素 K 浓度的降低有关。SBS 患者的维生素 D 浓度普遍较低,肠康复治疗(GH、GLP-2)不仅可以促进肠适应,而且能够增加骨密度。接受肠外营养期间需要适当补充维生素 C、维生素 E 和维生素 K,特别是维生素 D 可能对改善 SBS 患者的骨质疏松症有益。

3. 肾结石　SBS 患者的肾结石以草酸钙结石为主。草酸通常在小肠内与钙离子结合形成不溶性的草酸钙结晶,从而阻止草酸过量吸收。结肠完整的 SBS 患者(Ⅲ型)由于胆汁酸不足和脂肪吸收不良,导致钙离子在肠道内与大量的游离脂肪酸(FFA)结合,而 SBS 患者钙离子摄入不足进一步造成钙离子缺乏,进入结肠的草酸由于没有与钙离子结合,被大量吸收入血,并进一步在肾脏中形成草酸钙结石。25% 的Ⅱ、Ⅲ型 SBS 患者术后 2 年内会并发肾结石,而Ⅰ型 SBS 患者肾结石并不常见。补充维生素 C 反而增加了草酸结石的风险,因为维生素 C 被代谢为草酸盐。

尿酸结石在 SBS 患者中发生的频率也增加,但与草酸结石不同,尿酸结石常见于高流量的肠造口(Ⅰ型)患者。其机制是低尿量和低尿 pH 值,两者都显著降低尿酸的溶解度。主要治疗方法是饮食限制嘌呤能食物(啤酒、红肉和贝类)的摄入和对尿液进行碱化以增加尿酸或尿酸的溶解。

4. 胆汁淤积和肝脏疾病　有 40%～55% 的 SBS 患者会出现肠衰竭相关性肝病(intestinal failure associated liver disease, IFALD),表现为胆汁淤积和肝脂肪变性,前者多见于儿童中,成人脂肪变性更为常见,但通过对成年 SBS 患者肝脏穿刺活检证实成年人胆汁淤积发生率也较高。一旦出现 IFALD,有 5%～15% 的成人患者会发生肝衰竭,而儿童出现肝衰竭比例更高。

5. D-乳酸酸中毒　是 SBS 一种少见的中枢神经系统并发症,多发生于有完整结肠的 SBS 患者,主要由肠道内部分乳酸杆菌发酵未被吸收的营养物质(特别是单糖)产生过量的 D-乳酸被结肠吸收所致。发生 D-乳酸酸中毒的主要临床表现包括嗜睡、意识模糊和共济失调。实验室常规检查的乳酸是 L-乳酸,因此当 SBS 患者出现上述症状,血气分析提示阴离子间隙增高型代谢性酸中毒但血清乳酸水平正常时,应高度怀疑 D-乳酸酸中毒。

三、营养治疗

(一) 治疗目标和方法

1. 治疗目标　①达到适当的生长与发育;②充分利用肠内营养;③减少肠外营养并发症(特别是肝脏并发症);④尽可能减少对肠外营养的依赖。

2. 治疗方法　包括药物、营养(包括肠康复治疗)和手术治疗(包括肠移植)等。

1）药物治疗 主要包括减少胃肠道分泌药物，如质子泵抑制剂和组胺 H_2 受体拮抗剂可减少消化液丢失，质子泵抑制剂比组胺 H_2 受体拮抗剂更有效。奥曲肽或生长抑素则可有效抑制全消化道多种消化液的分泌，延缓肠内容物通过的时间。SBS 患者由于剩余肠道过短，导致食物在肠腔内停留时间减少，出现腹泻或肠液丢失，临床上可考虑予以止泻药延缓肠内容物通过，推荐药物为洛派丁胺、复方苯乙哌啶，尽可能避免使用阿片类药物。

2）营养支持与肠康复药物 SBS 患者在度过急性期后需要较长时间的肠外营养和（或）肠内营养，待患者稳定后及早给予外源性药物，促进肠适应。常用的药物包括生长激素、胰高血糖素样肽 2（glucagon-like peptide 2，GLP-2）等促进肠康复的药，通过促进肠上皮细胞增殖、增加微绒毛高度来促进肠适应性改变。GLP-2 还具有延缓胃排空的作用。

3）外科治疗 SBS 外科治疗包括非移植的肠康复和小肠移植技术。前者主要包括各种肠道延长术、逆蠕动肠段植入、人工盲肠瓣制作等。小肠移植根据形成 SBS 的原因及有无肝脏损害，可以行单独小肠移植、肝肠联合移植及腹腔多脏器联合移植等。

本节只阐述 SBS 患者的营养及肠康复药物治疗方面的问题与进展。

（二）急性期治疗

1. 液体治疗 大部分 SBS 患者在小肠广泛切除术后早期需要静脉液体治疗，多数都是暂时的。肠道吸收面积减少不是导致液体和电解质丢失的唯一因素，大部分小肠及结肠切除后，调节肠道传输的激素反馈机制以及其他影响胃酸和碳酸氢盐分泌的激素（如 GLP-1、YY 肽）常常会紊乱，致使大量的液体和电解质丢失并难以控制。因此，急性期，特别是急性早期，即使给予了足够的肠外营养，由于剩余肠道尚未适应，多数患者仍然需要静脉补液支持。

在急性期早期，SBS 患者的目标尿量为每天至少 1 L，尿量过少会增加肾结石的风险，长期可导致肾衰竭。很多 SBS 患者最终能够脱离肠外营养，但还有不少患者需要长期静脉补液。因此，对 SBS 患者的评估不仅要关注对蛋白质、能量等需要量，水合状态评估应贯穿 SBS 患者治疗的全过程，特别是在撤停肠外营养时更要重视水合状态的评估。

2. 水合状态的评估 肠道解剖正常的人在血容量减少或脱水时可以表现为血清钠、血尿素氮（BUN）、肌酐以及其他电解质迅速浓缩。正常人在缺水后短时间表现出缺水的临床表现与体征；但 SBS 患者对缺水的表现明显滞后，只有在脱水持续数日之后上述检验指标才会出现异常。这是由于肾血流量减少和（或）血钠水平降低激活了肾素-血管紧张素-醛固酮系统，导致水和钠的重吸收增加，维持血容量水平；而 SBS 患者即便因胃肠道丢失使体内水分减少，肾脏也在精准地维持血容量。由此可见，仅凭血 BUN、肌酐水平难以判断脱水的严重程度。SBS 患者和医师必须学会依靠其他指标判断水合状态，最重要的是依靠尿量和体重的快速变化以及脱水的常见症状和体征进行综合评估。

让 SBS 患者养成每天测量体重并记录的良好习惯,连续的体重数据是 SBS 患者水合状态评估不可或缺的内容,出院后养成每天记录体重的习惯依然重要。

3. 肠外营养 对于 SBS 患者而言,肠外营养和(或)肠内营养是维持其生命、生长的必需治疗,不能等到患者出现营养不良后才开始营养治疗,必须清醒地认识到肠外营养和(或)肠内营养取决于 SBS 患者的肠道功能状态,而非是否存在营养不良。没有肠外营养和(或)肠内营养治疗,患者会出现营养不良等系列并发症,导致不良预后。由此可见,对于 SBS 患者而言,营养风险筛查与评估并不重要,重要的是精准地评估肠道功能。

1) 液体 18~60 岁患者液体需要量为 3 550 ml/(kg·d),>60 岁者由于机体的代谢减慢,液体需要量为 3 050 ml/(kg·d)。尽可能在配置肠外营养时液体达到患者的每天需求量,如果超过静脉营养袋容积及电解质浓度过高影响 TNA 稳定性,应额外补充液体及电解质。

2) 能量 TNA 中各种营养底物的供给量宜从低剂量开始,逐步增加至全量。对于病情稳定需要完全依赖肠外营养的 SBS 患者,能量需要量建议为 20~35 kcal/(kg·d)。

3) 糖 葡萄糖是肠外营养碳水化合物的首选和主要能量来源,供给量一般从每天 100~150 g 开始,占非蛋白质能量的 50%~60%。对应激和糖尿病患者,需联合胰岛素控制血糖,通常 8~10 g 糖加 1 个单位胰岛素。

4) 脂肪 每天脂肪乳剂供给不应超过 1 g 甘油三酯,必需脂肪酸的供给量不少于 7 g 甘油三酯,以避免必需脂肪酸缺乏。

IFALD 是导致 SBS 患者长期预后不良的主要原因,急性期预防 IFALD 发生极其重要。预防及治疗 IFALD 的另一重要方面是减少脂肪乳剂中 ω-6 不饱和脂肪酸和植物甾醇的量,添加富含 ω-3 不饱和脂肪酸的鱼油成了肠外营养的新选择。在 TNA 中添加富含 ω-3 PUFA 的脂肪乳,使 ω-3∶ω-6PUFA 含量达到(2~4)∶1 有助于预防及逆转 IFALD。

5) 氨基酸 对大部分 SBS 患者在肠切除后数日代谢趋于稳定,蛋白质摄入量达 0.8~1.4 g/(kg·d)便可满足机体的代谢需求,危重症患者可适当降低热氮比。对于成年人而言,氨基酸多寡并不重要,更应强调各种氨基酸的配比合理。但对于儿童特别是未成熟儿的 SBS 患者,不仅要关注氨基酸多寡、配比是否合理,更需要关注有些氨基酸是其必需氨基酸,肠外营养时要使用儿童专用型氨基酸,而不能将成年人氨基酸减量替代。

6) 微量营养素 肠外营养配方中应适当添加电解质、微量元素以及维生素,每个月至少需要进行 1~2 次实验室检查,包括电解质、肝肾功能、血常规、内脏蛋白质浓度、血脂浓度等项目,以了解营养治疗效果及其对机体电解质平衡、血液系统和肝肾功能的影响,根据检测结果调整电解质及其他用药。

在患者循环稳定后,开始肠内营养促进肠适应、减少对肠外营养的依赖,这部分患者可以考虑药物治疗早期开始肠康复治疗。

(三)代偿期治疗

SBS患者代偿期开始出现肠适应,腹泻量明显减少、肠道吸收功能增加,对肠外液体及肠外营养的依赖性降低,肠内营养量逐渐增加,有条件的地区可以开展家庭肠内或肠外营养治疗,在营养师的指导下逐渐恢复经口进食。

1. 肠内营养

1)肠内营养开始时机 尽管我们在代偿期阐述肠内营养,但实际上多数SBS患者在急性期即开始接受肠内营养。在患者内稳态稳定后就可以开始肠内营养,感染性休克、需要大剂量血管活性药物维持内稳态的患者早期可能对肠内营养不耐受,肠内营养输注速度过快有可能导致小肠坏死,特别是未成熟儿更要重视。

2)肠内营养的种类 肠内营养制剂分类与选择在相关章节已有详细阐述,本节仅对SBS如何选择肠内营养加以阐述。

理论上讲,中链甘油三酯(MCT)容易水解,不需要胆盐,容易跨过肠黏膜,通过门静脉进入肝脏,对SBS患者有益。MCT可增加结肠吸收短链脂肪酸(SCFA)。因此,保留结肠的SBS(Ⅲ型)患者以MCT替代50%的长链甘油三酯(LCT)或富含60%的MCT肠内营养每天可以增加1.5MJ(358kcal)能量吸收。Ⅰ型SBS患者中由于没有结肠未出现上述现象,因此对于Ⅱ、Ⅲ型SBS患者肠内营养期间提倡给予富含MCT的肠内营养。由于MCT价格较贵,许多商业化肠内营养制剂不含有MCT或MCT含量较低。在选择肠内营养制剂时务必考虑MCT含量,同时要结合SBS分型推荐给患者。

对于Ⅲ型SBS患者而言,复合碳水化合物是重要的非蛋白质能量,由于可溶性膳食纤维(如果胶)增加SCFA的生成,增加肠黏膜的吸收,但增加可溶性膳食纤维并不增加宏量营养素或能量的吸收,粪便净重和尿量也无变化。对于有肠造口的患者,膳食纤维有助于调整肠道功能。根据SBS分型选择肠内营养制剂,Ⅲ型SBS不推荐可溶性膳食纤维,但如果Ⅰ型SBS希望在行肠内营养时增加膳食纤维,一般每天不少于30g。

正常人每天能够耐受20g乳糖,除非以前有乳糖不耐受病史。过量的乳糖会减少钙的摄入,加重骨质疏松症的发展。在选择肠内营养制剂时计算能量及蛋白质达标量后每天乳糖总量不要超过20g。

3)肠内营养的给予途径 与幽门后管饲喂养相比,经胃喂养避免了经皮穿刺、胃酸缓冲、防止应激性胃病发生,其通过幽门控制食物的传输速度,减少腹泻、增加肠黏膜与营养物质接触的时间从而有利于吸收。只有在患者幽门梗阻、胃残留量>500ml、对肠内营养不耐受等情况下才考虑幽门后管饲营养。肠内营养管可以通过内镜、影像、手术等方法经鼻或经皮置入消化道内。新的肠内营养管道的使用使经鼻插入营养管至幽门后的成功率可以达到70%~80%。

成年SBS患者几乎都经历过大部分小肠切除的手术,特别要强调的是,在实施小肠切除手术时要根据剩余小肠长度及依赖肠内营养的时间建立肠内营养途径,避免术后因缺乏良好的肠内营养途径而大费周折。

4) 肠内营养的禁忌证　完全性机械性肠梗阻是肠内营养的绝对禁忌证。严重的腹泻或呕吐、高流量肠外瘘或造口(经过生长抑素治疗排出量＞2 L)、肠动力障碍等虽然不是肠内营养的绝对禁忌证,但也是巨大挑战。

2. 药物肠康复　在 SBS 患者稳定后应及时地选择药物肠康复,目前可供选择的药物包括生长激素、GLP-2、谷氨酰胺等。

1) 生长激素　是一种肽类激素,除能增强机体合成代谢、促进生长外,在 SBS 患者中还有以下作用:①促进肠黏膜细胞增殖及水、钠和氨基酸的吸收;②促进肠黏膜细胞摄取谷氨酰胺;③促进残留肠管代偿,增加其对营养物质的吸收,使 SBS 患者减少肠外营养的需求或尽早摆脱肠外营养;④增加血清中胰岛素样生长因子 1 的浓度。2003 年12 月,美国 FDA 批准将重组人生长激素用于 SBS 肠衰竭患者的治疗,但同时指出生长激素的使用应该限于个体化、高碳水化合物、低脂饮食,肠内及肠外营养,水和各种营养素联合治疗的患者。

2) GLP-2　是由肠道 L 内分泌细胞合成、分泌的胰高血糖素原经转录、翻译加工处理的 33 个氨基酸多肽类激素,通过 G 蛋白偶联受体介导信号转导实现生物学活性。可增强隐窝细胞生长和抑制其凋亡,降低胃肠动力和胃肠分泌,增加肠系膜血流,促进肠黏膜生长。相比生长激素,GLP-2 的不良反应相对较少,并且能增加骨无机质密度。2012 年,美国 FDA 将 GLP-2 用于成人 SBS 患者。GLP-2 类似物替度鲁肽可作为一种靶向制剂,通过结合到肠的 GLP-2 受体和增强 GLP-2 的效果起作用,每天 1 次,皮下注射,可有效改善肠黏膜功能,减少肠外营养的需求。替度鲁肽临床应用的最主要障碍是其治疗费用高昂,在美国高达每年 30 万美元,在我国每年的花费为 160 万人民币。

3) 谷氨酰胺　是人体内含量最丰富的非必需氨基酸,同时也是肠上皮细胞的主要能量来源。作为一种组织特殊营养物质,谷氨酰胺在 SBS 患者中具有如下作用:①肠黏膜细胞等生长迅速细胞的重要能量来源;②促进小肠上皮细胞增生,增强小肠和结肠细胞的活性,防止黏膜萎缩,保护黏膜屏障功能和免疫功能,降低肠管通透性,减少肠管内细菌和内毒素易位;③细胞信号转导的必需物质,并能增加回肠的水盐转运;④肠管修复最重要的能源物质,能减轻腹泻和炎性肠管疾病。单用生长激素和(或)联合谷氨酰胺治疗只能引起体重和机体组成成分的暂时性改变。一旦停用,其促进营养素和液体吸收的作用将得不到维持,而且对于总的临床预后几乎没有确切的效果。

4) 药物肠康复的时机　随着医学的不断进步,广泛小肠切除后的 SBS 患者可以更快地恢复内稳态平稳,感染也得到较快控制,为早期肠康复提供可能。一般肠康复在术后 2 个月进行,但临床研究表明,对于部分感染控制较好的患者,肠康复药物可以提前至术后 2 周开始。

3. 合理膳食　无论是欧洲肠外肠内营养学会(ESPEN)还是美国肠外肠内营养学会(ASPEN)均推荐 SBS 患者早期添加膳食,这就要求营养师必须基于 SBS 分型制订个体化的膳食计划,鼓励患者吃合适的食物。制订相对低渣、高碳水化合物、高蛋白、低脂肪的食谱,如以白面包、米饭、土豆、燕麦片、藜麦、玉米等作为饮食的一部分,给 SBS 患者的肠道提供营养底物,指导患者记录饮食日记。同时指导患者少食多餐,每天 6～8次,煮熟,细嚼慢咽。

Ⅲ型 SBS 患者推荐高碳水化合物、低脂肪食物以增加脂肪吸收,与高脂肪、低碳水化合物的相比,前者能每天减少粪便能量丢失 2.0 MJ(478 kcal)。结肠内碳水化合物和纤维发酵产生 SCFA,SCFA 在结肠被吸收则能每天提供 4.2 MJ(1 003 kcal)的能量。但需要注意的是长期低脂肪、高碳水化合物膳食会降低患者食欲及总能量的摄入,增加肠道产气。此外,长期高碳水化合物、低脂肪膳食会导致必需脂肪酸缺乏。对于 SBS 患者而言,低脂肪的好处是能够吸收钙、镁和锌。如果患者保留完整结肠,LCT 促进肠蠕动、减少水钠吸收,并且与钙、镁结合,增加草酸盐的吸收,形成肾结石。

Ⅰ型 SBS 患者每天 700 g 高碳水化合物、低脂肪膳食可产生能量 10 MJ(2 388 kcal),远高于等能量的高脂肪低碳水化合物膳食,后者会增加造口丢失的粪便量。

4. 口服补液治疗　Ⅱ型 SBS 患者常常难以维持容量,因为他们重吸收水和电解质的能力下降;Ⅰ型 SBS 患者要保持水合状态最为困难。近端小肠与远端小肠在水钠渗透和吸收上存在巨大差异。肠上皮细胞借助钠-葡萄糖耦联转运体(sodium-glucose linked transporter,SGLT)将钠和葡萄糖(或半乳糖)同时转运至细胞内。两种成分(一个钠、一个葡萄糖或半乳糖)的比例必须准确才能保证水分的吸收。大量水分子可以伴随钠离子进入上皮细胞,但是 SGLT 在没有葡萄糖或半乳糖的情况下不会转运任何钠离子,这个过程是单向的。口服补液盐溶液即是根据这一原理进行配置。口服补液盐溶液已在世界范围内极其成功地用于治疗急性(特别是感染性)腹泻性疾病,用于 SBS 患者也效果良好。WHO 推荐按 50：50 将电解质饮料与水混合后再加少许食盐,以作为一种可接受的等渗口服补液盐溶液,此外,一些果汁可以用水稀释后加入食盐以打造出不同种类的口服补液盐溶液以供选用。

(四)恢复期

SBS 恢复期重点关注的问题是并发症的预防和治疗,既有 SBS 的并发症(见前述)也有肠外营养或肠内营养的并发症。经过急性期和代偿期的治疗,多数 SBS 患者脱离肠外营养,甚至脱离肠内营养。不能脱离肠外营养或肠内营养的患者最理想的营养治疗是家庭肠内或肠外营养支持。基于我国医疗条件和政策,目前肠外营养主要在医院实施(同代偿期),而继续接受肠内营养的多数 SBS 患者可以居家实施。

1. SBS 患者家庭肠内营养适应证　当患者试图摆脱肠外营养而单用经口饮食尚无法维持营养状况时,也可选择肠内营养。判断能否实施家庭肠内营养要考虑患者个体情况、临床指征/基础疾病、预后以及患者的治疗目标。在行家庭肠内营养之前,要与患者及家属讨论治疗目标及了解患者期望值。要告诉他们家庭肠内营养对生活质量的潜在影响、对睡眠的干扰以及需要终身监护。要让患者及家属及其护理人员明白他们自己如何进行这项治疗。

2. **启动对家庭肠内营养患者及照顾者的培训**　一旦决定家庭肠内营养后,应该在患者住院期间启动对患者及照顾者的培训,多学科联合组成的营养治疗团队相关人员参与培训过程,确保患者及照顾者在出院前证实自己有能力独立或在照顾者帮助下安全地实施和更换肠内营养。需要定期评估患者和(或)照顾者有关家庭肠内营养更换及监测要素的相关知识水平,在患者出院前了解及评估家庭环境以确保环境符合家庭肠内营养要求。

请提供肠内营养制剂、肠内营养泵、喂养管(如果需要)相关厂家一并参与培训不失为聪明的选择。这些厂家只是提供家庭肠内营养期间的技术支持,任何医疗的方案都应该由营养支持团队成员讨论后决定。

3. **判断家庭肠内营养持续时间,制订家庭肠内营养撤除指征**　很难预测家庭肠内营养的使用持续时间,在开始家庭肠内营养之前必须要做出一个大概预判。判断家庭肠内营养持续时间不仅对明确医保覆盖很重要,也有助于决定何时停止家庭肠内营养并过渡至 ONS 或正常膳食。

4. **肠内营养输注方式及选择**　肠内营养的输注方式有一次性投给、间歇性重力滴注和连续性经泵输注等 3 种方式。对 SBS 患者而言,与间歇性滴注比较,连续性经泵输注的营养素吸收效果更明显,胃肠道不良反应更少,更容易达到目标量。

SBS 患者出院回家后,通常肠内营养输注时间取决于肠道长度、类型、输注量、社会活动等,一般输注时间为 10~14 h,最好在出院前两日先模拟一下居家治疗计划以确保其稳定性。每天家庭肠内营养通常会在夜间输注以方便患者在白天中断输液从而增加活动量。夜间输液的缺点包括因排尿增加及输液泵的噪声影响睡眠。所以,有些患者选择全天输液,通常选用便携式输液泵,外出时可将泵放在背包或手提包中,确保在输液时也能自主地活动。

ESPEN 指南推荐 SBS 患者管饲肠内营养,非管饲期间可以去除鼻胃管。我们中心的经验是:在患者住院期间由营养支持团队成员教会患者自己插鼻胃管,这样患者会有更好的体验感、舒服度和依从性,也能够保证其白天进行正常的社交甚至工作,其他时间行肠内营养。患者中自己插鼻胃管时间最长的已超过了 25 年;结肠完整、空肠 30 cm 的 SBS 肠衰竭患者经过 5 年家庭肠内营养后,经历早期的全肠外营养、肠外营养＋肠内营养,到目前的 ONS,在家庭肠内营养实施 4 年后怀孕并产下健康的双胞胎,经 1 年监测后发现双胞胎的体重及身高均在正常婴儿曲线范围内。

5. **家庭肠内营养监测**　接受家庭肠内营养治疗应根据导致 SBS 的病因学重点监测,如肠系膜血管缺血导致肠切除的 SBS 患者除了一般监测外,还要关注抗凝药物的凝血功能状况;炎症性肠病(IBD)导致的 SBS 患者也需要重点观察 IBD 活动及药物治疗等。本节重点关注与营养有关的监测内容。

1) **身高、体重等物理学指标**　成年 SBS 患者要养成每天记录体重的习惯,如果患者短时间内体重下降要考虑家庭肠内营养给予液体不够需要补充口服补液盐溶液,必要时家庭输液或入院液体治疗。对于儿童慢性肠衰竭患者,除了测量体重外,还需要测量身高并记录,与儿童生长发育曲线对比以确定是否在正常范围内。

2）实验室监测 常规指标包括电解质、肝酶及微量营养素。患者在家里的第一个月,每周测定电解质和肝酶;如果正常,后面 1～2 个月测定周期改为每 2 周测定 1 次;如果仍正常,可改为每月 1 次。口服抗凝药的 SBS 患者较非 SBS 患者更频繁监测凝血功能,肠内营养制剂的更换、腹泻的增加都会影响口服抗凝药物的吸收。

3）胆红素及 IFALD 监测 IFALD 是 SBS 的常见并发症,也是导致 SBS 患者死亡的主要原因,出现胆汁淤积多预示预后不佳。

4）尿量监测 SBS 患者接受家庭肠内营养期间,特别是家庭肠内营养早期,尿量的监测极为重要,这类患者再入院多数不是因为营养不良而是因为脱水。

5）血糖监测 血糖监测是家庭肠内营养患者及照顾者培训和监测的重要组成部分。由于住院和居家时的活动及饮食不同,家庭肠内营养期间血糖水平与住院期间有差异。第一个月在开始输注肠内营养 1 h 后及结束输注 1 h 后测定血糖水平,当血糖水平持续高于 10～11 mmol/L 时通常需要内分泌科医师参与血糖的控制。除了高血糖,临床医师还要监测低血糖的症状和体征,低血糖如果不能及时发现及终止会带来严重的不良后果,如神经系统损伤等,告诉患者及照顾者家里应备有含糖饮料或糖,一旦出现低血糖症状马上口服。

6）微量营养素和微量元素监测 对所有家庭肠内营养患者在开始输注时以及根据其初始血浓度高低决定每隔 3～6 个月监测硒、锌、维生素 D、维生素 B、叶酸、铁及铜水平。

7）代谢性骨病监测 SBS 患者常有钙、磷和镁缺乏,也会导致骨质疏松。营养物质吸收不良会通过影响甲状旁腺激素的分泌导致维生素 D 缺乏引发骨质疏松。家庭肠内营养患者应进行骨密度测定,每年 1 次。

8）肾结石和肾功能监测 肾结石和肾衰竭是 SBS 患者泌尿系统的常见并发症。25％的 Ⅱ、Ⅲ 型 SBS 患者术后 2 年内会并发肾结石,而 Ⅰ 型 SBS 患者发生肾结石并不常见。草酸盐透 X 线,但 CT 和腹部平片难以发现结石。如果怀疑 SBS 患者有肾结石,建议超声检查。

9）生活质量监测与评估 SBS 患者接受家庭肠内营养的目的是提高生活质量（quality of life,QoL）,避免或延迟并发症的出现,在家庭肠内营养期间监测生活质量是其重要内容。无论采用何种 QoL 评估,患者报道结局远较医务人员报道结局更为客观、公正。国际上已有家庭肠外营养生活质量问卷（home parenteral nutrition quality of life questionnaire,HPN-QoL）,包括 48 项内容,主要是生理、情感和症状等,但慢性肠衰竭患者家庭肠内营养 QoL 评估还缺乏公认的评估工具。

10）年度检查 接受家庭肠内营养的 SBS 患者每年度要随时进行一次住院全面检查,以评估继续实施家庭肠内营养的风险及获益,评估潜在的并发症,如肾结石及肾功能、IFALD、肠适应情况;确定是否有外科肠康复适应证,如果达到外科肠康复适应证应及时制订外科肠康复;如果肠衰竭患者病情持续恶化或静脉管道丧失、反复导管感染、出现肝衰竭,要考虑小肠移植,做好小肠移植的术前评估。

6. **肠内营养并发症及监测**　肠内营养并发症参见相关章节。对于有造口的 SBS 患者,根据肠造口的量、色泽及气味可以更直观地判断肠内营养耐受、消化与吸收情况,并予以调整肠内营养制剂类型与剂量。

7. **家庭肠内营养的撤除**　要尽早确认家庭肠内营养目标是完全摆脱肠内营养还是仅仅减少肠内营养的量。SBS 患者需要知道,不依赖肠内营养就需要付出每天口服数种药物的代价,以及需要增加食物和液体的摄入量,从而需要改变生活节律并增加额外支出。因此,要明确家庭肠内营养撤除指征,及时撤除。

由于外科技术及重症医学的进步,诸多广泛肠切除的患者能够从危重疾病状态生存下来,而临床营养支持的进步又使这些患者长期生存。在过去 50 年里,SBS 患者已从被判"死刑"转变为一种希望,生活质量和生存有了巨大的改善,但 SBS 患者的营养问题还有许多问题需要解决

(李幼生)

第六章

肾脏疾病营养支持治疗

营养支持是肾脏疾病一体化治疗的重要组成部分,其目的是减少尿毒症患者体内代谢废物蓄积,保护残余肾功能,延缓肾功能恶化,改善代谢紊乱。合理的营养支持有助于降低营养不良发生率,维持患者最佳营养状态,减少并发症以及提高患者的生存质量。本章着重阐述肾病患者营养风险的评估,以及慢性肾脏病、腹膜透析、血液透析、肾移植患者的营养代谢特点和营养支持治疗方案。

第一节 肾脏的生理功能

肾脏是人体代谢调节的重要器官。肾脏结构主要包括肾小球、肾小管、集合管和肾盂3个部分。人体肾脏每天滤出原尿约180 L,但99%都被重吸收,最终每天形成的尿液只有1.8 L左右。

肾脏不仅具有排泄功能,还有调节电解质和酸碱平衡、分泌促红细胞生成素、生成$1,25-(OH)_2D_3$(活性维生素 D)、分泌血管活性物质、降解与灭活激素等作用。

一、生成尿液

单位时间内肾小球滤过的血浆量称为肾小球滤过率(glomerular filtration rate, GFR)。正常成人 GFR 的平均水平为$(120\pm15)ml/min$。

机体代谢产物,如尿素、肌酸、尿酸、肌酐以及一些酸性物质由肾小球滤过后通过肾小管排出体外。肾小管也可直接分泌某些代谢产物,如氢离子、钾离子等进入尿液,排出体外。

二、调节酸碱平衡

肾脏调节酸碱平衡反应的速度缓慢,其调节途径通过以下方式完成。①通过肾小管细胞对 $NaHCO_3$ 的重吸收,保留和维持体内必需的碱储备;②肾小管细胞可分泌 NH_3,与管腔内的强酸盐负离子(Cl^-、SO_4^{2-} 等)结合成 NH_4Cl 或 $(NH_4)_2SO_4$ 等铵盐随尿液排出体外;③肾小管上皮细胞可以分泌 H^+。每分泌 1 个 H^+,即伴随 1 个 Na^+ 和 HCO_3^- 重吸收入血,从而实现排酸保碱作用,使血浆 pH 值保持在正常范围。

三、内分泌功能

肾脏分泌的激素类物质主要有肾素、缓激肽、前列腺素、促红细胞生成素、1,25-$(OH)_2D_3$ 等。

(一)肾素

95%以上的肾素来自肾小球旁器,其余 2%～5%的肾素来自致密斑、间质细胞和出球小动脉内皮细胞。肾素-血管紧张素系统的生理效应主要是调节循环血量、血压及水电解质平衡。肾素的分泌受交感神经、压力感受器和血钠水平的调节。此外,肾素分泌还可受血管紧张素、醛固酮和抗利尿激素水平的反馈调节。高血钙、高血镁、低血钾等亦可刺激肾素分泌。

(二)缓激肽释放酶-激肽系统

缓激肽是多肽类激素,由激肽释放酶作用于血浆 α_2 球蛋白(激肽原)而生成。激肽释放酶 90%来自近端小管细胞。其主要作用:①对抗血管紧张素及交感神经兴奋,使小动脉扩张;②抑制抗利尿激素对远端肾小管的通透作用,促进水钠排泄,从而能使血压降低。肾脏缓激肽释放酶的产生、分泌受细胞外液量、血钠水平、醛固酮、肾血流量等因素调节,其中醛固酮最为重要。

(三)前列腺素

前列腺素(prostaglandin,PG)有 A、E、F、H 等多种,肾小球主要产生 $PGF_{1\alpha}$ 和 PGE_2。前列腺素具有利钠排水和扩血管的作用,在肾脏降压机制中占有关键性地位。前列腺素分泌受许多因素影响,缓激肽可直接刺激肾髓质乳头间质胺、血管紧张素促进前列腺素分泌。

(四)促红细胞生成素

促红细胞生成素(erythropoietin,EPO)是一种调节红细胞生成的多肽类激素,90%由肾脏产生,约 10%由肝、脾产生。EPO 的合成与分泌主要由组织氧的供求比例调节,减少氧供或增加组织需氧量可激活肾脏腺苷酸环化酶,促进 EPO 分泌。由于肾脏有 EPO 生成和调节双重作用,一旦肾脏 EPO 分泌功能异常,将导致红细胞生成异常,出现肾性贫血。

(五) 1,25-(OH)$_2$D$_3$

体内生成或摄入的维生素 D$_3$ 需经肝内 25 -羟化酶的催化形成 25-(OH)D$_3$，后者再经肾小管上皮细胞内线粒体中 1 -羟化酶的作用而形成具有高度生物活性的 1,25-(OH)$_2$D$_3$。其主要生理作用包括：①促进肠道对钙、磷的吸收；②促进骨中钙、磷吸收及骨盐沉积。

第二节 肾脏病营养评估和监测

一、营养评定与监测

除去针对住院患者常用的营养风险筛查工具外，还有以下针对肾脏疾病患者的营养综合评定工具。

(一) 透析患者量化主观整体评估

透析量化主观整体评估（quantitative subjective global assessment，Q-SGA）又称透析营养评分（the dialysis malnutrition score）（表 6 - 1）。该评分分为病史及体格检查两方面，包括体重、膳食摄入、胃肠道症状、活动能力、合并症、脂肪丢失及肌肉消耗 7 个参数，每一个参数按严重程度分为 1～5 分。评分最低为 7 分，最高 35 分；7 分提示营养状况良好，8～34 分提示轻-中度营养不良，35 分提示重度营养不良。

表 6 - 1 透析量化主观整体评估(Q-SGA)评分表

(一) 病史					
1. 体重变化(过去 6 个月内的体重下降)					
(1) 无变化	(2) <5%	(3) 5%～10%	(4) 10%～15%	(5) >15%	记分
2. 食物摄入					
(1) 无变化	(2) 固体食物略少	(3) 全量流食或中度减少	(4) 低能量流食	(5) 饥饿	记分
3. 胃肠道症状					
(1) 无症状	(2) 恶心	(3) 呕吐或中度胃肠道症状	(4) 腹泻	(5) 严重厌食	记分
4. 活动能力(营养相关活动能力下降)					
(1) 无变化	(2) 步行困难	(3) 日常活动困难	(4) 轻度活动	(5) 完全卧床，没有或极少活动	记分
5. 合并症					
(1) MDH<12 个月，无其他健康问题	(2) MDH 1～2 年或轻度合并症	(3) MDH 2～4 年或 >75 岁或中度合并症	(4) MDH>4 年或严重合并症	(5) 非常严重多发合并症	记分

(续表)

(二) 体格检查

1. 脂肪储存减少或皮下脂肪丢失(下眼眶、二头肌、三头肌及胸部)

(1) 无丢失　　(2) 介于两者之　(3) 中度丢失　　(4) 介于两者之　(5) 重度丢失　　记分
　　　　　　　　间　　　　　　　　　　　　　　间

2. 肌肉消耗(颞肌、锁骨、肩胛骨、肋骨、股四头肌、膝、骨间肌)

(1) 无消耗　　(2) 介于两者之　(3) 中度消耗　　(4) 介于两者之　(5) 重度消耗　　记分
　　　　　　　　间　　　　　　　　　　　　　　间

(三) SGA 总评分

注　MDH:最长血液透析疗程(maximum duration of hemodialysis)。引自 Kalantar-Zadeh K, Kleiner M, Dunne E, et al. A modified quantitative subjective global assessment of nutrition for dialysis patients [J]. Nephrol Dial Transplant, 1999,14(7):1732-1738.

(二) 主观整体评估 7 分量表

Churchill 等将传统的 SGA 量表从 3 分制扩展到 7 分制,以评估腹膜透析患者的营养状况变化(CANUSA 研究)。主观整体评估 7 分量表(Seven-Point Subjective Global Assessment,7p-SGA)的营养状况评分范围为 1～7 分,其中 1～2 分表示严重营养不良,3～5 分表示轻至中度营养不良,6～7 分表示营养良好(表 6-2)。7p-SGA 比传统的 SGA 对肾脏疾病患者的营养状况改变更加敏感,评估成年血液透析和腹膜透析患者的营养状况有效且可靠。

表 6-2　主观整体评估 7 分量表(7p-SGA)

评 价 内 容	评 分
1. 近 6 个月,体重下降＿＿kg	7 6　5 4 3　2 1
7) 0	
6) <3%	
5) ≥3%且<5%	
4) ≥5%且<7%	
3) ≥7%且<10%	
2) ≥10%且<15%	
1) ≥15%	
近 1 个月内,若体重在上升趋势,则加 1 分;若体重在下降趋势,则减 1 分	
2. 过去 2 周膳食摄入情况	7 6　5 4 3　2 1
7) 好(正常量全部完成)	
6) 好(>75%且<100%正常量)	
5) 一般(≥50%且≤75%正常量),但逐渐增加	
4) 一般(≥50%且≤75%正常量),不变或减少	
3) 差(<50%正常量),但逐渐增加	
2) 差(<50%正常量),不变或减少	
1) 饥饿(<25%正常量)	

（续表）

评 价 内 容	评 分
3. 持续超过 2 周的胃肠道症状 　恶心：____　　呕吐：_____　　腹泻：____ 　7）无症状 　6）很少有间歇性症状（每天 1 次） 　5）部分症状（每天 2～3 次）-越来越好 　4）部分症状（每天 2～3 次）-无变化 　3）部分症状（每天 2～3 次）-越来越差 　1～2）部分或全部症状（每天 3 次以上）	7 6　5 4 3　2 1
4. 活动能力（营养相关） 　6～7）正常活动能力 　3～5）轻度至中度耐力下降 　1～2）活动能力严重丧失（卧床）	7 6　5 4 3　2 1
5. 疾病相关营养需求 　6～7）代谢需求无增加（无或低度应激） 　3～5）代谢需求轻度至中度增加（中度应激） 　1～2）代谢需求急剧增加（高度应激）	7 6　5 4 3　2 1
6. 肌肉消耗（至少 3 个部位） 　6～7）所有部位没有消耗 　3～5）轻度至中度消耗 　1～2）严重消耗	7 6　5 4 3　2 1
7. 脂肪储备 　6～7）所有部位没有消耗 　3～5）轻度至中度消耗 　1～2）严重消耗	7 6　5 4 3　2 1
8. 水肿（营养相关） 　6～7）没有水肿 　3～5）轻度至中度水肿 　1～2）严重水肿	7 6　5 4 3　2 1

营养状况：	7 6	5 4 3	2 1
SGA 总评分：	营养良好	轻度至中度营养不良	严重营养不良

引自：Lim S L, Lin X H, Daniels L. Seven-point subjective global assessment Is more time sensitive than conventional subjective global assessment in detecting nutrition changes [J]. JPEN J Parenter Enteral Nutr, 2016, 40(7)：966-972.

（三）营养不良炎症评分

营养不良炎症评分（malnutrition-inflammation score，MIS）是专门针对终末期肾病维持性血液透析患者的营养不良-炎症复合体综合征的一种评价方法。MIS 是在 SGA 的基础上，增加了 BMI、总铁结合力和血清白蛋白等指标，能同时评估营养状况和炎症反应。研究发现，MIS 和 SGA 有较好的一致性。K/DOQI 推荐使用 MIS 对维持性血液透析患者或肾移植受者进行营养评估。

MIS 包括病史、体格检查、BMI 及实验室检查 4 大项共 10 个指标，具体包括：①干体重变化;②饮食情况;③胃肠道症状;④功能状态;⑤接受透析治疗的时间和合并症;⑥皮下脂肪;⑦肌肉消耗;⑧BMI;⑨血清白蛋白;⑩血清总铁结合力。10 个指标中每一项又分为 0(正常)～3(严重)级 4 个等级,总分共 30 分(表 6-3)。评分越高提示患者的营养不良及炎症程度越重。

表6-3 营养不良炎症评分表

项 目	0 分	1 分	2 分	3 分
A. 病史				
1. 干体重变化(过去 3～6 个月总体变化)	无变化或下降<0.5 kg	0.5 kg≤体重下降<1 kg	体重下降≥1 kg 或<5%	体重下降≥5%
2. 饮食情况	食欲好,摄入量无减少	固体饮食摄入量轻度减少	摄入量中度减少,甚至全流食	低能量流食,甚至饥饿
3. 胃肠道症状	食欲好,无症状	轻度胃肠道症状,食欲下降或偶有恶心	偶有呕吐或中度胃肠道症状	频繁腹泻,呕吐或严重厌食
4. 功能状态(营养相关功能障碍)	功能正常,感觉良好	偶感日常活动受限或常感疲倦	部分日常活动受限(如独立洗澡)	卧床,基本无法自主活动
5. 透析治疗时间①和合并症	接受透析治疗时间不足 1 年,无合并症	透析治疗时间 1～4 年或轻度合并症(不含严重合并症*)	透析治疗时间>4 年或中度合并症(包括 1 种严重合并症*)	严重、多发合并症(包括 2 种及以上严重合并症②)
B. 体格检查				
6. 脂肪储备下降或皮下脂肪丢失(眼眶、三头肌、二头肌、胸部)	无变化	轻度	中度	重度
7. 肌肉消耗(颞部、锁骨、肩胛部、肋骨间、股四头肌、膝部、骨间肌)	无变化	轻度	中度	重度
C. 体重指数(BMI)				
8. BMI (kg/m²)	≥20	18～19.99	16～17.99	<16
D. 实验室检查				
9. 血清白蛋白(g/L)	≥40	35～39	30～34	<30
10. 血清总铁结合力(mg/dl)③	≥250	200～249	150～199	<150

注 ①近期的相关研究中,已经将病史项目中透析治疗时间去除,仅保留合并症,即无合并症(0 分),轻度合并症(不含严重合并症)(1 分),中度合并症(包括 1 种严重合并症)(2 分)和严重、多发合并症(包括 2 种及以上严重合并症)(3 分)。

②严重合并症:慢性心功能不全(3 或 4 级)、获得性免疫缺陷综合征、严重的冠状动脉性心脏病、中到重度慢性阻塞性肺病、严重神经系统后遗症、转移性恶性肿瘤或最近接受化疗。

③相当于血清转铁蛋白(mg/dl)≥200(0 分),170～199(1 分),140～169(2 分)和<140(3 分)。

引自:Kalantar-Zadeh K, Kopple J D, Block G, et al. A malnutrition-inflammation score is correlated with morbidity and mortality in maintenance hemodialysis patients [J]. Am J Kidney Dis, 2001,38(6):1251-63.

(四) 营养状况监测

慢性肾脏病(chronic kidney disease，CKD)患者营养状况的监测同其他疾病类似，需要对人体测量指标、生化指标和疾病状况等进行监测，并综合监测营养状况的变化。除上述指标外，对 CKD 患者还需重点关注蛋白质、能量摄入量以评估营养治疗依从性。在 CKD 初期，建议每 2～4 周监测 1 次营养状况，稳定期每 3 个月监测 1 次。改善全球肾脏病预后组织(kidney disease：improving global outcomes，KDIGO)推荐 CKD 患者体重监测频率如表 6-4 所示。

表 6-4　KDIGO 体重监测频率推荐

疾病状态	监测频率
维持性血液透析	每月至少 1 次
腹膜透析	每月至少 1 次
CKD 4～5 期或肾移植后	至少每 3 个月 1 次
CKD 1～3 期	至少每 6 个月 1 次

二、营养并发症

CKD 不同阶段可以出现不同的营养并发症。在 CKD 1 期和 2 期，患者可无任何症状，或仅有轻微乏力、腰酸和夜尿增多等；少数患者有食欲下降等。CKD 3 期后，上述症状明显加重，可出现蛋白质能量消耗、少肌症、贫血、矿物质与骨代谢异常等。

(一) 蛋白质能量消耗

蛋白质能量消耗(PEW)因机体摄入不足、需要量增加或营养额外丢失，从而引起体内蛋白质和能量储备下降，不能满足机体代谢需求，进而引起的一种营养缺乏状态。PEW 的临床表现为体重下降、进行性骨骼肌消耗和皮下脂肪减少等。PEW 的诊断标准包括生化指标、非预期的体重降低、肌肉量丢失、饮食蛋白质和(或)能量摄入不足 4 个方面。PEW 的诊断(满足 4 项中 3 项即可诊断 PEW，每项至少满足 1 条)如表 6-5 所示。

表 6-5　蛋白质能量消耗临床诊断标准

项　目	诊　断　标　准
生化指标	白蛋白<38 g/L 前白蛋白<300 mg/L 总胆固醇<2.59 mmol/L
肌肉量减少	肌肉量丢失：3 个月内丢失量>5%或半年内丢失量>10% 上臂肌围下降>参照人群上臂围中位数的 10%
体重变化	BMI<22 kg/m^2(≤65 岁以下)，BMI<23 kg/m^2(>65 岁) 非预期体重下降：3 个月内下降>5%或半年内下降>10% 体脂百分比<10%

（续表）

项　目	诊　断　标　准
摄入不足	蛋白质摄入不足透析患者:DPI<0.8g/(kg·d)至少2个月 CKD 2~5 期非透析患者:DPI<0.6g/(kg·d)至少2个月 能量摄入不足(DEI<25kcal/(kg·d))至少2个月

注　BMI:体重指数;DPI:每天蛋白质摄入量;DEI:每天能量摄入量。

PEW 可以进一步加剧患者残余肾功能的丢失、降低生活质量、增加医疗费用以及死亡风险。

（二）少肌症

随着肾功能的不断减退,CKD 患者逐渐出现肌肉力量下降、选择性的肌肉改变以及较明显的肌肉萎缩。肌少症的主要临床表现为体重减轻,行走速度减慢,活动能力进行性下降,甚至难以完成翻身、坐立、步行、爬坡等日常行为,且发生跌倒、骨折、感染及死亡的风险增加。CKD 患者中肌少症发生率为 4%~42%。其中,非透析患者发生率为 5.9%~14%,腹膜透析患者发生率为 4%~15.5%,血液透析患者发生率为 13.7%~42.2%。

CKD 肌少症的病因及发病机制复杂。营养摄入不足、维生素 D 缺乏、性激素减少、炎症细胞因子增加及血管紧张素 II 过度表达都参与 CKD 早期患者肌少症的发生。CKD 晚期患者出现肌少症主要与缺乏运动、生长激素和胰岛素抵抗、代谢性酸中毒、尿毒症相关。以营养补充和运动干预为主的非药物疗法对 CKD 肌少症的防治值得肯定,而各种药物疗法的有效性及安全性尚存在较大争议。

（三）贫血

1~5 期 CKD 患者的贫血患病率分别为 24.77%、29.62%、50.84%、66.95% 和 69.42%。随着 CKD 严重程度的增加,CKD 患者的贫血患病率也显著增加,其主要原因与 EPO 分泌不足、尿毒症致红细胞破坏增加、透析、采血检验等造成的失血相关。如同时伴有缺铁、营养不良、出血等因素,可加重贫血。CKD 5 期患者可有出血倾向,多与血小板功能降低有关。轻度出血倾向者可出现皮下或黏膜出血点、瘀斑,重者则可发生胃肠道出血、脑出血等。

（四）矿物质与骨代谢异常

慢性肾脏病矿物质与骨代谢异常（chronic kidney disease-mineral and bone disorder，CKD-MBD）特指由于 CKD 导致的矿物质和骨异常综合征,是 CKD 常见的严重并发症之一,可增加患者全因死亡率和心血管病死率,早期诊断和治疗具有重要意义。临床上出现以下一项或多项表现即可诊断:钙、磷、甲状旁腺激素（parathyroid hormon，PTH）或维生素 D 代谢异常;骨转化、骨矿化、骨量、骨线性生长或骨强度异常;血管或其他软组织钙化。

CKD-MBD 治疗的中心环节是控制高磷血症、纠正低钙血症、合理使用活性维生素

D 及其类似物,防止治疗中的高钙血症,控制甲状旁腺功能亢进,使各项指标均能达到目标,从而改善患者的临床预后。

第三节　慢性肾脏病营养支持治疗

慢性肾脏病(CKD)是指一类由不同原因导致的不同程度的慢性肾脏损害,并可能导致肾功能不全甚至终末期肾衰竭的慢性肾脏疾病的总称。流行病学调查显示,全球 CKD 患病率约为 14.3%,中国 CKD 患病率为 10.8%。CKD 的患病率高、预后差、医疗费用高昂,已成为严重影响国人健康的重要公共卫生问题。随着肾功能的下降,CKD 患者发生心血管事件和死亡风险显著升高;CKD 进展至终末期肾病后,患者依赖透析或肾移植维持生命,给家庭和社会带来沉重的经济负担。因此,有效预防和延缓 CKD 进展的需求迫在眉睫。

一、诊断要点

(一) 定义

CKD 是指肾脏损害和(或)肾小球滤过率(GFR)<60 ml/(min·1.73 m²)持续至少 3 个月。肾脏损害是指肾脏结构和功能异常,包括血和(或)尿液成分异常及影像学检查异常,肾组织出现病理形态学改变。

(二) 分期

改善全球肾脏病预后组织(KDIGO)基于 GFR 提出 CKD 的分期如表 6-6 所示。

表 6-6　基于估算肾小球滤过率(eGFR)的慢性肾脏病分期(2012 年标准)

CKD 分期	eGFR[ml/(min·1.73 m²)]	描　述
G1	≥90	正常或增高
G2	60~89	轻度下降
G3a	45~59	轻至中度下降
G3b	30~44	中至重度下降
G4	15~29	重度下降
G5	<15	肾衰竭

二、营养代谢

(一) 蛋白质代谢

随着 GFR 下降,肾功能的丢失,蛋白质代谢产物(包括 BUN、肌酐、胍类、胺类、吲哚等)在体内进一步蓄积。高蛋白饮食易导致残余肾功能丧失、高磷血症和继发性甲状旁腺功能亢进、代谢性酸中毒,而适度限制蛋白饮食可以减轻氮质血症、改善代谢紊乱、降低肾小球的高滤过,从而延缓CKD的进展。CKD 4～5期患者往往还存在多种代谢异常,必需氨基酸/非必需氨基酸比例下降,主要特征为支链氨基酸(BCAA)不足。CKD患者由于多种原因导致食欲减退;蛋白尿又加剧了机体蛋白质的丢失;代谢性酸中毒、微炎症状态、内分泌紊乱等导致机体蛋白质合成减少,分解增加。当然,不合理的低蛋白饮食也可能加剧营养不良、增加死亡风险。

(二) 脂代谢

CKD患者血脂代谢异常的发生率为30%～60%,通常表现为甘油三酯升高、高密度脂蛋白水平降低,低密度脂蛋白和总胆固醇水平升高。合并脂代谢紊乱可增加CKD患者发生动脉粥样硬化和心血管事件的风险,不利于患者远期预后。

(三) 糖代谢

由于肾功能减退、代谢产物潴留,从而影响组织对糖的利用或产生胰岛素抵抗,CKD患者可出现糖耐量降低或高血糖。但如果摄入不足,也可出现低血糖。

(四) 水、维生素和矿物质代谢

一方面,疾病和饮食限制易导致患者食欲下降,维生素摄入不足;另一方面,肾小球损害以及免疫抑制剂等药物影响维生素和矿物质的吸收和活性,患者常常有不同程度的维生素缺乏,其中尤以B族维生素、维生素C等水溶性维生素缺乏最为突出。部分患者由于尿蛋白的丢失以及激素的应用,容易出现水钠潴留。特别是当GFR进行性下降时,尿钾、尿磷排出减少,易出现高钾和高磷血症。其他矿物质如微量元素铁、锌、硒等也存在缺乏及代谢异常。

三、营养支持

营养不良是CKD发生、进展以及心血管事件与死亡的危险因素。我国CKD患者营养不良的发生率为22.5%～58.5%;血液透析患者营养不良发生率为30%～66.7%,腹膜透析患者营养不良发生率为11.7%～47.8%。关注CKD患者的营养问题,将营养治疗贯穿整个CKD治疗过程,对于提高CKD整体诊治水平、延缓疾病进展、改善患者预后以及减少医疗费用支出具有重要意义。

CKD营养支持目的在于保持机体良好的营养状态,减少含氮废物的积聚和代谢紊乱,阻止或延缓肾功能恶化进程。由于CKD在病程各期症状不同,营养治疗应密切结合病情变化,调整营养治疗方案,以利于病情稳定和促进康复。

(一) 膳食指导原则

1. 膳食计划及营养教育个体化 应根据患者生活方式、CKD分期及营养状况、经济条件等进行个体化膳食安排和相应的营养教育。

2. 适当限制蛋白质摄入,保证充足能量摄入　根据 GFR 给予适量的蛋白质,保证充足的能量摄入,防止营养不良的发生。根据代谢异常,尽可能选择多样化、营养合理的食物。

3. 合理计划餐次及能量、蛋白质分配　定时定量进餐,早、中、晚三餐的能量可分别占总能量 20%～30%、30%～35%、30%～35%。均匀分配三餐中的蛋白质。为保证能量摄取充足,可在三餐间增加点心,占总能量的 5%～10%。

4. 食物选择

(1) 当病情需要限制蛋白质摄入量时,应限制米面类等植物性、非优质蛋白质食物的摄入量。可采用小麦淀粉(或其他淀粉)作为主食部分代替普通米、面类。小麦淀粉无法获得或长期使用患者不能耐受时,可选用马铃薯、白薯、藕、荸荠、澄面、山药、芋头、南瓜、粉条、菱角粉等植物蛋白含量较低的食物进行替换。将奶、蛋、肉等富含优质蛋白质的食物作为蛋白质的主要来源。

(2) 当病情需要限制含磷高的食品时,应少选或不选动物肝脏、坚果类、干豆类、各种含磷的加工食品,如炸鸡块、午餐鱼等。

(3) 当病情需要限制高嘌呤食物时,应少选或不选动物内脏、荤汤和海鲜等高嘌呤食物,从而降低代谢过程中产生的嘌呤,减轻肾脏负担。低嘌呤食物选择可参见本书第七章第六节(痛风的营养支持治疗)。

(4) 当病情需要限制含钾高的食品时,应慎选鲜枣、杏和香蕉等含钾高的水果、果干、奶油、豆类、慈姑等。常见食物中钾和磷含量如表 6-7 所示。

表 6-7　常见食物(每 100 g)中钾和磷含量表

食物名称	钾(mg)	磷(mg)	食物名称	钾(mg)	磷(mg)
香蕉	256	28	菠萝	113	9
梨(鸭梨)	77	14	桃	100	16
苹果(富士)	115	11	柠檬	209	22
橙	159	22	葡萄	104	13
柿子	151	23	葡萄干	995	90
蜜橘	177	18	草莓	131	27
鲜枣	375	23	哈密瓜	190	19
干红枣	542	51	花生仁(生)	587	324
杏	226	15	核桃	385	894
大米	103	110	玉米(黄)	300	218
小米	284	229	面粉(标准粉)	190	188
高粱	281	329	挂面(精白粉)	122	112
方便面	134	80	黄豆(大豆)	1 503	465
面条(切面)	161	142	黑豆	1 377	500
淀粉(玉米)	8	25	绿豆	787	337
大豆淀粉	10	29	豆浆	48	30

(续表)

食物名称	钾(mg)	磷(mg)	食物名称	钾(mg)	磷(mg)
慈姑	707	157	豆腐(南)	154	90
甘薯(红心)	130	39	扁豆	178	54
胡萝卜	190	27	豌豆	112	63
白萝卜	173	26	黄豆芽	160	74
土豆	342	40	绿豆芽	68	37
藕	243	58	大白菜	90	28
芋头	378	55	大葱(鲜)	144	38
山药	213	34	葱头(洋葱)	147	39
韭菜	247	38	苦瓜	256	35
芹菜(茎)	206	38	圆白菜	124	26
蒜苗	226	44	油菜	210	39
香菜(芫荽)	272	49	红苋菜	340	63
西红柿	163	2	绿苋菜	207	59
柿子椒	142	2	黄瓜	102	24
蘑菇(鲜)	312	94	西葫芦	92	17
冬瓜	78	12	茄子	142	2
生菜	170	27	荠菜	280	81
丝瓜	115	29	菠菜	311	47
牛肉(瘦)	284	172	鲫鱼	290	193
猪肉(瘦)	305	189	草鱼	312	203
羊肉(瘦)	403	196	鲤鱼	334	204
猪肝	235	310	带鱼	280	191
鸡	251	156	甲鱼	196	114
鸡蛋	98	176	对虾	215	228
鸭蛋	135	226	海参(干)	356	94
鸭	191	122	牛奶	109	73
鸽	33.4	136	酸奶	150	85
脆皮肠	542	287	奶油(食品工业)	1 064	32
炸鸡块(肯德基)	232	530	午餐鱼(香辣味)	576	801

(5)当患者能量摄入不足时,可在食物中增加部分单纯糖及富含不饱和脂肪酸的脂类,以达到所需能量。

(二)能量及营养素推荐摄入量

1. 能量　CKD 1~2期非糖尿病患者,建议保证足够的能量摄入,同时维持健康体重。理想体重可以使用下列公式进行计算:(男性)标准体重＝[身高(cm)－100]×0.9(kg);(女性)标准体重＝[身高(cm)－100]×0.9(kg)－2.5(kg)。当体重下降或出现其他营养不良表现时,应增加能量供给。对于 CKD 1~2期糖尿病患者及 CKD 3~5期患者,建议能量摄入量为30~35 kcal/(kg·d),根据患者的年龄、性别、活动量、去脂体重、饮食史、合并疾病及应激状态进行调整。

2. 蛋白质 对于大量蛋白尿的 CKD 1~2 期非糖尿病患者,建议蛋白质摄入量为 0.7 g/(kg·d),同时加用酮酸治疗。对于非持续性大量蛋白尿的 CKD 1~2 期非糖尿病患者以及 CKD 1~2 期糖尿病患者,建议蛋白质摄入量为 0.8 g/(kg·d)。

推荐 CKD 3~5 期非糖尿病患者低蛋白饮食[0.6 g/(kg·d)]或极低蛋白饮食[(0.3 g/(kg·d)]),其中至少 50% 来自优质蛋白质,联合补充酮酸制剂。推荐 CKD 3~5 期糖尿病且代谢稳定的患者蛋白质摄入量为 0.6 g/(kg·d),并可补充酮酸制剂 0.12 g/(kg·d)。《中国慢性肾脏病营养治疗临床实践指南(2021 版)》能量及蛋白质推荐摄入量如表 6-8 所示。

表 6-8 《慢性肾脏病营养治疗实践指南(2021 版)》能量及蛋白质推荐摄入量

CKD 分期		蛋白质 [g/(kg·d)]	复方 α 酮酸 [g/(kg·d)]	能量 [kcal/(kg·d)]
1~2 期	非糖尿病	非持续性大量蛋白尿:0.8 大量蛋白尿:0.7	补充酮酸	保证足够能量 维持健康体重
	糖尿病	0.8		
3~5 期	非糖尿病	0.6 或 0.3	补充酮酸	30~35
	糖尿病	0.6	0.12	
肾脏替代治疗(CRRT)	血液透析	1.0~1.2	0.12	35
	腹膜透析	无残余肾功能:1.0~1.2 有残余肾功能:0.8~1.0		≥60 岁,活动量小,营养状况良好(血清白蛋白>40 g/L,SGA 评分 A 级):30~35
	肾移植	术后≤3 个月:1.4 术后>3 个月:0.6~0.8	0.12	术后早期:30~35 稳定期:25~30

注 根据患者的年龄、体重、活动量、饮食史、合并疾病及应激状态进行调整。

3. 脂肪 CKD 患者每天脂肪供能比为 25%~35%,其中饱和脂肪酸不超过 10%,反式脂肪酸不超过 1%。可适当提高 ω-3 脂肪酸和单不饱和脂肪酸(MUFA)的摄入量。由于糖尿病肾病患者蛋白质供能受限,可利用 MUFA 提高脂肪供能比,更有利于控制血糖,对血脂影响也较小,同时也不增加磷、钾以及蛋白负荷。口服补充 ω-3 脂肪酸以及补充植物固醇和可溶性膳食纤维(如 β-葡聚糖)可以改善患者的血脂水平,降低心血管病的死亡风险。

4. 碳水化合物 在合理摄入总能量的基础上适当提高碳水化合物的摄入量,碳水化合物的功能比一般为 55%~65%。有糖代谢异常者应限制精制糖的摄入。

5. 膳食纤维 CKD 患者的膳食纤维摄入量普遍不足。根据每天摄入能量,推荐膳食纤维摄入量为 14 g/1 000 kcal。膳食纤维可以延缓 CKD 进展,在降低 CKD 患者死亡风险等多个方面产生有益作用。

6. 钠 无论 CKD 是何分期,患者每天的钠摄入量都应低于 100 mmol(钠 2.3 g 或食盐 6 g)。合并高血压和水肿的 CKD 3~5 期糖尿病患者更应严格限制钠的摄入量,钠摄入量应根据患者的疾病情况综合考虑给予个体化建议。

7. 钾 有持续性高钾血症者,须限制钾摄入量,必要时口服降钾药物以保证血钾在正常范围。为终末期肾病患者进行低钾饮食咨询时,应特别告知患者有些低钠食品(如低钠盐等)是以氯化钾代替部分氯化钠的,在选购时要特别注意营养成分标签及配料表。

8. 磷 推荐 CKD 患者每天磷摄入量<800 mg,以维持血磷在正常范围内。由于天然食物中的磷吸收率仅为 60%,而在加工食品中普遍使用的含磷添加剂(如焦磷酸钠、磷酸二钠、磷酸二钙等)可被 100% 吸收,故以加工食品为主的膳食模式可能造成高磷血症。膳食干预过程中,应重视限制奶制品、坚果、豆类及加工食品与摄入高生物价蛋白质来满足机体需要之间的平衡。高磷血症、甲状旁腺功能亢进患者早期常无自觉症状,导致营养干预依从性较差。并发营养不良和低磷血症的 CKD 患者可适当增加磷摄入量。

9. 钙和维生素 D 建议 CKD 3~4 期未接受活性维生素 D 治疗的患者,钙(包括膳食来源的钙、钙补充剂和含钙的磷结合剂)每天摄入量为 800~1 000 mg,以维持钙平衡。由于肾组织损伤引起的钙缺乏是导致 CKD 患者发生继发性甲状旁腺功能亢进和骨代谢紊乱的重要原因,建议长期接受治疗的 CKD 患者适量补充维生素 D 以改善矿物质和骨代谢紊乱。此外,过量钙摄入引起的异位钙化也可增加 CKD 患者的心血管事件发生率和死亡风险,建议定期进行监测。

10. 铁 当 CKD 患者出现贫血时应鉴别贫血类型。缺铁性贫血应补充含铁量高的食物,如动物血、瘦肉等。CKD 患者普遍存在铁缺乏,适当补铁有益于提高血红蛋白水平,同时减少 EPO 的使用量。

11. 营养补充剂 CKD 患者有高分解代谢或合并蛋白质能量消耗(PEW),可考虑给予口服营养补充(ONS)。如果经口补充受限或仍无法提供充足的能量,建议给予管饲喂养或肠外营养。终末期肾病患者通常可以耐受整蛋白配方肠内营养支持。因为整蛋白配方相对肾病专用配方价格便宜,且渗透压较低,在使用肾病配方前应先尝试整蛋白配方。如果电解质及体液平衡异常或不能耐受,应选择肾病专用配方。肾病专用配方具有低磷、低钾、低蛋白、高能量密度等特点。对于单一使用肾病专用配方的 CKD 患者,容易发生低钾或低磷血症,应注意监测。

肾病患者在使用 ONS 时仍须重视经口进食。必要时可推荐多种维生素制剂,以补充膳食摄入的不足。有微量元素缺乏引起的相关症状或明确微量元素缺乏的 CKD 患者,可补充微量元素制剂。

12. 液体 CKD 患者出现少尿(每天尿量<400 ml)或合并严重心血管疾病、水肿时须适当限制及调整液体摄入量,以维持液体平衡。

13. 蔬菜和水果 建议非糖尿病 CKD 患者适量多吃水果和蔬菜,以降低机体的净产酸量。推荐 CKD 3~5 期非糖尿病患者通过补充碳酸氢钠减少机体净产酸量以延缓残肾功能的下降,血清碳酸氢盐水平建议维持在 24~26 mmol/L。

四、营养管理

CKD营养管理是指对CKD及其风险因素进行定期监测,主要包括:CKD营养风险早期筛查、风险预测、预警与综合干预、CKD人群综合管理、CKD管理效果评估等。CKD患者的营养管理是CKD管理的核心,是延缓CKD进展和改善预后的重要措施。多学科团队管理模式是指在CKD的营养管理中,针对CKD患者的营养状况、疾病特点、心理和社会环境等问题及影响因素,根据"生物-心理-社会-环境-工程"的医学模式,由营养科医师/营养师,肾内科、心血管科、内分泌科和呼吸科等医师,以及护理人员、心理学家、物理治疗师和志愿者等组成的多学科团队,通过评估患者的营养状况、心理和社会状况,制订个性化的饮食和营养管理计划;并通过教育、行为控制和增加患者的主观能动性参与营养治疗和管理。通过团队的主动式、整合性介入,为CKD患者提供具有实证医学的、高品质的营养照护,提高CKD患者对营养与疾病的认识,消除或减少不利于CKD进展的膳食营养因素,改善营养状况,预防营养不良的发生。

五、膳食处方制订

根据中华人民共和国卫生行业标准《慢性肾脏病患者膳食指导》(WS/T 557-2017),膳食处方的制订可采用"五步法",根据CKD患者的身高、体重、活动强度、分期等,确定每天能量及蛋白质目标量,并计算出以食物蛋白质为基础的交换份的数量,最终分配至各餐。

将常见标准体重从40～75kg,按照能量35 kcal/kg和蛋白质0.6 g/kg以交换份为单位分配不同类别的食物(表6-9);按照能量35 kcal/kg和蛋白质0.8 g/kg以交换份为单位分配不同类别的食物(表6-10)。

表6-9　慢性肾脏病饮食交换份举例(按能量35 kcal/kg,蛋白质0.6 g/kg)

体重(kg)	能量(体重×35 kcal)	蛋白质(体重×0.6 g)	谷薯类 50 g	淀粉 100 g	绿叶蔬菜 250 g	瓜果蔬菜 200 g	奶类 230 g	肉/蛋类 50 g/60 g	油脂类 10 g
40	1 400	24	1.5	1.5	1	1	1	1	4
45	1 575	27	1.5	1.5	1	1	1	1.5	4.5
50	1 750	30	2	2	1	2	1	1.5	3
55	1 925	33	2	2.5	1	2	1	2	3.5
60	2 100	36	2.5	2.5	1	2	1	2	4
65	2 275	39	3	2.5	1	2	1	2	4.5
70	2 450	42	3	2.5	1	2	1	2.5	5
75	2 625	45	3	3	1	2	1	3	5.5

表 6-10 慢性肾脏病饮食交换份举例(按能量 35 kcal/kg,蛋白质 0.8 g/kg)

体重 (kg)	能量 (体重× 35 kcal)	蛋白质 (体重× 0.8 g)	谷薯类 50 g	淀粉 100 g	绿叶蔬菜 250 g	瓜果蔬菜 200 g	奶类 230 g	肉/蛋类 50 g/60 g	油脂类 10 g
40	1 400	32	2	0.5	1	1	1	2	3.5
45	1 575	36	2.5	0.5	1	1	1	2	4
50	1 750	40	3	0.5	1	1	1	2.5	4.5
55	1 925	44	3.5	0.5	1	2	1	2.5	5
60	2 100	48	4	0.5	1	2	1	3	5
65	2 275	52	4	0.5	1	2	1	3.5	5.5
70	2 450	56	4.5	0.75	1	2	1	4	5.5
75	2 625	60	5	0.75	1	2	1	4	6

按照常见各类食物的蛋白质含量以每份 0~1 g,4 g,7 g 为标准分为八类食物,同类食物间可以相互交换(表 6-11)。

表 6-11 以食物蛋白质为基础的交换份

(一)谷薯类
(每份蛋白质 4 g,能量 180 kcal)

谷类

稻米 50 g	籼米 50 g	薏米 50 g	玉米面 50 g	荞麦 50 g
粳米 50 g	糯米 50 g	黄米 50 g	小米 50 g	莜麦面 40 g
挂面 60 g	小麦粉 60 g	面条 60 g	花卷 70 g	米饭 130 g
馒头 70 g				

薯类

马铃薯 200 g	木薯 200 g	甘薯 200 g	山药 200 g	芋头 200 g

(二)淀粉类
(每份蛋白质 0~1 g,能量 360 kcal)

蚕豆淀粉 100 g	豌豆淀粉 100 g	玉米淀粉 100 g	茨粉 100 g	粉条 100 g
藕粉 100 g	豌豆粉丝 100 g	粉丝 100 g	地瓜粉 100 g	马铃薯粉 100 g

(三)豆类及豆类制品
(每份蛋白质 7 g,能量 90 kcal)

豆类

黄豆 25 g	黑豆 25 g	蚕豆 35 g	豇豆 35 g	扁豆 30 g
绿豆 35 g	赤豆 35 g	芸豆 35 g		

豆类制品

豆腐干 35 g	豆腐卷 35 g	油豆腐 35 g	千张 35 g	素火腿 35 g
素鸡 35 g	烤麸(熟)35 g	豆奶 300 g	豆腐脑 400 g	豆浆 400 g

（续表）

（四）绿叶蔬菜类 （每份蛋白质 4 g，能量 50 kcal）				
西蓝花 100 g	黄豆芽 100 g	长豇豆 150 g	刀豆 150 g	茼蒿菜 250 g
荠菜 200 g	荷兰豆 200 g	芹菜 200 g	香菇 200 g	大白菜 300 g
豆角 200 g	金针菇 200 g	香菇 200 g	四季豆 200 g	马兰头 250 g
茄子 350 g	平菇 250 g	空心菜 250 g	苋菜 250 g	绿豆芽 250 g
茭白 500 g	芦笋 300 g	油菜 250 g	菜花 250 g	菠菜 250 g
海带 500 g	莜麦菜 300 g	茴香 300 g	生菜 300 g	

（五）瓜类蔬菜及水果类				
瓜类蔬菜（每份蛋白质 1 g，能量 50 kcal）				
佛手瓜 100 g	菜瓜 200 g	葫芦 200 g	西葫芦 200 g	冬瓜 300 g
丝瓜 150 g	苦瓜 150 g	黄瓜 200 g	南瓜 200 g	
水果（每份蛋白质 0～1 g，能量 90 kcal）				
樱桃 150 g	荔枝 150 g	桃 150 g	香蕉 150 g	草莓 150 g
葡萄 200 g	橙 200 g	杧果 300 g	苹果 200 g	菠萝 300 g
哈密瓜 300 g	西瓜 300 g			

（六）肉、蛋、奶类				
肉类（每份蛋白质 7 g，能量 90 kcal）				
香肠 25 g	酱牛肉 25 g	火腿 25 g	鸡翅 50 g	大排 50 g
猪肉(瘦)35 g	牛肉(瘦)35 g	兔肉 35 g	鸡肉 50 g	火腿肠 50 g
鸭肉 50 g	羊肉(肥瘦)50 g	烤鸡 50 g	肯德基炸鸡 50 g	
水产品（每份蛋白质 7 g，能量 90 kcal）				
鲢鱼 50 g	鲑鱼 50 g	带鱼 50 g	黄鱼 75 g	罗非鱼 75 g
草鱼 75 g	鲫鱼 75 g	鳊鱼 75 g	青鱼 75 g	生蚝 75 g
基围虾 75 g	对虾 75 g	鲤鱼 75 g	鱿鱼 50 g	白鱼 75 g
蟹肉 75 g	海参 50 g			
蛋类（每份蛋白质 7 g，能量 90 kcal）				
鸡蛋 60 g	鸭蛋 60 g	松花蛋 60 g	鹅蛋 60 g	咸鸭蛋 60 g
鹌鹑蛋(5 个)60 g				
奶类（每份蛋白质 7 g，能量 90 kcal）				
牛乳 230 g	酸奶 230 g			

（七）坚果类 （每份蛋白质 4 g，能量 90 kcal）				
核桃仁 20 g	松子仁 20 g	榛子仁 20 g	芝麻籽 20 g	瓜子 20 g
杏仁 20 g	腰果 20 g	花生仁 20 g	榛子 70 g	葵瓜子 30 g
核桃 70 g	松子 50 g			

（八）油脂类 （每份蛋白质 0 g，能量 90 kcal）				
花生油 10 g	橄榄油 10 g	豆油 10 g	茶籽油 10 g	羊油 10 g

第四节 透析及肾移植营养支持治疗

2020 年,全球大约 370 万人接受透析治疗,年增长率为 5.41%。我国终末期肾病患者预计到 2030 年将突破 400 万人。绝大多数终末期患者都要依靠肾脏替代治疗(CRRT,包括血液透析和腹膜透析),少部分患者可在接受肾移植后脱离 CRRT。

一、肾脏替代治疗

(一) 腹膜透析

腹膜透析(简称"腹透")是指腹腔中的腹透液和腹膜毛细血管内的血液之间可进行水和小分子物质的转运和交换,以达到清除体内代谢废物、纠正水电解质紊乱。腹透具有简单、方便的特点,能有效保护残肾功能,并减少心血管并发症等优点。

腹透常见并发症可分为感染和非感染性并发症。感染性并发症以腹膜炎及导管出口或隧道感染最为常见。非感染并发症包括腹透管相关并发症(腹透管堵塞、移位、扭曲、周围渗漏、腹透液流出不畅等)、代谢并发症(高血糖、脂代谢异常紊乱、低蛋白血症、电解质紊乱等)和其他较为罕见的并发症(如腹部疝、腰背痛、生殖器水肿等)。

(二) 血液透析

血液透析(简称"血透")是利用弥散和对流原理,将患者血液与透析液分别通过体外循环同时引入透析器,借助透析膜两侧溶质的浓度梯度、渗透梯度和水压梯度,通过扩散、对流转运、吸附等途径清除体内代谢废物;通过超滤和渗透清除体内潴留的水分;同时可补充机体需要的小分子物质,纠正电解质和酸碱紊乱。血透常见并发症可分为感染性或非感染性两大类。

二、维持性透析营养支持治疗

(一) 营养代谢

1. **高分解状态** 透析患者的蛋白质和脂肪代谢特点同非透析 CKD 患者,不同的是透析治疗可帮助清除部分代谢废物。同时过度透析会导致氨基酸、短肽、维生素等部分营养素丢失。透析治疗导致的微炎症状态又可导致高分解状态,从而增加透析患者营养不良的发生风险。

2. **水潴留** 因肾脏排泄和调节功能减退、饮水过多或补液不当,透析治疗不足以清除多余水分,造成体内水钠潴留,引起高血压和水肿等。长时间水负荷过重,引起心脏扩大等不可逆改变。

3. **矿物质代谢** 肾衰竭导致体内钾的代谢障碍,易发生高钾血症,引起心律失常,严重者引起心搏骤停。严重水潴留导致稀释性低钠血症。厌食、恶心、呕吐、腹泻及利尿剂应用不当导致水、电解质丢失过多，出现脱水、低钠血症、低钾血症。CKD 患者尿磷排出减少，可引起血磷升高。过分限制饮食使膳食钙摄入减少；肾脏受损，排出钙增多，同时合成活性维生素 D_3 水平下降使钙吸收障碍等，均可引起低钙血症。钙、磷代谢障碍导致肾性骨病的发生。

(二) 能量及营养素推荐摄入量

1. 能量　建议维持性血透和腹透患者能量摄入均为 35 kcal/(kg·d)，60 岁以上患者、活动量较小者、营养状况良好者(血清白蛋白＞40 g/L，SGA 评分 A 级)可减少至 30~35 kcal/(kg·d)。根据患者的年龄、性别、体力活动水平、身体成分、目标体重、合并疾病和炎症水平等，制订个体化营养计划。计算能量摄入时，应减去腹透时透析液中所含葡萄糖被人体吸收的能量。

2. 蛋白质

1) 维持性血透患者膳食蛋白质摄入　建议蛋白质摄入量为 1.0~1.2 g/(kg·d)，摄入的蛋白质 50% 以上为高生物价蛋白质。低蛋白饮食患者补充复方 α 酮酸制剂 0.12 g/(kg·d)可以改善其营养状态。

2) 维持性腹透患者膳食蛋白质摄入　推荐无残余肾功能患者蛋白质摄入量为 1.0~1.2 g/(kg·d)，有残余肾功能患者蛋白质摄入量为 0.8~1.0 g/(kg·d)；摄入的蛋白质 50% 以上为高生物价蛋白。建议全面评估患者的营养状况后，个体化补充复方 α 酮酸制剂 0.12 g/(kg·d)。

3. 液体和无机盐　推荐容量情况稳定的维持性腹透患者每天液体摄入量＝500 ml＋前一天腹透净脱水量。

建议维持性血透患者透析期间体重增加＜干体重的 5.0%；控制钠盐摄入(每天食盐摄入量＜5 g)；根据血钾水平调整膳食钾摄入量，以保持血钾在正常范围内。

4. 钙和磷　建议 CKD 3~4 期未接受活性维生素 D 治疗的患者，总元素钙每天摄入量为 800~1000 mg(包括膳食钙、钙补充剂、含钙的磷结合剂等)以维持钙平衡。血透患者钙、磷矿物质代谢紊乱更为突出，须根据血钙水平及同时使用的活性维生素 D、拟钙剂等调整钙摄入量。拟钙剂可通过激活甲状旁腺细胞表面的钙敏感受体，增加受体对细胞外钙离子的敏感性，抑制甲状旁腺素的合成和甲状旁腺细胞的生长，从而抑制甲状旁腺分泌。《中国慢性肾脏病矿物质和骨异常诊疗指南(2018 版)》建议 CKD 患者继发性甲状旁腺功能亢进时，若患者有血磷升高并合并高血钙时，可使用拟钙剂并进行低钙透析；当血磷浓度正常且血钙浓度＞2.5 mmol/L 时，单用拟钙剂。

建议维持性血透患者每天磷摄入量为 800~1000 mg。即使血透患者不限制蛋白质摄入，也应限制磷摄入，如选择低磷/蛋白质比值的食物，减少含磷的食品添加剂。若单纯饮食控制无法有效控制血磷水平，建议随餐规律服用磷酸盐结合剂，以减少食物磷在肠道的吸收。长期应用磷酸盐结合剂会产生腹痛、腹泻、胀气等不良反应。合并不全性肠梗阻患者需注意：使用磷酸盐可造成肠道穿孔、腹膜炎等严重并发症。

5. 维生素和微量元素 对于长期摄入不足的血透患者可补充多种维生素，包括所有水溶性维生素和必需微量元素，以预防或治疗微量营养素缺乏症。

6. 营养补充剂 若单纯饮食指导不能达到日常膳食推荐摄入量，建议在临床营养师或医师的指导下给予ONS；若经口补充受限或仍无法摄入足够能量，建议给予管饲喂养或肠外营养。

三、肾移植能量及营养素推荐摄入量

1. 能量 术后早期能量摄入推荐量为$30\sim35\,kcal/(kg\cdot d)$，稳定阶段推荐量为$25\sim30\,kcal/(kg\cdot d)$。

2. 蛋白质 肾移植术后应根据患者的GFR进行调整。移植术后3个月内推荐蛋白质摄入量为$1.4\,g/(kg\cdot d)$；移植术3个月后推荐低蛋白饮食，蛋白质摄入量为$0.6\sim0.8\,g/(kg\cdot d)$，并补充α酮酸制剂$0.12\,g/(kg\cdot d)$。

3. 液体和无机盐 若尿量正常，一般不限制液体摄入量。若需进一步控制高血压，建议将钠的每天摄入量限制在$3\,g$以内。

4. 钙和磷 钙和维生素D联合补充治疗比单独补充维生素D更有效地保持骨矿物质密度。推荐每天饮食中钙摄入量为$800\sim1500\,mg$，磷摄入量为$1200\sim1500\,mg$。

5. 维生素和微量元素 不推荐在肾移植受者中常规补充叶酸以降低同型半胱氨酸水平。

四、肾病肠外营养支持

肠内营养无法满足机体需要量时，可以选择肠外营养。对于可接受部分肠内营养的CKD患者，可考虑肠内营养与部分肠外营养相结合的方式进行营养支持。肠外营养的适应证、营养方案的制订及监控和管理同其他疾病类似，须考虑患者的年龄、性别、疾病类型等进行个体化干预。

(一) 透析时肠外营养

透析时肠外营养(intradialytic parenteral nutrition，IDPN)指在血透进程中提供葡萄糖、氨基酸、脂肪乳等营养制剂。IDPN的潜在优点是：①无须另置中心静脉插管；②过量的水或无机盐可在透析时及时去除；③减少营养支持所致的代谢并发症；④IDPN溶液可根据患者临床或代谢需要而调整。然而IDPN也受到不少质疑：①IDPN仅在每次血透的$4\,h$内提供，提供的营养不能达到全面；②IDPN是非生理途径，而且相对大量的营养素在短时间内输注，机体吸收利用程度如何不清楚。③IDPN所需费用大。以往研究尚无法对IDPN在CKD患者营养支持中的作用得出肯定结论。反对的观点认为IDPN虽然安全，但有效性无法肯定；支持的观点认为IDPN能降低透析患者低白蛋白血症发生率和死亡风险。IDPN的应用指征和终止指征见表6-12和表6-13。

表 6-12　透析时肠外营养(IDPN)的应用指征

1. 3 个月内平均透析前白蛋白＜34 g/L
2. 3 个月内平均透析前血肌酐＜707 μmol/L
3. 体重下降超过理想体重的 10% 或以往体重的 20%
4. 存在中、重度的营养不良
5. 每天饮食摄入不足：蛋白质＜0.8 g/kg，能量＜104.5 kJ/kg
6. SGA 评分："C"
符合上述任何 3 项
增加饮食或经口补充治疗失败
拒绝进行管饲肠内营养

表 6-13　透析时肠外营养(IDPN)的终止指征

1. 3 个月内平均透析前白蛋白＞38 g/L
2. 3 个月内平均透析前血肌酐＞884 μmol/L
3. 营养状况改善，体重增加
4. 经口摄食增加，每天摄入蛋白质＞1.0 g/kg，能量＞125.4 kJ/kg
5. SGA 评分："A"或"B"
符合上述任何 3 项
IDPN 治疗 6 个月无效
出现并发症或不能耐受 IDPN

(二) 腹腔内营养

腹腔内营养(intraperitoneal nutrition，IPN)指在腹透时，在透析液中补充氨基酸液以利蛋白质代谢，同时能限制葡萄糖过度吸收，从而改善血糖和血脂水平。IPN 治疗仍处于探索性阶段，疗效尚不能肯定，临床应用也不如 IDPN 广泛。

（徐仁应，蒋莹）

第七章

常见代谢性疾病营养支持治疗

新陈代谢是指在机体中所进行的众多化学变化的总和,是人体生命活动的基础。通过新陈代谢,使机体与环境之间不断进行物质转化,同时体内物质不断进行分解、利用与更新,为个体的生存、生长、发育、生殖、活动和维持内环境稳定提供物质和能量。营养物质的不足、过多或比例不当,中间代谢的某一环节出现障碍,均可导致代谢性疾病的发生。饮食、运动等生活方式与代谢性疾病关系密切,临床营养治疗是代谢性疾病的重要基础治疗措施之一。

第一节 肥 胖 症

肥胖症是高血压、2 型糖尿病、冠心病、脂质代谢异常、脑卒中、乳腺癌等多种慢性非传染性疾病发生的主要危险因素。近几十年来,随着社会经济的发展,我国居民生活方式发生了重大的变化,曾经鲜见的肥胖问题已经成为亟待解决的公共卫生危机。

一、概述

(一) 定义

肥胖症(obesity)是指机体脂肪过量贮存和(或)局部含量增多及分布异常,是由遗传和环境等多种因素共同作用而导致的慢性代谢性疾病。肥胖主要包括三方面特征:①脂肪细胞的数量增多和(或)体积增大;②体脂占体重的百分比异常增高;③体脂分布失调和局部脂肪沉积。

(二) 分类

按发病机制及病因,肥胖症可分为单纯性肥胖症和继发性肥胖症两大类。单纯性肥胖症又称原发性肥胖,无明显内分泌和代谢性疾病的病因可寻,其病因可与遗传因素、生活行为因素等相关。继发性肥胖症约占肥胖症的 1%,是指继发于神经-内分泌-代谢紊乱基础上的肥胖症。

此外,由于脂肪分布与内分泌代谢相关性较强,因此依据脂肪积聚部位,肥胖症可分为中心性肥胖(腹型肥胖)和外周性肥胖(全身性肥胖)。中心性肥胖以脂肪主要蓄积于躯干部和腹内为主,内脏脂肪增加,呈现"苹果形"肥胖,此型肥胖与代谢紊乱及心血管疾病相关性较强,男性多见。外周性肥胖以脂肪积聚于四肢及皮下,下肢、臀部脂肪较多,呈现"梨形"肥胖,多见于女性。

(三) 流行病学特征

当前,我国肥胖症的发病率和增长速度均居世界首位,已成为世界上超重和肥胖人数最多的国家,严重危害我国居民的健康。根据我国 2015—2019 年统计数据显示:我国 6 岁以下儿童的超重率为 6.8%、肥胖率为 3.6%;6~17 岁儿童及青少年的超重率为 11.1%、肥胖率为 7.9%;成人(≥18 岁)的超重率为 34.3%、肥胖率为 16.4%。预计到 2030 年,中国成人超重及肥胖合并患病率将达到 65.3%。值得注意的是,我国人口基数庞大,肥胖率的轻微增加也意味着巨大的患者人数改变。未来,我国超重、肥胖率还将持续增加,肥胖防控问题亟须引起全社会关注。

二、病因和影响因素

肥胖症的病因十分复杂,尚待进一步研究完善。其根本原因是能量代谢平衡失调,能量摄入大于消耗,从而使多余的能量以脂肪形式贮存。肥胖症是遗传、环境等多种因素相互作用的结果。

(一) 遗传因素

肥胖症具有明显的家族聚集性,提示遗传因素在肥胖症的发生、发展中起重要作用,但其遗传机制目前尚未明确。研究证实,遗传因素可以解释 40%~70% 的肥胖病因。目前借助于全基因组关联分析(genome-wide association studies, GWAS)手段已揭示近千个多态性位点与肥胖症的发病风险相关,但尚缺乏因果关系证据,仅能解释约 6% 的 BMI 变异。遗传因素在中国人群肥胖中的遗传构成及种族特征尚不明确,需要进一步研究。

(二) 环境因素

遗传因素仅增加机体对肥胖的易感性,对于遗传素质相对稳定的人群而言,促进肥胖的环境因素在肥胖的发生中亦发挥举足轻重的作用。以下两方面环境因素与肥胖症发病率升高直接相关。

1. 膳食因素

1) 膳食结构不合理 随着我国经济发展及食物供应的极大丰富,人们的膳食模式也发生了极大变化,动物源性食物、精制谷物、含糖饮料和油炸食品等高糖高脂食物消费量逐渐增加。有研究表明,我国膳食的整体转变使成人、儿童和青少年发生肥胖的风险显著增加。

2）进食过量　肥胖症是机体能量的摄入超过能量消耗，以致体内脂肪过多蓄积的结果。发生摄食过多可与遗传因素、社会、环境、心理因素等相关。

3）进食行为　是影响肥胖症发生的重要因素。已有众多研究显示，三餐不规律、进食速度过快、经常性暴饮暴食、夜间加餐、喜食零食等不良进食行为均与肥胖发生密切相关。

2. 体力活动与行为因素　近年来，由于主动体力活动不足，且工作、家务劳动等的机械化和自动化，机动车出行增多等因素，中国居民的生活方式日趋久坐少动，体力活动减少是肥胖症发病风险增加的主要危险因素之一。除此之外，吸烟、饮酒、睡眠及生物钟节律异常等行为因素也影响着肥胖的发生。

三、临床评估指标和诊断标准

(一) 主要临床评估指标及方法

1. 体重指数(BMI)　是国际上测量与诊断超重和肥胖使用最广泛的指标。BMI简单易用，在临床工作和流行病学研究中被广泛应用。

2. 腰围、腰臀比(WHR)和腰围身高比(waist height ratio，WHtR)　可用于评价腹部脂肪的分布，是反映中心性肥胖的间接测量指标，可用于预测疾病发生率和病死率。腰围作为定义代谢综合征的关键标准之一，被广泛使用，并被认为是比BMI更便捷、更有效、与健康风险更紧密相关的测量指标。WHtR适用于不同种族和年龄的人群，近年来其使用有增加的趋势，尤其在儿童中应用更为广泛。

3. 皮褶厚度(skinfold thickness)　通过对特定部位皮肤及皮下脂肪厚度的测量，间接评估身体脂肪的含量及分布。常用测量部位包括肱三头肌、肩胛下角、腹部脐旁等。但由于不同测试者操作时的测量误差较大，同一观察者的测量重复性也不够理想，近年来其使用已逐渐减少。

4. 体脂含量(body fat content)　人体脂肪重量占总体重的百分比，可初步评估体脂成分的多少及分布，正常成年男性的脂肪含量占体重的$10\%\sim20\%$，女性为$15\%\sim25\%$。目前测定脂肪含量的方法有双能X射线吸收法(dual energy X-ray absorptiometry，DEXA)和生物电阻抗法(BIA)。

(二) 诊断标准

1. 按标准体重诊断　是世界卫生组织(WHO)推荐、传统上常用的一种衡量肥胖的方法。计算公式：[实测体重(kg)－标准体重(kg)]/标准体重$\times100\%$。

体重高于标准体重的$10\%\sim20\%$为超重；体重高于标准体重的$20\%\sim30\%$为轻度肥胖；体重高于标准体重的$30\%\sim50\%$为中度肥胖；体重高于标准体重$\geqslant50\%$为重度肥胖。

2. 按BMI诊断　因地区、种族、学会等不同标准仍不统一。WHO及我国目前采用标准可参见表7-1。

3. 按腰围诊断 目前我国采用男性腰围≥90.0 cm、女性腰围≥85.0 cm 诊断成人中心性肥胖(表 7-1)。

表 7-1 中国成人超重及肥胖诊断标准

分类	BMI(kg/m^2)		腰围(cm)	
	WHO	中国	IDF	CDS
正常	18.5~24.9	18.5~23.9	—	—
超重	25.0~29.0	24.0~27.9	—	—
肥胖	≥30.0	≥28.0	—	—
中心性肥胖	—	—	男性:≥90.0 女性:≥80.0	男性:≥90.0 女性:≥85.0

注 IDF:国际糖尿病联盟;CDS:中华医学会糖尿病学分会(Chinese Diabetes Society);—:表示无。

4. 按体脂含量诊断 目前多以男性体脂含量≥25%、女性体脂含量≥30%作为肥胖的判定标准。

5. 儿童、青少年肥胖的诊断 与成人相比,儿童、青少年超重/肥胖的评价和诊断更复杂,不同国际机构和国家推荐使用的标准也不同。我国 6~17 岁的儿童、青少年超重/肥胖的临界值如表 7-2 所示。

表 7-2 中国6~17岁儿童、青少年肥胖界值(BMI, kg/m^2)

年龄(岁)	男 生		女 生	
	超重	肥胖	超重	肥胖
6.0~6.4	16.4	17.7	16.2	17.5
6.5~6.9	16.7	18.1	16.5	18.0
7.0~7.4	17.0	18.7	16.8	18.5
7.5~7.9	17.4	19.2	17.2	19.0
8.0~8.4	17.8	19.7	17.6	19.4
8.5~8.9	18.1	20.3	18.1	19.9
9.0~9.4	18.5	20.8	18.5	20.4
9.5~9.9	18.9	21.4	19.0	21.0
10.0~10.4	19.2	21.9	19.5	21.5
10.5~10.9	19.6	22.5	20.0	22.1
11.0~11.4	19.9	23.0	20.5	22.7
11.5~11.9	20.3	23.6	21.1	23.3
12.0~12.4	20.7	24.1	21.5	23.9
12.5~12.9	21.0	24.7	21.9	24.5
13.0~13.4	21.4	25.2	22.2	25.0
13.5~13.9	21.9	25.7	22.6	25.6
14.0~14.4	22.3	26.1	22.8	25.9
14.5~14.9	22.6	26.4	23.0	26.3

（续表）

年龄(岁)	男　生		女　生	
	超重	肥胖	超重	肥胖
15.0~15.4	22.9	26.6	23.2	26.6
15.5~15.9	23.1	26.9	23.4	26.9
16.0~16.4	23.3	27.1	23.6	27.1
16.5~16.9	23.5	27.4	23.7	27.4
17.0~17.4	23.7	27.6	23.8	27.6
17.5~17.9	23.8	27.8	23.9	27.8

四、预防和治疗

肥胖症的致病因素多,发病机制复杂,因此其干预和治疗需要运用多种手段,包括营养治疗、运动治疗、药物治疗及代谢手术治疗等。其中营养治疗是肥胖症治疗的基础方法,位于各项治疗方法之首。

(一) 预防

1. 定期监测体重变化　是预防肥胖的重要措施之一。对已存在超重/肥胖的个体应控制体重增长或降低体重。研究显示,将体重减少 5%~15% 及以上作为管理目标,有利于减少多种肥胖相关疾病的发病风险。

2. 合理膳食　是体重管理的关键,以食物摄入多样化和平衡膳食为核心,在控制总能量摄入的前提下设计平衡膳食,逐步达到膳食中的脂肪供能比占 20%~30%,蛋白质供能比占 10%~20%,碳水化合物供能比尽量控制在 50%~65%。

3. 适量的体力活动　是体重管理的重要部分。预防肥胖的发生应保证充足的运动时间及运动量。但运动也需循序渐进,应考虑自身承受能力和兴趣爱好。

(二) 非药物治疗

1. 营养治疗

1) 能量及膳食模式　能量摄入量大于能量消耗量是肥胖形成的根本原因。因此,对于肥胖的营养治疗首先是控制总能量摄入,使机体处于能量负平衡状态。对于能量的控制须综合考虑年龄、生理状态、肥胖程度等多方面因素。对于成年肥胖症患者,能量供给可在目标对象能量摄入量基础上按一定比例递减(减少 30%~50%)或每天减少 500 kcal,或每天能量摄入限制在 1 000~1 500 kcal。对于儿童及青少年肥胖症患者,不可绝对限制能量摄入,应在保证其正常生长发育所需能量及营养素的基础上,适当减少能量摄入。

目前研究显示,在针对肥胖症的个性化管理方案中,已有多种膳食干预模式对体重控制有效,包括限能量平衡膳食、高蛋白膳食等,但其对机体健康的远期影响还有待进一步研究,可根据患者的具体情况及膳食改善依从性等方面具体选择,并注意随访监测。常见体重控制相关膳食模式见表 7-3。

表 7-3　常见体重控制相关膳食模式

膳食模式名称	定　义	特　点
限能量膳食（calorie restrict diet，CRD）	在目标能量摄入基础上每天减少能量摄入 500～1 000 kcal（男性为每天 1 200～1 400 kcal，女性为每天 1 000～1 200 kcal），或较推荐摄入量减少 1/3 总能量，其中碳水化合物占每天总能量的 55%～60%，脂肪占每天总能量的 25%～30%	• 可有效减轻体重，改善代谢，容易长期坚持 • 适用于所有年龄段及不同程度超重及肥胖人群 • 提高大豆蛋白质摄入比例和增加乳制品摄入量的 CRD 可显著降低体脂含量 • 极低能量的 CRD 应同时补充复合维生素与微量元素
高蛋白膳食（high protein diet，HPD）	每天蛋白质摄入量超过总能量的 20% 或 1.5 g/kg，但一般不超过每天总能量的 30% 或 >2.0 g/kg 的膳食模式	• 可减轻饥饿感，增加饱腹感和静息能量消耗（REE），减轻体重，利于多种心血管疾病危险因素的控制 • 使用时间不宜超过半年 • 不适用于孕妇、儿童、青少年和老年人，以及肾功能异常者
低/极低碳水化合物饮食（low carbohydrate diet，LCD/very low carbohydrate diet，VLCD）	膳食中碳水化合物供能比≤40%，脂肪供能比≥30%，蛋白质摄入量相对增加，限制或不限制总能量摄入的一类饮食；VLCD 以膳食中碳水化合物供能比≤20% 为目标	• 短期 LCD 干预的减重效果显著，有利于控制体重、改善代谢 • 易出现营养代谢问题，须适量补充微量营养素 • 须在营养师或医生指导和监护下使用，长期 LCD 的安全性和有效性仍需进一步研究 • 不推荐儿童、青少年及老年人以减重为目的执行长期 LCD
间歇性能量限制（intermittent energy restriction，IER）	按照一定规律在规定时期内禁食或给予有限能量摄入的饮食模式；目前常用的 IER 方式包括隔日禁食法（每 24 小时轮流禁食）、4∶3 或 5∶2 IER（在连续/非连续日每周禁食 2～3 天）等；在 IER 的禁食期，能量供给通常为正常需求量的 0～25%	• 有益于体重控制和代谢改善，对于非糖尿病的超重/肥胖者，IER 可改善其胰岛素抵抗水平，提高胰岛素敏感性 • 易出现营养代谢紊乱，须适量补充微量营养素 • 不适于孕妇、儿童和青少年减肥 • 不适合长期使用
低血糖指数（GI）饮食	以低 GI 食物为主的膳食结构；一般认为，某种食物的 GI<55 为低 GI 食物	• 可使胃肠道容受性舒张，增加饱腹感，利于降低总能量摄入，减轻体重 • 可降低餐后血糖峰值，减少血糖波动，改善胰岛素抵抗
营养代餐	以多维营养素粉或能量棒等非正常的餐饮形式代替一餐的膳食	• 作为限能量平衡膳食的一餐，可有效降低体重和体脂 • 是营养素补充和减少能量的一种方式，但非可持续饮食方式，长期使用的安全性仍待进一步研究 • 糖尿病患者短期应用代餐食品可减轻体重，降低血糖水平，减少心血管事件发生的危险因素

（续表）

膳食模式名称	定 义	特 点
终止高血压饮食（dietary approaches to stop hypertension, DASH）	从美国大型高血压防治计划发展而来的膳食模式,强调增加蔬菜、水果、低脂(或脱脂)奶、全谷类食物摄入,减少红肉、油脂、精制糖及含糖饮料摄入,进食适量的坚果、豆类	• 可降低超重/肥胖者的体重、BMI 和体脂含量
地中海膳食	以植物性食物为主,包括全谷类、豆类、蔬菜、水果、坚果等;鱼、家禽、蛋、乳制品适量,红肉及其产品少量;食用油以橄榄油为主;适量饮红葡萄酒。脂肪供能比为25%～35%,其中饱和脂肪酸摄入量低(7%～8%),不饱和脂肪酸摄入量较高	• 可降低超重/肥胖者、糖尿病和代谢综合征患者及产后女性的体重

来源:《中国居民肥胖防治专家共识(2022)》。

2) 蛋白质　减重过程中,为维持正氮平衡及各组织器官功能正常代谢,应保证摄入足够的优质蛋白质,蛋白质供能比为 15%～20%;如合并肝、肾功能受损或高尿酸血症等,则应适当减少蛋白质总量,以优质蛋白质为主。

3) 脂肪　为高能量密度食物,摄入过多易导致机体能量过剩。在控制膳食总能量的基础上,肥胖症患者的脂肪摄入量应控制在膳食总能量的 20%～30%为宜。在限制膳食脂肪时,应特别注意控制动物性脂肪的摄入。动物性脂肪含饱和脂肪酸较多,长期过多摄入可升高血液中甘油三酯及低密度脂蛋白胆固醇水平,从而增加患心血管疾病的风险,故膳食脂肪中饱和脂肪酸供给应少于 10%。对于同时伴有高胆固醇血症的肥胖症患者,膳食脂肪中饱和脂肪应低于 7%。

4) 碳水化合物　应适量控制碳水化合物的摄入,但为防止酮症及负氮平衡,不宜过度降低膳食中碳水化合物的供应,其供能比应占 45%～60%。对含简单糖的食品(如蔗糖、果糖等)应尽量避免,多选用全谷物、杂豆类、蔬菜及水果等膳食纤维含量丰富的食物。

5) 维生素和微量元素　通过限制总能量摄入,可使机体维生素和微量元素的摄入量减少。水溶性维生素能促进脂肪分解,对调节脂代谢有重要作用。所以,应及时补充多种维生素和微量元素,可通过摄入新鲜的蔬菜和水果获取。

6) 进食行为　良好的饮食习惯有利于减轻体重。①控制进食速度:规定进食时间以控制速度,食物应充分咀嚼,避免进食过快。②控制进食量:可多选用膳食纤维含量高、能量密度低的蔬菜、豆类等食物;或调整进餐顺序,先摄入富含膳食纤维的食物,以控制摄入总能量。③三餐规律,定时定量。

2. 运动治疗　合理的运动干预,如有氧运动、抗阻运动、有氧运动结合抗阻运动等能降低体重、改善血压、血脂及胰岛素抵抗,可降低全因死亡率及心血管疾病患者的病死率,提高肌肉质量和骨密度,以及减轻焦虑和抑郁,改善心理健康、认知健康和睡眠质量等。

针对不同年龄人群,应采取不同的运动治疗方案。肥胖症患者应在专业医师的指导下,根据其健康状况和运动能力制订运动治疗方案。方案制订应遵循个性化原则和循序渐进原则,在保障安全的前提下,提高运动收益。常见不同人群运动量建议如表7-4所示。

表7-4 对于超重/肥胖人群运动量的建议

人 群	有氧运动	抗阻运动
儿童、青少年	每周进行中高强度、全身性有氧运动至少150 min,每天运动30~60 min,每周运动4~7天	每周3~4次,隔天进行
成人	每周进行中等强度有氧运动至少150 min,最好每天运动30~90 min,每周运动3~7天,每周共计200~300 min	每周2~3次,隔天进行
老年人	每周进行适当中低强度有氧运动至少150 min,每周3~5天	每周2次,隔天进行,加强平衡锻炼
妊娠期妇女	每天进行中低强度有氧运动15~30 min,每周运动3~5天,以步行、游泳、水中运动为主	每周2次,隔天进行

注 均为无运动禁忌证者。

(三) 药物治疗

当肥胖症患者同时伴有高血糖、高血压病、血脂异常、脂肪肝和阻塞性睡眠呼吸暂停综合征等并发症,且通过生活方式干预无法达到减重目标时,可采用药物治疗减重。《中国超重/肥胖医学营养治疗指南(2021版)》建议:针对成人,当BMI≥28 kg/m² 或BMI≥24 kg/m² 且合并高血糖、高血压、血脂异常等危险因素时,经综合评估后可在医师指导下选择药物联合生活方式干预。

目前,国内获得批准的减重药物仅有奥利司他。此外,可用于肥胖治疗的处方药包括GLP-1受体激动剂(如利拉鲁肽、司美格鲁肽等)、二甲双胍、二肽基肽酶4抑制剂和α-葡萄糖苷酶抑制剂等,均须在医师指导下使用。

(四) 代谢手术治疗

代谢手术治疗是针对经上述营养治疗、运动治疗及药物治疗等均未能控制体重的重度肥胖症患者的治疗手段。代谢手术通过外科或内镜方式改变胃肠道的解剖和(或)连接关系,调整营养摄入、吸收、代谢转化以及肠道激素分泌,从而减轻体重,逆转肥胖相关代谢异常。

代谢手术主要适用于16岁以上重度肥胖个体,术前须对患者进行多维度评估。现行的减重代谢手术主要包括袖状胃切除术(sleeve gastrectomy, SG)、Rounx-en-Y胃旁路术(Roux-en-Y gastric bypass,RYGB)或联合式等。值得注意的是,患者术后须长期随访,并警惕术后贫血、骨质疏松等营养相关性并发症,须长期补充维生素、微量元素及钙剂,并关注其心理健康。

(冯晓慧,葛声)

第二节 代谢综合征

随着社会经济的发展,代谢综合征(metabolic syndrome)的患病率不断增加,已成为世界范围的公共卫生问题。但多变的诊断标准、复杂的病理生理机制也使该病缺乏有效的治疗和预防策略,从而带来沉重的医疗负担。我们需要清醒认识到代谢综合征对人体各系统的慢性危害,重视该病对人群健康的不良后果。合理饮食和营养是代谢综合征防治的重要策略。

一、诊断标准和流行病学特征

(一)诊断标准

代谢综合征是慢性代谢性疾病,主要包括与各类血管病变(心、脑、肠血管等)、糖尿病发生和发展密切相关的一组症候群,主要表现为中心性肥胖、胰岛素抵抗、血脂异常和高血压等。代谢综合征的概念形成和发展到目前全球统一标准的提出经历了漫长的过程,目前仍在不断完善和修订(表 7-5)。国内学者比较代谢综合征诊断指标后认为国际糖尿病联盟(international diabetes federation,IDF)定义使用腰围测量作为衡量中心性肥胖的指标,从过去的胰岛素抵抗/血糖中心论转为脂肪代谢紊乱中心论,并且考虑到不同种族/性别的体型差异,是相对较为适合的全球代谢综合征诊断标准。但该诊断标准是否适用于中国人群,仍需更多实践和探索。

表 7-5 成人代谢综合征诊断标准比较

指　标	WHO (1999 年)	NCEP-ATPⅢ[①] (2001 年)	CDS[②] (2004 年)	IDF/AHA/NHLBI[③] 联合共识 (2009 年)	CDS (2013 年)
初选人群	高血糖及胰岛素抵抗人群	全人群	全人群	全人群	全人群
组成成分数	初选人群中至少 2 项	至少 3 项	具备 3 项或全部者	中心性肥胖伴以下至少 2 项	符合 3 项及以上
肥胖					
BMI(kg/m²)	≥30 和(或)		超重和(或)肥胖≥25		
腰围(cm)		>102(男),>88(女)		美国:>102(男) >88(女) 欧洲:>94(男) >80(女) 亚洲:>90(男) >80(女)	>90(男) >80(女)

(续表)

指　标	WHO (1999 年)	NCEP-ATPⅢ① (2001 年)	CDS② (2004 年)	IDF/AHA/NHLBI③ 联合共识 (2009 年)	CDS (2013 年)
腰臀比	＞0.90(男), ＞0.85(女)				
血脂紊乱					
甘油三酯(mg/L)	≥150 和(或)	≥150	≥150 和(或)	≥150 或已接受 治疗	≥150
HDL-C(mgl/L)	＜35(男),＜40 (女)	＜40(男),＜50 (女)	＜35(男),＜40 (女)	＜40(男),＜50 (女),或已接受 治疗	＜40
高血压(mmHg)	≥ 140/90 和 (或)已确诊为 高血压并治疗	≥ 130/85 和 (或)已确诊为 高血压并治疗	140/90 和(或) 已确诊为高血 压并治疗	收缩压≥130 或 舒张压≥85,或已 接受相应治疗,或 已诊断高血压	≥130/85 和 (或)已执行 药物治疗
高血糖					
空腹血糖(mg/L)	≥110	≥110	≥110 和(或) 已确诊 2 型糖 尿病并治疗者	≥ 100 (强推荐 OGTT),或已接 受相应治疗,或已 诊断 2 型糖尿病	≥110,或已 接受相应治 疗,或已诊断 2 型糖尿病
餐后 2 h 血糖 　(mg/L)	≥140		≥140		≥140
胰岛素抵抗	高胰岛素正葡 萄糖钳夹实验 的 M 值上 4 分 位数				
微量白蛋白尿					
白蛋白(μg/min)	≥20				
白蛋白/肌酸(mg/g)	≥30				

注 ① NCEP-ATPⅢ:美国国家胆固醇教育计划的成人专家组Ⅲ(National Cholesterol Education Program-The Adult Treatment Panel);② CDS:中华医学会糖尿病学分会;③ IDF:国际糖尿病联盟,AHA:美国心脏协会(American Heart Association),NHLBI:美国国立心肺研究所(National Heart, Lung, and Blood Institute)。

(二) 流行病学特征

2022 年一项纳入 1129 项代谢综合征患病率数据的荟萃分析显示,在不同的诊断标准下,不同国家和地区的患病率为 12.5%～31.4%,并随着国家收入水平的提高而增加。2016 年另一项荟萃分析纳入 35 个我国患病率数据(226 653 名参与者),依据 IDF 诊断标准显示中国人群 15 岁及以上代谢综合征总患病率为 24.5%,其中男性为 19.2%,女性为 27.0%;患病率随着年龄增加而升高,城市人群患病率高于农村。

二、病理生理机制

代谢综合征的病理生理机制非常复杂,主要是由于:①定义尚未完全统一;②由多重因素引起;③临床表现在不同个体中有所不同。代谢综合征的病理生理机制有多种学说,主要有下列几种。

(一)脂质损伤、慢性炎症及胰岛素抵抗

1. 慢性炎症 脂肪细胞作为内分泌器官也可分泌多种炎症因子。因此,肥胖也是一种慢性炎症状态。低度炎症反应和氧化应激是心脑血管疾病和代谢综合征共同的病理生理过程,两者相互影响、相互促进,加速代谢综合征的发病进程。过度堆积的脂肪组织导致瘦素抵抗和脂联素失衡引起机体脂质分泌异常,脂肪酶活性增高、胰岛素刺激脂肪合成增加、脂质异位堆积和溢出,最终产生胰岛素抵抗(insulin resistance,IR),导致代谢综合征发生,并引起动脉粥样化、血脂异常。代谢综合征的炎症标志物如 IL-6、CRP 和 TNF-α 升高,也是因为胰岛素抵抗和肥胖引起了全身氧化应激,激活下游炎症级联反应所致,这也会导致组织纤维化、动脉粥样硬化和心血管疾病。

2. 胰岛素抵抗 脂肪分解产生游离脂肪酸(FFA)释放入血,当血中 FFA 水平超过各组织对其的分解和氧化能力时,FFA 将以甘油三酯形式在非脂肪组织中沉积,造成组织损伤。例如,FFA 在胰岛素靶组织(如肝脏、肌肉)中过度沉积,导致胰岛素抵抗;或异位沉积在胰岛 β 细胞,导致胰岛功能损伤、胰岛素分泌障碍,最终导致糖尿病的发生和发展。胰岛素抵抗是一种病理状态,在此状态下正常或高于正常浓度的胰岛素只能起到低于正常的生物效应,或者需要超常量的胰岛素才能起到正常量的反应。当机体发生胰岛素抵抗后,机体组织对胰岛素的敏感性降低,表现为摄取和利用葡萄糖能力下降。为了克服此状态,维持血糖在正常水平,机体会代偿性地分泌更多的胰岛素,引起高胰岛素血症。这实际上是一个病态的适应过程,最终导致代谢综合征的发生和发展。胰岛素抵抗可能是引起代谢综合征疾病谱的共同原因之一,可导致胰岛素舒张血管作用的丧失、活性氧物质的产生和一氧化氮浓度降低,引起血管收缩。胰岛素抵抗也会增加交感神经刺激和肾素诱导的肾脏钠离子重吸收。胰岛素抵抗还能引起血清黏度升高,促血栓形成,增加脂肪组织炎症因子的释放。上述因素均会增加心脑血管等疾病和糖尿病的发病风险。

(二)神经体液调节紊乱

1. 中枢神经功能失调 也参与代谢综合征的发病过程。与代谢综合征发病过程有关的中枢神经系统内异常主要包括下丘脑-垂体-肾上腺轴(hypothalamus-pituitary-adrenal axis,HPA)功能异常和中枢胰岛素抵抗。HPA 异常是胰岛素抵抗和中心性肥胖发病的重要环节。HPA 异常早期表现为皮质醇分泌增多,促进脂肪酶表达,使脂肪沉积于内脏部位,从而出现内脏脂肪增多,发生全身性胰岛素抵抗和中心性肥胖,此为代谢综合征的两大特征。

2. 神经体液调节紊乱 与代谢综合征相关的神经体液因素很多,例如儿茶酚胺、脂联素、瘦素、TNF-α、IL-6 等。神经体液因素并非单独起效,而是相互关联、相互作用,通过不同环节和不同机制影响胰岛的功能,共同促进代谢综合征的发生和发展。

3. 代谢通路与细胞信号转导异常 代谢综合征相关通路众多,有胰岛素、瘦素、丝裂原激活蛋白激酶(MAKP)、过氧化物酶体增殖激活受体(PPARs)、NF-κB、DAG-PKC等信号通路。各信号通路之间存在相互作用,一旦功能失调,将会引起胰岛素抵抗、代谢内分泌和心血管等系统的细胞异常增殖和功能异常。

三、营养防治

代谢综合征是一组生物-心理-社会医学模式的疾病。有三大特点:①病因复杂;②慢性病程;③中心性肥胖。代谢综合征在预防和治疗上不能仅依赖药物治疗,更应重视健康观念的提升及良好生活和饮食习惯的培养。只有达到或接近正常体重和腰围,方能获得满意的防治效果。

在代谢综合征发展的不同阶段,均有相应的防治重点。早期出现肥胖、轻度高血压、糖调节受损和脂质代谢紊乱等症状时,可采取以治疗性生活方式改变(therapeutic lifestyle changes, TCL)为主、药物为辅,即以"防"为主,控制危险因素,以维持或接近正常体重和腰围。中期出现心肌肥厚、动脉硬化、心肌缺血、微量蛋白尿、2型糖尿病等症状时,需要以药物和TLC并重,以"治"为主,争取使受损组织器官得到逆转。晚期出现心力衰竭、心肌梗死、肾衰竭、外周血管栓塞等表现时,应联合TLC、药物和一些其他措施,多管齐下,以"救"为主,进行相关疾病的治疗。

(一) 生活方式的影响

1. 摄入过量 代谢综合征早期即出现的超重/肥胖症是能量摄入超过能量消耗,以致体内脂肪过度蓄积的结果。随着经济发展和食物供应日趋丰富,人们对食物能量的基本需求满足以后,膳食模式发生了很大变化。与传统膳食模式相比,摄入富含高能量的动物性脂肪和蛋白质增多,谷类食物减少,新鲜蔬菜和水果的摄入量也偏低。有研究认为,每天食用含糖饮料和人工甜味饮料会导致代谢综合征风险增加,尤其是在增加液态碳水化合物摄入的同时并未相应地减少其他食物的摄入。

2. 进食行为 不健康的进食行为是影响代谢综合征发生的重要因素。不食早餐常常导致午餐和晚餐摄入过多,最终使得总能量摄入增加。快餐食品含高脂肪和高能量,且营养构成单一,经常食用不仅易导致营养过剩,还会引起微量营养素缺乏产生相对营养不良。进食速度较快,不能及时产生饱腹感易导致进食量增加。暴饮暴食、情绪性进食、夜间加餐、偏食、家庭食物备餐量过多、食物供应的便利性增加亦是导致个人及社会群体肥胖的重要原因。

3. 体力活动过少 现代交通工具应用增加、体力劳动和家务劳动量减轻、看屏幕时间延长(电视、手机或电子游戏)、缺乏规律运动锻炼,以及静态生活时间明显增加,都是导致肥胖的因素。

4. 社会因素 食品技术发展和现代化生活方式对食物环境有很大影响。随着食品生产、加工、运输及贮藏技术改善,精加工食品增多。便利店数目和外卖的便利性增加,使得在外就餐、购买加工食品及快餐现象增多,其中不少加工食品存在高脂、高糖、高热能的问题,也是导致社会群体肥胖的因素。

(二) 预防和治疗

1. **防治目标** 代谢综合征的防治核心是预防肥胖。成人 BMI 控制在 $24\,kg/m^2$ 以下,可防止 $40\%\sim50\%$ 的人群肥胖相关疾病危险因素的聚集。建立以防为主、防治结合的原则,提高合理饮食的观念,学习营养与膳食方面的知识,养成良好的饮食生活习惯,控制总能量摄入,三大营养素结构比合理,才是治疗代谢综合征的根本措施。轻、中度者可每月减重 $0.5\sim1\,kg$,重度及以上者每周减重 $0.5\sim1\,kg$。应注意定期监测体重和腰围。

2. **均衡营养治疗方案**

1) **轻度肥胖** 改变不良的饮食生活习惯及适度的总能量控制,配合适当的运动,就能使体重基本保持或接近正常值范围。此阶段治疗是预防代谢综合征发生的起始阶段。良好的生活习惯主要指:三餐饮食规律,避免不吃早餐;三餐能量分配为 30%、40%、30%,早餐质量须保证,晚餐能量摄入须控制;避免夜宵习惯;控制进餐速度,适当放缓;避免油炸等烹调方式。保持良好的饮食习惯:多食绿叶蔬菜(每天 $500\,g$),可产生饱腹感及延缓糖类吸收,降低餐后血糖,刺激肠壁蠕动,促进排便;多饮白开水(每天 $2\,000\,ml$),少喝或不喝含糖饮料;保证水果摄入(每天 $150\sim250\,g$)。如果脂代谢正常,应每天饮牛奶,荤菜以鱼、虾、瘦肉等为主。在控制总能量摄入的饮食治疗时期,应及时补充多种维生素及微量元素制剂。

2) **中度肥胖** 首先培养良好的生活和饮食习惯。治疗期长短及总能量摄入量应根据年龄、性别、体力活动(工作量)及肥胖程度个体化制订。女性患者在治疗阶段每天总能量为 $1\,200\sim1\,500\,kcal$,男性患者为 $1\,500\sim1\,800\,kcal$;碳水化合物、蛋白质、脂肪供能比例分别为 $50\%\sim55\%$、$15\%\sim20\%$、$20\%\sim30\%$。治疗期一般持续 $3\sim6$ 个月。

3) **重度肥胖** 营养治疗的具体方案同轻、中度肥胖。治疗持续时间可根据肥胖程度、脏器功能异常(肝、肾)等情况适当延长。中、重度肥胖治疗期须注意以下几点:①总能量摄入应适宜:一般每天不低于 $1\,200\,kcal$,每天能量额外消耗 $500\sim1\,000\,kcal$,1 个月可减重 $2\sim4\,kg$。在保证组织器官功能正常及平衡稳定的内稳态前提下,坚持缓慢稳定的个体化营养治疗方案,保证有效、不反弹地减重,达到防治肥胖及代谢综合征的目的。②保证蛋白质摄入量:为维持正氮平衡及组织器官的正常功能,应确保足够优质蛋白质摄入,蛋白质占总能量的 $15\%\sim20\%$,如为肝、肾功能受损或高尿酸血症、痛风患者,则应适当减少蛋白质总量,饮食以优质蛋白质为主。③及时补充维生素和微量元素:水溶性维生素能促进脂肪分解,对调节脂代谢有重要作用,应注意补充。

3. **运动治疗** 体力活动应依年龄和特定文化来实施,强调增加习惯性的日常活动,适量增加体育锻炼,如快走、慢跑、小球运动、游泳等。活动强度以轻微出汗、心率增加、自我感觉舒适为宜。心率增加可达到 $[(170\sim210)-$年龄(岁)$]$ 次/分。对肥胖患者不建议进行高强度活动；中、重度肥胖或老年肥胖或心肺功能不全者或骨关节炎者，须在医生指导下进行锻炼。青少年时期保持健康的饮食习惯并定期参加体育锻炼可以增强骨骼和肌肉，并降低代谢综合征的患病风险。可以根据运动能力和实际体能，逐步达到运动目标。

4. **药物治疗**　只能在改变不良饮食生活习惯及适当的总能量控制、适当的运动量保证下酌情使用，一般适用于重度肥胖者。减重药物分两大类，即作用于中枢神经系统的药物和作用于中枢神经系统以外的药物。应用药物时，须严格掌握其适应证、不良反应，与患者充分沟通，取得信任和理解，提高依从性。

1）作用于中枢神经系统的药物　①西布曲明：通过抑制 5 -羟色胺和去甲肾上腺素再摄取而增加饱腹感和安静状态下的代谢率，有引起血压升高、心率增快、失眠及便秘等不良反应的报道。②麻黄素和咖啡因：作用于去甲肾上腺素旁路，引起厌食和某些产热效应。高血压和心动过速者不宜使用。

2）作用于中枢神经系统以外的药物　①二甲双胍：适用于 2 型糖尿病及糖耐量异常的肥胖病患者，与减少肝糖原合成和输出、增加葡萄糖利用及抑制葡萄糖吸收有关，须慎用于心功能不全、老年肥胖者及伴肝功能不全者。②奥利司他：是胰脂肪酶抑制剂，通过减少脂肪吸收来达到减重目的。该药作用于肠腔内，基本不进入血液循环。不良反应是影响脂溶性维生素吸收，可引起油性大便。③近年来上市了很多新型减肥药物，例如胰高血糖素样肽- 1 受体激动剂（glucagon-like peptide-1 receptor agonists，GLP-1RA）可增强葡萄糖依赖性胰岛素释放，减少胰高血糖素分泌和胃排空，已经成功用于治疗 2 型糖尿病。由于其可以抑制食物摄入并减轻体重，也被纳入治疗特定肥胖的研究和临床使用。但是 GLP-1RA 也具有不良反应，已知其可能有导致胃肠道紊乱、增加胆道疾病（胆石症）的风险，对胰腺及其他器官的长期安全性仍在讨论中。

（张晓敏，万燕萍）

第三节　糖　尿　病

全球成年糖尿病患者数量增长迅速，据国际糖尿病联盟（IDF）数据，2021 年全球成年糖尿病患者人数达到 5.37 亿。我国的调查数据显示，2021 年 20～79 岁的糖尿病患者数已达 1.41 亿人。营养治疗是糖尿病的基础治疗手段，贯穿于糖尿病治疗的整个过程中。

一、概述

糖尿病（diabetes mellitus）是一组以高血糖为特征的代谢性疾病，是由于胰岛素分泌和（或）利用缺陷引起的。严重高血糖症会导致糖尿病的典型症状，如多尿、多饮、多食及难以解释的体重减轻，甚至导致酮症酸中毒、高渗高血糖综合征。慢性高血糖可引起各种组织和器官(眼睛、肾脏、神经、心脏和血管)的长期损害、功能障碍及衰竭。

长期以来,我国根据 1999 年 WHO 版本将糖尿病分为 4 型。现根据 2019 年 WHO 最新标准,将糖尿病分为 6 种类型:1 型糖尿病、2 型糖尿病、特殊类型糖尿病和妊娠糖尿病(gestational diabetes mellitus, GDM)、混合型糖尿病和未分类糖尿病。

糖尿病典型表现为"三多一少",即多饮、多食、多尿和体重减轻,以及血糖升高、尿液中含有葡萄糖。如果糖尿病没有得到足够的控制,可以引起一些急性并发症,如低血糖症、糖尿病酮症酸中毒、高渗高血糖综合征等。糖尿病容易并发各种感染,血糖控制差者更易发生也更严重,如疖、痈等皮肤化脓性感染,肾盂肾炎、膀胱炎以及真菌性感染、糖尿病合并肺结核等都较为常见。糖尿病的慢性并发症可累及全身器官,包括微血管病变如糖尿病肾病、糖尿病视网膜病变;动脉粥样硬化性心血管疾病;糖尿病足;神经系统并发症等。

二、三大营养素代谢紊乱

(一) 糖代谢紊乱

胰岛素分泌不足或者胰岛素抵抗会导致糖尿病患者胰岛素绝对或相对缺乏,同时伴随高胰高血糖素血症,此时碳水化合物代谢出现紊乱。

1. 糖原合成减少而分解增多　这是由于胰岛素的分泌减少或者胰岛素抵抗使磷蛋白磷酸酶-1 的激活减少,糖原合酶活性下降,从而使糖原合成减少。胰高血糖素增高可使糖原磷酸化酶活性上升,从而促进糖原的分解;同时糖尿病患者的高胰高血糖素还能使糖原合酶失活,抑制糖原的合成。

2. 糖异生增多　胰岛素分泌不足或胰岛素抵抗可减少对糖异生途径中关键酶的活性,如葡萄糖-6-磷酸酶、果糖-1,6-二磷酸酶等的抑制,同时胰高血糖素的增多可促进糖异生中的关键酶磷酸烯醇式丙酮酸羧激酶的合成,从而使糖异生的生成增多。

3. 外周组织对葡萄糖转运与氧化利用减少　胰岛素分泌不足以及胰岛素抵抗使细胞膜上的葡萄糖转运体 GLUT4 数目减少,从而使细胞对葡萄糖的转运减少。同时高胰高血糖素也使磷酸果糖激酶-1 的别构激活剂果糖-2,6-二磷酸的生成减少,抑制糖酵解的关键酶如葡萄糖激酶、磷酸果糖激酶-1、丙酮酸激酶的活性,减少外周组织对葡萄糖的氧化利用。

4. NADPH 的生成减少　高血糖会抑制磷酸戊糖途径的关键酶果糖-6-磷酸脱氢酶的活性,使得磷酸戊糖途径减弱,还原型辅酶Ⅱ(NADPH)的生成也随之减少。

(二) 脂代谢紊乱

1. 脂肪合成紊乱

(1) 当糖尿病患者的胰岛素减少时,肝脏从头合成的脂肪减少。①脂肪酸的合成减少:胰岛素减少可降低对磷酸化的乙酰 CoA 羧化酶的脱磷酸作用,降低乙酰 CoA 羧化酶活性;同时高胰高血糖素能够加强对乙酰 CoA 羧化酶活性的抑制,两者共同作用抑制了脂肪酸的合成。②甘油三酯合成减少:糖尿病患者糖酵解异常导致生成脂肪的原料3-磷酸甘油也相应减少,胰岛素的减少使得脂肪组织蛋白脂肪酶的活性降低,减少了脂肪组织对血液甘油三酯脂肪酸的摄取,从而减少了脂肪组织合成脂肪贮存。同时高胰高血糖素加强了对甘油三酯合成的抑制,减少肝细胞向血液释放脂肪。

(2) 当糖尿病患者发生胰岛素抵抗时,肝脏从头合成的脂肪增多。由于肝脏选择性胰岛素抵抗,SREBP1C转录调控的脂质从头合成途径对胰岛素仍保持敏感性,此时乙酰CoA羧化酶和脂肪酸合酶的活性加强,脂肪酸合成加速,甘油三酯在肝脏积聚。

2. **脂肪分解加强** 糖尿病时,机体没有充足的糖供应,或不能有效利用糖,需要脂肪酸供能。

1) 甘油三酯分解增多 由于糖尿病患者胰岛素减少或胰岛素抵抗使得脂肪细胞膜上的受体对胰岛素不敏感,对于脂肪动员的关键酶激素敏感性脂肪酶活性的抑制相应减少,胰岛素的抗脂解作用减弱,高胰高血糖素可以促进激素敏感性脂肪酶的活性,从而使脂肪细胞中的甘油三酯分解为游离脂肪酸(FFA)和甘油,脂肪酸进入血液增多。

2) 脂肪酸分解增多 肉碱脂酰转移酶Ⅰ是脂肪酸β氧化的关键酶,此时肉碱脂酰转移酶Ⅰ的活性增加,脂肪酸氧化增强,乙酰CoA的生成量增多。由于糖尿病患者的糖酵解途径受抑制,丙酮酸生成减少,三羧酸循环中的草酰乙酸主要来自丙酮酸的直接羧化,因此草酰乙酸也相应生成不足,乙酰CoA不能进入三羧酸循环氧化供能。乙酰CoA大量堆积,在肝内生成酮体增多。由于糖尿病患者糖的有氧氧化途径障碍,生成的酮体氧化利用减少,造成酮体蓄积。病情严重的糖尿病患者血中酮体含量可超出正常人的数十倍,可导致糖尿病酮症酸中毒。

(三) 蛋白质代谢紊乱

1. **蛋白质合成减少** 胰岛素主要通过影响mRNA与43S核糖体亚基的结合促进蛋白质的合成。胰岛素促进蛋白质合成的作用包括:加速氨基酸通过膜转运进入细胞内,为蛋白质合成提供原料;加速细胞核内DNA的复制和转录,增加mRNA及蛋白质数量;加强核糖体功能,促进mRNA的翻译过程,加强蛋白质的合成。因此,当糖尿病患者胰岛素抵抗或者胰岛素缺乏时,肝脏和肌肉中蛋白质的合成减少。高胰高血糖素的糖尿病患者加强了对肝内蛋白质合成的抑制作用。

2. **蛋白质分解增加** 糖尿病患者胰岛素减少时,对蛋白质分解的抑制作用减弱,使得蛋白质分解增强,分解生成的氨基酸由于胰岛素作用的减弱,加强了其糖异生的作用,肝脏摄取血中生糖氨基酸(如甘氨酸、丝氨酸、组氨酸等)转化成糖,使血糖浓度进一步升高;生酮氨基酸(如亮氨酸、赖氨酸)脱氨生酮,使血酮浓度升高;以及生糖兼生酮氨基酸(如苯丙氨酸、酪氨酸、苏氨酸等)既能升高血糖浓度又能升高血酮浓度。此外,高胰高血糖素的糖尿病患者可加强其对蛋白质的分解作用,增加氨基酸进入肝细胞的量,加速氨基酸转化为葡萄糖。

糖尿病患者的蛋白质合成减少,分解增多,易导致负氮平衡;患者身体消瘦,免疫球蛋白和补体的生成能力下降,抵抗力减弱,易感染。病情严重者血中含氮代谢废物增多,尿中尿素氮和有机酸浓度增高,加重脱水和酸中毒。

三、医学营养治疗

(一) 概述

1. 定义 营养治疗是指通过改变营养或全食物摄入量来治疗或预防疾病的方法。营养治疗是所有类型糖尿病治疗的基础,贯穿于各种类型糖尿病的预防和治疗全过程之中。1971 年美国糖尿病学会(American Diabetes Association,ADA)首次提出了《糖尿病患者营养与饮食推荐原则》,初步规范了糖尿病营养治疗方法学。

2. 概念的提出 1994 年美国 ADA 又率先提出医学营养治疗(medical nutrition therapy,MNT)的概念,并强调糖尿病的 MNT 应由注册营养师提供。MNT 的基本组成部分是评估、营养诊断、干预(例如教育和咨询)以及持续随访的监测,以支持长期生活方式的改变,评估结局,并根据需要修改干预措施,是糖尿病及其并发症的预防、治疗、自我管理及教育的重要组成部分。

3. 疗效 规范化的 MNT 引起的糖化血红蛋白(HbA1c)减少量可能与使用 2 型糖尿病药物治疗的效果相似。强有力的证据显示由注册营养师提供的 MNT 干预措施 3~6 个月可以使 2 型糖尿病患者 HbA1c 下降高达 2.1% 和 1 型糖尿病患者下降高达 1.9%。持续的 MNT 支持有助于维持血糖改善。

(二) 治疗目标

1. 辅助控制血糖 糖尿病以高血糖为特征,长期高血糖的刺激可导致各种慢性并发症的发生。因此,药物治疗也是以控制血糖为目标。餐后血糖浓度升高主要受到膳食饮食结构的影响。膳食中碳水化合物的种类和数量是影响餐后血糖最重要的营养因素。通过调整能量摄入、饮食结构、餐次分配比例、进餐方式等均可达到辅助控制血糖的目的。

2. 改善代谢紊乱 糖尿病患者除了糖代谢紊乱,往往同时合并脂代谢紊乱、尿酸代谢紊乱和电解质紊乱等。在控制血糖过程中,往往需要同时兼顾调整其他代谢紊乱。

3. 三级预防 通过 MNT 结合其他综合治疗手段控制血糖水平,从而实现糖尿病的三级预防。一级预防是预防糖尿病前期患者发展成 2 型糖尿病;二级预防是在确诊 2 型糖尿病的患者中预防糖尿病并发症的发生和发展;三级预防是减少 2 型糖尿病并发症的加重和降低致残率和病死率,改善 2 型糖尿病患者的生活质量。

4. 改善生活质量 糖尿病患者的饮食治疗,从本质上讲是解决吃什么、吃多少和怎么吃的问题。糖尿病患者的饮食,也应满足人体对各种营养素的需求,经过科学设计、合理搭配、精心烹饪,可以在兼顾血糖控制的同时,尽可能增加食物的花色品种,改善和提高糖尿病患者的生活质量。

（三）治疗策略的转变

1. 以缓解糖尿病为目的　2 型糖尿病是一种终身性代谢性疾病，目前没有被治愈的证据。但是近年来的研究证实，针对超重和肥胖的 2 型糖尿病患者采取强化生活方式干预、药物治疗（包括强化胰岛素治疗和口服降糖药治疗）以及代谢手术治疗可以实现 2 型糖尿病缓解。目前国际上对 2 型糖尿病缓解的定义参考美国糖尿病学会（ADA）发布的《2021 共识报告：缓解 2 型糖尿病的定义和解释》，将停用降糖药物至少 3 个月后，HbA1c＜6.5% 作为 2 型糖尿病缓解的诊断标准。

在国际著名的 DiRECT 研究中采用分阶段低能量膳食，使病程在 6 年内、年龄为 20~65 岁、超重肥胖（BMI 为 27~45 kg/m^2）的社区 2 型糖尿病成人患者大幅度减重，1 年内减重超过 15 kg 的患者 86.1% 实现了 2 型糖尿病的缓解。后续研究显示，其中部分患者糖尿病缓解至少可以持续 5 年。在原始试验 2 年中，实现 2 型糖尿病缓解的参与者中，近 1/4(23%)患者在 5 年时仍然处于缓解状态。

然而，并非所有超重、肥胖的患者在大幅度减重之后均能实现 2 型糖尿病缓解。在实施 2 型糖尿病缓解措施之前，需要评估患者是否具备缓解的条件和机会，需要从以下几个方面进行评估，首先需要排除特殊类型的糖尿病；其次，需要排除自身免疫型糖尿病；另外，还需要排除 2 型糖尿病中病程较长、并发症较重、胰岛功能较差的患者。具体可参考《缓解 2 型糖尿病中国专家共识》中推荐的"评估 2 型糖尿病患者缓解机会的 4 个维度"。

2. 以控制血糖为目的　对于大多数糖尿病患者而言，尤其是 2 型糖尿病患者之外的其他类型糖尿病患者，实施 MNT 的目的是更好地控制血糖，而不是缓解糖尿病。在进行 MNT 控制血糖的过程中，有 2 个重要的参数，分别是血糖指数（GI）和血糖负荷（GL）。

1) GI　也称为血糖生成指数，是由加拿大研究者 David Jenkins 教授等人于 1981 年提出的。GI 是衡量某种食物或某种膳食组成对血糖影响的相对指标，指餐后不同食物血糖耐量曲线在基线内面积与标准糖（葡萄糖）耐量面积之比，以百分比表示。具体指含 50 g 碳水化合物的食物与相当量的葡萄糖在一定时间内（一般为 2 h）体内血糖反应水平的百分比值。

$$GI = \frac{某食物在食后 2\,h\,血糖线下面积}{相当含量葡萄糖在食后 2\,h\,血糖线下面积} \times 100\%$$

通常，GI＞75 为高 GI 食物，GI 为 75~55 为中 GI 食物，GI＜55 为低 GI 食物。

GI 高表示食物进入胃肠后消化、吸收快，葡萄糖迅速进入血液，血糖浓度波动大；反之，则表示食物在胃肠内停留时间长，释放缓慢，葡萄糖进入血液后峰值低，下降速度慢，血糖浓度波动小。因此，为了控制餐后血糖，糖尿病患者应选择低 GI 食物（谷薯类）或者膳食组合。GI 逐渐被广泛应用于糖尿病和肥胖症等代谢性疾病的预防和治疗中。食物的 GI 见附录。

2) GL　随着研究的深入，人们发现单纯地使用 GI 作为衡量食物对血糖影响的指标还不够全面,因为它只考虑了食物中碳水化合物的种类,而没有考虑所摄入的碳水化合物的数量对血糖的影响。因此,1997 年美国哈佛大学的学者 Selmeron 等,将食物的 GI 及其所含碳水化合物的总量同时考虑,提出了 GL 这一概念以更全面地衡量食物对血糖的影响。GL 指的是 100 g 重量的食物中碳水化合物数量(g)与其 GI 的乘积。

$$GL = 摄入食物中碳水化合物的重量 \times 食物的 GI/100$$

通常,GL$\geqslant$20 为高 GL 食物,提示食用相应重量的食物对血糖的影响明显,10~20 为中 GL 食物,GL$\leqslant$10 为低 GL 食物。GL 与 GI 结合使用,可反映特定食品的一般摄入量所含可利用碳水化合物的数量和质量。前瞻性的人群研究结果表明,长期高 GL 饮食是罹患 2 型糖尿病、心血管疾病和某些癌症的独立危险因素。GL 将摄入碳水化合物的数量和质量结合起来,可对实际提供的食物或总体膳食模式的血糖效应进行定量测试,是一种更加客观、更加全面地衡量食物或膳食对餐后血糖影响的工具。

因此,为了控制血糖,糖尿病患者需要选择低 GI 食物(谷薯类),同时,又要控制所摄入食物的 GL。

(四) 治疗原则

1. 合理控制总能量摄入,达到或维持理想体重 糖尿病患者能量的需求应个体化,应综合考虑患者的年龄、性别、身高、体重、体活动水平等因素,合理控制总能量,达到或维持理想体重。能量的需要量可查询中国居民膳食营养素需要量表;也可根据体重粗略估算。糖尿病患者宏量营养素供能比可分别为:蛋白质占 15%~20%,碳水化合物占 45%~60%,脂肪占 20%~35%。

对于超重、肥胖的糖尿病患者应通过减少能量的摄入,增加能量的消耗,达到或维持理想体重。减重后可以改善超重、肥胖患者的胰岛素抵抗和血糖控制。超重和肥胖的 2 型糖尿病患者减重 3%~5%,即能产生有临床意义的健康获益。建议超重肥胖患者按照每个月减少 1~2 kg 的速度,3~6 个月减少体重 5%~10%。

合并消瘦或营养不良的患者,应通过增加膳食能量、蛋白质的供给,结合抗阻运动,增加体重,达到和维持理想体重。老龄患者应特别注意预防肌肉衰减并保持健康体重。

2. 选择低 GI 主食,控制膳食 GL 碳水化合物是影响餐后血糖最重要的营养因素。GI 是衡量食物对血糖影响的相对指标。低 GI 的食物在胃肠内停留时间长,吸收率低,葡萄糖释放缓慢,葡萄糖进入血液后的峰值低、下降速度也慢,简单说就是引起的餐后血糖波动比较小,有助于血糖控制。全谷物、杂豆类、蔬菜等富含膳食纤维、植物化学物,GI 较低,含有丰富的维生素 B_1、维生素 B_2 以及钾、镁等矿物质,更耐饥饿,可有效减缓餐后血糖波动。胃肠道功能弱的老年糖尿病患者,在富含膳食纤维的全谷物选择上,要注意烹饪方法和用量,降低消化道负担。

糖尿病患者除了要选择低 GI 的主食之外,在控制餐后血糖方面还有一个重要的参数就是 GL。糖尿病患者还需控制碳水化合物摄入量,达到降低 GL 的目的。

3. 调整进餐方式,改变进餐顺序

1) 定时定量进餐　有助于糖尿病患者寻找自身餐后血糖变化规律,以及餐后血糖与饮食之间的关系,有利于医师对糖尿病患者的药物剂量进行调整。

2) 控制进餐速度　细嚼慢咽:减慢进餐速度有助于降低饥饿感,细嚼慢咽可能有助于患者减少进食量。观察研究显示,进食速度与 BMI、腰围增加呈正相关,细嚼慢咽,减慢进食速度可降低糖尿病的发病风险。

3) 调整进餐顺序　养成先吃蔬菜、最后吃主食的习惯。按照蔬菜-荤菜-主食的顺序进餐可降低餐后血糖波动。长期坚持还可使 2 型糖尿病患者餐后血糖及 HbAlc 水平显著降低。

4) 遵循平衡膳食的原则　保证微量营养素摄入。糖尿病饮食的安排应遵循平衡膳食的原则,食物多样是实现合理膳食、均衡营养的基础。应供给足够的优质蛋白质,同时还应该考虑蛋白质的膳食来源。适量增加优质蛋白质的摄入,促进蛋白质的合成,预防骨骼肌的流失。合并肾病的患者需要适当控制蛋白质的摄入量,以避免肾脏负担过重。除能量及三大营养素之外,同时应保证足够的微量营养素摄入,包括维生素、矿物质和其他微量营养素。

5) 食物选择指导　糖尿病患者的饮食治疗一方面要兼顾血糖的管理,同时也应满足患者对多种营养素的需求。因此,糖尿病饮食应遵循平衡膳食的原则,糖尿病患者食物选择可参照《中国 2 型糖尿病膳食指南 2017》。具体如下:

(1) 谷薯类食物的选择:主食定量,粗细搭配,提倡低 GI 主食。①主食定量,按需摄入;②全谷物、杂豆类宜占主食摄入量的 1/3;③提倡选择低 GI 主食。

(2) 蔬果类食物的选择:多吃蔬菜,水果适量,种类颜色要多样。①餐餐有新鲜蔬菜,烹调方法要得当;②每天蔬菜摄入量约 500 g,深色蔬菜占 1/2 以上;③两餐之间适量选择水果,以低 GI 水果为宜。

(3) 鱼禽肉蛋类食物的选择:常吃鱼、禽,蛋类和畜肉类适量,限制加工肉类摄入。①常吃鱼、禽,适量吃畜肉,减少肥肉摄入;②少吃烟熏、烘烤、腌制等加工肉类制品;③每天不超过 1 个鸡蛋。

(4) 奶类、豆类、坚果等食物的选择:奶类、豆类天天有,零食加餐合理选择。①每天300 ml 液态奶或相当量奶制品;②重视大豆及其制品的摄入;③零食加餐可适量选择坚果。

(5) 油盐糖及烟酒茶的选择:清淡饮食,足量饮水,限制饮酒。①烹调注意少油、少盐;②足量饮用白开水,也可适量饮用淡茶或咖啡;③不推荐糖尿病患者饮酒。

4. 食谱设计和能量计算

1) 每天能量需要量的计算　每天总能量设计以维持标准体重为原则,故以标准体重而非患者实际体重来计算能量需求。

在临床工作中,标准体重的计算方法有以下 3 种:

(1) 标准体重＝身高(cm)－100(适用于身高＜155 cm 者)。

(2) 标准体重＝[身高(cm)－100]×0.9(适用于身高＞155 cm 者)。

(3) 标准体重＝身高(cm)－105(更适用亚洲国家)。

体重指数(BMI)＝体重(kg)/身高(m²)。

2) 标准体重所需能量计算 根据不同的体力劳动强度确定标准体重所需能量(表7-6)。

表7-6 成年糖尿病患者的能量需要推荐量[kcal/(kg·d)]

体重	卧床休息	轻体力劳动	中体力劳动	重体力劳动
正常	15～20	30	35	40
超重/肥胖	＜15	20～25	30	35
消瘦	20～25	35	40	45～50

3) 全日总能量的计算 全日总能量(kcal)＝标准体重(kg)×单位标准体重能量需要量(kcal/kg)。

4) 食谱设计及计算

(1) 饮食分配和餐次安排:一日至少保证三餐,具体餐次及能量分配比例应根据患者的血糖控制水平及特点设定。在体力活动量稳定的情况下,饮食要做到定时、定量。每餐要主副食搭配,餐餐都应该有碳水化合物、蛋白质和脂肪。注射胰岛素或易发生低血糖者,可以在三餐之间加餐,加餐量应从正餐的总量中扣除,做到加餐不加量。

(2) 食物的多样化与烹饪方法:平衡的膳食结构与正常健康人群相同,糖尿病患者的饮食同样需要均衡摄入不同种类的食物,以满足机体对各种营养素的需求。

(3) 饮食计算方法:细算法一般可分为 4 个步骤。①确定每天总能量;②确定三大营养素的比例和重量;③确定用餐次数和每餐食物比例;④根据食物成分表和食物交换份制订一日食谱。此方法较为准确,但繁琐,需借助食谱计算软件。

(4) 食物交换份法:将食物按照来源、性质分类,同类食物在一定重量内所含的蛋白质、脂肪、碳水化合物和能量相近,不同类食物间所提供的能量也是相近的。由于糖尿病患者的饮食需要根据不同的情况计算各种营养素的能量配比,因此使用食物交换份的方法可以快速、简便地制订食谱,已得到广泛应用。

食物交换份法将食物分成六大类:主食类、蔬菜类、水果类、鱼肉类、乳类(含豆奶)和油脂类。食物交换份的使用应在同类食物间进行,以可提供能量为 80～90 kcal 作为一个交换单位。食物交换份简单、易接受、易操作,有利于糖尿病患者控制血糖。

(五) 并发症营养治疗

1. 糖尿病合并低血糖 低血糖是糖尿病的急性并发症。糖尿病患者血糖浓度≤3.9 mmol/L 就属低血糖范畴。糖尿病患者发生低血糖时,意识清醒者应首选口服补充15～20 g 葡萄糖,如果 15 min 后仍血糖偏低,应再次给予葡萄糖;一旦血糖恢复正常,需继续添加一餐或点心,防止血糖再次过低。对于意识障碍者给予 50% 的葡萄糖溶液

20～40 ml 静脉注射。每隔 15 min 监测 1 次血糖。如果血糖浓度仍低于 3.9 mmol/L，再给予 15～20 g 葡萄糖口服或 50% 的葡萄糖溶液 20～40 ml 静脉注射。如果血糖浓度＞3.9 mmol/L，但是距离下一餐就餐时间超过 1 h，则应给予含淀粉或蛋白质的食物。如血糖浓度＜3.0 mmol/L，则继续给予 50% 的葡萄糖溶液 60 ml 静脉注射。

2. 糖尿病肾病　是糖尿病的慢性并发症，是指由糖尿病所致的慢性肾脏疾病。糖尿病肾病的诊断主要依赖尿白蛋白和 eGFR 水平。糖尿病肾病患者的营养治疗原则包括合理控制体重、减轻肾脏负担、戒烟限酒，控制血糖、血脂、血压水平及适当运动等。营养治疗的关键在于适当控制蛋白质的摄入，推荐蛋白质摄入量为 0.8 g/(kg·d)。过高的蛋白质摄入与蛋白尿升高、肾功能下降、心血管及死亡风险增加有关，低于 0.8 g/(kg·d)的蛋白质摄入并不能延缓糖尿病肾病的进展，并且容易出现营养不良。已开始透析治疗的患者蛋白质摄入量可适当增加。糖尿病肾病患者的蛋白质来源中优质蛋白应达到蛋白质总量的 50%。同时应供给充足的能量，预防营养不良的发生。对于合并高磷血症的患者应限制膳食中磷的摄入。

（葛声）

第四节　高　血　压

我国 6 次大规模的高血压流行病学调查都显示，高血压的患病率已呈递减趋势（表 7-7）。2015 年营养调查结果显示，我国 18 岁以上成人高血压患病粗率为 27.9%（加权率为 23.2%），估计中国成人高血压患病人数为 2.45 亿。血压正常高值粗检出率为 39.1%（加权率为 41.3%），估计全国有血压正常高值人数 4.35 亿。调查还显示，18 岁以上男性高血压的患病率高于女性（粗率为 28.6%：27.2%，加权率为 24.5%：21.9%），血压随着年龄的增长而升高。

表 7-7　我国 6 次高血压患病率调查结果

年份(年)	调查地区	年龄(岁)	调查人数	高血压例数	患病率(%)
1958—1959	13 个省、直辖市	≥15	739 204	37 773	5.1
1979—1980	29 个省、自治区、直辖市	≥15	4 012 128	310 202	7.7
1991	29 个省、自治区、直辖市	≥15	950 356	129 039	13.6
2002	29 个省、自治区、直辖市	≥18	272 023	51 140	18.8
2012	31 个省、自治区、直辖市	≥18	—	—	25.2
2015	31 个省、自治区、直辖市	≥18	451 755	125 988	27.9

注　引自《中国高血压防治指南（2018 年修订版）》。

2005 年 5 月，美国旧金山举行了第 20 届美国高血压学会（ASH）年会。针对日益严重的高血压流行情况,会上宣布了高血压的新定义:高血压是一个渐进的、由复杂的和相互关联着的病因学引起的心血管症状。早期症状常常在持续的血压升高前就有所表现。因此,高血压不能仅仅以离散的血压指标来分类。高血压的发展与功能性和结构性的心血管异常密切相关。这些异常损害心、肾、脑、血管系统和其他器官,从而导致过早的病态和死亡。制订新定义的宗旨就是要改进临床医生对高血压的理解、诊断和治疗的再认识。使他们对高血压的分类不再局限于血压值,而是必须考虑个体心血管的综合代谢症状,如肥胖、糖耐量异常、高胰岛素血症、低 HDL、高 LDL 和高甘油三酯等因素,在高血压影响到靶器官以前,集中治疗各种导致发病和死亡的危险因素。因此,治疗高血压,不能仅仅以降低血压为终极目标,而是要通过综合性的治疗,包括营养、运动、心理等多种方案干预,改善患者的代谢情况,从而降低高血压发病率以及并发症的危害。

一、诊断标准和分类

(一) 诊断标准

高血压(hypertension)是指人体循环收缩压和(或)舒张压持续升高。目前,我国仍采用国际上统一标准,即收缩压 ≥140 mmHg(1 mmHg = 0.133 kPa),舒张压 ≥90 mmHg 诊断为高血压。

(二) 分类

1. 原发性高血压　病因不明,在一定的遗传背景下由于多种后天环境因素作用使正常血压调节机制失去代偿所致;发病人数占总高血压人数的 90%~95%。

2. 继发性高血压　是某些疾病的一种临床表现,这些疾病包括急慢性肾炎、多囊肾、慢性肾盂肾炎、肾动脉狭窄、主动脉狭窄以及一些内分泌疾病(如甲状腺功能亢进、嗜铬细胞瘤、原发性醛固酮增多症、库欣综合征等);发病人数占总高血压人数的 5%~10%。表 7-8 是根据血压水平进行分类的情况。

表 7-8　血压水平分类和定义

分　类	收缩压(mmHg)	舒张压(mmHg)
正常血压	<120 和	<80
正常高值	120~139 和(或)	80~89
高血压	≥140 和(或)	≥90
1 级高血压(轻度)	140~159 和(或)	90~99
2 级高血压(中度)	160~179 和(或)	100~109
3 级高血压(重度)	≥180 和(或)	≥110
单纯收缩期高血压	≥140 和	<90

引自:《中国高血压防治指南(2018 年修订版)》,当收缩压和舒张压分属于不同级别时,以较高的分级为准。

二、我国高血压人群现状

作为一种常见的心血管疾病,高血压已逐渐成为一个全球范围内的重大公共卫生问题。2015 年中国居民营养与健康现况调查结果显示,我国高血压患病人群呈现如下三大特点。

1. 患病率、患病人数逐年上升 1991 年患病率为 14.6％,患病人数 9 000 万;2004年患病率 18.8％,患病人数 1.6 亿;2015 年患病率 27.9％,患病人数 2.45 亿。

2. 农村患病率上升迅速,城乡差距已消失 农村地区居民的高血压患病率增长速度较城市快,2012—2015 年全国调查结果显示农村地区的患病率(粗率 28.8％,标化率23.4％)首次超越了城市地区(粗率 26.9％,标化率 23.1％)。

3. 人群高血压知晓率、治疗率、控制率较前明显提高 2004 年人群知晓率、治疗率、控制率分别为 30.2％、24.7％、6.1％。2015 年调查显示,18 岁以上成人高血压的知晓率、治疗率和控制率分别为 51.6％、45.8％和 16.8％,较 1991 年和 2002 年明显增高。这显示了国家对于高血压防治取得了一定的成效。

三、营养因素对发病的影响

(一) 矿物质

1. 钠 健康成人每天钠盐的生理需要量为 5 g,钠盐是导致高血压病的重要原因。我国的研究证明,膳食钠摄入量或钠钾比值无论在人群间或个体间都和血压呈显著正相关,人群间每人每天平均烹调用盐每相差 3 g,收缩压均值相差 2.8 mmHg。流行病学统计资料表明,每天吃 15 g 食盐者,高血压发病率约为 10％;如再增加食盐 2 g,则高血压发病率提高 2 倍。调查显示,每天人均食盐摄入量增加 2 g,收缩压和舒张压就能分别升高 2.0 mmHg 及 1.2 mmHg。膳食中的高盐摄入是引起血压水平升高及高血压发病最重要的危险因素。研究结果显示,每天食盐摄入量≥12 g 者患高血压的风险增高14％,每天食盐摄入量≥18 g 者则增高 27％。20 世纪 90 年代调查我国北方人平均每天食盐摄入量为 15～20 g,高血压患病率约达 14％;南方人平均每天食盐量也达到 12～13 g,患病率为 5％～7％。2015 年调查显示,家庭烹调用盐摄入量平均每人每天为9.3 g,与 1992 相比下降了 4.6 g,但仍高于中国营养学会推荐水平。日本北海道农民由于习惯于食用大量的腌制食品,日均食盐摄入量为 26 g,高血压患者竟高达 40％。而食盐摄入量极少的格陵兰岛的爱斯基摩人、中南美洲的印第安人、新几内亚和所罗门群岛的居民,几乎不存在高血压患者。20 世纪以来,国内外学者就盐摄入量与血压的关系进行了广泛的人群流行病学研究,比较不同的国家之间,或同一国家的不同文化、不同地区人群之间食盐摄入量与血压的关系,发现高盐摄入量与高血压发生有关。迄今报道的大多数研究人群证明,在极高盐摄入和极低盐摄入人群中,平均每天钠摄入量与高血压发生率成正比,即低钠低血压、高钠高血压。在我国,北方地区食盐摄入量普遍高于南方。多项流行病学调查也显示,北方高血压的患病率高于南方。1988年著名的INTERSALT研究证实:①在52个中心之间,平均24h尿钠排泄量与血压随年龄上升速度呈显著正相关;在各中心内,个体排钠量与血压呈显著正相关,至少在部分中心内此关联独立于BMI和饮酒量;②在排钠量极低的4组人群中,血压中位数和高血压患病率亦低。该研究有力地说明了钠盐与血压的关系。盐摄入过多导致血压升高的机制涉及机体多个系统和脏器:血管内膜离子转运异常、血管内皮功能障碍、肾脏排钠缺陷、肾素-血管紧张素-醛固酮系统(RAAS)激活、交感神经兴奋和胰岛素抵抗等。随机对照试验的荟萃分析结果表明,无论是高血压患者还是血压为正常高值者、无论是儿童还是成人、无论是何种种族人群,减少饮食中钠的摄入量均可降低其血压。

2. 钾　最早的高血压研究显示,以低钠高钾的天然食品为主的人群平均血压水平较低,而以高钠低钾的加工食品为主的人群则高血压患病率显著升高。钾降低高血压的机制可能与钾促进尿钠排出、抑制肾素-血管紧张素系统和交感神经、改善压力感受器的功能,以及直接影响周围血管阻力等因素有关。很多研究探讨了补充钾盐对降低血压的作用。最近有荟萃分析研究了长期($\geq$4周)补钾对血压的影响,结果显示补钾后收缩压4.48 mm Hg,舒张压降低了2.96 mm Hg。研究显示,高血压患者特别是在高钠摄入者、未接受高血压药物治疗的受试者和钾摄入量最低的人群中,补钾通常与血压下降有关。

3. 钙　是人体内含量最多的矿物元素。近10年来的临床研究表明,膳食钙能影响人的血压。一般认为,膳食中每天钙摄入量<600 mg可能会导致血压升高,这可能与钙促进尿钠排出,调节激素潜在的血管活性作用以及调节交感系统活动有关。流行病学研究表明,原发性高血压患者中血清钙含量明显低于正常血压人群,人群每天饮食钙的摄入量<400 mg,患高血压的风险大大增加。在妊娠高血压人群中也呈现这种变化。要说明的是,钙拮抗剂是治疗高血压的一种药物,由于它对细胞膜上的钙离子慢通道具有选择性阻滞作用,从而减少了钙离子的内流,使得血管扩张、血压下降。补钙与使用钙拮抗剂之间不存在矛盾,同时应用可能有协同作用。

(二) 脂肪和脂肪酸

脂肪酸引起血压升高和促进高血压血管病变与血浆游离脂肪酸(FFA)组成有关,因为血浆FFA对血管内皮细胞有直接作用:它们可进入细胞内作为第二信使;加入细胞膜磷脂中可改变膜的功能;生成有血管活性的二十烷类可影响细胞功能。高血压患者血浆总饱和脂肪酸与正常对照组相比明显增高,饱和脂肪酸(SFA)主要以豆蔻酸、棕榈酸及硬脂酸为主。研究还发现,高血压患者血浆反式油酸较正常对照组为高。

大规模前瞻性临床试验发现,空腹时血FFA总体水平增高或血磷脂脂肪酸组成改变(亚油酸与PUFA/SFA比值降低、软脂酸和花生四烯酸水平增高)与3年或6年内发生高血压的危险性独立相关。与正常血压者相比,原发性高血压患者的血清FFA中,PUFA水平降低($P=0.004$),SFA和单不饱和脂肪酸(MUFA)水平有增高趋势

（$P=0.06$ 和 $P=0.097$），PUFA/SFA 比值降低（$P=0.000$），PUFA/MUFA 比值降低（$P=0.000$）。进一步研究发现原发性高血压患者存在空腹血 FFA 组成的改变，表现为 PUFA 水平降低和 PUFA/SFA 比值降低，前者主要以 ω-3 PUFA 水平降低为主，这种改变与舒张压水平升高相关，且独立于其他因素对血压的影响。Grimsgarrd 等对 4 033 名 40～42 岁健康男性的研究发现，血浆磷脂中总脂肪酸和 SFA 含量与血压水平呈正相关，PUFA 中的亚油酸含量与血压水平呈负相关。MRFIT 研究显示，胆固醇、SFA 与血压呈正相关，不饱和脂肪酸（unsaturated fatty acid，UFA）/SFA 的比例与血压呈负相关。在对 71 项随机对照研究的荟萃分析中，显示 ω-3 PUFA 与血压呈现 J 型剂量-反应曲线；根据这样的反应曲线，降低血压的 ω-3 脂肪酸的最佳组合摄入量可能在每天 2～3 g。Zheng 等通过对 2 488 例中年人前瞻性临床研究发现，腹内脂肪对血压的影响更大。其机制可能是：腹内脂肪具有较高的代谢活性，其脂肪细胞可分解出大量的 FFA，而从脂肪组织中分泌一些脂肪细胞因子参与代谢变化，导致脂质代谢紊乱；也使 FFA 水平升高并在异位组织沉积，降低血管平滑肌钠泵和钙泵活性，增强血管对缩血管物质的反应，导致血管收缩；FFA 可使血管内皮功能受损，舒血管物质减少，提高交感神经的兴奋性，致血压升高。同时，升高的 FFA 也可损害压力感受器，促使血压升高。

（三）蛋白质

1989 年报告的中国 10 组人群对比研究表明，人群中平均动物蛋白能量百分比与血压均值呈负相关。随后又在对其中 3 组人群研究中证明个体膳食中动物蛋白质摄入量、24 h 尿中牛磺酸排出量（反映膳食中含硫氨基酸摄入量），以及血、尿中与动物蛋白质有关的氨基酸与血压呈显著负相关。提示在中国人群中，动物蛋白质及有关的氨基酸（如牛磺酸、赖氨酸等）是血压的保护因素。INTERSALT 和 MRFIT 研究都表明，蛋白质摄入量较高者血压水平较低。但在随后的 INTERMAP 研究中却没有证实这种关系。另外，对于肾病患者，无论血压正常与否，较高的蛋白质都会对肾脏造成进一步损伤。

（四）碳水化合物

目前，对碳水化合物与高血压关系的研究比较少。在动物实验中有报道高脂肪、精致糖类（如葡萄糖、蔗糖）饮食会造成氧化负担过重，一氧化氮生物活性降低，从而引起高血压。但目前尚缺乏对人群的相应研究。

（五）膳食模式

虽然单一营养素可对血压产生影响，但这些营养素都是通过食物进入人体的，整个饮食的组成部分之间可能会发生多种相互作用，因此应当考虑整体膳食结构对血压的影响。膳食模式是指一个地区居民长期形成的膳食结构、饮食习惯及消费频率，包括食物的种类、数量、比例或不同食物、饮料的组合。健康的膳食模式可以显著降低高血压的发病风险。2002 年对中国居民营养与健康状况调查人群进行的横断面研究显示，水果、蔬菜、坚果类摄入量高的"南方传统膳食模式"与高血压发病率呈负相关。最著名的终止高血压饮食(DASH,又名得舒饮食)已公认对血压控制有益。另外,东方健康膳食模式、中国心脏健康膳食(CHH-Diet)也显示具有降低血压的作用。

(六) 其他因素

1. **维生素 D** 有研究证实,在缺乏维生素 D 的人群中,其收缩压、舒张压和平均动脉压均出现升高现象,这可能与肾素-血管紧张素-醛固酮系统调节异常有关。2013 年一项针对高血压患者的研究发现,维生素 D 水平每增加 10 ng/mL,患高血压的危险可降低 12%;与大多数维生素 D 水平低的普通人群相比,维生素 D 水平高的普通人群患高血压的危险要低 30%。但临床补充维生素 D 研究并未取得一致结果。

2. **膳食纤维** 与血压的关系最早在素食研究人群中发现,以谷物和蔬菜为主的人群,其血压也较低。随后进行的一些横断面研究结果却并不一致。前瞻性研究包括著名的美国护士健康研究结果,提示膳食纤的摄入量与随访时的血压水平呈负相关。一项在 200 例高血压患者中进行的持续 6 个月的膳食纤维干预研究则显示,干预前后患者的收缩压和舒张压分别降低了 4.23 mmHg 和 2.62 mmHg。膳食纤维可能通过以下机制对血压产生有益的作用,首先膳食纤维可降低胆固醇水平,减少高血压的危险因素;其次是可以降低餐后血糖和胰岛素抵抗;另外,膳食纤维可以通过调节肠道菌群影响血压;最后,膳食纤维参与抗炎或抗氧化过程。但由于相关临床研究仍然有众多局限性,故还需要进一步研究来明确膳食纤维与血压的关系。

3. **酒精** 饮酒对于血压的影响具有双向性的。酒精是具有急性血管扩张特性的药物,针对 34 项试验的荟萃分析表明,摄入中高剂量酒精有降低血压的作用,可持续 12 h,但是 12 h 后血压则会升高。酒精的急性降血压作用是由酒精对中枢神经系统介导的,具有抑制迷走神经和激活交感神经的作用。长期饮酒则会增加高血压的风险,个别研究及其荟萃分析的结果表明,低酒精饮料消费量与高血压发病率之间没有关联。在中高饮酒量下,男性和女性的风险相似,亚洲人和白人的风险也非常相似。黑种人比白种人和黄种人患高血压的风险更高。因此,在高血压人群的膳食中需要考虑长期大量饮酒对于血压的影响。

四、营养治疗原则

高血压的治疗强调生活方式的调整,它既有助于高血压的预防又可以帮助高血压的治疗。生活方式的调整包括减轻体重、增加运动、限制饮酒、减少钠盐摄入和增加钾盐的摄入,以及采用合理的饮食模式。得舒饮食是一种富含蔬菜、水果、低脂乳制品、果仁、白肉,减少红肉、饱和脂肪酸和含糖饮料摄入的饮食模式。该食谱的特征从营养学角度上看,具有低脂肪、低胆固醇、高钙、高钾、高镁及高纤维的特点,已证实可以降低血压。我国东南沿海地区的东方健康膳食模式其主要特点是清淡少盐、食物多样、谷物为主,蔬菜、水果充足,鱼虾等水产品丰富,奶类、豆类丰富等特点,并且具有较高的身体活动量,目前已被推荐为可以降压的饮食模式。这些饮食模式都提供了这样一个观点,即控制高血压不是单纯地增加或减少某个营养元素，而是通过改变饮食模式，通过食物中营养因素的互相影响、协同作用，从而发挥最大的降压效果。

1. 减少钠盐摄入，增加钾盐摄入　钠盐可显著升高血压以及高血压的发病风险，适度减少钠盐摄入可有效降低血压。钠盐摄入过多和(或)钾盐摄入不足，以及钾/钠摄入比值较低是我国高血压发病的重要危险因素。我国居民膳食中 80% 的钠来自家庭烹饪用盐，其次为高盐调味品。随着饮食模式的改变，加工食品中的钠盐也将成为重要的钠盐摄入途径。为了预防高血压和降低高血压患者的血压，每天钠的摄入量应减少至 2 400 mg(6 g 氯化钠)。所有高血压患者应采取各种措施，限制钠盐摄入量。①减少烹调用盐及含钠高的调味品(包括味精、酱油)；②避免或减少含钠盐量较高的加工食品，如咸菜、火腿，以及各类炒货和腌制品；③建议在烹调时尽可能使用定量盐勺，以起到警示的作用；④多选用低钠食物，如面粉、大豆、豆腐、毛豆、马铃薯以及其他新鲜蔬菜。

增加膳食中钾摄入量可降低血压，主要措施：①增加富钾食物(新鲜蔬菜、水果和豆类)的摄入量；②肾功能良好者可选择低钠富钾替代盐，肾功能不全者补钾应咨询医师。

2. 调节饮食模式

1) 高钙、高镁摄入，增加膳食纤维　增加富含钙、镁的食物。在膳食中摄入钙的时候应注意某些草酸含量较高的蔬菜(如菠菜、苋菜、茭白、竹笋、荸荠等)，不宜与含钙高的食物一起食用。因为这些食物中含有丰富的草酸成分，容易与钙形成不溶性的草酸钙，从而不利于人体对钙的吸收。

2) 限制脂肪总摄入量，减少饱和脂肪酸、增加 PUFA 的摄入　脂肪过量摄入是引起高血压的重要危险因素。因此，高血压患者必需限制脂肪的总摄入量，使其不超过每天总能量的 25%。膳食 SFA : MUFA : PUFA 维持在 0.8 : 1.2 : 1。

3) 摄入足够量的优质蛋白质　除并发肾功能不全者外，高血压患者不应过分限制蛋白质的摄入，尤其应增加一些优质蛋白质的摄入。例如，鱼类蛋白质中的含硫氨基酸能增加尿钠排泄，从而减轻钠盐对血压的不利影响，起到降压和减少脑卒中的作用。大豆蛋白质具有保护心脑血管的作用，虽然对血压无明显影响，但可降低高血压患者脑卒中的发生率。

3. 控制体重，增加运动　肥胖或超重会导致血压升高，增加高血压的发生率。因此，减肥不仅是对肥胖本身的治疗，而且对控制高血压也十分必要。

4. 限制饮酒　过量饮酒显著增加高血压的发病风险，且其风险随着饮酒量的增加而增加，限制饮酒可使血压降低。建议高血压患者不饮酒；如饮酒，则应少量并选择低度酒，避免饮用高度烈性酒。男性每天酒精摄入量不超过 25 g，女性不超过 15 g；男性每周酒精摄入量不超过 140 g，女性不超过 80 g；白酒、葡萄酒、啤酒每周摄入量分别少于 50、100、300 ml。

（谢华）

第五节 痛 风

痛风(gout)是单钠尿酸盐沉积在关节所致的晶体相关性关节病,其与嘌呤代谢紊乱和(或)尿酸排泄减少所致的高尿酸血症直接相关,属代谢性风湿病的范畴。痛风多见于40岁以上男性,女性多在更年期后发生。近年痛风发病有年轻化趋势,常伴有家族遗传史。痛风的临床特点为高尿酸血症及尿酸盐结晶、沉积所引起的特征性关节炎、痛风石、间质性肾炎和尿酸肾结石形成,严重者可致关节活动功能障碍和畸形。目前我国的痛风诊断采用2015年美国风湿病学会(ACR)和欧洲抗风湿病联盟(EULAR)共同制定的痛风诊断标准。

一、流行病学特征、病因及临床表现

(一) 流行病学特征

痛风属于全球性疾病,最近的两项关于全球疾病负担的分析报告称,从1990—2017年,痛风每年的年龄调整患病率和残疾调整生命年都有所增加。痛风患病率和发病率在世界各地区的变化也很大,欧洲的患病率为0.9%～2.5%,美国的患病率从1988—1994年的2.64%升至2007—2010年的3.76%。我国尚缺乏全国范围的流行病学调查资料,根据不同时期、不同地区的报道,目前我国痛风的患病率为1%～3%,呈逐年上升趋势。男性多见,女性大多出现在绝经期后,国家风湿病数据中心(CRDC)网络注册及随访研究的阶段数据显示,男:女患病率为15:1;平均年龄为48.28岁,近年来逐步趋于年轻化;50%以上的痛风患者伴有超重和肥胖。

(二) 病因

正常人每天产生的尿酸如果生成速率与排出率水平相当,则血尿酸值可保持在恒定状态,如嘌呤合成代谢增高和(或)尿酸排泄减少是血清尿酸值升高的重要机制。痛风可分为原发性和继发性两种。

1. 遗传因素 古代即发现痛风有家族性发病倾向,原发性痛风患者中10%～25%有痛风阳性家族史,而痛风患者近亲中发现有15%～25%患高尿酸血症。因此,大多数人认为原发性痛风是常染色体显性遗传。高尿酸血症的遗传可能为多基因的。多种因素,如种族、年龄、性别、饮食及肾功能等,均可影响痛风遗传的表现形式。

2. 环境因素 痛风虽与遗传有一定关系,但大部分病例没有遗传史,环境因素包括饮食、酒精、疾病等。凡使嘌呤合成代谢或尿酸生成增加,和(或)使尿酸排泄减少的缺陷、疾病或药物均可导致高尿酸血症,例如高嘌呤饮食、酒精、饥饿;疾病如肥胖、高血压、肾衰竭、糖尿病;药物如利尿剂、小剂量水杨酸、滥用泻药等。在原发性高尿酸血症和痛风患者中 90% 是由于尿酸排泄减少。

近年来认为,环境因素导致痛风和高尿酸血症是由于 ATP 加速分解,其代谢产物即次黄嘌呤、黄嘌呤和尿酸明显增加所致。因此,激烈肌肉运动、酗酒、缺氧、外科手术、放疗、化疗,均可加速 ATP 分解,减少 ATP 合成,使细胞内 ATP 含量降低而引起临床高尿酸血症。

(三) 临床表现

典型痛风的自然病程一般经历 4 个阶段:①无症状性高尿酸血症;②急性痛风性关节炎;③间歇期;④痛风石和慢性痛风性关节炎。

1. 高尿酸血症　　血液中尿酸钠饱和度约为 $404\,\mu mol/L$($68\,mg/L$),女性 $>357\,\mu mol/L$($60\,mg/L$),男性 $>416\,\mu mol/L$($70\,mg/L$)即为高尿酸血症,须定期检查。

2. 急性痛风性关节炎　　是痛风最常见的首发症状,典型症状的特点是骤然起病,通常第一次发作在夜间,85%~90% 是单关节受累,最常侵犯的部位是第一跖趾。几小时内受累关节变得热、暗红、肿胀、刀割或咬噬样疼痛,疼痛高峰在 24~48 h,病程持续时间可为数小时或数日不等。未经治疗的症状有自限性,症状消退时关节部位有脱屑、肤色变暗。少数患者并不具备典型发作症状,症状较轻,1~2 天即消失。如急性发作治疗不当,关节炎可迁延不愈或转移到其他关节。

3. 间歇期　　在两次发作之间有个间歇期,大多数患者第二次发作在 6 个月至 2 年之间,少数 5~10 年才复发,个别患者则无第二次发作。一般情况下,未经有效治疗的病例,发作频率增加,间歇期缩短,症状加剧,炎症持续时间延长,受累关节数目增加。

4. 痛风石和慢性痛风性关节炎　　未经治疗的患者从痛风首次发作到慢性症状出现、痛风石形成的时间是不同的。Hench 报道,痛风石形成时间为 3~42 年,平均为 11.6 年。痛风石的沉积形成与高尿酸血症的程度或时间呈正相关。

此外,痛风还会引起肾脏病变。体内尿酸主要通过肾脏排泄,当嘌呤代谢紊乱、尿酸生成过多出现高尿酸血症时,尿酸盐在肾脏内沉积可引起肾脏病变。约 20% 的痛风患者有慢性肾脏病,这种肾病与病程的长短及治疗控制得好坏有直接关系。

二、营养代谢特点

(一) 嘌呤核苷酸的代谢

核苷酸是核酸的基本结构单位。人体内的核苷酸少量来自食物中的核酸,经消化后吸收,但主要由机体细胞自身合成。

食物中的核酸多以核蛋白形式存在,在肠腔内经蛋白水解酶作用分离出核酸。核酸在核酸酶作用下进一步被降解成多核苷酸、三核苷酸、二核苷酸和单核苷酸。多核苷酸在肠多核苷酸酶、磷酸酯酶及胰核酸酶共同作用下降解成单核苷酸,游离的核苷酸被碱性磷酸酶及核苷酸酶水解成核苷,核苷经核苷酶进一步降解成嘌呤碱和嘧啶碱,以核苷-核苷酸为主要形式被肠道吸收。被吸收的核苷酸及其水解物一部分在肠细胞内被迅速降解,嘌呤碱基的终产物是尿酸和戊糖。嘧啶碱基的终产物是氨基酸等小分子物质,代谢产物经呼吸、尿液及肠道排出,一部分通过血液传递到各组织细胞被机体利用或直接用于核酸合成。

1. 合成代谢 体内嘌呤核苷酸的合成有两条途径:一条是从头合成途径;另一条是补救合成途径。

1) 从头合成途径 利用磷酸核糖、氨基酸、一碳单位和 CO_2 等简单物质为原料,经过一系列酶促反应,合成嘌呤核苷酸。反应步骤分为两个阶段,首先合成肌苷-磷酸(inosine monophosphate,IMP),然后 IMP 再转变成腺苷-磷酸(adenosine monophosphate,AMP)与鸟苷-磷酸(guanosine monophos-phate,GMP)。肝是体内从头合成嘌呤核苷酸的主要器官,现已证明并不是所有细胞具有从头合成嘌呤核苷酸的能力。

从头合成的过程需要消耗氨基酸等原料及大量 ATP,机体对合成的速度有精确的调节机制,使之能满足合成核酸对嘌呤核苷酸的需要,但又避免供过于求以节约营养物质及能量的消耗。嘌呤核苷酸合成速度受下列因素的影响:①合成需要消耗大量的 ATP,当 ATP/ADP 比值降低时,可抑制磷酸核糖焦磷酸(phosphoribosyl pyrophosphate,PRPP)的生成;②合成产物 IMP、AMP 及 GMP 能反馈抑制 PRPP 合成酶,减少 PRPP 的生成;③PRPP 对酰胺转移酶(限速酶)有激活作用,而 AMP、GMP 和 AMP 合成必需的能源 GTP 以及 GMP 合成必需的能源 ATP,均能反馈抑制该酶,从而保持供需平衡。

2) 补救合成途径 细胞利用现成嘌呤碱或嘌呤核苷酸重新合成嘌呤核苷酸称为补救合成。补救合成的过程比较简单,消耗的能量也少,有两种酶参与,分别是腺嘌呤磷酸核糖基转移酶(adenine phosphoribosyltransferase,APRT)和次黄嘌呤鸟嘌呤磷酸核糖基转移酶(hypoxanthine-guanine phosphoribosyltransferase,HGPRT)。由 PRPP 提供磷酸核糖,分别催化 AMP 与 IMP、GMP 的补救合成。补救合成的生理意义在于:一方面,可以节省从头合成所需的能量和原料的消耗;另一方面,对于不具备从头合成能力的组织器官,如脑、骨髓、淋巴、红细胞等,也可利用补救合成嘌呤核苷酸。

不论是从头合成或补救合成的核苷酸,其生理功能包括:作为核酸合成的原料,为身体提供能量,以辅酶或辅基的组成成分参与物质代谢与生理调节等。

2. 分解代谢 体内核苷酸的分解代谢类似食物中核苷酸的消化过程,细胞中的核苷酸水解成核苷,并进一步水解为嘌呤碱;嘌呤碱既可参加核苷酸的补救合成,也可进一步水解,最终生成尿酸(图 7-1)。

人体尿酸来源有两种途径:外源性占 20%,来自富含嘌呤或核蛋白食物在体内的消化代谢;内源性占 80%,是由体内氨基酸、磷酸核糖和其他小分子化合物合成的核酸所分解而来。从食物摄取或体内合成的嘌呤最终代谢产物是尿酸。高尿酸血症主要是内源性嘌呤代谢紊乱、尿酸排出减少与生成增多所致。在原发性痛风中,80%~90% 的发病机制是由于肾小管对尿酸的清除率下降。因尿酸易溶于碱性液中,多食用成碱性食

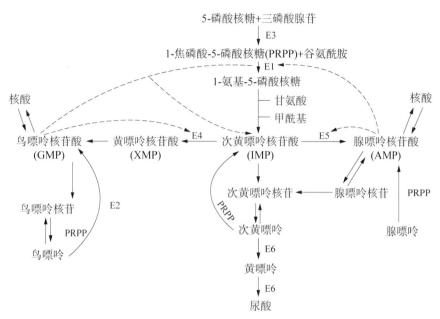

E1:磷酸核糖焦磷酸酰胺转移酶;E2:次黄嘌呤-鸟嘌呤磷酸核糖转移酶;E3:PRPP 合成酶;E4:次黄嘌呤核苷-5-磷酸脱氢酶;E5:腺苷酸代琥珀酸合成酶;E6:黄嘌呤氧化酶;⟶表示负反馈控制。

图 7-1　嘌呤的合成和代谢途径及其反馈调节机制

物可使尿液偏碱性,促进尿酸的排泄。虽然高嘌呤饮食并不是痛风的致病原因,但可使细胞外液尿酸值迅速增高,诱发痛风发作。停止摄入嘌呤,可使痛风患者血尿酸降低 $29.5 \sim 89.3 \mu mol/L(0.5 \sim 1.5 \, mg/dl)$。

　　既往认为尿酸仅是嘌呤分解代谢产生的废物,本身并没有什么生理功能。近年的研究证明,尿酸可作为内源性自由基清除剂和抗氧化剂,除具有本身的作用外,还可协同维生素 C 起作用,同时使维生素 C 免受氧化,故认为其具有强抗氧化剂作用。尿酸在生理浓度下和各种 pH 值条件下均具有保护红细胞膜免受脂质过氧化及因氧化损伤导致红细胞破裂的作用。

（二）宏量营养素代谢

　　高尿酸血症和痛风患者常伴有肥胖和高脂血症。食物中的嘌呤多与蛋白质共存,高蛋白饮食不但导致嘌呤摄入增多,而且可促进内源性嘌呤合成和核酸分解。脂肪摄入过多,血酮浓度增加,会与尿酸竞争并抑制尿酸在肾脏的排泄。碳水化合物丰富可使 5-磷酸核糖增加,继而转化为磷酸核糖焦磷酸(此为嘌呤合成的底物)。不过糖类也有增加尿酸排泄的倾向,并可减少体内脂肪氧化而产生过多的酮体,故应是能量的主要来源。但果糖促进核酸分解,增加尿酸排泄,应减少摄入。

（三）维生素

　　B 族维生素和维生素 C 可促进组织沉积的尿酸盐溶解,有利于缓解痛风。

三、营养治疗

(一) 营养治疗目的

限制外源性嘌呤的摄入,减少尿酸的来源,并增加尿酸的排泄,以降低血清尿酸水平,从而减少急性发作的频率,预防并发症。

(二) 营养治疗原则

1. 适宜能量　患者多伴有超重或肥胖,应控制能量摄入以尽量达到或稍低于理想体重。平均能量供给量为 25~30 kcal/(kg · d)。超体重者应减重,减少能量应循序渐进,切忌猛减,否则体脂分解过快会导致酮症,抑制尿酸的排除,诱发痛风症急性发作。

2. 适量蛋白质　食物中的核酸多与蛋白质合成核蛋白存在细胞中,适量限制蛋白质供给可控制嘌呤的摄取。其供给量为 0.8~1.0 g/(kg · d)或每天 50~70 g,并以含嘌呤少的谷类、蔬菜类为主要来源,优质蛋白质可选用不含或少含核蛋白的乳类、干酪、鸡蛋等。尽量不用肉、鱼、禽类等(建议减少、红肉、动物内脏和海鲜);如一定要用,可经煮沸弃汤后食少量。在痛风肾病时,应根据尿蛋白的丢失和血浆蛋白质水平适量补充蛋白质;但在肾功能不全、出现氮质血症时,应严格限制蛋白质的摄入量。慢性高尿酸血症肾病如出现中度或重度肾功能不全,应给予低蛋白饮食,蛋白质摄入量为 0.6 g/(kg · d),其中至少 0.35 g/(kg · d)属高生物效价。如无肥胖等因素,能量供应充足,一般给予 30~35 kcal/(kg · d),以保证氮正平衡。对大多数患者,每天钠摄入量为 1 000~3 000 mg(40~130 mmol),水摄入量为 1 500~3 000 ml,钾摄入量≤70 mmol,但应检测各项指标并注意个体化。过去曾提出限制大豆蛋白质的理论,但近年研究发现大豆蛋白能减少肾损伤,在延缓慢性肾功能恶化方面的作用优于动物蛋白。

3. 低脂饮食　脂肪可减少尿酸排泄,应适量限制;可摄入低量或中等量,每天 40~50 g,占总能量的 20%~25%,并采用蒸、煮、炖、卤、煲、焯等用油少的烹调方法。

4. 适量供给碳水化合物　碳水化合物有抗生酮作用和增加尿酸排泄的倾向,应是能量的主要来源,占总能量的 55%~65%。但果糖可增加尿酸的生成,应减少其摄入量。

5. 充足的维生素和矿物质　各种维生素,尤其是 B 族维生素和维生素 C 应足量供给。尿液的 pH 值与尿酸盐的溶解度有关。当 pH 值为 5.0 时,每分钟只能溶解尿酸盐 60 mg;而当 pH 值为 6.6 时,几乎所有的尿酸盐均呈游离状态。急性痛风性关节炎患者尿 pH 值最好保持在 6.5~6.8,这样不仅可以防止尿酸盐结晶,而且可以使已形成的尿酸盐结石溶解。多供给富含矿物质的蔬菜和水果等呈碱性的食物,有利于尿酸的溶解与排出。碱性食物是指含有较多的钾、钠、钙、镁等元素的食物,可在体内氧化生成碱性因子。常见的有各类蔬菜、水果、紫菜、海带、海藻及马铃薯、甘薯、奶类等。西瓜和冬瓜不但属于碱性食物,且有利尿作用,对痛风治疗有利。由于痛风患者易患高血压、高脂血症和肾病,应限制钠盐摄入,通常每天摄入量为 2～5 g。

6. 水分摄入要充分 每天摄入充足的水分有利于体内尿酸的排出,痛风患者只要肾功能正常,每天饮水应达到 2 000 ml 以上,即 8～10 杯水,伴肾结石者饮水最好达到 3 000 ml。睡前或夜间亦应补充水分以防止尿液浓缩。水分摄入应以白开水、淡茶水、矿泉水及新鲜果汁等为主。近年来研究证实,咖啡饮品是痛风的保护因素。

7. 戒酒 酒精不仅增加尿酸合成,而且使血乳酸浓度升高,抑制肾小管分泌尿酸,造成肾脏排泄尿酸减少。台湾的营养与健康调查显示,痛风患病率较高的土著人饮酒量明显高于一般人群。因此,痛风患者应戒酒。近年来研究发现,痛风与饮酒的相关性不仅与酒量有关,而且与酒的类型也有关。啤酒与痛风的相关性最强,烈酒次之,中等量以下的红酒不增加痛风的危险性。啤酒中含有大量嘌呤,且主要是鸟嘌呤核苷。鸟嘌呤核苷比其他核苷、核苷酸或者碱基更容易吸收。另有研究发现,啤酒中来自啤酒花的特殊成分——异葎草酮可能对尿酸代谢有影响。红酒不增加痛风的危险性,可能与其中有某种未知的成分抵消了酒精与嘌呤的作用有关。

8. 适当运动 运动对痛风患者非常重要。适当的运动可预防痛风的发作,减少内脏脂肪,减少胰岛素抵抗。运动的种类包括散步、游泳、健美操、太极拳及羽毛球等有氧运动。须注意避免与体力不相称的剧烈运动,因剧烈运动是无氧运动,可产生大量乳酸与尿酸竞争排泄,同时由于肌肉 ATP 的分解加速而导致尿酸生成增加。

9. 培养良好的饮食习惯 一日三餐应有规律,也可少食多餐。千万不要暴饮暴食或随意漏餐。烹饪方法也应注意,一些调味品如辣椒、胡椒、芥末及生姜等能兴奋自主神经诱导痛风急性发作,故烹饪时应尽量避免使用。另外,因 50% 的嘌呤可溶于汤内,故肉类煮后弃汤而食可减少嘌呤摄入量。对一些烹饪制作过程不清楚的饮食(如外卖食品、熟食等)尽量不吃,尽量不吃火锅。

10. 避免高嘌呤食物 尽管高尿酸血症的发生主要是由于内源性代谢紊乱所致,但高嘌呤饮食可使血尿酸浓度升高,甚至达到痛风患者的水平,常可造成急性痛风性关节炎的发作。一般人日常膳食嘌呤摄入量为 600～1 000 mg。在急性期应严格限制每天嘌呤摄入量<150 mg,可选择嘌呤含量低的食物。在缓解期,视病情可适量增选嘌呤含量中等的食物,确保正常平衡膳食。无论在急性期还是缓解期,均应避免嘌呤含量高的食物。

现根据嘌呤含量的高低将食物分类,如表 7 - 9 至表 7 - 11 所示。

表 7 - 9 嘌呤含量高的食物(每 100 g 食物嘌呤含量为 150～1 000 mg)

类 别	品 种
内脏	牛肝、牛肾、猪肝、猪小肠、胰脏、脑
水产类	凤尾鱼、沙丁鱼、白带鱼、白鲳鱼、鲭鱼、鲢鱼、小鱼干、牡蛎、蛤蜊
肉汤	各种肉、禽制的浓汤和清汤

表 7-10　嘌呤含量较高的食物(每 100 g 食物嘌呤含量为 50～150 mg)

类　别	品　种
肉类	猪肉、牛肉、羊肉、兔肉、火腿、牛舌、鹿肉
禽类	火鸡、鸡、鸭、鹅、鸽、鹌鹑
水产类	鲤鱼、鳕鱼、大比目鱼、鲈鱼、草鱼、鳗鱼、鳝鱼、金枪鱼、小虾、鱼卵、龙虾、乌贼、蟹
干豆类及其制品	扁豆、豌豆、黄豆、黑豆、赤豆、青豆、四季豆、豆腐干、豆腐
谷类	麦麸、米糠、麦胚
蔬菜类	芦笋、菠菜、蘑菇

表 7-11　嘌呤含量很少的食物(每 100 g 食物嘌呤含量<50 mg)

类　别	品　种
谷类	大米、玉米、米粉、大麦、小麦、荞麦、富强粉、玉米、面粉、面包、面条、蛋糕、饼干、通心粉、馒头、芋头、白薯
蔬菜类	白菜、卷心菜、芥菜、芹菜、青菜、空心菜、芥蓝、胡萝卜、黄瓜、茄子、莴苣、南瓜、倭瓜、西葫芦、番茄、甘蓝、萝卜、厚皮菜、芜菁甘蓝、泡菜、咸菜、洋葱、葱、姜、蒜头
水果类	橙、橘、梨、苹果、桃、西瓜、香蕉、哈密瓜等各种水果
干果类	花生、核桃、杏仁、葡萄干、栗子、瓜子
乳类	鲜奶、炼乳、奶酪、酸奶、奶粉、适量奶油、冰淇淋
蛋类	鸡蛋、鸭蛋等
其他	海参、海蜇皮、海藻、猪血、猪皮、枸杞、木耳、红枣、蜂蜜、茶、咖啡、可可、巧克力等、各类油脂、花生酱、果酱、洋菜冻、糖及糖果等

(三) 健康饮食模式

最近的研究表明,一些健康的饮食模式(如地中海膳食或得舒饮食)与超重或肥胖者的减肥相结合,可以显著改善患者心脏代谢的危险因素和结果。痛风或高尿酸血症作为代谢综合征,对于这类疾病患者可引导向一些健康的饮食模式转变,通过介导胰岛素抵抗的改变对健康结局产生有益影响。具体饮食指导过程中,可以根据患者共病情况和个人偏好进行定制。

四、食谱举例

痛风急性发病期参考食谱如表 7-12 所示,痛风缓解期参考食谱如表 7-13 所示。

表 7-12　痛风急性发病期参考食谱

早餐	牛奶(250 ml)、馒头(面粉 50 g,白糖 10 g)
午餐	米饭(大米 100 g)、韭黄(200 g)炒鸡蛋(1 个 50 g),猪血(100 g)白菜(200 g)汤
晚餐	苋菜(200 g)蛋清(1 个 30 g)煮面条(150 g)、甜酸黄瓜(250 g)、西瓜(300 g)
加餐	牛奶(250 ml)、葡萄(150 g)

能量 8.28 MJ(1 798 kcal)	蛋白质 61.2 g(14%)
脂肪 46.3 g(22%)	碳水化合物 283.4 g(63%)

注　全日烹调油 20 g,饮水量 2 000～3 000 ml。

表 7 - 13　痛风缓解期参考食谱

早餐	牛奶(300 ml)、面包(面粉 100 g,白糖 10 g)
午餐	米饭(稻米 100 g)、瘦猪肉(30 g)、炒芹菜(150 g)、土豆(100 g)汤
晚餐	花卷(面粉 100 g)、皮蛋(1 个 50 g)粥(稻米 25 g),
	鸡肉丝(20 g)炒西兰花(200 g)、苹果(200 g)

能量 8.27 MJ(1 977 kcal)	蛋白质 67.1 g(14%)
脂肪 48.7 g(22%)	碳水化合物 318 g(64%)

注　全日烹调油 25 g,使用煮过去汤的瘦猪肉和鸡肉。

(伍佩英)

第六节　骨质疏松症

骨质疏松症(osteoporosis)是最常见的骨骼疾病,是一种因骨量减少、骨组织微结构损坏导致骨脆性增加,易发生骨折为特征的全身性骨病。骨质疏松症分为原发性和继发性两大类。原发性骨质疏松症包括绝经后骨质疏松症(Ⅰ型)、老年骨质疏松症(Ⅱ型)和特发性骨质疏松症(包括青少年型)。骨质疏松症可发生于不同年龄段,但多见于绝经后女性和老年男性。绝经后骨质疏松症一般发生在女性绝经后 5~10 年内,骨量丢失发生在松质骨。老年骨质疏松症一般指 70 岁以后发生的骨质疏松,松质骨和皮质骨均有骨量丢失。继发性骨质疏松症则指由任何影响骨代谢的疾病和(或)药物及其他明确病因,使骨量严重丢失而导致的骨质疏松,主要发生在青少年,病因尚未明确。

骨质疏松症是一种与增龄相关的骨骼疾病,随着人口老龄化日趋严重,骨质疏松症也成为一种重要的社会公共卫生问题。来自《中国居民营养与慢性病状况报告(2020年)》显示:40 岁及以上居民骨质疏松症患病率为 12.6%,其中城乡分别为 10.9% 和 13.6%;男性和女性分别为 4.4% 和 20.9%;40~49 岁、50~59 岁和≥60 岁者分别为 3.2%、10.2% 和 27.4%。中国 40 岁及以上居民骨质疏松症知晓率为 6.4%。60 岁以上人群骨质疏松患病率明显增加,女性尤为突出。

骨质疏松性骨折(或称脆性骨折,fragility fracture)指在日常生活中未受到明显外力或受到"通常不会引起骨折的外力作用下"而发生的骨折。椎体、髋部、前臂远端和骨盆是好发部位,是基于全身骨质疏松存在的一个局部骨组织病变,也是骨质疏松症的严重后果。《2013 年中国骨质疏松骨折防治蓝皮书》报道,中国 50 岁以上妇女脊椎骨折患病率为 15%,多见于绝经后女性。髋部骨折是骨质疏松症最严重的后果,其长期卧床者的致死率可达 20%,永久性致残率可达 50%,导致生活质量下降,是老年患者致残和致死的主要原因之一,同时也造成了家庭和社会的沉重负担。

一、病因及临床表现

（一）病因

骨骼需有足够的刚度和韧性维持骨强度，以承载外力、避免骨折。为此，要求骨骼具备完整的层级结构，包括Ⅰ型胶原的三股螺旋结构、非胶原蛋白及沉积于其中的羟基磷灰石。

骨骼的完整性是指不断重复、时空偶联的骨吸收和骨形成过程，维持此过程称为骨重建。骨重建由成骨细胞、破骨细胞和骨细胞等组成的骨骼基本多细胞单元参与，又称骨的改建。成年前骨骼不断构建、塑形和重建，骨形成和骨吸收的正平衡使骨量增加，并逐步达到骨峰值。成年期骨重建平衡，维持骨量。此后随着年龄增加，骨形成与骨吸收呈负平衡，骨重建失衡造成骨丢失。

老年性骨质疏松症一方面由于增龄造成骨重建失衡，骨吸收/骨形成比值升高，引起进行性骨丢失，最终导致骨量减少、骨质疏松发生；另一方面，增龄和雌激素缺乏使免疫系统持续低度活化，处于促炎症反应状态，刺激破骨细胞，并抑制成骨细胞，使骨量减少。雌激素和雄激素在体内均具有对抗氧化应激的作用，老年人性激素结合球蛋白持续增加，使睾酮和雌二醇的生物利用度下降，体内的活性氧（reactive oxidative species，ROS）堆积，促使间充质干细胞、成骨细胞和骨细胞凋亡，也使骨形成减少。维生素D缺乏和钙摄入不足导致的负钙平衡也是其诱因。

原发性骨质疏松症各自的骨改建形式与速度各不相同，但结果均导致骨量丢失。年龄相关的肾上腺源性雄激素生成减少、生长激素-胰岛素样生长因子轴功能下降、肌肉衰减综合征和体力活动减少造成骨骼负荷减少，也会使骨吸收增加，但骨的吸收过程远远超过骨形成过程。此外，随着增龄和生活方式相关疾病引起的氧化应激及糖基化增加，使骨基质中的胶原分子发生非酶促交联，也会导致骨强度降低，增加骨折风险。

骨质疏松症是由遗传因素和环境因素等交互作用积累的共同结果。骨质疏松症的危险因素又可分为不可控因素与可控因素。后者包括不健康生活方式、影响骨代谢疾病的药物等。

1. 不可调控因素　主要包括种族（患骨质疏松症的风险，白种人高于黄种人，而黄种人高于黑种人）、老龄化、女性缺乏雌激素（闭经或更年期）以及脆性骨折家族史。

2. 可调控因素　包括不健康生活方式，如体力活动少、不充足日照、吸烟、过量饮酒、过多饮用含咖啡因的饮料等；不合理膳食模式，如蛋白质摄入过多或不足，膳食钙摄入不足，维生素D缺乏，高脂、高磷、高钠饮食等；疾病如肥胖、肌肉衰减综合征、消瘦、营养不良等；某些药物，如糖皮质激素等。

（二）临床表现

骨质疏松症初期通常没有明显的临床表现，因而被称为"寂静的疾病"或"静悄悄的流行病",但随着病情进展、骨量不断丢失、骨微结构破坏,患者会出现骨痛、脊柱变形,甚至发生骨质疏松性骨折等后果,部分患者可能无临床症状,仅在发生骨质疏松性骨折等严重并发症后才被诊断为骨质疏松症。

骨质疏松症的临床表现主要有周身疼痛、身高降低、脊柱变形、驼背等,易发脆性骨折,以及椎体压缩骨折致胸廓畸形,影响呼吸和消化等功能,表现为胸闷、气短、肺活量减少、食欲减退、腹痛、便秘等。

二、临床诊断标准

骨质疏松症的诊断基于全面的病史采集、体格检查、骨密度等影像学检查及必要的生化检测,以骨量减少、骨密度下降和(或)发生脆性骨折等为依据。

(一) 基于骨密度测定的诊断

目前,公认的骨质疏松症诊断标准是基于双能 X 射线吸收法(DEXA)测量的骨密度结果,有助于骨质疏松症的早期诊断。其他还有定量计算机断层照相术(quantitative computed tomography, QCT)、外周定量 CT(peripheral quantitative computed tomography, pQCT)和定量超声(quantitative ultrasound, QUS)等。DEXA 测量的骨密度是骨质疏松症诊断指标,对于绝经后女性、50 岁及以上男性建议参照 WHO 推荐的诊断标准(表 7 - 14)。

表 7 - 14 基于 DEXA 测定骨密度的诊断标准

诊 断	T 值
正常	$T \geqslant -1.0$
骨量减少	$-2.5 < T < 1.0$
骨质疏松	$T \leqslant -2.5$
严重骨质疏松	$T \leqslant -2.5 +$ 脆性骨折

注 $T =$(实测值-同种族同性别正常青年人峰值骨密度)/同种族同性别正常青年人峰值骨密度的标准差。

基于 DEXA 测量的中轴(腰椎 1~4、股骨颈或全髋)骨密度或桡骨远端 1/3 骨密度对骨质疏松症的诊断标准是 T 值≤-2.5。

对于儿童、绝经前女性和 50 岁以下男性,其骨密度水平判断建议用同种族的 Z 值表示,将 Z 值≤-2.0 视为"低于同年龄段预期范围"或低骨量。

(二) 基于脆性骨折的诊断

脆性骨折是指受到轻微创伤或日常活动中即发生的骨折,如髋部或椎体发生脆性骨折,不依赖于骨密度测定,临床上即可诊断骨质疏松症。而在肱骨近端、骨盆或前臂远端发生的脆性骨折,即使骨密度测定显示低骨量(-2.5<T 值<-0.1)也可诊断骨质疏松症(表 7 - 15)。

表 7-15 骨质疏松症的诊断标准

骨质疏松症的诊断标准(符合以下三条之一者)
髋部或椎体脆性骨折
DEXA 测定中轴骨密度或桡骨远端 1/3 骨密度 T 值≤-2
骨密度测量符合骨量减少($-2.5 < T$ 值< -1.0)+肱骨近端、骨盆或前臂远端脆性骨折

(三) 骨质疏松症的风险评估(筛查工具)

骨质疏松症是受多因素影响的复杂疾病,对个体进行骨质疏松症风险评估,能为骨质疏松的早期防治提供有益帮助。临床上评估骨质疏松风险的方法较多,常用国际骨质疏松基金会(International Osteoporosis Foundation,IOF)和亚洲人骨质疏松自我筛查工具(osteoporosis self-assessment tool for Asians,OSTA)作为疾病风险的初筛工具(表 7-16)。

$$\text{OSTA 指数} = [\text{体重(kg)} - \text{年龄(岁)}] \times 0.2$$

表 7-16 OSTA 指数评价骨质疏松风险级别

风险级别	OSTA 指数
低	> -1
中	$-1 \sim -4$
高	< -4

注 OSTA:亚洲骨骼疏松自我筛查工具。

三、营养代谢特点

(一) 膳食危险因素

研究显示,膳食危险因素与骨骼健康密切相关。高脂饮食模式可增加髋部骨折的危险性。Benetou 等在欧洲 8 个国家开展了一项队列研究发现,在 9 年跟踪随访后发现,坚持地中海膳食的人群发生髋部骨折的概率比普通膳食的人群低 7%,其中年龄>60 岁的男性中尤为明显。另一项针对 220 名希腊妇女[年龄(48±12)岁]的横断面研究显示,地中海膳食中较高的鱼类、橄榄油和较低的红肉食用量与腰椎部的骨密度值呈正相关,提示地中海膳食模式对于成年女性骨骼健康存在潜在性的保护作用。

一项针对 2 749 名素食主义者的荟萃分析显示,素食者(包括绝对素食者、乳蛋素食者等)的腰椎和股骨颈骨密度值比杂食者约低 4%(95% CI:2%~7%);其中绝对素食者腰椎骨密度值低 6%(95% CI:2%~9%),蛋乳素食者的腰椎骨密度值低 2%(95% CI:1%~4%),差异均有统计学意义,表明素食特别是绝对素食可影响骨密度值。进一步分析还显示素食者较杂食者股骨颈骨密度低 5% 的概率为 32%,腰椎骨密度低 5% 的概率为 42%。而绝对素食者股骨颈骨量减少的危险性是蛋乳素食者或杂食者的 4 倍

$(OR = 3.9; 95\% \ CI: 1.2 \sim 12.8)$。

高钠饮食、大量饮酒和咖啡等均为骨质疏松症的危险因素。有研究发现,绝经后妇女的骨密度与 24 h 尿钠水平呈负相关。高钠饮食作为骨质疏松的主要危险因素主要基于钠离子对尿钙排泄的影响。

在对 1 577 例受试者进行年龄、性别校正后的横断面研究发现,盐摄入水平和种族是尿钙的独立预测因素。韩国的一项研究显示,尿钙量与年龄、血压和食盐摄入相关。中国的一项横断面研究也显示饮食钠可以提高尿钙排泄量。高钠摄入是骨质疏松的一个危险因素,其机制可能与高盐引起的尿钙排泄增加有关。

(二) 蛋白质

蛋白质对骨健康的作用具有双重性。一方面,骨基质主要由胶原蛋白构成。蛋白质摄入量影响生长激素、胰岛素样生长因子-1 的合成和分泌,并影响骨基质中 I 型胶原和其他的非胶原蛋白质(如骨钙素、骨涎蛋白和基质 Gla 蛋白等)的生物合成。当饮食中的蛋白质数量从缺乏增加到适宜水平时,钙的吸收、肌肉的质量和强度能随之增加。

长期蛋白质摄入不足可导致血浆蛋白质水平下降,造成骨基质蛋白质合成不足及新骨形成滞后,影响骨健康。有研究表明,长期低蛋白膳食摄入可导致老年人骨量丢失增加,这与老年个体随年龄增高而出现的瘦体重(LBM)丢失增加密切相关。

另一方面,较高的蛋白质摄入也会促进尿液中钙的排泄,降低肠道对钙的吸收。研究认为,膳食蛋白质摄入量、蛋白质来源、氨基酸的组成等因素均影响机体对钙的吸收与排泄。高蛋白质摄入可引起高尿钙反应,与肾小管减少对钙的重吸收、肾小球滤过率增加有关;富含硫氨基酸(蛋氨酸、半胱氨酸等)的动物性蛋白质代谢后产生的酸性物质影响血液的酸碱度,可动员骨钙入血缓冲酸碱度,尿钙丢失增多,同时硫氨基酸还能刺激破骨细胞骨吸收,从而降低骨密度。因此,满足每天膳食蛋白质摄入量是维持合理瘦体重(LBM)和维护骨健康的基础。

目前,多数研究提示膳食蛋白质摄入量应基于中国营养学会推荐的中国居民膳食蛋白质参考摄入量。但老年人群个体差异较大,蛋白质需求存在较大争议。因此,在正常成人的基础上,根据老年人的个体差异,每天增加 10% 的蛋白质摄入,或将每天蛋白质的产热比例由正常成人的 10% ~ 12% 提高至 15%,动物与植物蛋白质的比例约为1 : 1 为宜。

(三) 钙

钙是人体内含量最多的矿物元素,其中 99% 存在于骨骼和牙齿之中,用于维持人体骨骼的物理强度,并与循环中可溶性钙保持动态平衡。摄入足量的钙和维生素 D 是维护各年龄段人群骨健康的基本保证。低钙摄入可以使血钙浓度有所降低,继发甲状旁腺激素(PTH)分泌增加,血 PTH 水平升高,骨钙动员入血以保持血钙在正常水平。若长期膳食钙摄入不足,会使骨量逐渐减少,导致骨质疏松发生。

采用骨质疏松症药物治疗时,以膳食摄入的钙和维生素 D 作为治疗基础,不足部分可补充钙制剂。从 1982 年以来的全国营养健康状况调查看,中国城乡居民平均膳食钙摄入量低于推荐参考摄入量,甚至呈现下降趋势,1982、1992、2002、2012 和 2015 年,中国城乡居民平均每天钙摄入量分别为 694、405、390、364 和 366.1 mg,远低于膳食推荐量 800 mg。膳食中钙的最好来源是奶及奶制品,而中国城乡居民日均奶及奶制品的摄入量较低。2015 年调查显示,人均奶及奶制品每天摄入量仅为 25.9 g,这是导致膳食钙摄入量不足的主要原因。

研究显示,合理补充钙剂及维生素 D_3 可以使骨折的发生风险降低 24%,并明显减少骨量丢失。Tang 等对 29 项随机对照研究($N = 63\,897$,年龄≥50 岁)进行了荟萃分析,其中总人数为 52 625 例的 17 项,以骨折发生率为结局指标的荟萃分析显示,补充钙和维生素 D 制剂可使各种类型的骨折风险降低 12%($P = 0.000\,4$)。对 23 项($N = 41\,419$)以骨量丢失为观察指标研究的荟萃分析提示,补充钙和维生素 D 制剂可使髋部骨量丢失减少 0.54%($P < 0.000\,1$),使腰椎骨量丢失减少 1.19%($P < 0.000\,1$)。对绝经后妇女进行的 15 项随机研究($N = 1806$)的荟萃分析显示,补充钙剂 2 年后可使绝经后妇女总的骨密度增加 2.05%(95% CI:0.24~3.86),腰椎骨密度增加 1.66%(95% CI:0.92~2.39),髋部骨密度增加 1.60%(95% CI:0.78~2.41),桡骨远端骨密度增加 1.91%(95% CI:0.33~3.50)。提示日常仅单纯补充钙质就能让绝经后妇女的骨密度得到有效改善。

(四) 维生素 D

维生素 D 促进钙的吸收。维生素 D 缺乏会影响钙代谢、成骨细胞的活性、基质骨化和骨重建等,从而影响骨健康。维生素 D 缺乏还会引起继发性甲状旁腺功能亢进,PTH 分泌增加,骨吸收增强,从而导致皮质骨丢失,增加骨质疏松和骨折的风险。骨中 $1,25\text{-}(OH)_2D_3$ 的合成是调节骨吸收和促进骨形成所必需的。在 $1,25\text{-}(OH)_2D_3$ 缺乏的情况下,只有 12.5% 的摄入钙被吸收。可通过血清 $25\text{-}(OH)D_3$ 水平判断维生素 D 的营养状况。临床上以血清 $25\text{-}(OH)D_3$ 浓度 <50 nmol/L(20 ng/ml)为维生素 D 缺乏;51~74 nmol/L(21~29 ng/ml)为维生素 D 不足;>74 nmol/L(30 ng/ml)则为维生素 D 充足。有证据表明,当血清 $25\text{-}(OH)D_3 > 80$ nmol/L 并结合适宜的膳食钙摄入时,儿童和成人的骨密度能达到最佳水平。对于老年人,维生素 D 每天推荐需求量为 400~800 IU;对于没有足够阳光照射的年轻人,每天需要至少 800~1 000 IU。也有研究认为,目前维生素 D 的推荐摄入剂量仍过低,临床观察证实每天补充维生素 D 2 000~3 000 IU 可增加血清 $25\text{-}(OH)D_3$ 的浓度,并使血清 PTH 水平维持在正常范围内。因此,血清 $25\text{-}(OH)D_3$ 的最佳浓度值仍有待于研究确定。

(五) 镁

镁是占人体内含量第四位的阳离子,机体中 60% 的镁以二价阳离子、表面结合及可交换的形式存在于骨骼中,是维持正常细胞外镁水平的储藏库,也是骨基质中羟基磷灰石的重要组成部分。还有 39% 的镁存在于软组织中。镁是能量代谢、蛋白质和核酸等合成所需的 300 余种酶促反应的关键辅助因子。镁还能维持甲状旁腺正常功能和维生素 D 代谢。镁缺乏可以抑制 PTH 的分泌，并使靶器官产生 PTH 抵抗从而导致低钙血症。

纳入 12 项有关镁摄入量与骨密度或骨折之间关系的荟萃分析结果显示，高镁摄入量与全髋骨折风险无明显相关性，而镁摄入量与股骨颈和全髋骨密度之间呈显著正相关。另一项纳入 12 项病例对照研究的荟萃分析显示，绝经后妇女低血清镁水平可能是骨质疏松发生的危险因素。

（六）磷

成年男性体内含磷 700～800 g，其中约 650 g 在骨骼中，与钙结合以羟基磷灰石形式存在，维持着骨健康。高磷摄入可引起骨盐丢失，钙磷乘积＜35 时骨矿化迟缓。有研究表明，每增加 100 mg 的磷摄入量将会增加 9％ 的骨折风险。Kemi 等发现，钙磷比值低的饮食使血 PTH 和尿钙水平增加，可能会干扰骨代谢和增加骨吸收，这也间接证明了高磷饮食对骨的不利影响。

膳食中钙磷比例影响钙吸收，不合理的钙磷比例将增加骨盐丢失。膳食中钙磷比例在儿童为 1∶1、成人为 1∶1～1∶2 时，有利于增加钙的吸收率。

（七）维生素 C

维生素 C 是参与骨组织中的蛋白质、骨胶原氨基多糖等代谢的重要物质，对酶系统有促进催化作用，有利于钙的吸收和向骨骼中沉积。

维生素 C 能增加机体对钙的吸收，促进成骨细胞生长。其缺乏时则影响骨代谢，导致骨量减少，脆性增加。Sahni 等在一项为时 17 年的调查研究中发现，维生素 C 对髋部骨折具有保护作用。

（八）维生素 K

维生素 K 是 2-甲基-1,4 萘醌的系列衍生物。维生素 K_1（叶绿醌）和维生素 K_2（甲萘醌）天然存在于食物中，而维生素 K_3、K_4、K_5 为人工合成。维生素 K 在骨代谢中起重要作用。作为羧化酶活动的辅因子，维生素 K 是骨钙素的 γ 羧化所必需的。骨钙素中的谷氨酸 γ-羧基化后，骨钙素才能与钙离子和羟基磷灰石结合，使骨矿化，促进骨的形成。随着血清超敏 C 反应蛋白（hs-CRP）浓度的升高，骨密度降低，骨转换率增高，而维生素 K 与血清 hs-CRP 呈负相关。目前研究提示，每天补充 5 mg 维生素 K_1 可以预防骨量减少绝经后妇女骨折的发生。但由于缺少有关中国居民不同阶段人群维生素 K 膳食适宜摄入量的资料和营养状况试验数据，《中国居民膳食营养素参考摄入量（2023 版）》建议成人每天应摄入 80 μg 维生素 K。

四、营养治疗与预防

骨健康是维持人体健康的关键，骨质疏松症的防治也应贯穿于生命全过程。因此，骨质疏松症的主要防治目标包括：①改善骨骼生长发育，促进成年期达到理想的峰值骨量;②维持骨量和骨质量,预防增龄性骨丢失;③避免跌倒和骨折。

骨质疏松症初级预防是指尚无骨质疏松,但具有骨质疏松症危险因素者应防止或延缓其发展为骨质疏松症,并避免发生第一次骨折;骨质疏松症二级预防和治疗是指已有骨质疏松症或已经发生过脆性骨折,防治目的是避免发生骨折或再次骨折。骨质疏松症的防治措施主要包括基础措施、药物干预和康复治疗。

(一) 基础措施

1. 调整生活方式

(1) 加强营养,均衡膳食:建议摄入富含钙、低盐和适量蛋白质的均衡膳食,推荐蛋白质摄入量为 $1.0\sim1.2\,g/(kg \cdot d)$。钙的膳食补充应注意钙含量和钙吸收率。尽可能通过膳食摄入充足的钙,补钙食物首选牛奶及奶制品,其他富含钙的有虾皮、豆腐及豆制品、芝麻酱、海带等。膳食中钙摄入不足时,可给予钙剂补充。

(2) 充足日照:建议每天根据日光的强弱合理选择时间,尽可能多地暴露皮肤于阳光下照射 $15\sim30\,min$(时间长短取决于日照时间、纬度、季节等因素),注意避免强烈阳光照射,以防灼伤皮肤。每周不少于 2 次,以促进体内维生素 D 的合成,应避免涂抹防晒霜,以免影响日照效果。

(3) 规律运动和体力活动:可改善机体的敏捷性、肌肉的质量和力量、身体的稳定性及平衡能力等,有助于减少跌倒风险。因此,建议进行有助于骨健康的体育锻炼和康复治疗。运动还有助于骨小梁重构和钙沉积,增加骨密度。骨质疏松症患者适宜的体力活动包括适宜的负重运动及抗阻运动。肌肉力量练习包括重量训练,其他运动还有行走、慢跑、太极拳、瑜伽、舞蹈和乒乓球等。运动应循序渐进、持之以恒。骨质疏松症患者开始新的运动训练前应咨询临床医师,进行相关风险评估。在进行体力活动的同时要保证膳食蛋白质的数量,利于增加骨骼肌质量和力量,达到减少跌倒和骨折风险。

(4) 其他:包括戒烟、限酒;避免过量饮用咖啡、碳酸以及含糖饮料;尽量避免或少用影响骨代谢的药物。

2. 营养补充剂

1) 钙剂 充足的钙摄入对获得理想骨峰值、减缓骨丢失、改善骨矿化和维护骨骼健康有益。《中国居民膳食营养素参考摄入量(2023 版)》建议,成人每天钙推荐摄入量为 $800\,mg$(元素钙)。膳食中钙摄入不足时,可给予钙剂补充。2010—2012 年中国居民营养与健康状况监测结果显示,我国城乡居民每天膳食钙平均摄入量约为 $364.3\,mg$。因此,在日常饮食的基础上每天还需补充钙 $500\sim600\,mg$。钙剂选择须考虑其钙元素含量、安全性和有效性。高钙血症和高尿钙时应该避免使用钙补充剂。盲目大量补钙可能增加肾结石和心血管疾病的风险。因此,补钙要遵循适量原则或遵医嘱,在医师指导下服用,避免盲目补钙。

2) 维生素 D 充足的维生素 D 可增加肠钙吸收、促进骨骼矿化、保持肌力、改善平衡能力和降低跌倒风险。维生素 D 不足还可以导致继发性甲状旁腺功能亢进,增加骨吸收,从而引起或加重骨质疏松症。补充钙剂和维生素 D 可降低骨质疏松性骨折风险。每天宜补充维生素 D_2 10～20 μg(400～800 IU);骨化三醇为维生素 D_3 经肝肾羟化酶代谢产物,作用更持久,每天口服 0.25～0.5 μg。

中国营养学会膳食维生素 D 参考摄入量为:年龄<65 岁者维生素 D 每天参考摄入量为 400 IU,≥65 岁者为 600 IU。

(二) 预防

老年人的骨骼强度主要取决于儿童、青少年期间骨骼构建,从膳食中摄入充足的钙和维生素 D 有利于获得较高峰值骨量,防止或延缓骨量减少或骨质疏松发生。女性约 30 岁时,骨量达到峰值,此后骨质发生流失。老年人的膳食中含有充足钙和维生素有利于防止或推迟骨量减少和骨质疏松症的发生。

(孙文广)

第七节 高同型半胱氨酸血症

1969 年美国哈佛大学病理学家 McCμlly 教授发现高同型半胱氨酸血症(hyperhomocysteinemia,HHcy)可导致动脉粥样硬化。随后,流行病学调查研究发现,HHcy 是心血管疾病的独立危险因素。我国学者研究发现,中国成人血浆同型半胱氨酸(homocysteine,Hcy)均值为 13～14 $\mu mol/L$,男性高于女性,并高于美国人群的 9.4 $\mu mol/L$,总体患病率达 27.5%(表 7 - 17)。

表 7 - 17 国内 3 项流行病学调查的成人血 Hcy 水平($\mu mol/L$)

作者	人群数量(例)	年龄(岁)	总平均	男性	女性
王薇等	1 168	35～64	13.8	15.4	12.2
徐希奇	3 940	≥40 岁	13.95	14.98	11.33
黄海	2 500	成年	13.2	15	12.4

Hcy 是一种含硫氨基酸,由甲硫氨酸脱甲基后生成,它的结构与氨基酸相同,但不是 20 种必需氨基酸之一,是体内蛋氨酸代谢产物,也是叶酸循环中的关键中间代谢产物。Hcy 在体内通过甲基化和转硫途径进行代谢(图 7 - 2)。甲基化途径主要涉及叶酸和甜菜碱途径完成,都是完成 Hcy 再甲基形成甲硫氨酸。转硫途径则以维生素 B_6 为辅酶生成半胱氨酸、硫化氢、硫酸根等,为机体各种含硫蛋白提供含硫基团,如谷胱甘肽、金属硫蛋白。Hcy 的再甲基化作用和转硫作用是生命存在不可缺少的关键反应,一旦此代谢发生紊乱,即可使机体表现出多种疾病症状。

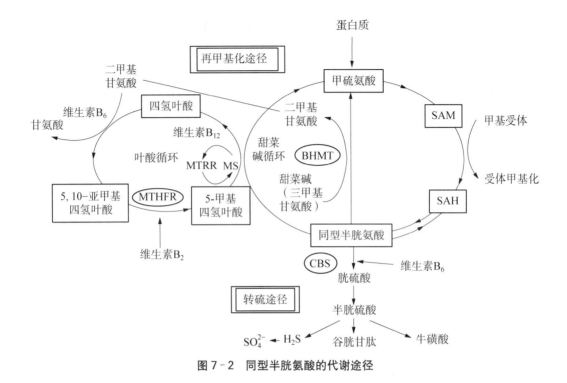

图 7‑2　同型半胱氨酸的代谢途径

一、诊断标准和分类

(一) 诊断标准

HHcy 包括遗传性和非遗传性两大类疾病,可自胎儿到老年发病。遗传性 HHcy 已被我国《第一批罕见病目录》收录,是可治疗的遗传代谢病。根据我国高血压防治指南实施情况和有关研究进展,将心血管危险因素中 HHcy 的诊断标准改为 Hcy≥15 μmol/L。根据血中总 Hcy 浓度,HHcy 分为轻型(15～30 μmol/L)、中间型(31～100 μmol/L)和重型(>100 μmol/L)。

(二) 分类

HHcy 通常分为 Ⅰ～Ⅳ型。

1. Ⅰ型　病因为胱硫醚 β 合成酶(CBS)基因缺陷所致,是种罕见的常染色体隐性遗传病。主要起病于婴幼儿期,其临床表现为晶状体异常、近视,骨骼细长、骨质疏松、智力运动发育迟滞、动静脉血管壁损伤、血栓栓塞、肾血管梗死、脑梗死等。

2. Ⅱ型　病因为亚甲基四氢叶酸还原酶缺陷(MTHFR)所致,是常见的常染色体遗传病。临床表现多样,分为起病于婴儿期的早发型和儿童到成年的晚发型。

3. Ⅲ型　通常由 *MMACHA* 基因突变导致,往往同时伴有甲基丙二酸尿症。临床表现复杂,个体差异很大,发病年龄从胎儿到成人。

4. Ⅳ型　主要指非基因突变的后天因素所致,包括年龄、性别、疾病、药物等因素造成的 HHcy。如饮食、吸烟等不良生活方式可导致叶酸、维生素 B_6、维生素 B_{12} 的消耗过多或者这些营养素摄入过少,从而引起 HHcy。另外,受雌激素的影响,男性血中 Hcy 水平通常高于女性,女性绝经后水平高于绝经前。有些药物(如氨甲蝶呤、一氧化氮、利尿药、烟酸等)会使血 Hcy 水平升高,一些疾病(如甲状腺功能减退、严重贫血、严重硬皮病及恶性肿瘤等)也会导致 HHcy。本型通常在成年期出现,临床上可表现为脑卒中、老年痴呆、认知障碍等神经系统疾病、心脏疾病、骨质疏松、高血压、肿瘤、不孕不育、妊娠期疾病等。

本节主要讨论是 Ⅳ 型 HHcy。

二、危险因素

血中 Hcy 水平升高与很多疾病的发生和发展密切相关。Hcy 是高血压和心血管疾病的危险因素。高血压的患病率与血 Hcy 水平呈正相关:血 Hcy≥10 μmol/L 时,高血压患病率为 31.4%;血 Hcy≥15 μmol/L 时,高血压患病率则为 39.2%。冠心病中有 10% 是由于血 Hcy 升高引起,血 Hcy 每增加 5 μmol/L 会使缺血性心脏病的风险增加 84%;如果血 Hcy 每降低 3 μmol/L 缺血性心脏病的风险则可下降 16%,同时深静脉血栓发病率也下降 25%。已有研究证实,HHcy 是脑卒中的独立危险因素。Framingham 队列研究显示,血 Hcy 升高人群患脑卒中的风险将提高 1.8 倍。另外,高 Hcy 可致阿尔海默氏病、帕金森病和血管性痴呆的发病风险提高。HHcy 患者如果伴有糖尿病则更容易罹患大血管和微血管损伤。另外,HHcy 与慢性肾脏病进展、骨质疏松和妊娠期的缺陷等疾病也关系密切。

三、膳食和营养因素

1. 叶酸　是一种水溶性维生素,是 Hcy 在体内代谢的重要途径之一。因此,叶酸在体内的水平直接影响 Hcy 的水平。在叶酸代谢途径中,叶酸经过肠道吸收后还原成四氢叶酸,四氢叶酸结合甲基生成 5,10-亚甲基四氢叶酸,在 5,10-亚甲基四氢叶酸还原酶(MTHFR)的催化下生成 5-甲基四氢叶酸,这个过程不可逆。随后,5-甲基四氢叶酸以维生素 B_{12} 作为转运载体在甲硫氨酸合成酶的催化下,将甲基供给 Hcy 生成甲硫氨酸,后者将进入蛋氨酸循环。如果叶酸提供甲基的过程受限,比如 *MTHFR* C677T 突变导致 MTHFR 酶活性下降会导致后续无法将 Hcy 转化为甲硫氨酸,造成 Hcy 水平升高,这也是遗传性 HHcy 的主要原因之一。1997 年,Hultberg 发现中度叶酸缺乏与脑卒中患者 Hcy 水平的升高有关。循证医学研究提示,中国高血压患者普遍存在高 Hcy、低叶酸现象,这是 H 型高血压的主要原因之一。H 型高血压是脑卒中的最重要危险因素。

2. 维生素 B_{12}　是唯一一个来源于动物性食物的微量营养素。从 Hcy 的生理代谢中可以看到,维生素 B_{12} 可提高 5-甲基四氢叶酸转移甲基的能力,提高叶酸的利用率,促进 Hcy 向蛋氨酸的转化。因此,体内维生素 B_{12} 的缺乏会造成 Hcy 水平升高。研究发现,高血压合并糖尿病时,由于胰岛素分泌不足和氨基酸代谢异常,以及多尿使维生素 B_{12} 过度丢失,高 Hcy、高血糖及糖基化终末产物进一步促进动脉粥样硬化,导致高血压及其合并症发生。而 HHcy 本身也会加速维生素 B_{12} 丢失,造成维生素 B_{12} 水平明显降低。我国学者研究发现,阿尔茨海默病患者和正常人群血中 Hcy 浓度分别为 15.56 $\mu mol/L$ 和 11.75 $\mu mol/L$,浓度>15 $\mu mol/L$ 者占阿尔茨海默病患者的 54.11%,而正常人群中为 28.70%。维生素 B_{12} 缺乏会导致 Hcy 在体内积蓄,形成 HHcy。

3. 维生素 B_6 是维持人体生理功能必需的微量营养素,在 Hcy 的代谢途径中作为辅酶参与了叶酸循环和 Hcy 转化成谷胱甘肽的过程。叶酸循环中的四氢叶酸在转变成 5,10-亚甲基四氢叶酸的过程中,接受的 2 个甲基来自二甲基甘氨酸;二甲基甘氨酸在维生素 B_6 作为辅酶的帮助下将 2 个甲基给四氢叶酸,自己转变成甘氨酸。Hcy 需要在维生素 B_6 作用下才能变成胱硫酸,从而最终形成谷胱甘肽。因此,维生素 B_6 缺乏会导致体内 Hcy 水平异常升高。Selhub 和我国学者的研究都显示血浆 Hcy 浓度与维生素 B_6 水平呈显著负相关,校正年龄、性别后这种关系仍然存在。同时,随着年龄增加,维生素 B_6 可能存在摄入不足从而造成 Hcy 水平升高。

4. 维生素 D 不参与 Hcy 代谢,但是近年有调查发现血清维生素 D 水平越高,则 Hcy 水平越低。在血清维生素 D 浓度不同的糖尿病患者中也发现 Hcy 浓度有显著差异,25-(OH)D_3<10 ng/mL 组的 Hcy 浓度最高,25-(OH)D_3≥30 ng/mL 组的 Hcy 浓度最低。校正肾功能、性别、年龄后,这种负相关仍然存在。但维生素 D 对 Hcy 影响的机制仍不明确。

5. 甜菜碱 化学名为三甲基甘氨酸,来自糖蜜的提取物,是一种人类营养天然存在的物质,最早在甜菜中发现,之后在几种微生物、海洋无脊椎动物、植物和动物中也陆续被发现。菠菜、甜菜、枸杞等均含有丰富的甜菜碱。人体内甜菜碱的浓度大约为 30 $\mu mol/L$,个体间的变化区间为 9~90 $\mu mol/L$。甜菜碱对 Hcy 的影响主要是通过刺激其肝脏甜菜碱同型半胱氨酸甲基转移酶(BHMT)途径的再甲基化,从而维持血浆 Hcy 水平的稳定。Li 等研究表明,在膳食中添加 0.2% 的胆碱或甜菜碱显著增强了肝脏的 BHMT 活性,降低了血浆中 Hcy 的浓度。最近的研究发现,在蛋氨酸负荷条件下,甜菜碱比叶酸和维生素 B_{12} 的作用更加重要。

四、酒精因素

酒精摄入量过多可引起肠道维生素的吸收障碍,肝脏摄入减少、尿液排出量增加,导致维生素 B_{12}、叶酸和磷酸吡哆醛缺乏,最终引起 HHcy。

五、营养治疗

1. 叶酸 是 Hcy 代谢的关键因素。很多研究结果显示,补充叶酸可以降低血浆 Hcy 浓度。例如,已经投入临床使用的治疗 Hcy 升高的药物依那普利叶酸片就是用于治疗 H 型高血压。在《中国临床合理补充叶酸多学科专家共识》中提到平衡膳食是改善叶酸状况的首选措施,对于叶酸缺乏的高危人群和特殊人群,则可进一步采取叶酸补充或强化食物等措施改善其叶酸营养状况。绿叶蔬菜、豆制品、动物肝脏、瘦肉、蛋类是叶酸的良好食物来源,比如菠菜、苋菜、腐竹、杂豆或干豆、鸭蛋、动物肝脏、藜麦等。天然叶酸安全性好,但不稳定且生物利用度低,易受到药物的影响,尤其对于叶酸缺乏的高危人群,如中国北方地区、贫困农村、冬/春季、孕期/哺乳期、长期服用拮抗叶酸代谢药物、大量饮酒、某些疾病、叶酸代谢基因变异等特征人群,应进一步采用叶酸补充或强化食物等措施,以改善叶酸缺乏或不足状况。一般人群叶酸补充有效且安全的剂量为每天 $0.4 \sim 1.0 \, mg$,指南目前不推荐使用叶酸来预防心血管疾病,但对于合并 HHcy 的心血管疾病高危人群和高血压患者推荐补充叶酸以降低 Hcy 水平和首次脑卒中发生风险,可以采用叶酸单药或包含叶酸的固定复方制剂。每天可服用 $0.8 \, mg$ 叶酸或联合服用维生素 B_{12},可以达到最佳的降低 Hcy 水平的效果。临床上仍然需注意每天 $1 \, mg$ 以上的大剂量叶酸会掩盖维生素 B_{12} 缺乏的症状,引起锌缺乏。

2. 维生素 B_{12}　主要来源于肉类、动物内脏、鱼、禽、贝壳类及蛋类,乳类及其制品中含量较少。植物性食物基本不含维生素 B_{12}。素食人群需要特别关注维生素 B_{12} 水平,另外胃大部或全部切除的患者维生素 B_{12} 的吸收也会出现障碍,需要口服维生素 B_{12} 制剂进行补充。但是单独使用维生素 B_{12} 效果并不明显,需要联合使用叶酸才能显著降低血浆 Hcy 水平。

3. 维生素 B_6　是 Hcy 转硫途径的重要辅酶,也是生成 5,10 - 亚甲基四氢叶酸的重要辅酶。和维生素 B_{12} 相同,单独使用维生素 B_6 不能降低血浆 Hcy 水平,需联合使用叶酸才能降低血浆 Hcy 水平。

4. 天然甜菜碱　甜菜碱是体内最高效的甲基供体。研究表明在 *MTHFR* 基因突变或叶酸缺乏造成 Hcy 升高时,补充甜菜碱可促进 Hcy 再次甲基化,有效降低血浆 Hcy 浓度。如果由于胆碱、甜菜碱不足引起的 HHcy,补充叶酸无效。在动物实验中,甜菜碱可以完全抑制胆碱缺乏诱导的 HHcy。另外,添加甜菜碱可改善 Hcy 诱导的大鼠阿尔茨海默病样病理改变和记忆障碍。

5. 胆碱　少部分胆碱在肝脏和肾脏中可以不可逆地转化为甜菜碱,成为不稳定的甲基来源。Olthof 等研究发现,补充 2 周 $2.6 \, g$ 胆碱可使空腹血浆 Hcy 水平降低 18%。

6. 复合营养补充剂　叶酸、甜菜碱和转硫途径之间存在很强的相互关系,尤其在低叶酸状态下关系更为明显。复合营养补充剂能够同时提供甲基供体、甲基载体和转硫辅酶的供给,有利于纠正甲基化和转硫化的异常。国外针对普通人群的治疗通常采用 3＋X 方案的处方营养素,即甜菜碱＋叶酸＋维生素 B_6＋辅助营养素(维生素 B_{12}、维生素 B_2、锌、镁、胆碱等)。我国专家建议的方案是每天 $800 \, \mu g$ 叶酸＋适量的维生素 B_6、B_{12}＋甜菜碱 $1 \sim 6 \, g$。

7. 牛磺酸　是一种由半胱氨酸内源性合成或由膳食(特别是鱼类和海鲜)中提供的一种含硫氨基酸,是 Hcy 转硫途径的代谢终产物,在肝脏蛋氨酸代谢过程中具有重要作用。Hcy 和牛磺酸均为含硫氨基酸且有部分相同的生物合成途径。但牛磺酸对 Hcy 水平的影响及其机制却知之甚少。此外,补充牛磺酸对 Hcy 水平的影响仍然存在争议,有待进一步研究证明。

8. 精准补充　临床中可以根据 *MTHFR*、*MTRR* 基因的多态性结合叶酸、维生素 B$_{12}$、维生素 B$_6$、胆碱、甜菜碱等营养素水平制订个性化的精准补充方案。对非基因突变的高血糖患者,应根据叶酸、维生素 B$_{12}$、维生素 B$_6$、胆碱的检查结果,重点补充严重缺乏的营养素。对 *MTHFR* C677T 位点 TT 基因型患者,应增加活性叶酸和甜菜碱的补充。对 *MTRR* A66G 位点 GG 基因型的患者,应加大对维生素 B$_2$ 的补充或增加甲基钴胺素和甜菜碱的补充。对 *CBS* 基因突变患者,应增加对维生素 B$_6$ 和甜菜碱的补充。

(谢华)

第八节　多囊卵巢综合征

多囊卵巢综合征(polycystic ovary syndrome,PCOS)是一类育龄妇女常见的内分泌代谢疾病。临床常表现为月经异常、不孕、高雄激素血征、卵巢多囊样表现等,可伴有肥胖、胰岛素抵抗、血脂紊乱等代谢异常,是 2 型糖尿病、心脑血管疾病和子宫内膜癌发病的高危因素。在育龄期妇女中,PCOS 发病率为 5%～10%。PCOS 的患病率因其诊断标准、种族、地区、调查对象等不同而不同,高发年龄段为 20～35 岁。中国 PCOS 的发病率高并呈逐年上升趋势。2013 年一项针对 10 个省市 16 886 名社区育龄期妇女的流行病学调查显示,PCOS 的患病率为 5.61%。2021 年汇总了 69 项研究包括 154 599 名参与者的荟萃分析显示,中国最新 PCOS 患病率上升至 10.01%。

一、病因

PCOS 的发病机制目前尚不明确,与遗传及环境因素密切相关,涉及神经内分泌及免疫系统的复杂调控。

(一) 遗传因素

PCOS 有家族聚集性,患者一级亲属患 PCOS 的风险明显高于正常人群。PCOS 是一种多基因病,目前的候选基因研究涉及胰岛素作用相关基因、高雄激素相关基因和慢性炎症因子相关基因等。

(二) 环境因素

研究显示,宫内高雄激素环境、环境内分泌干扰物如双酚 A、持续性有机污染物如多氯联苯、抗癫痫药物、营养过剩和不良生活方式等均可能增加 PCOS 发生的风险。

二、病理生理学特点

PCOS 患者的生化和内分泌指标异常,包括脱氢表雄酮、睾酮、雄烯二酮等雄激素升高,胰岛素抵抗引起的高胰岛素血症、糖耐量异常和高脂血症。高雄激素水平引发许多 PCOS 症状,如生殖与月经异常、多毛症和痤疮。PCOS 的病理生理学特点如下:

(一) 高雄激素血症患者比率高

中国 PCOS 患者中高雄激素血症患病率高达 85%,主要临床表现为月经周期紊乱、不孕、多毛和(或)痤疮。PCOS 患者在过量雄激素如游离睾酮的作用下,可出现稀发排卵或者不排卵。一方面,胰岛素抵抗引起的高胰岛素血症可降低性激素结合球蛋白(sex hormone-binding globulin, SHBG)的表达,导致高雄激素血症的发生;另一方面,雄激素又可诱导脂肪组织,特别是腹部脂肪组织的堆积,促进腹型肥胖的发生,加重皮下脂肪组织中的胰岛素抵抗。

(二) 继发代谢综合征比率高

PCOS 患者中继发代谢综合征,如超重/肥胖、胰岛素抵抗、高脂血症、高尿酸血症、非酒精性脂肪性肝病和心血管疾病的发病率高。①有研究发现,43% 的成年和近 1/3 的青少年 PCOS 患者合并代谢功能障碍。②约 80% 的 PCOS 患者 BMI≥24 kg/m²、腰围>85 cm、体脂率>28%,达到超重或肥胖标准。肥胖 PCOS 患者不孕率高,而且对诱导排卵的药物反应性差,胚胎质量差,体外受精移植成功率、怀孕率、活产率均低,流产率高,妊娠并发症多。③有多达 75% 的非肥胖型和 95% 的肥胖型 PCOS 患者存在胰岛素抵抗。PCOS 患者以餐后血糖升高为主,糖调节受损发生率约为 35%,2 型糖尿病发生率约为 10%。高胰岛素水平不仅通过上调 17α-羟化酶的活性来促进雄激素前体的合成,而且能通过降低肝脏 SHBG 而增加血液中的游离睾酮水平,还通过增加促性腺激素释放激素的释放提高黄体生成素/卵泡刺激素(FSH)比例,增加雄激素的合成和分泌,抑制卵泡发育和成熟。④约 70% 的 PCOS 患者存在脂代谢异常,主要表现为甘油三酯、低密度脂蛋白(LDL)以及非高密度脂蛋白(nHDL)升高。PCOS 患者常以收缩压升高为主,30~45 岁达到正常同龄人的 3~5 倍,绝经后期仍是正常人群的 3 倍;随着年龄的增长,PCOS 患者心血管疾病风险显著升高,颈动脉内膜中层增厚、冠状动脉钙化以及轻度主动脉钙化更为显著。

三、营养治疗

PCOS 患者无论是否有生育要求,无论肥胖或非肥胖,目前的指南和主流观点都推荐将生活方式调整(包括饮食、运动和行为干预等)作为一线治疗措施。多项研究表明,肥胖型 PCOS 患者降低体重的 5% 或更多,能改变或减轻月经紊乱、多毛、痤疮等症状,有利于不孕的治疗;消瘦型 PCOS 患者也存在代谢紊乱的风险。PCOS 患者的医学营养治疗(MNT)进展如下。

(一) 能量、三大供能营养素组成调整

1. 平衡负能量　是 PCOS 患者营养治疗的关键。研究发现,减轻初始体重的 5%~15%,可明显改善排卵障碍的 PCOS 患者排卵功能以及其他 PCOS 症状。多项研

究显示,PCOS患者采用平衡负能量(每天减少350~1 000 kcal)或满足基础代谢的限制能量膳食(每天1 000~1 500 kcal),持续1周~36个月,可有效减重、减脂,降低空腹血糖、血脂、胰岛素和胰岛素抵抗、睾酮、脱氢表雄酮、瘦素水平,显著提高SHBG水平和临床妊娠率,改善月经失调和多毛症、痤疮等症状。多数研究认为,在限制热能摄入前提下,不同的饮食结构对于减重的影响并无明显差异。

2. 三大营养素供能比的组成　目前仍有争议。多数研究显示,高蛋白、低碳水化合物膳食对PCOS患者有益。但是,高蛋白、低碳水化合物标准是多少? 究竟起作用的是高蛋白还是低碳水化合物? 选择高脂还是低脂膳食? 针对以上问题,目前争议较大。

1) 低碳水化合物饮食　通常指碳水化合物供能比<20%(相当于每天20~60 g)。但大部分研究将碳水化合物供能比≤45%视为低碳水化合物。有研究显示,采用低碳水化合物饮食的PCOS患者能有效减重,并且降低胰岛素抵抗、空腹胰岛素、急性胰岛素对葡萄糖的反应,降低睾酮和血脂水平,改善月经周期;但也有试验未得出阳性结果。碳水化合物的餐次分配可能在糖代谢和胰岛素抵抗中也起着重要作用。

研究发现,大多数PCOS患者采用高蛋白、低血糖负荷(GL)膳食,可减轻体重、减少体脂,提高胰岛素敏感性,降低血胰岛素水平、胰岛素抵抗、脱氢表雄酮,改善月经周期、情绪评分。低血糖指数(GI)膳食明显改善胰岛素抵抗,但与减重无关。另有研究显示,膳食纤维摄入量与血清SHBG水平呈正相关,而低膳食纤维、高精炼碳水化合物的现代饮食会诱导胰岛素抵抗和肥胖。

2) 高蛋白饮食　一般蛋白质供能比≥20%视为高蛋白,≤15%视为低蛋白。多数临床试验证明,高蛋白质饮食对保存无脂体重有利,有益于糖代谢受损患者减轻体重、改善糖化血红蛋白(HbA1c)和血压。有人认为,高蛋白饮食对身体成分和减重的益处,可能是蛋白质热效应以及缩胆囊素分泌增加继而饱腹感增强造成。也有人认为有效减重、改善代谢的原因是低能量或低碳水化合物饮食,与高蛋白饮食无关。

3) 膳食脂肪　对于PCOS患者,与高脂饮食(45%~62%脂肪)相比,低脂饮食(通常脂肪占能量的20%~30%或得舒饮食等模式,也有低至6%的)不仅可显著减重、减少腹部脂肪、改善胰岛素敏感性,还可降低空腹胰岛素、胰岛素的曲线下面积(area under curve,AUC)。但也有研究显示,低脂饮食可降低对睾酮水平的抑制强度,升高餐后血糖和胰岛素水平。有研究显示,PCOS患者坚持30%脂肪的得舒饮食,可更有效地降低体重、BMI、腰围、臀围、血清胰岛素水平、胰岛素抵抗、hs-CRP和甘油三酯水平,有助于调节血清抗中肾旁管激素、SHBG、游离雄激素指数,以及血浆一氧化氮和丙二醛水平。但也有研究认为,高脂肪、低饱和脂肪饮食比低脂肪饮食更能降低胰岛素AUC和血脂,甚至改善激素应答(降低睾酮)及降低血脂和体脂水平。

总的来说,目前针对PCOS患者饮食控制的建议为:①对于超重和肥胖PCOS患者应当采取低能量膳食,每天摄入的能量应当减少500~1 000 kcal;②每天能量的供给来源,碳水化合物占50%,蛋白质占20%,脂肪占30%,尽量选取含MUFA或PUFA的食物,SFA来源的能量应<10%;③膳食中应当富含纤维食品、蔬菜及水果;④对于体重

正常的患者,在保证能量摄入的同时,以上建议同样推荐;⑤应当为患者制订个体化的饮食控制方案。

(二)维生素与矿物质

对 PCOS 患者补充微量营养素的研究较少,目前没有足够的证据来推荐 PCOS 妇女补充微量营养素。

1. 叶酸、维生素 B_{12}　PCOS 患者常伴有 HHcy 和低维生素 B_{12}、叶酸水平,叶酸在 DNA 和 RNA 合成所需的几个关键一碳代谢反应中充当辅酶,并且对甲基化反应(如 Hcy 重新甲基化为氨基酸甲硫氨酸)至关重要。叶酸具有抗氧化、抗癌以及心脏、神经保护特性,而 PCOS 患者全身氧化应激加剧和心血管风险增加。因此,叶酸可能对 PCOS 患者有益。每天补充 $1\sim5$ mg 叶酸,$5\sim8$ 周后可改善血糖、炎症因子和氧化应激参数,如降低 HOMA-IR、hs-CRP 和丙二醛,增加总抗氧化能力和谷胱甘肽浓度,改善血脂。叶酸还可以促卵泡生长和排出,改善生殖健康。B 族维生素负责分解血液中的 Hcy,并在蛋氨酸循环中循环使用,如缺乏会导致血液中 Hcy 浓度升高。PCOS 患者经常缺乏 B 族维生素(特别是维生素 B_{12}),这与长期和(或)高剂量摄入二甲双胍有关。补充 B 族维生素可能有效调节 PCOS 患者的 Hcy 浓度,有可能改善心脏代谢和生殖健康。然而,也有由于二甲双胍致使维生素 B_{12} 吸收不良的例子。对 60 名 PCOS 患者的随机对照研究发现,每天 2 次服用 850 mg 二甲双胍,持续 3 个月,导致 Hcy 浓度增加 26.5%。每天 2 次 B 族维生素(B_1 250 mg,或 B_6 250 mg,或 B_{12} 1 000 μg)或叶酸(174 μg),与二甲双胍同服,持续 3 个月时 Hcy 浓度分别降低 21.17% 和 8.33%,但 HOMA-IR 测量的胰岛素抵抗没有变化。

2. 肌醇　PCOS 患者常伴有肌醇代谢异常和肌醇缺乏。肌醇可以降低 PCOS 患者的甘油三酯水平和胆固醇水平,改善胰岛素敏感性,还可以促进卵巢排卵和降低雄激素水平,改善生殖健康。肌醇以 5 种立体异构体的形式自然存在,其中最丰富的是肌肉肌醇(MI)和 D-手性肌醇(DI)。MI 和 DI 都是胰岛素的第二信使,分别通过葡萄糖转运蛋白的表达和细胞葡萄糖摄取或糖原合成和储存。在卵巢中,MI 参与调节葡萄糖摄取和卵泡刺激素信号转导,DI 控制糖原合成和胰岛素诱导的雄激素合成。PCOS 患者的肌醇代谢经常受损,通常源于卵巢 MI 和 DI 的失衡,这对患者的葡萄糖代谢和生殖健康有害。一项针对 496 名患者的荟萃分析发现,单独或与 DI 联合补充 MI 可显著降低空腹胰岛素和 HOMA-IR,显著增加 SHBG,但需要 MI 给药至少 24 周。其他荟萃分析报告称,补充 MI 改善排卵率和月经周期频率的调节,同时恢复了 MI:DI 比率标准化的激素(包括孕酮、黄体生成素、SHBG、雌二醇和睾酮)。研究还强调,额外补充 α-乳清蛋白可以优化肌醇对 PCOS 患者的有益作用,并克服常见的肌醇耐药。

3. 维生素 D　多数 PCOS 患者血清中维生素 D 浓度较低。低血清维生素 D 水平与中心性肥胖、胰岛素抵抗、不育症和多毛症等 PCOS 相关症状呈正相关。而血清 25-(OH)D_3 似乎是诱导排卵成功率的独立预测因子。干预研究表明,补充维生素 D 可以使 PCOS 患者改善胰岛素敏感性,改善血糖水平。尽管系统回顾和荟萃分析支持 PCOS 妇女补充维生素 D 有益,但仍有争议。目前尚无 PCOS 患者补充维生素 D 的推荐意见。

4. 维生素 E 和 K、辅酶 Q10　维生素 E 和 K 在 PCOS 患者中的作用研究较少。目前的证据表明,维生素 E 可以减少 PCOS 患者的氧化损伤和慢性炎症,而维生素 K 可能通过促进胰岛素敏感性和降低体重对 PCOS 患者产生保护作用。维生素 E 具有抗凝血和抗氧化特性,并能中和自由基。维生素 E 通常与辅酶 Q10 共同补充,二者在维持线粒体功能和完整性方面具有互补作用。补充维生素 E 已被证明可以改善特发性不孕妇女的子宫内膜厚度,而持续 8 周补充辅酶 Q10 可增加 PCOS 患者的 SHBG,降低游离睾酮浓度。目前没有单独使用维生素 E 补充剂治疗 PCOS 患者的随机对照试验,但 Chen 等在一项对接受克罗米芬柠檬酸盐或人类绝经期促性腺激素(human menopausal gonadotropin, HMG)治疗的 PCOS 和不孕妇女的回顾性研究中发现,维生素 E 可减少氧化应激,减少外源性 HMG 的需要量,但对排卵或临床或持续妊娠率没有影响。维生素 K 除了维持正常凝血还参与血管系统和骨骼的钙化,它是包括骨钙素在内的几种维生素 K 依赖性蛋白质羧化的中心辅因子。据报道,骨钙素通过在胰腺和脂肪细胞中的作用促进 β 细胞增殖和胰岛素分泌,因此可能在调节血糖状态中充当骨骼和胰腺之间的介质。Tarkesh 等在对 79 名 PCOS 患者进行的随机对照试验中发现,每天给予 90 μg 甲喹酮-7(维生素 K_2)持续 8 周,可降低腰围、脂肪量、空腹胰岛素、HOMA-IR、HOMA-β、甘油三酯、二氢睾酮和游离雄激素指数,同时增加骨骼肌质量、SHBG 和 QUICKI。维生素 K 可能是改善 PCOS 氧化应激和血糖控制的一种很有前途的补充剂,但现阶段无法得出结论。

5. 钙　PCOS 患者常伴有骨量减少和钙代谢异常。钙可以促进骨形成和防止骨质疏松,降低慢性低级炎症和心血管疾病的风险。此外,钙还可以改善胰岛素敏感性和卵泡生长,对 PCOS 患者产生积极影响。

6. 锌和硒　PCOS 患者常伴有锌缺乏和氧化损伤。锌、硒可以降低体内氧化应激和慢性炎症,改善胰岛素敏感性和生殖健康。此外,锌、硒还可以促进卵巢排卵和降低雄激素水平,对 PCOS 患者产生保护作用。有研究发现,每天补充 220 mg 硫酸锌对空腹血糖、胰岛素、胰岛素抵抗和甘油三酯有益。每天补充 200 mg 硒为期 8 周,对空腹胰岛素、胰岛素抵抗、胰岛素敏感性、甘油三酯和极低密度脂蛋白(very low-density lipoprotein, VLDL)水平产生有益的影响,而不影响空腹血糖和其他血脂水平。

7. 铬　PCOS 患者常伴有胰岛素抵抗和高血压。吡啶甲酸铬可以降低胰岛素水平和血压,减少心血管疾病的风险。此外,吡啶甲酸铬还可以改善血糖代谢和降低甘油三酯水平,对 PCOS 患者的代谢状态产生保护作用。有研究发现,每天补充 200 mg 铬为期 8 周,对空腹胰岛素、胰岛素抵抗和胰岛素敏感性有良好的影响。

(三) 其他

1. 生物黄酮类　可以通过降低体内雄激素水平和改善胰岛素敏感性,减轻 PCOS

患者的代谢异常。此外,生物黄酮类还可以促进卵泡生长和排卵,改善生殖健康。

2. α-硫辛酸　可以降低 PCOS 患者的胰岛素水平和胆固醇水平,减少心血管疾病的风险。此外,α-硫辛酸还可以改善卵泡生长和排卵,提高生殖健康。

3. 褪黑激素　PCOS 患者常伴有睡眠障碍和生物钟紊乱。褪黑激素可以调节生物钟,改善睡眠质量和生物钟功能;还可以降低胰岛素水平、雄激素水平和体重,对 PCOS 患者的代谢状态和生殖健康产生积极影响。

4. ω-3 脂肪酸　可以降低炎症指标和心血管疾病的风险,改善 PCOS 患者的代谢状态。此外,ω-3 脂肪酸还可以促进卵巢排卵和降低雄激素水平,对 PCOS 患者的生殖健康产生保护作用。研究发现,血浆中 ω-6/ω-3 PUFA 比值较高的女性血浆雄激素水平高,而增加血长链 ω-3 PUFA 与 PCOS 患者的血脂下降相关。鱼油中的长链 ω-3 脂肪酸可以通过脂蛋白脂肪酶提高细胞外脂肪分解,增强肝脏、骨骼肌中的 β-氧化作用,从而减少肝脏的脂肪酸供应量,能有效减少胰岛素抵抗患者肝脏甘油三酯的产生,在降低肥胖 PCOS 患者肝脏脂肪、血浆甘油三酯、高血压和其他心血管代谢危险因素中具有重要作用。ω-3 PUFA 还可通过降低炎症因子(如 TNF-α、IL-6)水平,增加抗炎激素脂联素的分泌,或者改善参与胰岛素和脂质信号通路的过氧化物酶体增殖物激活受体 γ(PPAR-γ)和 LDLR 基因表达,从而改善胰岛素敏感性,降低葡萄糖、胰岛素浓度。研究显示,PCOS 患者短期(6~12 周)每天补充 ω-3 PUFA 补充剂 2~4 g,可显著降低胰岛素抵抗、BMI、睾酮水平和血脂水平,减少腰围和月经间隔时间。增加膳食 PUFA 摄入量同样也表现出显著的代谢和内分泌效应(如降低空腹胰岛素浓度和急性胰岛素反应)。但也有试验未见 ω-3 PUFA 的阳性作用。ω-3 PUFA 存在于多脂鱼、坚果(尤其核桃)、坚果罐头和种子油中,鱼油富含长链 ω-3 PUFA-EPA 和 DHA,亚麻籽油富含必需 ω-3 PUFA-α 亚麻酸(α-linolenic acid,ALA),二者各有单独的代谢和内分泌效应,不应该互相替代使用。

5. 益生菌　PCOS 患者常伴有肠道微生态紊乱和胰岛素抵抗。益生菌可以改善肠道微生态和胰岛素敏感性,减轻 PCOS 患者的代谢异常。此外,益生菌还可以调节激素水平和促进卵巢排卵,改善生殖健康。

6. 肉桂　可以降低血糖和胆固醇水平,改善胰岛素敏感性和维护心血管健康,还可以促进卵巢排卵和降低雄激素水平,对 PCOS 患者的生殖健康产生保护作用。

(四) 膳食安排

膳食频率和就餐时间对 PCOS 患者似乎是有价值的,虽然数据有限。增加进餐频率可以分散营养负荷,减轻饥饿感,减少胰岛素分泌、降低餐后胰岛素浓度、降低游离脂肪酸(FFA)对葡萄糖摄取的抑制、增加血糖清除,可能对体重和血糖控制产生有益的影响。对 PCOS 患者进行 24 周没有限制能量的交叉随机对照试验显示,六餐与三餐模式相比,可改善口服葡萄糖耐量试验(OGTT)、胰岛素敏感性,降低主观饥饿感。对消瘦 PCOS 患者的研究发现,早餐摄入高能量食物,减少晚餐食物摄入量,相应地改善了胰岛素敏感性和生殖功能标志物（显著降低葡萄糖 AUC 和胰岛素 AUC、游离睾酮、17α-羟孕酮，增加 SHBG、排卵率）。也有人认为，增加进餐频率可使餐后脂肪生成或沉积增加，总能量摄入增加，导致体重增加，餐后血糖、胰岛素、胰岛素抵抗和血脂水平升高，并可能对血清磷脂脂肪酸组成产生负面影响。

（五）运动干预

已证实体育锻炼可以有效改善 PCOS 肥胖患者月经紊乱和稀发排卵的症状。对于不排卵的肥胖 PCOS 患者，通过运动治疗，60%的患者恢复规律的月经周期，50%的患者恢复排卵，35%的患者自然受孕。运动同样可以调节体重正常但存在胰岛素抵抗和高胰岛素血症患者骨骼肌中胰岛素信号转导蛋白质的表达，从而提高肌细胞的代谢水平，增加胰岛素敏感性，利于临床转归。PCOS 患者出现抑郁、焦虑等心理问题的概率高，规律运动可以有效改善患者的心理状态，保证生活干预效果，提高生命质量。对于肥胖或超重患者，运动的主要目标是改善身体脂肪分布及减重，体重下降 5%～10% 可使患者的生殖和代谢异常得到明显改善。一般建议每周累计进行至少 150 min 中等强度（达到最大心率 50%～70%）的运动效果，以有氧运动为主，每次 20～60 min，视运动强度而定，以维持健康体重和状态。如果在有氧运动的基础上，保证每周至少 2 次间断的阻力运动可以更好地降低 BMI，改善患者的身体素质。有运动障碍的人群可以考虑由运动医学专业医师帮助建立结构化的运动计划。

MNT 对 PCOS 患者各种临床结局的影响，仍然需要设计科学、长期、足够样本量的临床循证研究从多方面进行验证。《多囊卵巢综合征诊治内分泌专家共识 2018》认为，总能量的控制及膳食结构的合理化是关键，推荐碳水化合物占 45%～60%，并选择低 GL 食物，脂肪占 20%～30%，其中以 MUFA 为主，SFA 和 PUFA 占比均应低于 10%，蛋白质占 15%～20%，以植物蛋白、乳清蛋白为主，同时要摄入丰富的维生素、矿物质及膳食纤维。

（马爱勤）

第九节　甲状腺疾病

甲状腺是人体最大的内分泌腺，呈"H"形，棕红色，分左右 2 个侧叶，中间以峡部相连，重 20～30 g。甲状腺位于喉下部气管上部的前侧，吞咽时可随喉部上下移动。甲状腺的血液来自颈总动脉发出的甲状腺上动脉和甲状腺下动脉。神经方面，甲状腺由自主神经系统控制，其交感神经纤维来自颈上神经节，副交感神经纤维则来自迷走神经。在组织学上，甲状腺的外层为一薄层结缔组织被膜，被膜伸入腺体内将腺体分为许多独立小叶。滤泡为甲状腺的基本结构单位，呈球形或卵形，20～40 个滤泡组成一个小叶，滤泡中含有胶质。滤泡上皮细胞通常为立方状,其主要功能是合成与分泌甲状腺激素。滤泡旁细胞又称 C 细胞,存在于滤泡上皮细胞之间或滤泡之间。C 细胞是合成和分泌降钙素的场所,还可分泌生长抑素、突触素等。甲状腺滤泡间为丰富的结缔组织,含有大量的毛细血管、毛细淋巴管及神经。

甲状腺激素受到垂体分泌的促甲状腺激素(thyroid stimulating hormone,TSH)调节,三碘甲腺原氨酸(T_3)和四碘甲腺原氨酸(T_4,即甲状腺素)由滤泡上皮细胞从滤泡腔内通过胞吞作用吸收并释放入血。甲状腺激素几乎作用所有的有核细胞,是生长、神经发育、生殖以及能量代谢的重要调节者。这种激素的主要生理功能有:促进新陈代谢,使绝大多数组织耗氧量加大,并增加产热;影响蛋白质、糖和脂肪代谢,能促进小肠黏膜对糖的吸收,增加糖原分解,抑制糖原合成;促进脂肪酸氧化,增强儿茶酚胺和胰高血糖素对脂肪的分解作用;促进生长发育,对长骨、脑和生殖器官的发育生长至关重要,尤其在婴儿期,此时缺乏会患呆小症;提高中枢神经系统的兴奋性;加强和调控其他激素的作用及加快心率、加强心缩力和加大心输出量等作用。

一、甲状腺功能亢进症

(一) 病因和临床表现

甲状腺功能亢进症(hyperthyroidism,简称"甲亢")是指各种原因导致甲状腺功能增高、分泌激素增多或因甲状腺素在血循环中水平增高所致的一组内分泌疾病,其主要原因是内分泌自身免疫病。甲亢临床上多呈高代谢综合征,甲状腺肿大,不伴或伴有不同程度的突眼症。由于发病机制的不同甲亢的临床分型有多种,其中弥漫性甲状腺肿伴甲状腺功能亢进,亦称 Graves 病,是甲亢中最常见的一种,本病多发于女性,男女之比为 1：(4～6),各年龄组均可发病,以 20～40 岁最为多见。

(二) 营养代谢特点

1. **碘代谢**　碘是合成甲状腺激素必不可少的重要原料,在维持机体健康的过程中发挥着重要的作用。健康成人体内的碘总量为 20～50 mg,平均为 30 mg,其中 70%～80%位于甲状腺中〔数据来自《中国居民补碘指南(2018 版)》〕。人体摄取的碘大多在胃肠道内还原为碘化物后再被吸收。碘本身在体内蓄积过多也可能诱发甲亢,称为碘甲亢。如应用碘化钾治疗多结节性甲状腺肿或用含有机碘化物的造影剂进行检查时,都可能发生甲亢。但是正常人即使一次摄入过多的碘,仍可保持正常的生理功能。

2. **宏量营养素**　甲亢属于超高代谢综合征,因 T_3、T_4 分泌增多而促进三大营养物质代谢,基础代谢率异常增高,过多的甲状腺激素加速蛋白质的分解,导致负氮平衡。肌肉组织被消耗,患者疲乏无力,体重下降。T_4 还能促进脂肪动员,加速脂肪氧化和分解,促进体内胆固醇的合成。但在甲亢时,由于胆固醇的降解及由胆汁排出速度超过胆固醇的合成,反而使血胆固醇浓度偏低。过量的甲状腺激素能促进肠道对糖的吸收,促进葡萄糖的氧化和利用,促进肝糖原分解。

3. 维生素 甲状腺激素是多种维生素代谢的必需激素。甲亢时 B 族维生素、维生素 C 及维生素 A 消耗量增多,在组织中的含量减少。维生素 B 对甲状腺体有一定的抑制作用,而甲亢患者对维生素 B 的需要量及尿中的排出量均增加,对维生素 C 的需要量也增加。

4. 矿物质和水 甲状腺激素不但有利尿作用,还能够加速矿物质的排泄。在尿液中,钾的排泄比钠多,加上钾大量转入细胞内,因此甲亢时常常并发低钾血症或合并周期性麻痹。此外,甲状腺激素对破骨细胞和成骨细胞均有兴奋作用,使骨骼的更新率加快,导致骨质脱钙,促使骨质疏松症的发生。

患有甲亢时,患者血中的钡、铁、锰、锌等微量元素明显降低。血镁浓度还与 T_3 浓度呈显著负相关。甲亢时由于肠蠕动增强,锌的吸收减少,同时汗液中锌的丢失增加而引起机体低锌,并可能导致月经周期延长甚至闭经。低锰可能导致卵巢功能紊乱、性欲减退及糖耐量异常。

(三) 营养治疗

以高能量、高蛋白、高维生素及低碘作为营养治疗原则,纠正因代谢亢进而引起的消耗,改善全身营养状况,防止营养不良的发生。

1. 增加能量供给 每天给予充足的碳水化合物可纠正过度的能量消耗。甲亢患者每天供给能量可达到 3 000~3 500 kcal,比正常人增加 50%~70%,以满足过量的 T_4 分泌引起的代谢率增加,其中碳水化合物通常占总能量的 60%~70%。

2. 保证蛋白质供给 甲亢患者可按 1.5~2.0 g/(kg·d)供给,并保证优质蛋白质的摄入量,但不宜过多供给动物性蛋白质。

3. 充足的维生素供给 应供给丰富的维生素,甲亢患者多种水溶性维生素容易缺乏,尤其是 B 族维生素和维生素 C。维生素 D 是保证肠钙、磷吸收的主要物质,应保证其充足供给,患者如有腹泻更应注意维生素的补充。

4. 适当的钙磷摄入 为了防止骨质疏松症及其并发的病理性骨折,应适量增加钙、磷的摄入,尤其对于症状长期不能控制患者和老年甲亢患者。

5. 忌用含碘丰富的食物和药物 碘是合成 T_4 的原料,摄入大量的碘可能加速甲状腺激素的合成,从而诱发甲亢或使甲亢症状加剧。因此,应忌用含碘食物,如海带、紫菜、发菜等,烹调宜选用无碘盐,一些含碘药物也应忌用。

6. 适当增加餐次 为了纠正甲亢患者的机体消耗,保证食物摄入和吸收,在每天三餐外还可以在两餐间加餐,以改善机体的代谢紊乱,减轻心脏负担。

二、甲状腺功能减退症

(一) 病因和临床表现

甲状腺功能减退症(hypothyroidism,简称"甲减")是由于甲状腺激素合成和分泌减少或组织作用减弱导致的全身代谢减低综合征。按起病年龄可分为 3 型:于胎儿或新生儿期起病称呆小病;于青春期发育前起病称幼年性甲减;于成年期起病称成年型甲减。根据原因可分为:原发性甲减、中枢性甲减、消耗性甲减、甲状腺素抵抗综合征4型。

甲减病因复杂,以原发性甲减最多见,此类甲减约占全部甲减的99%,其中自身免疫、甲状腺手术和甲亢^{131}I治疗三大原因占90%以上。中枢性甲减或继发性甲减:由于下丘脑和垂体病变引起的促甲状腺激素释放激素(TRH)或者促甲状腺激素(TSH)产生和分泌减少所致的甲减。垂体外照射、垂体大腺瘤、颅咽管瘤及垂体缺血性坏死是中枢性甲减较常见的原因。消耗性甲减是因为表达Ⅲ型脱碘酶(deiodinase-3,D3)而致甲状腺激素灭活或丢失过多引起的甲减。甲状腺激素抵抗综合征(thyroid hormone resistance sysdrome)是由于甲状腺激素在外周组织出现生物效应障碍引起的甲减。

(二) 营养代谢特点

1. **碘代谢**　导致甲减的原因有多种,碘缺乏和碘过量都可能导致甲减,但明显的甲减主要发生在严重碘缺乏的情况下,通常伴有甲状腺肿。如果是甲状腺全部切除或完全破坏所致甲减,摄碘和合成甲状腺激素的器官已不存在或功能丧失,患者需要接受甲状腺激素的替代治疗,因此食用加碘食盐或未加碘食盐对甲状腺无明显影响。如果是甲状腺腺叶切除或甲状腺组织尚有残留,可以正常碘饮食,包括食用加碘食盐。碘缺乏所致甲减往往发生在碘缺乏地区,食用加碘食盐是最有效的治疗方法。碘过量所致的甲减需查找碘过量原因,例如长期使用被忽视的碘制剂(含碘造影剂、高碘抗心律失常胺碘酮、外用消毒聚维酮碘或含碘甲状腺补充剂)等、食用过多富碘食物等,对这些患者要限制碘的摄入。

2. **宏量营养素代谢紊乱**　甲状腺激素不足可能影响红细胞生成素的合成而致骨髓造血功能减低,有月经过多、铁吸收障碍等。另外,还与维生素 B_{12}、叶酸等与造血功能有关的因子缺乏有关。脂肪是体内供给能量和帮助脂溶性维生素吸收的物质。甲减时血浆胆固醇合成速度虽然不快,但是排出速度缓慢,因此容易出现高甘油三酯和高胆固醇血症,这在原发性甲减时更加明显,其血脂增高程度与血清 TSH 的水平呈正相关,因此应限制脂肪的摄入。

(三) 营养治疗

1. **补充适量碘盐**　在碘缺乏区,仅从食物及饮水中摄入的碘远远不够人体所需,因此我国目前实施加碘盐政策。加碘盐中碘含量平均水平(以碘元素计)为 20～30 mg/kg,用以防止碘摄入量不足。按照我国《食用盐碘含量》标准,如果食盐强化碘量水平为 25 mg/kg,每天摄入 5 g 食盐,烹调损失率按 WHO 等国际组织推荐的 20%计算,每天从加碘食盐中可摄入碘 100 μg,加上饮水和食物中摄入的碘,则能达到一般人群每天碘推荐摄入量(120 μg)。此外,对怀孕妇女更应注意补充碘盐,防止因母体缺碘而致后代患克汀病。另外,对于碘过量导致的甲减则应限制碘的摄入。

2. **供给足量蛋白质**　甲减时因小肠黏膜更新速度减慢,消化液分泌腺体受到影响,酶活力下降。一旦出现血清白蛋白降低,应补充必需氨基酸,供给足量蛋白质,改善病情。

3. 限制脂肪和胆固醇摄入 甲减患者常有高脂血症,这在原发性甲减患者中更明显,故应限制脂肪供给量。每天脂肪应占总能量 20% 左右,并限制高胆固醇食物的摄入。

4. 纠正贫血 对有贫血的患者应补充富含铁质的饮食,并供给丰富的维生素。主要补充维生素 B_{12},如肉、动物内脏等。必要时还应供给叶酸及铁制剂等。

5. 食物选择

1) 宜选食物 因缺碘所致的甲减,需适量选用含碘高的海产品,如海带、紫菜等,可用碘盐。炒菜时应注意碘盐不宜放入沸油中,以免碘挥发而使得碘的丢失增多。蛋白质补充可选用蛋类、乳类、畜禽肉类、鱼类等,适量供给动物肝脏可纠正贫血,还要保证供给各种蔬菜和新鲜的水果。

2) 慎选食物 慎用富含胆固醇的食物,如蛋黄、奶油、动物脑髓和内脏等。慎用高脂肪类食物,如肥肉、油炸食品、动物内脏、脑、鱼卵等,烹调油限量使用。

(李娟)

第十节 血管内皮细胞功能障碍

血管包括动脉、静脉、毛细血管和淋巴管,可以形成不同器官之间高度的动态交界面,主要分为血管和淋巴管两大系统。血管系统携带氧气、营养物质、循环细胞和可溶性因子进出每个器官组织;淋巴管系统负责运输淋巴细胞、细胞因子等协调免疫应答,并从胃肠道吸收脂肪。这些血管具有不同的形态和器官特征,执行特定的功能,调控微循环维持组织器官功能。内皮细胞是血管内衬的连续细胞单层,具有广泛的重要体内平衡作用,参与高度活跃的代谢和调节功能,是人体循环的第一反应者,并调节血管张力和维持血液循环、流动性、凝血和炎症反应。大中小血管、微血管病变或衰老、内皮功能障碍是全身急慢性疾病的基础,例如动脉粥样硬化、高血压、充血性心力衰竭、高同型半胱氨酸血症(HHcy)、糖尿病、肾衰竭、肝硬化、肺损伤、主动脉瘤和夹层、类风湿关节炎、脑淀粉样变、视网膜病变、感染等促发因素,涵盖从炎症到癌症多种疾病状态。血管内皮细胞功能(endothelial function)障碍是人类死亡的最常见原因。高血压、动脉粥样硬化、凝血相关和病理性血管生成相关疾病导致的死亡占人类总死亡人数的 2/3 以上,但人们对此认识甚少。

一、分类和评估

血管内皮主要分三种类型:连续型、有孔型和正弦型。连续型主要形成屏障,存在于大多数器官中,包括大脑和视网膜,溶质通过有特定转运蛋白控制的胞吞方式通过内皮细胞。有孔型的毛细血管多为有被隔膜覆盖的细胞内孔,存在于内分泌腺体、肠道和肾脏,可以被液体和小分子渗透。正弦型具有较大的细胞间隙和不连续的基底膜,允许物质自由交换,存在于肝脏、骨髓和脾脏。此外,还有两种特殊形式,即 Schlemm 管(具有大量巨大液泡,胞吞作用使房水从前眼室流出)和高内皮小静脉(立方形内皮细胞,作为淋巴细胞从血液迁移到淋巴结的入口点)。

血管内皮细胞功能评估:根据最新的欧洲高血压学会的声明,目前尚无统一的"金标准"评估血管内皮细胞功能。目前采用的方法对内皮细胞功能的侵入性和非侵入性评估技术都具有一定的挑战和局限性。侵入性方法包括:①动脉循环观察,将导管尖端放置在冠状动脉口,并局部递送内皮依赖性激动剂(如乙酰胆碱);②微血管反应性检测,采用组织活检分离出的皮下小动脉通过金属丝或加压显微肌摄影仪进行评估;③内皮多糖复合物检测,采用示踪剂或者表面微血管系统的半自动成像。非浸入性方法包括:①视网膜光学相干断层扫描,通过眼睛的微血管系统及其对药理刺激的反应进行成像,评估脉络膜的厚度;②静脉闭塞体积描记法检测前臂血流,采用超声检查方法测量短期缺血后肱动脉直径的变化以评估流量介导的肱动脉扩张;③使用化合物乙酰胆碱、硝普钠和缓激肽测试内皮功能、指尖的外周血管内皮功能(ENDOPAT 设备评估指状微血管扩张)。

二、病因和结局

(一) 病因

血管内皮细胞功能障碍会损伤内皮依赖性舒张、血管生成和屏障功能。内皮细胞长期暴露于内环境和循环的氧气、营养代谢物(如葡萄糖、氨基酸和脂质)、激素(如胰岛素、血管紧张素 II 和内皮素 1)和细胞毒性药物(如化疗药物)、免疫细胞、炎症因子、活性氧(ROS)以及血流动力(如脉动压力、剪切应力和高压)等破坏性刺激,使其极易受损或衰老,随后导致一系列血管相关性疾病。

1. *血流动力学与血管内皮功能障碍* 内皮细胞受各种血液流动模式的影响,包括稳定的层流和扰动流。一般来说,稳定的层流对动脉粥样硬化具有保护作用;不稳定的扰动流是冠状动脉分叉处、分支点和弯曲段内侧发生诱发早期动脉粥样硬化斑块形成的因素之一,是导致内皮功能障碍的危险因素。多项研究表明,稳定的层流可以激活细胞外信号调控的蛋白激酶 5(extracellular signal-regulated kinase 5,ERK5),导致过氧化物酶体增殖物激活受体(peroxisome proliferators-activated receptors,PPAR)转录活性和 Kruppel 样因子(Kruppel-like factor,KLF)2/4 表达增加;ERK5 参与血流诱导通路;KLF 在调节血管通透性、血液凝固和炎症方面发挥着关键作用;PPAR 可以抑制白细胞聚集发挥抗炎作用。

2. *代谢产物与血管内皮功能障碍* 内皮细胞持续暴露于营养物质、代谢物和激素

(如葡萄糖、脂质、氨基酸和胰岛素),尤其是肥胖和糖尿病等病理状态以及进餐后、年龄增长会导致胰岛素、葡萄糖、甘油三酯、胆固醇和氨基酸的循环水平升高,导致内皮细胞功能障碍。胰岛素激活抑制叉头盒蛋白的丝氨酸/苏氨酸蛋白激酶(AKT1)信号通路,导致超氧化物歧化酶(superoxide dismutase,SOD)活性降低,ROS 增加;葡萄糖在体内和体外都能通过抑制 SIRT1 信号导致内皮细胞衰老和氧化应激。高葡萄糖水平会降低端粒酶活性、端粒长度和内皮一氧化氮合酶(eNOS)磷酸化,减少一氧化氮(nitric oxide,NO)的产生,促进内皮细胞老化。甲硫氨酸代谢过程中产生的 Hcy 会加速内皮细胞衰老的发生和发展。脂质在内皮屏障下沉积,使得连接蛋白表达减少和屏障功能受损,引发动脉粥样硬化。

3. **血管收缩剂/舒张剂与血管内皮功能障碍** 内皮细胞产生大量血管舒张剂、血管收缩剂和非内皮来源的血管活性物质的受体。剪切应力诱导内皮细胞产生有效的血管舒张因子 NO,可以减少黏附分子的内皮表达,改善屏障功能,防止凝血并且通常具有血管保护作用;缓激肽是一种血管活性肽,可通过增加 NO 和其他内皮衍生松弛因子的产生来诱导血管舒张。血管收缩剂包括内皮素和血管紧张素 II 等,可以通过间接血流动力学效应或直接影响炎症细胞诱导内皮细胞功能。血管紧张素 II 不仅增加 ROS 产生,还触发诱导性一氧化氮合酶(iNOS)/环氧合酶(cyclooxygenase,COX)共同途径,抑制血管舒张,引起血管炎症。

4. **氧化应激、炎症与血管内皮障碍** ROS 来源于氧的不完全还原,包括 O_2^-、羟基自由基、过氧化氢(H_2O_2)等。O_2^-、羟基自由基作为信号分子调节细胞凋亡、衰老。H_2O_2 在各种信号通路中发挥信使作用。剪切应力会增加 H_2O_2 表达,激活 p38 丝裂原活化蛋白激酶(mitogen-activated protein kinase,MAPK)和 eNOS 导致 NO 生成。H_2O_2 在肺动脉、冠状动脉和肠系膜动脉的血管舒张中也起着关键作用。失调的血管系统 ROS 生成会导致氧化应激增加,高胆固醇血症使得 O_2^-、羟自由基升高,使 eNOS 失活导致动脉粥样硬化。氮氧化合物(NO_X)是产生 ROS 的主要来源,广泛表达在血管系统,通过刺激 O_2^-、羟基自由基将电子从还原型辅酶 II(NADPH)转移到氧气,启动 ROS 级联生成。NO_X 衍生的 ROS 可刺激调节炎症因子和趋化因子的转录因子,导致炎症细胞的募集。血管系统还有 SOD 和过氧化氢酶等多种减少 ROS 的抗氧化酶,起到调节作用。

5. **慢性炎症与血管内皮功能障碍** 血管炎症导致血管壁改变,促使内皮细胞功能障碍。慢性炎症可能由多种因素引起,包括氧化应激、炎症因子、高胆固醇血症、高血压、剪切应力。例如 TNF-α、IL-1、氧化型低密度脂蛋白(ox-LDL)、血管紧张素 II、CRP、单核细胞趋化蛋白-1(MCP-1)、细胞间黏附分子-1(ICAM-1,又称 CD54)、血管细胞黏附分子-1(VCAM-1)等炎症标志物、炎症因子等通过多个氧化应激机制导致血管内皮细胞功能损伤。

(二) 结局

血管内皮细胞功能障碍可减少 NO 的产生,直接导致内皮依赖性扩张受损,并促进免疫细胞迁徙、黏附和浸润、血小板聚集和内皮通透性。内皮细胞改变还会影响其他血管活性分子的产生和功能，例如血管紧张素Ⅱ和内皮素1导致血压升高，促进动脉粥样硬化斑块的形成，以及心血管疾病的发生和发展。失调的血管生成会加剧疾病病理并抑制组织修复，加重器官功能障碍。代谢紊乱，如肥胖、高血糖和血脂代谢紊乱，会导致血管内皮细胞功能障碍；但新出现的证据表明，代谢紊乱与血管内皮细胞功能障碍可能互为因果关系，之间的机制联系可能与免疫细胞浸润、血流动力、血管舒张、毛细血管密度和代谢活跃组织（如脂肪组织和骨骼肌）中毛细血管密度的改变有关，是未来进一步的研究方向。

三、营养治疗

大多的营养干预（饮食模式或者营养素）方案，已通过血管内皮细胞相关疾病，如肥胖、糖尿病、心血管疾病等为治疗目标从而改善病理状态下的血管功能。但因为内皮细胞功能缺乏评估的"金标准"，虽然研究较多，但证据级别相对不高。

（一）饮食模式

已知进食高脂肪餐后会发生NO依赖性内皮功能障碍。一项系统性回顾和荟萃分析纳入了131项研究，以血流介导血管舒张程度进行评估，观察单一高脂肪饮食对血管内皮的影响。结果显示单一的高脂肪膳食会对内皮功能产生不利影响。WHO鼓励多酚类饮食治疗，即富含新鲜水果和蔬菜作为改善内皮功能障碍和减轻糖尿病社会经济负担的日常选择，具有抗氧化特性，调整血糖状态，改善食欲，调节糖和脂质代谢，调节血小板活化和细胞间聚集，从而改善糖尿病患者的血管状态。能量限制饮食治疗，即与正常能量摄入相比，每天能量摄入长期减少25%～30%，但不限制任何食物。该饮食治疗方法可以显著降低血压、改善内皮功能障碍、降低慢性代谢性疾病的炎症指标。肥胖患者接受低脂饮食或减肥方案（包括运动疗法或减肥药物）时，内皮血管功能收益效果可能会更大。

（二）营养素

1. 叶酸 流行病学研究表明，补充叶酸可降低心血管风险。叶酸可通过改善氧化，降低应激、炎症等反应，同时控制高血压、高血脂和血糖紊乱，有效减少动脉粥样硬化。最新的一项荟萃分析包括21项随机对照试验，共2025名参与者，结果显示补充叶酸，尤其是较高剂量（>5 mg/d）可以影响血流介导的血管舒张，改善内皮细胞功能。

2. 酒精 微血管功能障碍是脑卒中、痴呆、抑郁症、视网膜病变和慢性肾脏病（CKD）等重要促成因素。氧化应激可能是与饮酒相关的血管功能障碍的重要病理生理机制。现有证据显示，酗酒或大量饮酒会加速微血管功能障碍、微血管扩张能力和流量调节受损，引发NO和ROS失衡，促进中大动脉炎症和动脉粥样硬化的发展，最终发展为心脑血管等疾病。因此，应避免大量饮酒对微血管功能和高血压的负面影响，少量低度或中度饮酒暂不推荐，尚需要进一步研究（例如：不同性别对酒精的响应差异；饮酒

量、饮酒频率与氧化应激的关系)

3. 可可黄烷醇 可可和巧克力含有大量的可可黄烷醇。研究显示,每天摄入1 350 mg可可黄烷醇可以改善健康人和2型糖尿病患者的下肢内皮功能;每天2次摄入450 mg可以改善健康人的内皮功能和Framingham风险评分,逆转健康老年人与年龄相关的血管硬度、心血管风险负担。可可多酚提取物及其主要类黄酮可通过调节氧自由基的生成以及抗氧化酶和非酶防御来保护人体内皮细胞免受氧化损伤。

4. 油酸和棕榈酸 FFA是脂蛋白脂酶(lipoprotein lipase, LPL)从循环甘油三酯释放出的细胞内重要能量来源,可以进行β-氧化,协助ATP合成进入线粒体。FFA升高与慢性低度炎症状态的发生和发展有关,会导致血管内皮功能障碍。肥胖时脂肪组织释放的脂肪酸和脂肪因子的增加可能是血管内等功能障碍、血管炎症和动脉粥样硬化发生和发展之间的联系。油酸属于MUFA,存在于动植物油脂,茶油、橄榄油中含量最高。棕榈油属于PUFA,属于植物油。研究显示,合理使用油酸、棕榈酸可以有效预防血管内皮的氧化应激,从而降低心脑血管等疾病的风险。

5. 大豆、异黄酮和植物雌激素 大豆富含异黄酮或植物雌激素,雌激素治疗已被证明可以改善绝经后妇女的内皮依赖性血管舒张。因此,考虑异黄酮也可能通过调节参与细胞通路的关键分子的磷酸化和钙通道的激活对内皮细胞产生类似雌激素受体介导的作用。此外,异黄酮还可以通过间接作用减少炎症和抑制氧化以改善内皮细胞的功能。2012年一项荟萃分析累积的证据显示,暴露于大豆异黄酮可以适度改善血管内皮细胞功能(测量血管介导的血管舒张),异黄酮补充剂可能有益于血管健康。

6. 多酚类 多酚能够抑制可引起氧化应激的ROS,并抑制内皮细胞内炎症标志物的上调。白藜芦醇是研究最多的多酚之一,具有公认的心血管保护作用。白藜芦醇通过改善炎症标志物、动脉粥样硬化、葡萄糖代谢和内皮功能发挥作用,并得到临床试验的进一步支持。姜黄素或二铁酰甲烷是一种多酚化合物,源自南亚和东南亚本土植物姜黄的根茎,是一种多酚类食物,调节与炎症相关的众多转录因子和细胞因子,具有抗氧化和抗炎特性。临床前研究已经证明,姜黄素通过其抗氧化和抗炎作用对血管内皮功能起保护作用。然而,来自随机对照试验的临床证据仍然薄弱,因此在糖尿病和心血管预防指南中均没有使用上述补充剂的推荐。葡萄酒和葡萄提取物中的多酚具有血管扩张活性;浆果富含花青素类黄酮(一种多酚的亚型),同样可诱导NO产生并减少氧化应激和炎症,对改善血管内皮功能具有一定的潜在益处。

7. 硝酸盐和类胡萝卜 增加蔬菜的摄入有助于保持心血管健康。在膳食中补充甜菜根和硝酸盐可以降低血压、改善血管僵硬度和内皮血管功能。蔬菜中的番茄红素是最有效的抗氧化剂之一和最主要的类胡萝卜素。流行病学研究显示,番茄制品或番茄红素补充剂对血脂、血压和内皮功能有积极影响。上述研究支持开发有前途的个性化营养策略改善内皮功能,降低心血管疾病的发病风险。

8. 亚麻籽 富含ω-3脂肪酸、植物雌激素和可溶性纤维。一项荟萃分析纳入了40项对照研究,共2520名参与者,结果发现食用亚麻籽及其制品对降低人体CRP、IL-6和血管细胞黏附分子-1具有有益作用,是一种重要的改善内皮功能障碍的替代策略,尤其对超重和(或)存在代谢紊乱风险的亚健康人群效果更好。

9. 镁　是人体健康必需的矿物质,是体内含量第二的细胞内阳离子和第四的矿物质,参与重要的代谢过程,在调节血管平滑肌张力和内皮功能方面发挥作用,可抑制动脉粥样硬化和血栓形成、血管钙化以及内皮和血管平滑肌细胞的增殖和迁移。研究显示,普通人群口服补充镁制剂对血管功能无显著改变;但对超重、老人和不健康人群,口服补充镁制剂6个月以上可能会改善内皮功能。

10. 维生素D　是一种类固醇激素,与骨重建相关的钙调节有关。较低的血清维生素D浓度与脑血管疾病的发病风险增加相关,包括高血压风险增加、肌细胞收缩力降低和动脉钙化增加。2019年的一项荟萃分析纳入了26项符合定量分析的研究,结果显示2808名参与者中有42%维生素D水平不足;补充维生素D后,血管内皮指标血流介导的舒张、脉搏波速度、中心动脉的影响增强指数无显著性变化,提示补充维生素D并不能改善内皮功能。另外一项荟萃分析则指出,维生素D补充剂可以通过纠正维生素D缺乏显著改善动脉僵硬度(持续时间≥4个月,每天补充维生素D_3≥2000 IU)。因此,关于是否需要补充维生素D仍存有争议,需要进一步的研究来证实维生素D对血管内皮是否有益。

（张晓敏,万燕萍）

第八章

神经系统疾病营养支持治疗

神经系统疾病的病因较为复杂。与神经系统疾病有关的营养问题包括两类：一类是营养缺乏或过量导致的神经系统疾病，如脚气病；第二类是并发于急性或慢性神经系统损害，如脑卒中、帕金森病、阿尔茨海默病等，这些疾病常常损害患者的进食、咀嚼或吞咽功能。此外，神经系统疾病还可以引起躯体功能逐渐下降、自理能力下降，也会导致营养不良。早期发现、早期诊断、切实执行合适的诊疗计划以及帮助患者及家属选择饮食，对满足患者的营养所需十分必要。

第一节 脑 卒 中

一、定义和分类

脑卒中(stroke)又称为脑中风或脑血管意外，是指脑血管阻塞或破裂引起的脑血流循环障碍和脑组织功能或结构损害的疾病。脑卒中可分为两大类，即缺血性脑卒中(ischemic stroke)和出血性脑卒中(hemorrhage stroke)。缺血性脑卒中约占脑卒中的85%，主要包括脑血栓形成和脑栓塞，这两者可统称为脑梗死(cerebral infarction)。出血性脑卒中尽管只占脑卒中的15%，但常引起患者猝死，主要包括脑出血和蛛网膜下腔出血，更常发生在高血压患者中。

二、流行病学特征

脑卒中是我国第一位致死和致残的疾病。2016年流行病学研究显示，我国脑卒中死亡病例209.8万例。2017年全球疾病负担研究显示，我国脑卒中年龄标化的发病率和死亡率分别为246.8/10万和114.8/10万，现存脑卒中患者超过1 100万。脑梗死的直接住院总费用高达524.26亿元。在美国，脑卒中是第三常见死亡原因，也是最常见的致残因素。脑卒中因其"高发病率、高致残率、高病死率、高经济负担"的特点,已成为危及人类健康的全球难题,造成严重的疾病和经济负担。

三、临床表现

脑卒中常见的临床表现有:①语言功能障碍,表现为发音不清,甚至出现失语;②面瘫,以中枢性面瘫为主,主要表现为嘴角歪斜、流口水、鼻唇沟变浅等;③肢体瘫痪,一般是偏瘫,可以伴有肢体麻木;④认知功能障碍;⑤视物重影;⑥出血性脑卒中还可表现为剧烈的头痛、恶心和呕吐。

脑卒中一般急性起病,及时发现脑卒中的早期症状极其重要,越早发现、越早诊治,治疗和康复效果也就越好。2021 年 7 月,中国卒中学会正式发布了识别卒中早期症状的"BE FAST"口诀,前 5 个字母各代表一个早期症状,最后 1 个字母是提醒一旦发现症状,就要马上拨打急救电话。立刻就医:B(Balance)是指身体突然失去平衡;E(Eyes)是指眼睛看不清;F(Face)是指面部不对称、口角歪斜;A(Arms)是指手臂突然无力或麻木感;S(Speech)是指说话含混、不能理解别人的语言;T(Time)是指抓紧时间立即拨打急救电话获得医疗救助。

四、危险因素

年龄是脑卒中最重要的危险因素。在可干预的危险因素中,高血压和吸烟排在最前列,其他危险因素包括肥胖、心脏病、糖尿病、酗酒、缺乏体力活动等。

(一) 年龄

年龄是脑卒中最重要的一项不可干预的危险因素。我国脑卒中患者平均发病年龄为 66 岁,早于发达国家的平均水平(75 岁)。80 岁以上高龄脑卒中患者大约占所有脑卒中患者的 1/3,但目前全球脑卒中发病呈现年轻化的趋势。

(二) 高血压

多个流行病学研究已证实,高血压与脑卒中密切相关。血压增高与脑卒中发生风险增加呈显著正相关。脑卒中发病率与病死率的地理分布与高血压的地理分布相一致。防治高血压可以降低人群脑卒中发病率与病死率,间接证实高血压是脑卒中的危险因素。

(三) 吸烟

吸烟是首发缺血性脑卒中的重要独立危险因素,且增加无症状性脑梗死的风险。有研究运用吸入法连续测定吸烟者及对照组的脑血流量,发现吸烟者两侧大脑半球血流量明显减少。提示长期吸烟可使脑血管舒缩功能降低并加速动脉硬化而增加脑卒中的危险。

(四) 糖尿病

有研究通过 12 年的对照观察发现,糖尿病患者脑卒中的发病率为 6 230/10 万,而非糖尿病患者为 3 270/10 万。糖尿病患者的大血管损害是缺血性脑卒中的危险因素。在人群水平,>8% 的首发脑卒中可归因于糖尿病。

(五) 肥胖

肥胖也与脑卒中发病增高相关。最近的流行病学研究显示,BMI 自 20 kg/m² 开始,肥胖与脑卒中风险呈正相关,每增加 1 kg/m²,脑卒中风险增加 5%。因此,有研究建议将女性 BMI>25 kg/m²、女性 16 年内体重增加>11 kg、男性腰臀比(WHR)>0.92 作为脑卒中的危险因素。

(六) 心脏病

多种心脏病均可增加脑卒中的发病风险,而且心脏病也可成为脑卒中的直接致病原因,如风湿性心脏病附壁血栓脱落造成脑栓塞。有研究显示,心房颤动者脑卒中的发病风险增加 5 倍。上海的一项前瞻性研究证明,有冠心病或高血压心脏病的男性患者,出血性脑卒中和缺血性脑卒中的发病率分别为无心脏病患者的 6.8 倍和 5.48 倍。

(七) 饮酒

脑卒中的亚型不同,酒精对脑卒中的作用也有所不同。对于缺血性脑卒中患者,饮酒与缺血性脑卒中风险呈 J 型相关;轻中度饮酒为保护性因素,重度饮酒则会增加脑卒中风险。然而,对于出血性脑卒中患者,任何饮酒都会增加其风险,重度饮酒则风险更大。

五、营养治疗

脑卒中患者常常出现吞咽障碍、意识障碍等情况,这些脑功能障碍可以引起患者的进食困难、营养摄入不足以及营养消耗增加,从而引发脑卒中后营养不良或营养风险增加。目前国际文献报道,脑卒中后营养不良发生率变异较大,波动在 6.1%~62%。FOOD(Feed or Ordinary Diet)研究是一项大规模、多中心、随机对照临床研究,共纳入 4 023 例脑卒中患者,结果显示 314 例(8%)患者存在营养不良。我国的一项多中心前瞻性调查发现,首次脑卒中患者入院时营养不良发生率约为 3.8%,入院 2 周时营养不良发生率增加至 7.5% 左右,说明我国脑卒中患者在住院期间获得的营养治疗比较少,脑卒中后营养状况未受到足够的重视。

脑卒中伴有营养不良者的并发症,如肺部感染、褥疮、胃肠道出血、深静脉血栓及其他并发症,发生率显著高于营养正常者。脑卒中后营养不良可以增加患者各种感染的发生率、脑卒中复发率和病死率,是导致脑卒中后不良结局的重要原因。有研究表明,脑卒中伴有营养不良的患者较营养正常脑卒中患者的病死率增加 2.08 倍。FOOD 研究显示,当校正潜在的混杂因素后,脑卒中后营养不良是 6 个月内死亡和不良预后的独立风险因素。

脑卒中患者的营养治疗包括营养筛查、营养评估、营养干预和营养监测 4 个部分。

（一）营养筛查

所有脑卒中患者应在入院后 24 h 内接受营养风险筛查以明确是否具有营养风险。在患者发生病情变化时应重新进行营养风险筛查，无特殊情况应每周筛查 1 次。营养风险筛查应该由受过培训的医务人员执行。目前尚没有针对脑卒中患者专门的营养筛查工具。推荐的营养风险筛查工具包括针对住院人群的营养风险筛查工具（NRS-2002）、针对社区人群的营养不良通用筛查工具（MUST）、针对老年人群的微型营养评估简表（MNA-SF）和针对重症患者的重症患者营养风险评分（nutrition risk in critically ill，NUTRIC）等。

（二）营养评估

营养筛查结果提示，存在营养风险的患者应进一步请营养师进行全面营养评估。目前尚没有针对脑卒中患者专门的营养评估工具。ASPEN 和 ESPEN 推荐主观全面评定法（SGA）和患者主观整体评估（PG-SGA）作为营养评估方法。另外，营养评估还要结合患者病史、膳食调查、人体测量学指标和实验室生化指标等情况进行综合判断。对于脑卒中患者，还需要特别进行水化状态评估，用于指导后续的液体支持计划。

（三）营养干预

1. 能量及营养素推荐摄入量　根据《卫健委行业标准——脑卒中患者膳食指导》，脑卒中患者能量及营养素推荐摄入量如下：

1）能量　脑卒中患者的基础能量消耗（BEE）约高于正常人的 30%。建议能量摄入为 83.68 kJ（20 kcal）/（kg·d）～146.44 kJ（35 kcal）/（kg·d），再根据患者的身高、体重、性别、年龄、活动度、应激状况进行系数调整。稳定期患者的能量供给量可与正常人相同，体重超重者应减少能量供给。发病后能量需要量应按照公式"BEE×活动系数"计算。

2）蛋白质　脑卒中患者的蛋白质摄入量至少 1 g/（kg·d），存在过度分解代谢情况下（如有压疮时）应将蛋白质摄入量增至 1.2～1.5 g/（kg·d）。动物蛋白与植物蛋白比例为 1∶1 左右。

3）脂肪　总脂肪能量占一天摄入总能量的比例≤30%，对于血脂异常患者占比≤25%。SFA 能量占一天摄入总能量的比例≤7%，反式脂肪酸占比≤1%。ω-3 PUFA 摄入量可占总能量 0.5%～2%，ω-6 PUFA 摄入量可占总能量 2.5%～9%。

4）碳水化合物　在合理控制总能量的基础上，脑卒中患者膳食中碳水化合物应占每天摄入总能量的 50%～65%。

5）维生素和矿物质　均衡摄入含多种维生素和矿物质的食品以及特殊医学用途配方食品（FSMP），尤其是富含维生素 B_6、维生素 B_{12}、维生素 C、叶酸等维生素的食品，预防维生素缺乏并降低患者的发病风险。脑卒中患者如果合并糖尿病时，应适量补充维生素 B_6、叶酸和维生素 B_{12} 以降低患者的 Hcy 水平，随机血糖控制在 10 mmol/L 以下。如果合并神经病变，应注重适量补充叶酸和维生素 B_{12}。

6）膳食纤维　脑卒中患者膳食纤维每天摄入量可为 25～30 g，卧床或合并便秘患者应酌情增加膳食纤维摄入量。

7）水　限制液体摄入状况下，气候温和时脑卒中患者每天最少饮水 1200 ml。对于脑卒中伴有吞咽障碍的患者应防止其液体摄入不足，导致脱水，可经营养管少量多次补充，保持水电解质平衡。

2. 脑卒中后吞咽障碍管理　吞咽障碍是脑卒中后最常见的临床并发症之一，急性脑卒中后吞咽障碍的发生率达 37%～78%。尽管部分患者吞咽障碍可在脑卒中后 1 个月内恢复，但是脑卒中早期的吞咽障碍将明显增加患者误吸及肺炎的风险，减少经口进食量，导致脱水、电解质紊乱及营养不良，增加脑卒中患者的病死率和不良预后。脑卒中后吞咽障碍是营养不良的独立危险因素。因此，吞咽障碍的管理是脑卒中患者营养管理的重要组成部分。脑卒中后吞咽障碍的管理包括筛查、评估和治疗 3 个部分。

1）筛查和评估　吞咽筛查需要在患者进食第一口水和食物前进行（入院 24 h 内），通常由受过专业培训的护士完成，且筛查结果异常的患者应由受过培训的专业人员进一步进行吞咽评估。《2021 中国卒中肠内营养护理指南》推荐采用 Sapienza 全球床旁评估工具或床旁吞咽评估测试进行吞咽筛查。与其他脑卒中后功能障碍一样，吞咽障碍可随着时间而逐渐恢复。因此，专业人员要保证对患者定期再次评估，以便及时调整进食方法和治疗计划。

2）治疗　经全面评估确认存在吞咽障碍的患者应给予促进吞咽功能恢复的治疗，包括针灸、吞咽康复治疗、食物性状改进、进食姿势改变等。食物性状改进是指针对吞咽障碍的患者将固体食物改成泥状或糊状，从而降低吞咽难度。脑卒中后大部分吞咽障碍患者最容易误吸的是稀液体，将稀液内加入增稠剂以增加黏度，可减少误吸，增加摄入量。如果患者采取食物性状改进和代偿性方法，仍不能保证足够量的营养摄入，则需要管饲肠内营养（具体参见"管饲肠内营养"）。

3. 营养支持途径　根据脑卒中患者的营养状况、吞咽能力、肠道功能、预期持续时间和并发症风险等因素选择合适的营养支持途径，具体见表 8-1。

表 8-1　脑卒中患者营养支持途径的选择

肠道功能	吞咽功能	营养状况	营养支持途径	备　注
正常	正常	营养良好	常规饮食	
正常	正常	经口摄入不足，存在营养不良或营养不良风险	经口饮食＋口服营养补充	
正常	异常	存在营养不良或营养不良风险	管饲肠内营养	• 急性期→经鼻胃管喂养 • 上消化道功能障碍、不耐受鼻胃管喂养或有反流和误吸高风险→经幽门后置管喂养 • 预计肠内营养＞28 天或不能耐受经鼻饲管喂养者→经皮胃镜下胃造口术

（续表）

肠道功能	吞咽功能	营养状况	营养支持途径	备　注
正常	异常	存在营养不良或营养不良风险	管饲肠内营养＋SPN	单用肠内营养短期内无法达到目标量→SPN
异常	—	存在营养不良或营养不良风险	肠外营养	有严重胃肠道功能障碍,无法使用胃肠途径进行喂养→全肠外营养

注　SPN:补充性肠外营养。

1）常规饮食　入院时营养状况良好且无吞咽障碍的急性脑卒中患者应采取常规饮食,根据《卫健委行业标准-脑卒中患者膳食指导》,各类食物摄入量推荐如下:

（1）谷类和薯类:保证每天粮谷类和薯类食物的摄入量为 200～300 g;优选低糖高膳食纤维的种类,如莜麦、荞麦、玉米面、小米、燕麦、麦麸、糙米等。

（2）禽畜肉类:建议每天禽畜肉类食物的摄入量为 50～75 g;优选低脂肪高优质蛋白的种类,如鸽肉、火鸡腿、鸡胸肉、牛里脊、猪里脊等。

（3）鱼虾类:建议每天鱼虾类食物的摄入量为 75～100 g;优选低脂肪高优质蛋白且含丰富 PUFA 的食物,如海参、鲢鱼、青鱼、鲤鱼、带鱼、鳗鱼、鳕鱼等。

（4）蛋类:建议每天蛋类的摄入量为 25～50 g。

（5）奶类及奶制品:建议每天饮 300 g 奶或相当量的奶制品;优选低脂肪、脱脂奶及其制品。

（6）豆类及其制品:建议每天摄入 30～50 g 大豆或相当量的豆制品;优选绿豆、黑豆、红小豆、黄豆、豆浆、豆腐、豆汁等。

（7）蔬菜:建议每天蔬菜摄入量为 500 g 以上,深色蔬菜占一半以上,如菠菜、油菜、空心菜、生菜、莴笋叶等。

（8）水果:不伴有高血糖的脑血管疾病患者每天水果摄入量约 150 g;优选西瓜、橙子、柚子、柠檬、桃子、杏、猕猴桃、枇杷、菠萝、草莓、樱桃、火龙果等。

（9）坚果:含丰富的蛋白质、脂肪、维生素、矿物质,建议每周可摄入约 50 g;优选开心果、大杏仁、白瓜子、核桃等。

（10）油脂:以植物油为主,不宜吃含油脂过高及油炸类食物,如肥肉、动物油等。

（11）调味品:不宜吃含盐高的菜品或腌制品,如咸肉、咸菜、熏酱食物等;食盐应每天不超过 5 g,如果合并高血压,应每天不超过 3 g;不宜吃辛辣调味品及咖啡、浓茶等刺激食物。

（12）酒:脑卒中患者应限制饮酒。康复后如要饮酒,推荐女性一天饮用酒的酒精量不超过 15 g,男性一天饮用酒的酒精量不超过 25 g。15 g 酒精相当于 450 ml 啤酒、150 ml 葡萄酒或 50 ml 低度白酒。

（13）平衡膳食:选择多种食物,达到营养合理,以保证充足的营养和适宜的体重（18.5 kg/m² ≤ BMI ＜ 24.0 kg/m²）。每天推荐摄入谷薯类,蔬菜,水果类,肉、禽、鱼、乳、蛋类,豆类,油脂类共五大类食品。做到主食粗细搭配。

(14) 烹调方法:多用蒸、煮、炖、拌、汆、水溜、煨、烩等少盐少油烹调方式;减少咀嚼次数,易于吞咽及消化吸收。

2) 口服营养补充(ONS) 通过经口饮食无法达到推荐量的 60% 且持续 3~5 天、存在营养不良或风险且无吞咽障碍的脑卒中患者,推荐给予 ONS。一项研究表明,对于能够经口进食但存在营养风险的患者,ONS 能够提高患者的上肢力量、增加患者的能量及蛋白质摄入。值得注意的是,FOOD 研究结果不支持对未经选择、入院时营养良好的脑卒中患者进行营养补充。因此,对于不存在营养不良或风险的脑卒中患者,不推荐使用 ONS。另外,对于大部分意识清醒的管饲肠内营养的脑卒中患者,在管饲肠内营养喂养之余,根据其吞咽障碍的种类及严重程度,可给予 ONS 摄入额外的营养。

3) 管饲肠内营养 对于因吞咽障碍不能经口摄食的患者,如果没有肠内营养禁忌,应予以管饲肠内营养。对于吞咽障碍的患者,如果采取食物性状改进和代偿性方法,能够减少误吸并保证足够量的营养摄入,则可以经口进食,否则就需要管饲肠内营养。可以经口摄食的患者,如每天能量摄入不足目标量的 60%,也应给予管饲肠内营养。

(1) 开始时机:目前尚无足够证据可确定脑卒中后营养支持的适宜时机。研究表明,与延迟管饲喂养相比,早期启动管饲喂养(7 天内)更能降低患者远期病死率、功能障碍及胃肠道出血的发生率。对于重症患者实施早期营养支持(48 h 内),可显著降低患者感染率,缩短住院时间及提高存活率。ESPEN 指南推荐:在血流动力学稳定后,胃肠道功能正常的患者应尽早(24 h 内)给予肠内营养。ASPEN 指南推荐:肠内营养应在入院 24~48 h 开始。因此,目前推荐包括重症患者在内的脑卒中患者应在入院 24~48 h 开始肠内营养。

(2) 实施路径:脑卒中患者管饲肠内营养支持治疗时,应首先选择鼻胃管进行肠内营养支持治疗。若存在上消化道功能障碍,可以考虑幽门后(十二指肠或空肠)喂养。如果患者即使用了促胃肠动力药仍存在胃排空延迟,也应考虑幽门后喂养。

一项荟萃分析结果显示,采用鼻胃管与经皮胃镜下胃造口术(PEG)对于脑卒中患者主要结局(包括病死率、肺炎发生率、营养状况等)的影响并无统计学差异。因此,不推荐对吞咽障碍的脑卒中患者早期应用 PEG。如果需要长期(>4 周)肠内营养,应该在患者临床情况稳定后(14~28 天)再使用 PEG 喂养。对于营养治疗预期超过 14 天的患者,如果患者拒绝使用鼻胃管,或经尝试后对鼻胃管不能耐受,且胃管难以固定,可以早期启动 PEG 喂养。

(3) 制剂选择:临床上主要根据脑卒中患者的胃肠道功能、合并症、并发症等因素综合考虑,选择不同特点的肠内营养制剂。对于胃肠道功能正常患者,首选整蛋白标准配方;对于消化或吸收功能障碍患者,可选用短肽型或氨基酸型等预消化配方;对于便秘患者,可选择富含膳食纤维配方;对于糖尿病或血糖增高患者,可选用低糖配方;对于高脂血症患者,可选用高蛋白低脂配方;对于限制液体入量患者,可选用高能量密度配方;对于乳糖不耐受患者,可选用无乳糖配方,避免使用含短链碳水化合物的制剂。

(4) 输注方式:当患者存在胃食管反流或误吸风险,或使用十二指肠管/空肠管管饲喂养时,建议采用持续滴注喂养方式。对急性期和重症脑卒中患者,持续滴注喂养组的肺部感染、误吸、腹泻、胃潴留、高血糖等不良反应发生率均低于间歇喂养组,故推荐急性期和重症脑卒中患者采用持续滴注喂养方式。输注容量从少到多,即首日 500 ml,逐渐(2～5 天)达到全量;输注速度从慢到快,即首日肠内营养输注 20～50 ml/h,次日起逐渐加至 80～100 ml/h,12～24 h 内输注完毕。输注管道要每 4 小时用 20～30 ml 温水冲洗管道 1 次,每次中断输注或给药前后用 20～30 ml 温水冲洗管道。

4) 肠外营养 由于肠外营养时肠黏膜缺乏营养素刺激,出现血供减少、黏膜萎缩,导致肠道菌群失调和肠黏膜屏障受损。因此,脑卒中患者如果胃肠道功能可耐受时,应首选肠内营养。只有在有严重胃肠道功能障碍,无法使用胃肠途径进行喂养或单用肠内营养短期内无法达到目标量,才给予全肠外营养或补充性肠外营养。当脑卒中患者肠内营养存在禁忌证、不可实施或不能满足能量和蛋白质需求量的 60% 且持续 3～5 天时,建议启动肠外营养。对于不能经口或肠内营养途径摄取足够水分的患者,应立即启动肠外营养。当患者存在静脉炎风险、损失静脉通道等情况,应避免经周围静脉给予肠外营养,而改用经中心静脉给予肠外营养。联合应用肠内营养和肠外营养进行营养支持治疗时,当经肠内营养能够达到能量和蛋白质需求量的 60% 时,可以逐渐停用肠外营养。

(四) 营养监测

在对脑卒中患者进行营养支持干预过程中,应动态监测热能和蛋白质目标达标情况。对住院患者应定期进行人体测量学指标和实验室指标等监测,根据结果调整摄入能量及特定营养素的供给。

由于部分经口进食的脑卒中患者在吞咽液体食物时存在困难,患者可能刻意避免饮用液体。有时医师也会限制患者液体摄入或采取增稠剂的方式改变液体形状,利于吞咽,但容易造成患者液体摄入不足、水化不足或脱水。因此,应该定期监测患者的水化状态,通常采取记录出入量、实验室结果(如血浆渗透压)、机体的征象(如黏膜干燥、皮肤变干、尿色发黄)等来判断患者的水化状态。

对于接受肠内营养支持治疗的患者,每天都要通过体格检查监测肠鸣音、排气排便情况、腹部形态等情况。应密切监测恶心、呕吐、腹泻、腹胀、呕血、黑便等消化道症状,以及误吸的症状和体征。定时检测管饲深度和胃残余液量、颜色和性状等。

(张家瑛,刘景芳)

第二节 帕 金 森 病

一、概述

帕金森病(Parkinson's disease)又名震颤麻痹,是一种隐匿起病、缓慢进展的中枢神经系统退行性疾病。该病以黑质多巴胺能神经元退行性改变和路易小体形成,纹状体区多巴胺降低、多巴胺与乙酰胆碱神经递质失衡为特征,临床主要表现为静止性震颤、肌强直、运动迟缓和姿势障碍。帕金森病是仅次于阿尔茨海默病的第二常见的神经系统退行性疾病,在老年人中发病率较高。本病的发病年龄平均为 57 岁,30 岁以下极为罕见,55 岁以后更为常见,男性略多于女性。流行病学调查显示,欧美国家 60 岁以上人群帕金森病患病率为 1‰,80 岁以上人群患病率超过 4‰。我国 65 岁以上人群患病率为 1.7%,与欧美国家相似。2005 年我国帕金森病患病人数为 199 万,预计 2030 年将上升至 500 万人。随着疾病的发展,帕金森病的症状会逐渐加重,患者容易出现体重下降与营养不良。

二、病因和临床表现

(一) 病因

帕金森病的病因目前尚未完全清楚,可能与遗传、环境及年龄等因素有关。①遗传因素:虽然大多数帕金森病属于散发型,但有 10%～15% 患者属于遗传型。目前已发现与帕金森病发病相关的基因有 30 多个,如 α-突触核蛋白基因、*Parkin*、微管相关蛋白 *tau* 基因等。此外,相关基因的多态性、蛋白表达和翻译后修饰的异常也能增加散发性帕金森病的易感性。②环境因素:农药(如鱼藤酮)、土壤和水中的某些金属元素(如汞、锰、铜、铅等)、双酚 A 等环境毒素的暴露,可能增加帕金森病的发病风险。③年龄因素:年龄的增长与帕金森病的发病有密切关系。随着年龄增长,多巴胺神经元呈进行性丢失,具体机制尚不清楚,可能与氧化应激损伤加重有关。帕金森病可能是在多种因素反复作用下,通过氧化应激、线粒体功能紊乱、免疫炎症反应、胞内蛋白聚集与降解异常等机制而发病。

(二) 临床表现

1. 运动症状　多始于一侧上肢,逐步累及同侧下肢,再波及对侧上肢及下肢。具体可归结为以下几类:

1) 静止性震颤　常为帕金森病的首发症状,是主动肌和拮抗肌交替收缩引起的节律性震颤。常在静止时出现或表现更明显,随意运动时减轻或停止,紧张或激动时加剧,入睡后消失。典型表现为拇指和食指连续做"搓丸样动作"。

2) 肌强直　当关节进行被动运动时,与增高的肌张力始终保持一致,感觉类似弯曲软铅管的感觉,称为"铅管样强直"。如患者合并有震颤,在屈伸肢体时可感觉到在均匀阻力中出现断续的停顿,如同转动齿轮一样,称为"齿轮样强直"。

3) 运动迟缓　表现为日常活动减慢、随意运动减少、面部表情呆板、双眼瞬目减少、精细运动困难、书写减慢或"小写征"等。

4) 姿势平衡障碍　早期表现为患侧上肢摆臂幅度减小、下肢拖曳;随着病情进展,步伐逐渐变小,自坐位、卧位起立困难。有时起步后以极小的步伐越走越快,不能及时止步,称为"慌张步态"。有时行走中全身僵住、不能动弹,称为"冻结步态"。

2. 非运动症状　症状涉及多种类型,并且可能先于运动症状发生。

1)感觉障碍　90％以上的患者可出现嗅觉减退,中晚期常有肢体麻木、疼痛症状。

2)睡眠障碍　60％～90％的患者伴有睡眠障碍,包括失眠、快速眼动睡眠行为障碍(rapid eye movement sleep behavior disorder, RBD)、白天过度嗜睡等。

3)自主神经功能障碍　常见的症状如便秘、多汗、流涎、直立性低血压、尿频、尿急等。

4)精神和认知障碍　近半数患者伴有抑郁,并常伴有焦虑。认知功能障碍的发生时间和特点存在个体差异,后期可进展为痴呆。

三、膳食因素

1. 宏量营养素　总体来说,关于宏量营养素对帕金森病发病风险影响的证据尚不够充分。2015 年一项荟萃分析提示,饮食中蛋白质、碳水化合物和能量的摄入可能与帕金森病的发病风险无关。膳食脂肪摄入量与帕金森病发病风险之间存在关联,但取决于脂肪酸的亚型。2019 年的一项荟萃分析表明,PUFA 的摄入可能会降低患帕金森病的发病风险;但其中花生四烯酸的摄入却可能增加患帕金森病的发病风险。目前还需要进一步的研究来验证膳食脂肪摄入与帕金森病发病之间的关系。

2. 乳制品　流行病学研究发现,乳制品摄入增多可能增加帕金森病的患病风险,其中与牛奶的相关性比酸奶、奶酪等其他产品更强。一项基于前瞻性队列研究的剂量反应荟萃分析表明,牛奶摄入量每天每增加 200 g,帕金森病的患病风险就会增加 17％。有研究认为,大量食用乳制品可能通过酪蛋白对尿酸浓度的影响而导致血清尿酸水平降低;而高尿酸水平能降低帕金森病的患病风险和病程,对帕金森病具有保护作用。然而也有研究表明,尿酸的这种保护作用可能与性别有关,在男性中更加明显,对女性则没有影响。

3. 茶　含有一些天然活性成分,如茶多酚、茶氨酸等,对帕金森病具有保护作用。茶多酚有抗氧化、清除自由基、抑制胆碱酯酶活性和多巴胺转运体再摄取等方面的作用;茶氨酸可增加大脑中的多巴胺水平。大量研究都发现,饮茶可明显降低帕金森病的发病率。一项剂量反应荟萃分析表明,茶的摄入量与帕金森病的总体患病风险之间存在线性关系,每天每增加 2 杯茶可使帕金森病患病风险(调整吸烟因素后)降低 26％。

4. 咖啡　所含的咖啡因是中枢腺苷受体拮抗剂,可增加多巴胺能神经传递,刺激多巴胺释放,在帕金森病中发挥神经保护作用。饮用咖啡与帕金森病发病呈负相关,并降低帕金森病患者情绪、认知障碍的严重程度。2020 年的一项荟萃分析显示,咖啡因可以改善健康人群和帕金森病患者的疾病风险与进展。剂量反应荟萃分析表明,咖啡因的摄入量与帕金森病患病风险降低呈线性关系。每天每增加 200 mg 咖啡因摄入量,帕金森病的患病风险降低 17％。但饮用咖啡与帕金森病的患病风险却是一种非线性关联,大约每天 3 杯咖啡就达到最大的保护效果,其具体机制尚不清楚,可能与饮用咖啡时摄入牛奶、久坐、咖啡中含有农药等因素有关。

5. 维生素 维生素 B_6 摄入量低可增加帕金森病发病风险的独立相关性。因此,膳食中补充维生素 B_6 可降低帕金森病的患病风险。有认知功能障碍的帕金森病患者可能具有较低的维生素 B_{12} 和叶酸水平,然而膳食中维生素 B_{12} 和叶酸摄入量与帕金森病的患病风险无显著相关性。帕金森病患者的血清维生素 D 水平下降,并且维生素 D 缺乏与帕金森病症状严重程度及患者的整体认知功能有关。2019 年的一项荟萃分析显示,缺乏维生素 D 与帕金森病的患病风险增加显著相关,然而补充维生素 D 在改善帕金森病患者运动功能方面没有明显益处。维生素 E 摄入量较高者帕金森病的患病风险较低,提示维生素 E 对帕金森病可能具有保护作用。维生素 C、维生素 A 或 β 胡萝卜素与帕金森病患病风险的关系尚不明确。

四、营养支持治疗

(一) 营养问题

帕金森病患者发生体重下降和营养不良的风险增加。据报道,约有 15% 的帕金森病患者存在营养不良。造成帕金森病患者营养问题的原因包括疾病本身和抗帕金森病药物的不良反应两个方面。在疾病本身方面,帕金森病患者存在肌肉强直和震颤等症状导致静息状态下的能量消耗较普通人增加;同时帕金森病患者常伴有胃肠道功能障碍和自主神经功能紊乱,如胃肠蠕动减弱、食欲下降、便秘、流涎、吞咽困难等,部分患者还伴有焦虑、抑郁等精神障碍,这些因素均可导致患者摄食减少。此外,抗帕金森病药物的不良反应也会导致患者摄入减少,尤其是在疾病中后期。例如,左旋多巴是治疗帕金森病的常用药物,它可引起恶心、呕吐、厌食、便秘等症状。因此,应重视对帕金森病患者的营养风险筛查与评估。在病程中,还须定期对患者的摄食情况、吞咽功能、消化道症状、体重等方面进行评估与监测。

(二) 营养治疗原则

1. 能量 虽然帕金森病患者日常活动减少,但能量摄入应考虑到震颤等导致的能量消耗。鼓励患者摄入充足的能量以达到相应性别和年龄的推荐量。

2. 蛋白质 供给量需满足每天的蛋白质需求、维持正氮平衡。建议每天的蛋白质供给量为 0.8~1.0 g/kg,以补充优质蛋白(鱼、肉、蛋、奶等)为主。在食用高蛋白饮食后,帕金森病患者血浆中的大分子中性氨基酸(large neutral amino acid,LNAA)浓度会增高,导致患者对左旋多巴的反应减弱而加重症状。因此,应避免在服用左旋多巴的同时大量摄入蛋白质。为了最大限度地提高左旋多巴的吸收和疗效,建议遵循蛋白质再分配的饮食方案,即蛋白质集中在晚餐时间摄入,而早餐和午餐则以谷类、蔬菜等蛋白质含量相对较低的食物为主。虽然低蛋白饮食可提高药物的吸收,但是严格低蛋白饮食的益处尚未在高质量的临床研究中证实,因此并不推荐持续的低蛋白饮食方案。

3. 碳水化合物 是能量的主要来源,建议帕金森病患者碳水化合物供能占总能量的 55%～60%，通常碳水化合物与蛋白质的供能比例维持在 4∶1～5∶1。

4. 脂肪 供能建议不超过总能量的 30%。应以不饱和脂肪酸(UFA)为主，胆固醇的摄入量应每天低于 300 mg。植物油含有丰富的不饱和脂肪酸，可根据情况选择大豆油、橄榄油、葵花籽油等。

5. 维生素与矿物质 帕金森病患者容易缺乏 B 族维生素，服用左旋多巴的患者对 B 族维生素有更高的需求。维生素 B_6 可增强外周芳香族 L－脱羧酶(aromatic L-amino acid decarboxylase，AADC)的作用，降低左旋多巴的疗效，但目前已有加入带 AADC 抑制剂的复合制剂，使得维生素 B_6 的使用不再受限。此外，使用左旋多巴治疗可能使帕金森病患者血浆同型半胱氨酸水平升高，并且降低叶酸和维生素 B_{12} 水平。服用叶酸和维生素 B_{12} 有助于降低同型半胱氨酸水平，预防神经病变。帕金森病患者骨质疏松的风险也增加，应注意维生素 D 和钙的补充。

6. 膳食纤维 帕金森病患者结肠运动减缓，容易导致便秘。建议帕金森病患者多摄入蔬菜、水果及全谷物等富含膳食纤维的食物，每天膳食纤维推荐摄入量为 30～35 g。

(三) 营养相关并发症防治

1. 恶心呕吐 多种抗帕金森病药物(如左旋多巴、多巴胺受体激动剂等)都可引起恶心、呕吐和厌食。单纯的替换药物或停药，并不能有效解决问题。为了减少药物的胃肠道不良反应，可调整服药的时机和方式，选择在饭后服用或与食物同时服用。

2. 便秘 是帕金森病患者最常见的胃肠道功能障碍和非运动性症状，发生率高达 60%以上，可能与抗胆碱能药物不良反应、身体活动减少、菌群失调等因素有关。存在便秘的帕金森病患者应增加膳食纤维的摄入并增加饮水量(每天至少 1 500 ml)，也可以补充益生菌和益生元，适当增加运动并建立良好的排便习惯。

3. 吞咽困难 约 35%的帕金森病患者有主观吞咽困难，而通过吞咽造影检查等评估手段发现超过 80%的帕金森病患者存在客观吞咽障碍。吞咽困难可导致进食减少、营养不良及吸入性肺炎。如有吞咽困难迹象，建议进行吞咽功能筛查或评估。轻度吞咽困难患者，可采用半流质或增稠流质饮食；对于严重吞咽困难的患者，可留置胃管或经皮胃造瘘进行肠内营养喂养。

（苏健光，刘景芳）

第三节 阿尔茨海默病

一、概述

阿尔茨海默病(Alzheimer's disease)是一种以细胞外 β－淀粉样蛋白(amyloid βprotein，Aβ)沉积形成神经炎性斑块、细胞内 tau 蛋白过度磷酸化形成神经原纤维缠结，并伴有进行性神经元丢失和脑萎缩为特征的中枢神经系统退行性疾病。阿尔茨海默病起病隐匿，病程呈进行性发展，临床主要表现"ABC"症候群，即进行性认知功能障碍(cognition，C)、精神行为症状(behavior，B)和日常生活能力减退(activity，A)。阿尔茨海默病是老年人群中最常见的痴呆类型，占老年痴呆的 50%～70%。随着全球老龄化程度不断加剧，阿尔茨海默病的患病率也呈上涨趋势。根据 WHO 的报告，2015 年全球痴呆的人数约为 4 747 万，国际阿尔茨海默病协会（Alzheimer's Disease International，ADI)预测 2030 年这一人数将增至 8 200 万，到 2050 年将超过 1.52 亿。我国最新流行病学调查显示，在 60 岁以上的 1 507 万痴呆人群中，阿尔茨海默病患者高达 983 万(占比 65.23%)。阿尔茨海默病不仅是老年人失能和死亡的重要因素，而且中晚期患者往往需要全面的照护管理，给家庭和社会带来沉重的经济负担。

二、病因和临床表现

(一) 病因和危险因素

阿尔茨海默病的病因目前仍未完全明确，这也制约了阿尔茨海默病防治措施的发展。总的来说，阿尔茨海默病的致病危险因素分为不可干预因素与可干预因素。不可干预因素主要包括年龄、性别、父母家族史和遗传因素，其中最重要的就是年龄因素。研究显示，65 岁及以上人群中痴呆发病率呈指数增长，约 80% 痴呆患者年龄在 75 岁以上；女性发病率高于男性。家族性阿尔茨海默病呈常染色体显性遗传，常见的致病基因包括 21 号染色体的 Aβ 前体蛋白(APP)基因、14 号染色体的早老素 1(PSEN1)基因以及 1 号染色体的早老素 2(PSEN2)基因；散发性阿尔茨海默病的风险基因包括载脂蛋白 E(APOE)基因、补体受体 1(CR1)基因等。可干预因素大致分为生活方式与居住环境、受教育程度和经典血管危险因素三个方面。《柳叶刀》(Lancet)最新发布的痴呆危险因素包括低教育程度、中年高血压、听力障碍、吸烟、中年肥胖、晚年抑郁、缺乏体育锻炼、糖尿病、社会接触少、过度饮酒、创伤性脑损伤和空气污染等方面。

阿尔茨海默病的发病机制非常复杂，目前尚未完全清楚。现阶段比较公认且影响较大的假说主要包括：β-淀粉样蛋白级联假说、tau 蛋白异常磷酸化假说和神经血管假说。随着研究的进展，其他的发病机制假说(如氧化应激、线粒体功能障碍、炎症免疫、细胞周期调节蛋白障碍、金属离子紊乱、表观遗传修饰等)也可见报道。另外，近年来"菌—肠—脑轴"等创新性理论提示阿尔茨海默病是一种多因素、多靶点的系统性疾病，强调对营养、生活方式及相关危险因素的干预可作为预防或延缓阿尔茨海默病的基本措施。

(二) 临床表现

1. 进行性认知功能障碍　阿尔茨海默病患者的认知功能障碍包括学习、记忆、语言、执行能力、复合性注意、视结构空间能力、社会认知等各方面受损。常见的首发症状是近事记忆损害,表现为遗忘、学习新信息的能力受损等。语言障碍包括命名、找词困难、语法错误、连贯性和逻辑性受损等。执行能力障碍表现为推理、判断力、决策能力、社交和工作能力下降等。

2. 精神行为症状 阿尔茨海默病患者的精神症状包括淡漠、容易激惹、抑郁、幻觉、妄想等表现;行为改变包括激越(不恰当的语言、声音和运动性行为)、游荡、尾随等异常行为。

3. 日常生活能力减退 包括基本生活能力和工具性生活能力降低。前者包括行走、如厕、进食、穿衣、洗澡等方面;后者包括使用电话、乘公交车、购物、做家务、备餐、遵嘱服药等方面。

三、膳食因素

1. 蛋白质与氨基酸 蛋白质对维持神经细胞的功能至关重要。血液循环中某些特定氨基酸的水平可能与阿尔茨海默病的发病风险有关。研究发现,血清较低的支链氨基酸(BCAA)水平与阿尔茨海默病的发病风险增加有关。这三种 BCAA 都是必需氨基酸,其循环水平很大程度上取决于饮食的摄入量。此外,循环中谷氨酰胺及其代谢物对阿尔茨海默病发病可能具有保护作用。然而,关于膳食蛋白质摄入量对阿尔茨海默病或认知功能障碍的影响尚无定论,所需蛋白质最佳摄入量的研究证据也非常有限。一项大样本调查研究表明,用蛋白质替代膳食中每 5% 等能量的碳水化合物,认知功能下降的发生率将降低 11%。另一项基于 937 名老年人的前瞻性队列研究也提示,高蛋白质摄入量与轻度认知障碍或痴呆的风险降低有关。但一项纳入 7 个病例对照研究的荟萃分析表明,阿尔茨海默病患者与对照组相比,在能量和蛋白质摄入方面没有显著差异。

2. 脂肪 高脂肪饮食和过量的饱和脂肪酸(SFA)可能是阿尔茨海默病发展的重要因素。高脂肪及 SFA 摄入量与高胰岛素血症有关,而高胰岛素血症与阿尔茨海默病的高风险相关。同时,富含 SFA 的高脂肪饮食促进高胆固醇血症的发展,而高胆固醇水平会促进大脑中氧化型胆固醇的聚集。研究表明,阿尔茨海默病患者大脑中的胆固醇水平与痴呆的严重程度呈正相关。此外,在动物模型研究中发现,高脂肪和高胆固醇饮食可能会诱导 tau 蛋白过度磷酸化,对记忆产生负面影响。

近年来,ω-3 PUFA 包括 α-亚麻酸、二十碳五烯酸(eicosapentaenoic acid,EPA)、二十二碳六烯酸(docosahexaenoic acid,DHA)与阿尔茨海默病的关系受到关注。多项流行病学研究表明,鱼油或 DHA 的低摄入与阿尔茨海默病的患病风险增加相关;一些前瞻性研究也表明增加鱼油或 ω-3 脂肪酸摄入可降低阿尔茨海默病的患病风险。然而,随机对照临床试验却出现了不一致的结果。一项基于随机对照研究的荟萃分析表明,尚无令人信服的证据表明 ω-3 脂肪酸补充剂在治疗轻中度阿尔茨海默病中的有效性。ESPEN 指南也指出:现有的研究表明,ω-3 脂肪酸不能改善痴呆症患者的认知能力,但可能在认知障碍的早期阶段有效,这还需要进一步证实。因此,不推荐痴呆症患

者使用 ω-3 脂肪酸补充剂纠正认知障碍或预防认知衰退。

基于中链甘油三酯(MCT)的生酮饮食也成为研究的关注点。MCT 在人体内代谢为酮体,可作为大脑的能量底物。一些研究提示,MCT 对轻中度阿尔茨海默病患者的认知功能有积极影响;MCT 或生酮饮食可能是改变阿尔茨海默病认知症状的有效途径,特别是在阿尔茨海默病前驱期。

3. 碳水化合物　高糖饮食增加阿尔茨海默病的患病风险。过高的精制碳水化合物和单糖摄入可能会影响葡萄糖代谢,促进体重增加和胰岛素抵抗。研究表明,阿尔茨海默病的发展与糖代谢有关。血糖控制不好的人更容易发展为痴呆,并且从轻度认知障碍发展为阿尔茨海默病的进展更快。2 型糖尿病患者或血糖升高者比非糖尿病患者或血糖正常者发生阿尔茨海默病的风险更高。近年来,有研究人员把阿尔茨海默病称为"3 型糖尿病",因为糖尿病和与老年人记忆缺陷和认知功能下降相关的胰岛素抵抗之间具有共同的分子和细胞特征。一项针对老年人的横断面研究显示,高血糖负荷(GL)饮食与更多的大脑 Aβ 沉积相关。

4. 维生素　缺乏 B 族维生素、维生素 D 或一些抗氧化维生素(维生素 A、C、E 等)可能是阿尔茨海默病发展的因素之一。研究表明,阿尔茨海默病患者血浆中维生素 B_{12}、叶酸、维生素 A、维生素 C 和维生素 E 的水平显著降低。B 族维生素中的叶酸、维生素 B_6 和维生素 B_{12} 是同型半胱氨酸(Hcy)代谢的必要辅助因子,它们的缺乏会导致 Hcy 水平升高。横断面研究显示,血清 Hcy 水平越高则阿尔茨海默病患病风险越高,而高水平叶酸和维生素 B_{12} 是预防认知障碍的保护因素。维生素 D 缺乏目前被认为是非 APOEε4 携带者患阿尔茨海默病的危险因素。此外,研究也发现,饮食中低摄入维生素 A 也与痴呆风险增加有关;阿尔茨海默病患者血液中维生素 C 水平与痴呆存在相关性,食用富含维生素 C 的水果可降低阿尔茨海默病的患病风险;单独使用维生素 E 可以减缓轻中度阿尔茨海默病患者疾病的进展。

然而,也有其他一些研究得出不一致的结论。有研究显示,补充维生素 B_{12} 和叶酸并不能降低高同型半胱氨酸血症(HHcy)老年人认知障碍的发生率;给 65 岁以上女性补充 400 IU 维生素 D_3 和 1 000 mg 碳酸钙并未能降低痴呆或轻度认知功能障碍的发病率。前瞻性研究表明,水果和蔬菜摄入对认知功能的影响可能因果蔬种类和认知域而异,富含 β-胡萝卜素的果蔬可能与执行功能呈负相关。队列研究显示,长期补充维生素 E(每天 400 IU)并未起到预防痴呆的作用。这些维生素对认知功能的有益影响还没有定论,单一维生素对阿尔茨海默病或认知功能的影响可能存在局限,但阿尔茨海默病患者仍需要从饮食中摄入充足的维生素,以满足身体基本需要并避免因缺乏而造成不利的影响。

5. 矿物质　人体所需的矿物质需要从饮食获取,体内的矿物质在正常生理状态下维持一定的稳态。阿尔茨海默病患者可出现某些金属离子(如铜、锌、铁)稳态失衡,表现为脑实质和脑脊液中含量升高,这与 Aβ 聚集、tau 蛋白过度磷酸化存在一定相关性。一项基于病例对照研究的荟萃分析表明,血清铜水平与阿尔茨海默病的患病风险呈正相关,而血清锌或铁水平与阿尔茨海默病的患病风险呈负相关。然而,就目前的研究证据而言,补充或限制某种矿物质对阿尔茨海默病发病及相关临床症状的影响均不明确。

6. 整体膳食模式 与单一营养素相比,整体膳食模式因含有多种食物和营养素以及相互之间的协同作用,在预防和延缓疾病发生和发展方面能发挥更好的作用。目前研究较多的与阿尔茨海默病相关的膳食模式有:地中海膳食、得舒饮食以及延缓神经退行性变的地中海 – 得舒饮食(the Mediterranean-DASH diet intervention for neurodegenerative delay,MIND)。地中海膳食是一种以丰富的植物性食物(蔬菜、水果、全谷物、豆类、坚果等)为基础、适量鱼禽、以橄榄油作为脂肪主要来源、适度饮酒的膳食模式。高度依从性的地中海膳食可以降低阿尔茨海默病的患病风险,也能降低轻度认知障碍进展为阿尔茨海默病的风险。得舒饮食是由一项大型高血压防治计划发展出来的饮食,也强调多摄入植物性食物,限制总脂肪和饱和脂肪,减少钠盐的摄入。得舒饮食对阿尔茨海默病或认知功能影响的证据相对有限。前瞻性研究表明,老年人(≥65 岁)坚持得舒饮食与持续较高的认知功能水平相关。MIND 饮食结合了地中海膳食和得舒饮食两种膳食模式,强调天然植物性食物,限制动物性食物和富含饱和脂肪食物,并规定了浆果和绿叶蔬菜的摄入。研究表明,坚持 MIND 饮食不仅可以降低阿尔茨海默病的患病风险,还可以显著减缓衰老相关认知功能下降。

四、营养治疗

(一)营养问题

阿尔茨海默病患者最常见的营养问题是体重下降和营养不良,它们可出现在疾病的各个阶段,并且随着疾病进展而变得更加显著。轻中度阿尔茨海默病患者体重可减轻 30%～40%。一项横断面研究表明,痴呆与体重下降之间的关系存在阶梯效应,二者的关联性随着痴呆严重程度的增加而增强。阿尔茨海默病或痴呆患者营养不良的发生率较高,具体根据所使用的评判方法而有不同。相对于轻、中度患者,重度阿尔茨海默病患者发生营养不良的风险更高。阿尔茨海默病患者发生体重下降和营养不良的原因有以下几个方面:①年龄增长本身导致的分解代谢增高、合成代谢降低、器官功能减退、衰弱、消化吸收功能减弱等;②特定脑区(如下丘脑 CA1 区、边缘系统等)的神经退化可能影响食欲与摄食行为;③病程中出现的相关症状,如认知障碍、嗅觉和味觉减退、淡漠、抑郁、日常生活能力下降、吞咽困难等可导致摄食不足;④载脂蛋白 *APOEε*4 等位基因的存在与阿尔茨海默病患者体重减轻和 BMI 下降有关;⑤并发吸入性肺炎、感染等导致能量消耗增加;⑥照料者缺乏营养知识或对阿尔茨海默病患者不予以重视。阿尔茨海默病的疾病进展可导致体重下降和营养不良,而营养不良也是阿尔茨海默病疾病进展的独立危险因素,可加重认知障碍并增加病死率,二者互相促进形成恶性循环。

(二)营养风险筛查和评估

ESPEN 指南提出,应该对 65 岁以上老年人进行营养风险筛查。对于已经确诊阿尔茨海默病的患者,应在疾病诊断、开始治疗及症状波动时进行筛查。筛查提示为高风险的人群,须进一步完善营养评估,为随后营养不良的诊断和营养干预计划的制订提供依据。目前,尚无为阿尔茨海默病患者设计的广泛使用的营养筛查和评估工具。营养风险筛查- 2002(NRS-2002)和营养不良通用筛查工具(MUST)在成人研究中预测效果较好。对于 65 岁以上的老年人群,推荐使用微型营养评定(MNA)和微型营养评定简表(MNA-SF)进行营养筛查或评估。

(三) 营养治疗原则

1. 营养治疗总体原则　阿尔茨海默病患者的营养治疗需要基于营养评估和诊断的结果,由医师、护理人员和照料者共同制订全面、合理的营养管理计划。ESPEN 指南提出,营养管理计划应包括:满足能量、液体和营养素的需要量,可衡量的营养目标(近期和长期),营养治疗类型和形式,最合适的营养治疗通路和方法,营养治疗预计疗程,监测和评估参数,出院计划和家庭培训等方面。

阿尔茨海默病患者总体上应遵循合理营养的原则,根据患者情况提供充足的热能,注意食物的多样化。鉴于阿尔茨海默病患者营养不良的风险较高,应特别注意满足患者个人的喜好、提供舒适和温馨的就餐环境以促进患者摄食,并且可根据需要在常规正餐之外提供零食。另外,ESPEN 指南建议对痴呆患者避免饮食限制。例如,针对糖尿病、高血压或高胆固醇血症患者的低糖、低盐或低胆固醇饮食,随着年龄增长其效果并不太理想,反而限制了患者对食物的选择和饮食的兴趣。因此,除了一些特殊情况(如严重肾衰竭、食物不耐受)外,可适当放宽对阿尔茨海默病患者的饮食限制。

阿尔茨海默病患者多为老年人,分解代谢增强,蛋白质的流失增加,容易出现肌肉减少症,因此饮食中蛋白质的比例应适当提高,蛋白质供能可占每天所需能量的 20% 左右。脂肪摄入量的占总热能的比例不超过 30%,限制饱和脂肪酸(SFA)的摄入,适当增加不饱和脂肪酸(UFA)的摄入,但不建议阿尔茨海默病患者使用 ω-3 脂肪酸补充剂来纠正认知障碍。碳水化合物占每天所需能量的 50%~65%,尽量选择 GI 较低的食物,单糖类不超过每天总能量的 10%。阿尔茨海默病患者应注意从食物中摄入充足的各种维生素(B 族、维生素 D 及维生素 A、C、E 等),但不推荐单独使用这些维生素的补充剂用于纠正认知功能。

2. 不同阶段的分级营养干预　在疾病的不同阶段,导致阿尔茨海默病患者营养不良的原因不同,因此营养干预的侧重点也有所不同。在痴呆前阶段,常常因嗅觉、味觉减退而影响食欲,此时以督促进食为主;在轻中度痴呆阶段,患者因认知功能下降常常忘记进食或购买、准备食物的能力下降,除了监督进食外,还应陪同或帮助购物,增加进食护理时间,也可以给予能量密集型食物;到了中重度痴呆阶段,患者可能出现失认(如无法区分食物和非食物)、失用(如丧失进食技巧)、吞咽困难以及一些精神症状,此时应当帮助患者进食,加强情感支持与交流,有吞咽困难者需进行吞咽训练以及改变食物性状等。

3. 肠内与肠外营养干预　当阿尔茨海默病患者通过正常饮食摄入无法满足营养需求时,可以考虑给予口服营养补充(ONS)。虽然 ONS 不能改善阿尔茨海默病患者的认知症状,但对于患者的营养状况和生活质量仍有改善作用。Souvenaid(智敏捷)是一种基于地中海膳食模式,含有神经细胞膜和突触形成所必需的前体和辅助因子(ω-3 脂肪酸、尿苷、胆碱、B 族维生素、维生素 C、维生素 E 和硒等)的复合饮品,推荐每天服用一瓶(125 ml)。研究显示,补充 Souvenaid 有助于延缓认知功能下降和脑萎缩,改善神经心理测验评分,但 Souvenaid 改善认知的益处可能主要体现在阿尔茨海默病早期阶段。因此,我国《阿尔茨海默病脑健康营养干预专家共识》建议早期阿尔茨海默病和阿尔茨海默病源性轻度认知障碍的患者尽早选择 Souvenaid 补充。

晚期或终末期阿尔茨海默病患者可因吞咽困难、终日卧床等原因而无法主动进食。虽然有研究显示,管饲肠内营养可延长痴呆患者生存期,但晚期或终末期阿尔茨海默病患者使用管饲肠内营养或肠外营养的有效性和安全性目前仍无高质量研究结论。2015年 ESPEN 指南建议轻中度痴呆患者可以有限期地实施管饲,但不建议重度痴呆患者进行管饲;而对于终末期痴呆患者则不建议实施肠内或肠外营养,其风险可能大于获益。国内《阿尔茨海默病脑健康营养干预专家共识》也指出,是否使用管饲肠内营养或肠外营养支持,须在综合考虑宗教信仰、患者生活质量、预期寿命及家庭照料或护理人员的负担等情况后个体化使用。

(四) 营养治疗的监测与评价

对于接受营养治疗的阿尔茨海默病患者,应进行疗效监测与评价。主要包括以下几个方面:①营养摄入情况,包括患者实际摄入量是否满足对能量、蛋白质及液体等方面的需求;②体重和体成分,如体重、BMI 等是否按照预期变化;③生化指标,如血浆白蛋白、前白蛋白等指标是否改善;④身体功能,如握力、步态速度等是否改善;⑤生活质量,如健康指数量表(EQ-5D)可作为粗略的测量指标。

(苏健光,刘景芳)

第四节　癫　痫

癫痫(epilepsy)是由多种原因导致的脑部神经元高度同步化异常放电所致的临床综合征,临床表现具有发作性、短暂性、重复性和刻板性的特点。癫痫是目前神经科仅次于脑血管病和痴呆的第三大常见疾病。文献报道,癫痫影响着全球 7 000 多万人,其发病率呈双峰分布,婴儿和老年组的发病风险最高。

一、病因和临床表现

癫痫的病因复杂,2 岁之前的癫痫发作通常由发烧、发育缺陷、出生损伤或代谢疾病引起。成人急性酒精中毒、水中毒、低血糖、低血钙、维生素 B_6 缺乏等营养障碍都可能成为癫痫发作的原因之一。癫痫分为原发性癫痫和继发性癫痫,引起原发性癫痫的原因主要是遗传因素(如家族遗传性),普通人群的癫痫患病率为 $0.3\%\sim0.9\%$。原发性癫痫的家族中癫痫患病率为 $19.8\%\sim35\%$,个别高达 69%。继发性癫痫通常由产前及产时损伤、发育缺陷、高热惊厥、脑外伤、脑瘤手术、脑血管病、神经系统感染、神经退行性疾病、中毒等引起。癫痫还有许多诱发因素,如睡眠剥夺、过度疲劳、饥饿、饮酒、低血糖、使用某些药物(如贝美格、可卡因、某些抗癫痫的药物等)。

癫痫的临床表现包括大发作和小发作。大发作又称强直-阵挛发作,患者突然出现全身肌肉强直性收缩、眼球上翻、有的口吐白沫,伴有喉头尖声鸣叫、意识丧失、跌倒、瞳孔散大、大小便失禁。发作时间短暂的患者阵挛抽搐停止后,全身肌肉放松、瞳孔及意识恢复正常,数分钟内清醒,事后没有记忆。小发作又称典型失神发作,特征是失神、瞪眼直视、茫然若失、呆立不动、突然中断正在进行的工作或谈话;手中持物坠地,发作时间 $1\sim2\,s$,事后没有记忆,发作频繁,每天可多至十次,甚至上百次。

二、营养因素

有研究表明,营养不良者易患癫痫,而癫痫患者也易患营养不良,这两种情况存在恶性循环。生命早期的营养不良对大脑的发育具有不可逆转的影响,并且有人认为早期的营养不良可能会增加晚年癫痫发作的易感性。人类慢性营养不良会诱发大脑病变,降低癫痫发作阈值,促进脑损伤后癫痫发生。蛋白质-能量营养不良是免疫缺陷的主要原因,也会影响胆碱能、GABA 能、血清素能和谷氨酰胺能的传递。蛋白质-能量营养不良的人更容易受到感染,特别是已知为癫痫风险因素的感染,如嗜神经病毒、囊虫病等。锌、铜、维生素 A、维生素 C、维生素 E 和维生素 B_6 等营养素对免疫反应有重要影响,单一营养素缺乏也是改变免疫反应的原因。营养不良可能导致电解质(钙、镁、钠等)、维生素(维生素 B_1、维生素 B_6、维生素 B_{12}、维生素 D)或其他元素(锌或硒)的缺乏,这些缺乏可能会对神经元兴奋性产生直接或间接影响,并促进癫痫活动。

癫痫发作频繁,特别是持续状态时,由于高热、缺氧、呕吐、脱水、酸中毒,营养素消耗增加,而发作后进食过少或是禁食,使得营养摄入不足,导致营养失调。一些抗癫痫药物(如苯妥英钠、苯巴比妥、卡马西平)的使用,同样可以影响患者的营养物质代谢。长期使用抗癫痫药物,可以使细胞色素 P450 酶水平升高,诱导维生素 D 降解失活,导致从胃肠道中吸收的钙减少,钙稳态失衡。血清维生素 D 和钙的水平降低,刺激甲状旁腺激素(PTH)释放,从骨骼中摄取的钙增加,最终导致患者发生骨疾病(如骨质疏松、骨软化症、佝偻病、骨质疏松症)的风险升高。此外,长期的药物治疗也可使 B 族维生素的水平降低,同型半胱氨酸(Hcy)水平升高。抗癫痫药物可以干扰叶酸结合酶的正常功能,影响食物中叶酸的吸收。对于女性癫痫患者在妊娠期间使用抗癫痫药物,产下神经管缺陷婴儿的风险升高。并且长期的叶酸和维生素 B_{12} 吸收障碍,也会导致患者出现贫血。

　　有研究结果显示,癫痫患儿在进行抗癫痫药物治疗前,存在锌水平下降和铜水平升高,而女孩还存在血清铁水平的降低。目前,已知自由基与抗氧化剂失衡的营养状态参与癫痫的发生和发展过程。食物中摄取的一些矿物质(如锌、铜、硒)不但在机体的抗氧化系统中发挥重要的作用,而且对维持神经元的正常功能和治疗癫痫发作有重要作用。癫痫反复发作能够引起大脑显著缺氧、局部脑区缺血、线粒体功能障碍,这些改变都能够引起组织的葡萄糖利用降低。然而,葡萄糖低代谢也能够引起内源性 GABAA 受体磷酸化的减少,从而引起神经元抑制网络的不稳定。癫痫脑区的葡萄糖代谢可能受损,导致能量不足,进而导致离子梯度的破坏,并进一步引发神经元去极化和癫痫发作。因此,葡萄糖低代谢可能不仅是癫痫反复发作的结果,而且也可能在癫痫发生过程中起作用。

　　对于癫痫患者来说,营养均衡的饮食是十分重要。为了避免营养素摄入不足,应确保饮食中含有足够的叶酸、钙、镁、B 族维生素、维生素 D、维生素 K 等。

三、营养支持治疗

　　目前癫痫的治疗方法除了药物治疗外,还包括手术治疗、迷走神经刺激疗法、免疫球蛋白治疗、饮食及行为干预治疗等非药物治疗方式。生酮饮食属于饮食治疗,最早是由模仿饥饿时产生酮病状态设计发展而来,是指高脂肪、低蛋白质和低糖类(碳水化合物)的一种饮食,使患者体内产生酮体并维持酮酸中毒,从而控制癫痫发作。当药物单独控制癫痫无效时可采用生酮饮食,特别是对儿童难治性癫痫有很好的疗效。经 6~12 个月的生酮饮食治疗后,大约 1/3 的患儿癫痫发作可减少 90% 以上,5% 的患儿可以完全控制发作。因此,对难治性癫痫患者应该积极考虑生酮饮食疗法。

(一) 营养筛查与评估

　　长期使用抗癫痫药物可以影响患者的营养物质代谢,使癫痫患者营养不良发生率升高。因此,对于癫痫患者须定期接受营养筛查和评估,对于急性发作的患者,营养风险筛查应在入院后 24 h 内完成,对存在营养风险的须在 48 h 内完成患者营养状况评估。成人营养筛查最常用的方法为 NRS-2002 和 MUST。儿童营养风险筛查工具可采用营养风险及发育不良筛查工具 STRONGkids 和儿科营养不良评估筛查工具 STAMP。营养评估须结合患者的饮食史、食物摄入情况、血生化监测等进行综合评估。

　　儿童营养评估可以采取中位数百分比法,调查儿童的身高或体重的数值达到同年龄、性别参考标准中位数的百分比。最常见的是 GOMEZ 评价法。Ⅰ度营养不良:参考标准中位数的 75%~90%;Ⅱ度营养不良:参考标准中位数的 60%~74%;Ⅲ度营养不良:参考标准中位数的 60% 以下。成人营养评估工具为 SGA、MNA、MNA-SF 等。

(二) 营养治疗

　　自 20 世纪 90 年代中期生酮饮食起源以来,已被全世界用于治疗儿童难治性癫痫。

生酮饮食是通过肠内营养配方或饮食给予癫痫耐药儿童以及是针对儿童难治性癫痫公认的最有效的非药物治疗方法。

1. 生酮饮食的特点　生酮饮食最早是由模仿饥饿时产生酮症状态发展而来,是指高脂肪、低蛋白质和低糖(碳水化合物)的一种饮食,使患者体内产生酮体并维持酮酸浓度从而控制癫痫发作。

根据饮食中热能的来源可分为生酮因子和减酮因子。生酮因子是指消化吸收后可产生脂肪酸的物质,脂肪的生酮因子占90%,蛋白质的生酮因子占50%;减酮因子是指消化吸收后可产生葡萄糖的物质,脂肪的减酮因子占10%,蛋白质的减酮因子占50%,葡萄糖的减酮因子占100%。要使身体维持酮酸中毒的状态,生酮因子与减酮因子比例为3∶1或4∶1。

目前主要有三种类型的生酮饮食,如表8-2所示。

表8-2　三种类型的生酮饮食

生酮饮食类型	特　点	脂肪∶(蛋白质＋糖类)
传统生酮饮食	以LCT为主	4∶1,3∶1
MCT生酮饮食	以MCT为主(占60%)	1.5∶1
改良Atkins方案	MCT占30%,LCT占40%	65%∶[(15%～25%)＋(10%～20%)]

注　LCT:长链甘油三酯;MCT:中链甘油三酯。

2. 生酮饮食的适用对象及禁忌证

1)适用对象　生酮饮食起初用来治疗儿童难治性癫痫,尤其是儿童耐药性癫痫,可降低患者癫痫发作频率,提高患者的生活质量。大量临床报道已证实,生酮饮食用于难治性癫痫,如肌阵挛发作、全面强直发作、全面阵挛发作、全面强直-阵挛发作、简单部分发作、复杂部分发作、泛化全面性发作和伦诺克斯-加斯托综合征(Lennox-Gastaut syndrome)在内的多种形式发作的综合征等。生酮饮食对成人癫痫患者也有较好的疗效,甚至对非难治性癫痫患者也可以尝试生酮饮食治疗。对于采取生酮饮食治疗的成人在治疗期间要密切观察可能的并发症,并定期检查血清中白蛋白、总蛋白、前白蛋白、肝功能及血脂等。

2)禁忌证　包括各种脂肪、酮体代谢障碍性疾病或线粒体病,如β-氧化缺陷,原发或继发卡尼汀缺乏,卡尼汀循环障碍,电子转运链障碍,生酮、解酮障碍,丙酮酸羟化酶缺乏,丙酮酸脱氢酶和磷酸化酶缺乏性疾病。成人如患有糖尿病、心血管疾病的也不能用该法治疗。

3. 生酮饮食的膳食制作步骤　在开始实施生酮饮食治疗前要明确告诉患者,生酮饮食不是一般的饮食,治疗的成功与否取决于:①医护人员对生酮饮食的知晓程度;②生酮饮食的口味;③患者及家属对生酮饮食的坚持程度。只有了解并愿意接受生酮饮食治疗,效果才有可能最佳。

生酮饮食的计算步骤：

第一步：须确定患者的理想体重。儿童理想体重查中国营养学会男童、女童体重推荐值，成人理想体重＝身高（cm）－105。

第二步：确定生酮比例。大多数美国医疗中心对十几岁及年龄＜3岁的儿童予以3∶1的生酮饮食，其他儿童及成人可予以4∶1的生酮饮食。

第三步：确定热能。根据患者营养评估等级，结合中国营养学会推荐摄入量，同时考虑患者体力活动等级综合计算出患者所需要的热能。对于营养不良的儿童或者成人应予以纠正，热能供给应充足。不同年龄患者能量推荐如表8-3所示。

表8-3　不同年龄患者能量需要量

年龄	每天能量需要量（kcal/kg）
＜12个月	90～100
12～18个月	75～80
19～36个月	70～75
3～6岁	65～68
7～10岁	55～60
11～14岁	30～40
15～17岁	30～40
≥18岁	20～30

第四步：详细列出满足小儿能量所需要的单位饮食数量。不同比例所需要的热能如表8-4所示。

表8-4　不同生酮比例每单位饮食热能

生酮比例	计算方法	每单位饮食热能（kcal）
2∶1	（2g×9kcal/g=18）+（1g×4kcal/g=4）	22
3∶1	（3g×9kcal/g=27）+（1g×4kcal/g=4）	31
4∶1	（4g×9kcal/g=36）+（1g×4kcal/g=4）	40
5∶1	（5g×9kcal/g=45）+（1g×4kcal/g=4）	49

根据第三步所确定的热能除以每单位饮食热能，即为每天所需要单位饮食数。举例：4岁女童，体重17kg，身高113cm，采取4∶1比例，能量＝17kg×68kcal/（kg·d）＝1156kcal，那么单位饮食数＝1156kcal/40kcal=28.9单位饮食数。

第五步：分别确定脂肪、蛋白质和碳水化合物的量。脂肪＝4g/IU×28.9IU＝115.6g（占热能90.0%），蛋白质是儿童生长的重要营养素，可根据蛋白质日需要量计算每天蛋白质需要量（表8-5），该儿童每天蛋白质需要量＝1.0g×17g/kg＝17g。余下为碳水化合物的量，等于11.9g。

表 8-5　蛋白质日需要量(g)

年龄(岁)	蛋白质每天需要量(g/kg)
<2	1.2
2～19	1.0
>19	0.75

第六步:水分限制,因为血容量增加会稀释血液中酮体的浓度,因此限制液体摄取在传统生酮饮食中非常重要。一般儿童的液体需要量每天为 $100～120\ ml/kg$,可按照表 8-6 计算。根据下表该儿童水分 $=1\ 000+50×7=1\ 350\ ml$。

表 8-6　小儿液体日需要量(ml)

体重(kg)	每天液体需要量(ml)
1～10	110/kg
11～20	1 000+50(第 2 个 10 kg 内每 kg)
>20	1 500+20(第 3 个 10 kg 内每 kg)

第七步:食谱举例,见表 8-7。

表 8-7　患者一日食谱

餐次	能量(kcal)	碳水化合物(g)	蛋白质(g)	脂肪(g)	食物举例
早餐	385	3.9	5	38.5	蛋饼加羊奶酪、牛油果和奶油乳酪
午餐	385	3.9	6	38.5	椰子油煎羊排、煎西芹、椰菜撒杏仁片,无糖烘焙坚果
晚餐	386	4.1	6	38.6	椰奶浓汤加鸡肉、豆腐、橄榄油加醋拌果蔬色拉:黄瓜、葡萄、甜椒、酪梨、碎核桃
合计	1 156	11.9	17	115.6	

4. 生酮饮食的不良反应　为了维持酮症,患者需要长期坚持使用生酮饮食。然而,长期生酮饮食除了可能导致酮症酸中毒以外,还有可能引起如微量营养素缺乏、食欲下降、恶心、头痛、头晕、便秘、疲劳、高脂血症等不良反应。因此,人们仍然需要用科学严谨的试验来证明生酮饮食在临床应用中的长期安全性和有效性。而想要采用生酮饮食干预治疗的患者,需要有经验的营养师为他们提供生酮饮食配方和膳食指导,并且需要临床医师对他们进行长期医疗监督和随访,以保证他们安全地接受生酮饮食的营养治疗。

(邵春海,刘景芳)

第九章

围手术期营养支持治疗

外科手术患者的营养状态与手术并发症及病死率存在明确的相关性。围手术期是指手术前、中、后的一段时间,通常开始于手术前的 5～7 天,直至患者出院。根据围手术期外科手术患者代谢特点,制订个体化的营养支持治疗策略,对于患者尤其是消化道手术患者的康复具有重要价值和意义。在经历重大手术或者创伤后,人体启动适应性和防御性反应,动员全身各个系统进行生命支持,包括神经内分泌系统、器官组织的代谢改变、细胞因子分泌等。患者的饮食摄入因应激反应和疾病本身受到严重影响,导致患者摄入不足。此外,由于葡萄糖储备量少仅能维持 12～24 h 能量供应,之后体内供能主要依赖脂肪组织。在能量不足的情况下,蛋白质代谢产物同样参与糖异生过程,以维持机体的基本代谢活动。但长期的蛋白质分解,将严重影响器官功能甚至威胁生命。因此,本章将主要围绕围手术期患者的代谢特点,需要采取的评估和治疗方案进行描述,目的是改善患者的营养状态,促进患者术后康复,降低并发症发生率和患者病死率。

第一节　围手术期患者代谢特点

一、外科患者术前的代谢变化

(一) 食欲抑制或食物摄入限制

外科患者术前往往存在部分食欲抑制或者出现食物摄入受限的情况。食欲抑制是饥饿感减退或丧失、早饱,或主观意愿上进食部分改变或完全丧失所致。常见的肿瘤相关性厌食症根据病因可以分为原发性厌食症和继发性厌食症。原发性厌食症的原因仍然不清,研究结果认为其可能与肿瘤细胞诱导机体释放的某些因子有关,例如 IL-1、IL-6 以及 TNF 等。神经系统递质分泌紊乱可能也会导致厌食、早饱等症状。继发性厌食症的常见原因包括抑郁、便秘、疼痛和接受肿瘤治疗。在新诊断的肿瘤患者中大约有50%的患者会出现厌食情况,在晚期患者中可达 26.8%～57.9%。除了肿瘤本身导致的梗阻症状之外,伴随着食欲下降,肿瘤患者往往还会出现疼痛、疲劳、虚弱等伴随症状。厌食本身还是恶病质发展的主要因素,也称为厌食-恶病质综合征,大约50%的肿瘤患者具有此表现。

(二) 饥饿导致人体代谢改变

在缺乏外源性能量和蛋白质的完全饥饿情况下,人体将动用自身储备的能源物质包括糖、脂肪和蛋白质三大类营养物质。由于葡萄糖储备量少,仅能维持 12～24 h 的代谢需求。随后脂肪成为人体主要的供能物质。蛋白质并非能源储备,当人体处于长期饥饿状态时,蛋白质分解加强;当蛋白丧失达一定量时,则将影响脏器的功能甚至威胁生命。整个过程分为 3 个阶段:早期阶段、代偿阶段和代偿后期。

1. 早期阶段　人体处于短期饥饿状态时,血糖水平降低,肝糖原开始分解提供葡萄糖;血糖下降后,脂肪组织被激活分解释放脂肪酸,人体以脂肪作为主要能量来源。若此时能量代谢仍然不能获得补充,蛋白质分解开始,并经糖异生途径提供葡萄糖。此时,骨骼肌消耗增加,人体体重开始减轻。

2. 代偿阶段　骨骼肌分解开始后,尿氮含量明显增加。随着时间延长,尿氮含量开始下降。3 周后,人体对饥饿代偿作用达到高峰从而趋于稳定状态。此时,脂肪分解代谢增加并转化为葡萄糖。游离脂肪酸(FFA)增加后,在胰高血糖素的氧化作用下进一步转变为酮体,以便为机体进一步供能。

3. 代偿后期　当饥饿持续时间超过 3 周后,人体内环境已经完全适应饥饿并进入稳定状态。骨骼肌蛋白质丢失程度下降,尿氮排出降至低水平。此时,脂肪组织仍然是人体最主要的能量来源。如能恢复饮食,机体代偿情况可改善,但应警惕再喂养综合征。反之,随着大量骨骼肌的消耗,呼吸肌功能逐渐丧失,将发生呼吸衰竭。人体其他脏器也随之出现功能衰竭,最终引发死亡。

(三) 神经内分泌反应和炎症反应

围手术期患者为应对手术创伤带来的应激反应,会出现一系列的神经内分泌改变和炎症反应,包括免疫应答和激素水平的改变。目的是维持血流动力学和内环境稳定,促进组织修复。应答反应的程度与手术应激程度相关;当应激反应较高时,人体出现高分解代谢反应,容易出现不良后果。

1. 神经内分泌反应　手术创伤后,局部组织释放细胞介质并参与神经痛觉反射,疼痛导致组织 pH 值和渗透压的改变。疼痛信号传递至下丘脑,启动应激反应。垂体释放大量促肾上腺皮质激素,刺激肾上腺皮质合成大量激素。在循环血液中,激素促进机体组织分解代谢增强,骨骼肌分解形成的氨基酸为伤口愈合和肝脏合成急性期蛋白质提供重要底物。此外,疼痛、发热和低血容量强力刺激交感神经系统,兴奋肾上腺髓质,合成肾上腺素和去甲肾上腺素,调节并维持循环系统稳定,也可激发代谢反应,加速脂肪动员和水解。糖皮质激素、胰高血糖素、肝糖原分解与葡萄糖异生有关。

手术带来的神经-内分泌系统的继发改变还会调节水钠平衡。麻醉和手术改变了人体血浆渗透压和体液张力,刺激醛固酮和抗利尿激素的分泌,减少尿量,促进外周血管收缩,维持血流动力学稳定。醛固酮发挥肾脏保钠作用,抗利尿激素刺激肾小管对水的重吸收,二者共同抑制人体对水的排泄,表现为水钠潴留、创面水肿以及体重增加。这部分潴留的水分构成"第三间隙"。术后 2～4 天,创面水肿消退,第三间隙的液体重新进入循环系统,出现利尿。

2. 炎症反应　人体在应激情况下,除了激素的逆向调节作用外,炎症因子也是应激系统中重要的组成部分。炎症因子主要由免疫细胞产生,也有一部分由创伤组织中的细胞产生。受损伤或受刺激的细胞可激活基因转录和翻译,促进炎症因子快速释放并与相应的受体相结合,触发细胞内信号通路和调控基因转录。不同的炎症因子之间可相互交叉反应,在炎症反应中释放炎症因子的主要目的是引导细胞对感染因子的应答和促进伤口愈合。目前已经发现的关键炎症因子包括 TNF-α、IL-1、IL-2、IL-6 和干扰素等。

二、外科患者术中的代谢变化

外科患者术中的代谢变化主要受到麻醉药物、补液、手术及患者本身等影响。麻醉期间既要保证患者的血流动力学稳定,又要降低全身组织的耗氧量,防止低体温,还要减少患者术后认知功能障碍的发生。

1. 术中低体温防治　体温、呼吸、脉搏、血压和疼痛共同构成了生命的五大体征。体温恒定是维持人体正常新陈代谢和生命活动的基础。正常人核心体温为 36.5～37.5℃,体表温度为 33℃。围手术期由于各种原因导致机体核心温度低于 36℃ 的现场称为围手术期低体温。在麻醉后发生低体温的概率更高,因此更加需要重视和及时防治。

全身麻醉后患者会出现较为明显的低体温,通常核心温度下降 1～3 ℃。包括 3 个时相,即第一时相:外周血管扩张,抑制中枢体温调节反射,核心热量分布至外周,出现热量再分布;第二时相:体温缓慢下降,机体通过辐射、对流、传导和蒸发丢失大量热量;第三时相:核心体温达到动态平衡。椎管内麻醉和神经阻滞麻醉同样可以影响体温调节系统,扩张外周血管,降低机体血管收缩阈值。术后患者体温恢复一般需要 2～5 h 甚至更久。

低体温的发生会引起诸多不良结局,如室性心律失常、心肌缺血、心肌梗死、伤口感染、凝血功能异常等。因此,除了术前评估和术前预保温之外,术中保温也非常重要。术中保温原则包括定时记录、维持环境温度不低于 21℃;核心温度＞36℃方可手术,除非紧急手术;手术时间＜30 min 的高危患者和手术时间＞30 min 患者,建议麻醉前使用暖风毯等加温设备;输液超过 500 ml 以及使用冷藏血液制品需要使用输液加温仪加温至 37℃ 后再输注;所有腹腔冲洗液建议加热至 38～40℃ 后再使用。

2. **术中补液** 目的是维持有效循环血容量,保证组织灌注,避免发生组织水肿。其内涵包括液体维持和液体复苏。不同于既往的开放性液体治疗模式,目前更加推荐采用目标导向的液体治疗。根据患者的实际情况制订个性化的液体治疗方案。治疗原则是优化心脏前负荷,维持有效循环血容量、保证机体微循环灌注和组织供氧,避免组织水肿。同时,还需要检测术中机体各项指标,实时了解机体容量情况,并基于此指导液体治疗方案。在目标导向的液体治疗实施过程中,要连续、动态监测患者的容量反应指标,包括心率、血压、中心静脉压、尿量、血气、中心静脉氧饱和度、每搏变异数等。推荐术中维持患者血压不低于正常值的 20% ,心率不快于正常值的 20% ,中心静脉压 $4\sim12\,mmH_2O$,尿量维持在 $0.5\,ml/(kg \cdot h)$,动脉血气乳酸不超过 $2\,mmol/L$,中心静脉氧饱和度 $>65\%$,每搏变异不超过 13% 。液体治疗需要结合患者的情况制订明确的治疗目标。

三、外科患者术后的代谢变化

手术对机体是一种应激,会导致机体内稳态失衡,机体处于高代谢状态。此时,患者静息能量消耗(REE)增加,三大营养素代谢紊乱。如果术后出现感染、出血等并发症,机体的应激状态持续存在,机体组织被不断消耗,此时如果得不到及时的营养补充和纠正,机体蛋白质会被快速消耗,影响器官的结构和功能,对患者的预后产生不良影响。

一般中等程度择期手术后机体的能量消耗增加 $5\%\sim10\%$,重大疑难复杂手术后能量消耗则会进一步增加。术后出现出血、感染等并发症,机体将长期处于分解代谢大于合成代谢,引起负氮平衡。临床上可见患者出现体重下降、衰弱、伤口愈合延迟、抵抗力下降等情况。手术后机体处于应激状态下的糖代谢特征是高血糖和糖耐量下降。手术后高血糖是由于肝脏产生葡萄糖增加和外周组织利用葡萄糖减少所致。胰岛素抵抗则是指手术后机体对胰岛素的敏感性下降,组织对葡萄糖的利用率进一步下降的情况。蛋白质代谢改变最明显的是分解代谢增加,合成代谢减少,出现负氮平衡。这与患者术前的营养状态、疾病类型、年龄、技术水平等密切相关。如果患者手术时间长、创面大,术后出现负氮平衡的时间会明显延长。一般的择期手术和较小的创伤情况,机体的合成代谢下降,而分解代谢不会明显增加。脂肪分解代谢增加是术后机体代谢改变的又一特征。对创伤产生应激反应时,脂肪分解成为提供能量的主要来源,且不受外源性葡萄糖摄入的影响。手术创伤导致的应激会提高糖皮质激素、儿茶酚胺、胰高血糖素、生长激素的浓度,胰岛素水平降低和交感神经活动增加是导致创伤后机体脂肪动员加快的主要原因,其中糖皮质激素的作用最强。糖皮质激素不仅可以激活脂肪酶引起脂肪分解代谢,还可以抑制脂肪合成代谢。应激状态时,脂肪的分解代谢明显加强,血液中 FFA 和酮体增加,以提供大多数组织细胞能量。术后这些变化仅仅是为应对机体应激情况而产生的,一旦应激状态减退或消失,机体的代谢则会慢慢恢复至正常稳态。但是如果应激状态持续时间过长,则机体会出现相关的负面表现从而影响患者的预后。

第二节　围手术期营养评估及支持

一、术前营养支持

　　拟行手术的患者在入院后需要进行营养风险评估。目前评估的常用工具包括营养风险筛查量表（NRS-2002）、营养不良通用筛查工具（MUST）和微型营养评定简表（MNA-SF）。其中 NRS-2002 具有最强的循证医学证据，在临床上的应用最广泛，已经获得多个营养学会推荐，作为住院患者营养风险筛查的首选工具。营养筛查结束后并不意味着患者的营养支持工作已经完成，后续还需要进行营养评定以及营养不良诊断。营养评定主要通过临床检查、人体测量、生化检查、人体组成成分测定以及其他营养指标，从多个维度判断机体的营养状态，确定营养不良的类型以及严重程度，评估营养不良带来的危险程度，检测营养支持治疗的疗效。目前，在胃肠外科中使用较多的包括体重、BMI、去脂肪体重指数以及患者参与的主观全面评定（patient-generated subjective global assessment，PG-SGA）。其中，PG-SGA 是对体重变化、饮食、症状、活动和身体功能、疾病与营养需求的关系、代谢需求以及体格检查 7 个方面进行评分。A 级为营养良好，B 级为轻至中度营养不良，C 级为重度营养不良。PG-SGA 对患者的并发症发生率、住院时间、病死率等具有较好的预测精度，是目前国际上常用的综合营养评定工具。全球领导人营养不良倡议（global leadership initiative on malnutrition，GLIM）标准是在营养风险筛查基础上，分别利用表现型指标和病因型指标对患者进行营养不良评定和营养不良程度分级。营养不良评定标准内容有 5 项，分别为 3 项表现型指标（非自主性体重丢失、低BMI、肌肉量降低）和 2 项病因型指标（食物摄入或吸收降低、疾病负担或炎症）。营养不良诊断至少需要符合 1 项表现型指标和 1 项病因型指标，再根据 3 个表现型指标对营养不良严重程度进行分级。GLIM 标准对营养不良诊断有了统一的定义和诊断标准。

　　术前营养风险筛查和评定完成后，针对需要进行术前营养支持的患者，应该及时开展营养支持治疗。术前营养支持治疗是术前预康复治疗中的重要一环。特别是对于术前已经出现消化道功能障碍的患者，更需要及时给予营养支持治疗。这类患者由于术前长时间禁食，容易出现分解代谢增加、糖异生增加、糖耐量下降，机体进入负氮平衡。长时间禁食还容易导致胰岛素抵抗。术前营养支持治疗的目的是纠正患者营养不良状态，改善机体代谢功能、避免体重减轻及减少肠道菌群异位，减少机体分解状态并促使机体转变为合成状态。术前营养支持治疗可以有效减少患者术后并发症（包括吻合口瘘、手术部位感染等），缩短住院时间，降低医疗费用，提高患者的生活质量和满意度。

　　除了营养支持治疗，术前预康复还包括功能锻炼和心理干预。目的是能够维持机体的正常代谢功能，提高患者对手术创伤的耐受性，以便患者以最佳的生理和心理状态接受手术治疗。术前营养支持治疗的时间推荐至少 7~14 天,但是仍需要根据患者的具体情况酌情增减。而对于没有消化道功能障碍的患者,可正常饮食至术前 1 天。随后按照加速康复外科理念的要求,手术当天麻醉前 2 h 禁水,术前 6 h 禁食固体食物,推荐术前 2 h 饮用 400 ml 以内的碳水化合物饮料。

术前患者中有少部分患者长时间不能正常进食或者进食量非常少,此时要注意预防再喂养综合征。再喂养综合征(refeeding syndrome)是指在减少或缺乏能量摄入的一段时间后,由于重新喂养和(或)增加能量摄入而引起的一系列代谢和电解质改变,以低磷血症为主要病理生理改变。其诊断标准如下:①轻度再喂养综合征是指血清磷、钾、镁水平下降 10%~20%;②中度再喂养综合征是指血清磷、钾、镁水平下降 20%~30%;③重度再喂养综合征是指血清磷、钾、镁水平下降>30%和(或)由于电解质水平下降或维生素 B 缺乏引起的器官功能障碍;④再喂养综合征在重新开始喂养或大幅增加能量供应后 5 天内发生。容易发生再喂养综合征患者的临床表现如表 9-1 所示。

表 9-1 容易发生再喂养综合征患者的临床表现

临床表现	中风险(2项以上)	高风险(1项以上)
BMI(kg/m²)	16~18.5	<16
体重丢失	1 个月内丢失 5%	3 个月内丢失 7.5% 或者 6 个月丢失 10% 以上
能量摄入	①禁食 5~6 天;②口服量少可以忽略;③急性疾病或损伤导致超过 7 天摄入量低于正常需要量的 75%;④超过 1 个月摄入量低于正常需要量的 75%	①禁食 7 天以上;②口服量少可以忽略;③急性疾病或损伤导致超过 5 天摄入量低于正常需要量的 50%;④超过 1 个月摄入量低于正常需要量的 50%
喂养前血清钾、磷、镁浓度异常	轻度降低或正常,需要最低剂量或单剂量补充	中度降低或显著降低,需要显著或多剂量补充
皮下脂肪丢失	中度减少	重度减少
肌肉丢失	轻中度减少	重度减少
高危并发症	中危疾病	高危疾病

对于高风险的再喂养综合征患者,营养支持需要特别关注。首次 24 h 内实施的营养支持应以 100~150 g 葡萄糖或者 10~20 kcal/kg 开始。每 1~2 天增加目标需要量的 1/3。对于电解质特别是血清磷、钾、镁都严重下降的患者,营养支持的时间需要延长。对于中高风险的患者,需要同时考虑输注的葡萄糖以及以葡萄糖作为溶媒的药物。如果已经输注一段时间,电解质稳定且无相关症状,可考虑将营养支持的剂量增加。对于高风险患者,营养支持治疗的初始 3 d 内需要每 12 h 监测一次电解质。电解质紊乱如果难以短时间内纠正,或在启动营养支持时显著下降,则需要将摄入的能量减少一半。然后,根据临床表现每 1~2 天增加约 1/3 的能量。如果电解质水平严重低下至危及生命时,此时需要停止营养支持。对于存在再喂养综合征的患者,在喂养或者输注葡萄糖前补充 100 mg 维生素 B_1;对于严重饥饿、长期酗酒或者缺乏维生素 B_1 的患者,则需要

延长补充维生素 B_1 的时间至 1 周左右。此外，启动营养支持治疗第一个 24 h 内，需要每 4 小时监测一次生命体征。对于症状不稳定或者电解质极度紊乱的患者，应进行心电监护，并监测出入量。一般说来，患者存在严重低磷血症（<0.3 mmol/L）或出现相应临床症状和并发症时，每天静脉补充磷酸盐量为 0.32 mmol/kg 体重，推荐在 6~8 h 内输完，重症患者可缩短至 2~4 h。对于血磷浓度在 0.3~0.6 mmol/L 的中度低磷血症患者，每天静脉补充磷酸盐量为 50~60 mmol；对于轻度低磷血症（0.5~0.8 mmol/L）患者，可以通过口服补充磷制剂。补充磷时应及时监测血磷浓度。一般说来，监测血磷浓度应在补充磷结束后 1~2 h 进行，使其有时间进入细胞内。当血磷浓度 ≥0.80 mmol/L 时应停止补充。补充磷制剂时应注意不良反应，包括低钙血症和抽搐、低血压、腹泻等。静脉补充磷制剂的同时应及时纠正存在的低钾血症和低镁血症，注意及时纠正水、酸碱代谢紊乱，维护心、肺等重要脏器功能，监测循环状态。

二、术后营养支持

术后早期恢复营养支持非常重要。术后早期进食不仅可以提供营养底物，还可以改善手术创伤带来的应激状态，降低机体高分解代谢和胰岛素抵抗，促进机体康复。同时，还可以维持肠黏膜屏障功能，防止细菌易位。胃肠手术后小肠功能恢复时间为 6~12 h，结直肠恢复需要 48~72 h。术后早期经口饮食或者管饲饮食有助于改善机体的营养状况，促进伤口愈合，减少术后并发症的发生率，缩短住院时间，降低住院费用。采取早期经口饮食或者管饲饮食并不会增加吻合口瘘的发生率，还能降低术后肠麻痹风险。

患者术后摄入能量的目标值仍为 25~30 kcal/(kg·d)，蛋白质需要量为 1.5~2.0 g/(kg·d)。早期经口饮食需要根据患者的实际情况进行。如果患者经口饮食能够达到 50% 以上的目标需要量，首选口服营养补充（ONS）。但对于糖尿病患者应选择糖尿病专用型 ONS，同时监测血糖变化。如果患者经口饮食量不能达标，但有管道可以进行管饲饮食，则可以选择管饲饮食；如果患者经口和管饲饮食仍然不能满足 50% 的目标量超过 7 d 时，则应该启动补充性肠外营养（SPN）。如果患者管饲饮食不能达到目标量或者出现消化道不良反应，如恶心、呕吐、腹胀、腹泻等情况，则需要减少或者终止管饲营养。早期肠内营养推荐足量摄入蛋白质。对于 65 岁以上的患者，即使无法给予足量的能量，但只要给予足量的蛋白质就能帮助机体维持瘦体重（LBM）。

三、出院后营养支持

患者住院期间的营养支持由医师专门负责，可以保证足够的能量和蛋白质摄入量。但患者由肠外营养过度为管饲营养或口服后，容易出现营养摄入过少的情况。特别是患者出院之后，患者身体机能还没有完全恢复，加上患者容易遵循忌口等错误观念以及其他因素，出现营养不良风险的概率大大增加。对于处于康复期的患者，一般推荐摄入 1.2~1.5 倍的 REE 以保证机体良好的合成代谢。患者出院后的营养支持除了在出院前健康教育之外，出院后营养随访也非常重要。ONS 作为出院后营养支持的重要组成部分,所有出院患者应考虑强化 ONS 为基础的营养支持。对于接受 4 级手术的患者,术后推荐应用 ONS 的时间为 4~8 周。对于严重营养不良患者以及术后出现各类并发症的患者,术后推荐应用 ONS 的时间增加至 3~6 个月。

四、特殊患者营养支持

目前合并糖尿病患者的围手术期血糖管理已经得到多方共识。所有糖尿病患者术前检查应包括随机血糖和糖化血红蛋白(HbA1c),评估血糖控制情况。随机血糖≥12.0 mmol/L 或 HbA1c≥9.0%,建议推迟手术。对于大多数住院的围手术期糖尿病患者的推荐血糖控制目标为 7.8~10.0 mmol/L。对于心脏手术或者其他更加精细手术的患者,可以将血糖控制目标进一步降低至 6.1~7.8 mmol/L。对于一般情况较差或者存在低血糖风险的患者,血糖控制目标可以适当放宽至 10.0~13.9 mmol/L,根据患者的血糖控制情况决定是否增加胰岛素使用。对于需要禁食的手术,手术当日早晨停用口服降糖药,根据患者的血糖水平决定是否给予胰岛素治疗。对于术前血糖明显控制不佳及接受中等以上手术的患者,应该及时改为胰岛素治疗。术后患者尤其是短时间内无法进食的患者,在制订肠外营养配方的时候,应根据患者的实际情况按照比例添加胰岛素,适当增加脂肪供能在所有能量中的比重。使用生长抑素等影响血糖的药物时,应根据患者的情况适当改变胰岛素的用量,防止血糖剧烈波动。

合并肥胖的成人患者,在制订肠外营养治疗策略时,建议计算患者的校正体重,再根据校正体重计算能量及相应的糖、脂肪和蛋白质配比。也可以根据 Harris-Benedict(H-B)公式估算静息状态下的基础能量消耗(BEE)。

校正体重=标准体重+0.4×(实际体重-标准体重)

标准体重的计算方法很多,国外推荐男性使用 Devine 公式,女性使用 Robinson 公式:

男性:标准体重(kg)=50+2.3×[身高(cm)/2.54-60]

女性:标准体重(kg)=48.67+1.65×[身高(cm)/2.54-60]

也有简易公式:

男性:标准体重(kg)=身高(cm)-105

女性:标准体重(kg)=身高(cm)-100

高血脂及肝肾功能不全的患者,肠外营养中脂肪乳的使用率需要个体化计算。临床上可以根据患者的病情,选择糖脂比为 70:30、60:40 或者 50:50。正常情况下,氨基酸的供给量为每天 0.8~1.0 g/kg,应激状态下需要增加至 1.2~1.5 g/kg。非蛋白质的热氮比一般为(100~150)kcal:1 g。感染患者应该增加氮量。肾衰竭和氮质血症患者应该降低氮的供给量,提高非蛋白质能量的比例。肝硬化及肝功能异常的患者,应选择支链氨基酸(BCAA)为宜;肾炎、肾功能不全的患者应选择必需氨基酸为宜。除了计算营养支持相关的数据以外,还需要评估患者每天的液体量。根据患者的心、肝、肾功能,调整相应的液体量。慢性肾脏病(CKD)患者可以经口进食后,仍需要注意调整营养支持方案。CKD 1~2 期患者应该避免高蛋白饮食,对于大量蛋白尿的患者,建议蛋白质摄入量 0.7 g/(kg·d);而合并糖尿病的 CKD 1~2 期患者建议蛋白质摄入量 0.8 g/(kg·d)。CKD 3~5 期的非糖尿病患者蛋白质摄入量控制为 0.6 g/(kg·d)或者 0.3 g/(kg·d);摄入能量为 30~35 kcal/(kg·d)的同时应补充酮酸制剂;合并糖尿病的 CKD 3~5 期患者,蛋白质摄入量选择 0.6 g/(kg·d),酮酸制剂为 0.12 g/(kg·d)。对于合并慢性肝病患者,其整体能量消耗大约是基础代谢率的 1.3 倍,因此推荐每天摄入能量为 25~40 kcal/kg,蛋白质摄入量为 1.2 g/kg 为宜。酒精性肝硬化患者,蛋白质摄入量可提高至 1.8 g/(kg·d),脂肪乳供应量为 1 g/(kg·d)。失代偿期肝硬化患者每天能量需求为 35~40 kcal/(kg·d)。BMI 为 30~40 kg/m^2 的患者,能量摄入量为 25~35 kcal/(kg·d);BMI>40 kg/m^2 的患者,能量摄入量为 20~25 kcal/(kg·d)。失代偿期肝硬化患者蛋白质摄入量为 1.5 g/(kg·d)。脂肪乳供应量不超过 1 g/(kg·d)。

第三节　围手术期并发症的营养预防和治疗

一、营养支持治疗

围手术期并发症的营养支持包括肠内营养和肠外营养。一般住院患者进行肠内营养时并发症较少。对于危重症患者来说,若胃肠道功能良好,推荐早期肠内营养支持,但是容易发生腹泻、误吸、腹胀和高水平胃残余量(gastric residual volume,GRV)。

1. 腹泻　即每天排便次数超过 3 次,含水量超过 80% 且不成形。腹泻的评估可以采用 Hart 腹泻计分表计算(表 9-2)。腹泻原因包括患者自身的病情、营养液的种类、供给营养液的技术、肠道对营养液刺激而发生的反应、低蛋白血症、抗生素使用时间、禁食等。特别是减少抗生素的不合理使用,减少抗菌药物相关性腹泻。尽早纠正低蛋白血症,减少抑酸药和口服钾制剂的应用。可以考虑使用酵母菌或者益生菌预防由于肠道菌群移位引发的腹泻。此外,还可以通过改变肠内营养输注速度、调整肠内营养配方或者调整肠内营养温度来减少腹泻。重症患者应从滋养型肠内营养开始缓慢应用,5~7 天达到目标量。此外,鼻饲肠内营养前后,应用至少 30 ml 的温水冲洗营养管,防止药物之间的反应及堵管。

表 9-2　Hart 腹泻计分表

粪便性状	估计容量(ml)		
	<200	200~250	>250
成形	1	2	3
半固体	3	6	9
液体样	5	10	15

注　对 24 h 内每次粪便评分的值相加,得到当天总分;总分≥12 分,即可认为患者存在腹泻。

2. 误吸 指进食或者非进食时,患者吞咽过程中有部分液体或者固体食物、分泌物、血液等进入声门以下呼吸道的过程。高危因素包括高龄(>70 岁)、鼻胃管肠内营养喂养期间、机械通气期间、吞咽功能障碍、意识丧失/下降、声门或贲门关闭功能遭到破坏、合并神经系统疾病或精神类疾病、使用镇静或肌松药物、院内外转运等。建议使用专用的误吸风险评估量表对肠内营养患者进行评估。还需要做好人工气道管理、体位管理以及加强肠内营养支持护理。对于误吸风险高的患者,推荐每 4 小时监测 1 次是否存在高水平 GRV。可以使用促进胃肠道动力的药物或者抗反流药物来防止误吸;还可以使用血管紧张素转化酶抑制剂促进咳嗽和吞咽反射,进而减少误吸。在病情允许的情况下尽可能降低患者的镇静和镇痛水平,并尽量减少 ICU 患者外出诊断检查的程序。

3. 高水平 GRV 指当患者连续 2 次检测 GRV>250 ml 或者 GRV 残留量超过前 2 小时喂养量的 50%,即可视为高水平 GRV。可以通过每 4 小时注射器抽吸法或者胃超声检测法对高危患者进行 GRV 监测。对于高危患者,可以使用胃肠动力药物,也可以更换喂养途径,如幽门后喂养(临床常用的是近端空肠营养)。

4. 腹胀 指患者主诉腹部有胀气感或者体格检查发现腹部明显膨隆,叩诊呈鼓音或者腹围较肠内营养前增加,同时触诊较硬、移动度降低、紧张度增高。通过测量腹围和体格检查可以明确。出现腹胀时,需要将床头抬高 30°～45°,可以使用甲氧氯普胺等药物治疗。患者如有腹胀、便秘等,则可以使用缓泻药进行治疗。缓慢加温鼻饲法可以有效控制鼻饲液的温度及注入量,预防腹胀的发生。重症胰腺炎患者还可以予以肛管排气。

二、肠功能康复

围手术期肠功能康复是一个系统化的过程。肠道菌群在围手术期营养支持的过程中具有重要作用。手术和围手术期处理(抗生素、进食、阿片类镇痛药、抑酸药等)可破坏肠道菌群平衡,损害肠屏障功能导致细菌易位,引发异常炎症反应。肠道菌群也可以影响免疫功能,引起肠道微环境改变,导致切口愈合延迟、手术部位感染和吻合口瘘等,甚至影响患者的预后。如何减少手术应激、降低机体分解代谢水平、尽早促进合成代谢,是围手术期肠功能康复的重要环节。免疫微生态营养对于患者术后康复具有积极作用。其中,益生菌、谷氨酰胺、肠内营养是目前研究较为关注的 3 个方面。益生菌可以调节肠道微生态的结构和功能,改善肠道微环境,有助于术后肠道菌群重建。谷氨酰胺可以维持肠道黏膜结构和功能,提高肠道免疫功能。联合应用益生菌和肠内营养,可以显著加快患者术后胃肠蠕动功能恢复,降低患者不适,减少住院时间和费用。此外,益生菌联合肠内营养还可以降低危重症患者脓毒症的发生率,改善患者的胃肠道功能,提高机体免疫功能。肠道微生态调节剂还可以减少术后并发症的发生率,改善患者的营养状态,纠正微生态失衡,促进机体康复。肠道微生态调节剂还可以增加肠道菌群多样性,改善肠道黏膜菌群结构和功能,降低炎症反应,促进肠功能康复。

(高仁元,秦环龙)

第十章

危重症营养支持治疗

随着临床和基础研究的进展,人类对危重症患者应激后代谢改变的认识不断提高,对该特殊人群营养支持的认识和治疗理念发生改变,早期营养干预、代谢和营养支持治疗已成为危重症患者生命支持的重要组成部分,在改善危重症患者预后中发挥重要作用。

第一节　危重症患者代谢特点

为了存活,机体必定启动适应性和防御性反应,这些反应起到了全身总动员的作用,包括神经-内分泌系统及各组织器官的代谢改变、大量细胞因子分泌。多种因素相互作用的结果是食欲减退、摄入减少和分解代谢增强,体内脂肪和瘦体重(LBM)消耗明显。而当饥饿(半饥饿)和应激状态持续存在时,则将影响患者的营养状况和组织器官的结构功能。关于危重症患者食欲受抑或摄入受限、神经-内分泌和炎症反应相关内容可参考第九章第一节。

一、代谢反应和临床表现

危重疾病、创伤、脓毒症、烧伤或大手术的代谢反应是复杂的,涉及大多数代谢途径。机体应答反应可分为两个阶段(期):早期为低潮期(ebb phase)或退潮期;后期为高潮期(flow phase)或涨潮期。这两期的代谢改变如表 10 - 1 所示。

表 10 - 1　手术和创伤后的代谢改变

指　标	低潮期	高潮期
代谢状态	低	高
心排血量	正常低限	增加

指　标	低潮期	高潮期
胰岛素	下降	正常或升高
胰高糖素	升高	升高
儿茶酚胺	升高	正常或升高
糖皮质激素	升高	正常或升高
血糖	升高	正常或升高
葡萄糖生成	正常	增加
体温	低或不升	高热
组织灌注	减少	正常
四肢温度	湿冷	温暖
蛋白质分解	低	高
能量消耗	低	高

（一）低潮期

发生在创伤初期,持续时间较短暂,达 12~24 h。特点为心排血量和组织灌注均下降。此期持续时间不同,一般不超过 3 天。在低潮期,体内物质代谢减少,器官和组织细胞功能处于抑制状态,患者表现为血压不稳定或休克、面色苍白、四肢湿冷、心律失常,体温和耗氧量均下降,而血乳酸水平升高。此期主要通过交感-肾上腺轴维持压力-流量间的关系,以保证心血管系统的功能。

（二）高潮期

随着抗休克成功和血容量恢复,机体由抑制状态转向较积极的反应,进入高潮期,呈高代谢状态。此期特点为心排血量、能量消耗及氮排出量均增高。在此期,可见逆向调节激素水平上升,多种激素发挥广泛的代谢作用,如胰高糖素作用于肝脏,使大量肝糖原分解;肾上腺皮质激素作用于骨骼肌,使之分解成氨基酸,提供糖异生前体;儿茶酚胺促使脂肪分解、肝糖原分解、糖异生及增加周围组织(骨骼肌)乳酸生成。

此期机体呈高代谢状态,分解代谢和合成代谢均增强。在高潮期的早期,因分解代谢超过合成代谢,导致 LBM 和脂肪组织丢失,机体组分改变。由于体内蛋白质量的减少,细胞外液增加。严重的分解代谢可致营养不良。手术、创伤对营养状况的影响取决于手术和创伤的程度、代谢反应的程度,以及手术、创伤前的营养状况。重度营养不良的危重者对创伤的反应很差,往往伴有较高的并发症发生率和病死率。在此期间,通过脂肪分解和糖异生途径诱导大量内源性营养物质分解,加上卧床制动可能导致危重症患者严重的肌肉萎缩。在 ICU 入院的几天内,成人的 LBM 丢失可能高达 17.7%,而儿童的 LBM 丢失则超过 10%。对损伤或疾病的急性期反应的分解代谢活性可能无法通过提供能量和蛋白质来解决。相反,在这种分解代谢状态下提供的过量能量会转化为脂肪和葡萄糖,从而导致高血糖和高甘油三酯血症。

在高潮期的后期,机体将逐步进入以合成代谢超过分解代谢的恢复期,表现为营养状况逐步改善,伤口愈合。因此,高潮期又可根据代谢的主导状态将之分为分解代谢期和合成代谢期,但无论哪期都贯穿于手术、创伤的一个连续的、动态的应答反应过程。

1. 分解代谢期 此期特点以分解性激素分泌占主导,主要为肾上腺能-皮质相(adrenergic-corticoid phase)和皮质撤退相(corticoid-withdrawal phase)。肾上腺能-皮质相非常短,为手术、创伤后 24~48 h;从分解代谢至合成代谢开始为皮质撤退相,该相特征为积聚在第三间隙的钠和游离水自发性排出,表现为利尿、钾离子正平衡和尿氮排出减少,该过渡相通常仅持续 1~2 天;但若有较大的手术或严重创伤,此期可延长。在分解性激素和细胞因子的作用下,蛋白酶的活性增强,骨骼肌和内脏蛋白质分解加速用于供能和合成新的蛋白质。在严重创伤患者,每天骨骼肌蛋白质和氮的丢失量可分别达 600 g 和 20 g;同时,肝脏蛋白质代谢进入急性反应相,表现为肝脏总体蛋白质水平下降,但特殊蛋白质合成增加,如 CRP、补体蛋白、纤维蛋白原、触珠蛋白、铜蓝蛋白、α1-酸性糖蛋白和血清淀粉样蛋白,导致这些蛋白质在血清中的浓度增加;同时,抑制白蛋白、转铁蛋白、甲状腺素结合蛋白和视黄醇结合蛋白等蛋白质合成,导致这些蛋白质的血清浓度降低。

2. 合成代谢期 此期持续时间较长,以逐步趋向正氮平衡和体重增加为特征。合成代谢期又分为合成代谢早期和合成代谢后期。合成代谢早期的特征为食欲逐渐改善,蛋白质合成增加,LBM 组织和肌肉强度逐日恢复。成人平均每天获正氮平衡达 2~4 g 时,可获得 60~120 g LBM 组织,但获得的速度显然慢于当初丢失的速度。合成代谢后期的标志是获得的氮量相当于丢失的氮量,体脂积累,体重缓慢恢复。

二、应激后三大营养素的代谢变化

应激后的内环境变化导致体内葡萄糖、蛋白质和脂肪代谢改变,但不同于单纯饥饿状态下的三大营养素的代谢改变,尤其在手术、创伤后的早期,由于逆向调节激素的作用,使三大营养素在分解代谢期处于分解增强而合成减少的状态。

(一) 糖代谢

应激后早期,肝脏糖原分解增强,空腹血糖升高,其水平与应激程度相平行。此时胰岛素水平低下,葡萄糖生成基本正常或仅轻度增加。至分解代谢期,肝脏生成葡萄糖明显增加,虽然此时胰岛素水平正常或升高,但高血糖现象却继续存在,提示机体处理葡萄糖的能力受到影响及周围组织对胰岛素的敏感性减弱,肝脏和骨骼肌成为胰岛素阻抗组织。应激后的高血糖和胰岛素抵抗现象是否与儿茶酚胺抑制胰岛素受体和胰岛β-细胞的分泌或肾脏清除胰岛素增加等因素有关,目前尚不完全清楚。

应激后中枢神经系统对葡萄糖的消耗基本维持正常(每天约 120 g),而肾脏对葡萄糖的消耗则增加(约为正常时的 2 倍)。体内生成的葡萄糖,骨骼肌仅消耗小部分,大部分葡萄糖转化为乳酸,后者循环至肝脏,参与葡萄糖乳酸循环(Cori 循环)。

(二) 蛋白质代谢

人体在较大的应激后,骨骼肌群进行性消耗,尿中 3-甲基组氨酸和尿氮排出量增加;氮的丢失量除与手术、创伤的程度相关外,也取决于患者原先的营养状况及其年龄。与选择性手术后的变化不同,多发性创伤时的分解代谢更为显著,氮的更新加速,而合成率仅轻度增加,负氮平衡明显。

手术、创伤后骨骼肌释放氨基酸量增加,但自创伤部位流出的氨基酸组成并不代表肌肉蛋白质的组成。

如丙氨酸(alamine, Ala)和谷氨酰胺占释放氨基酸量的 $50\%\sim60\%$,而各自仅占肌肉蛋白质的 6% 左右。其次,支链氨基酸(BCAA)约占释放氨基酸量的 6%,但其几乎占肌肉蛋白质量的 15%。曾有学者对此推测,认为 BCAA 作为 α-酮戊二酸的氨基供体,可生成相应的支链酮酸和谷氨酸;酮酸可转化为骨骼肌三羧酸循环的中间体或经血液循环输出,谷氨酸则成为合成谷氨酰胺的前体或作为合成丙氨酸的氨基供体。这些连锁反应可解释手术、创伤时谷氨酰胺和丙氨酸的合成和释放均增加,而 BCAA 释放减少的现象。

虽然自创伤部位释放的谷氨酰胺和丙氨酸量增加,但由于手术、创伤后肠黏膜及肾脏对谷氨酰胺的消耗亦增加,故可表现为血浆谷氨酰胺水平下降,该过程受升高的糖皮质激素调节。丙氨酸作为氮源和糖异生前体物质被肝脏用于合成葡萄糖和急性相蛋白质。因此,谷氨酰胺和丙氨酸是将氨自骨骼肌流向各内脏器官,并参与代谢的重要物质,其代谢途径有利于尿素和氨的生成且自体内排出。

应激后,BCAA 从骨骼肌中被氧化,作为肌肉的能量来源;碳骨架可用于葡萄糖-丙氨酸循环和肌肉谷氨酰胺的合成。急性期蛋白(由肝脏产生的分泌蛋白)的动员在损伤或感染时发生改变,导致 LBM 快速损失和净负氮平衡增加,这种平衡一直持续到炎症反应消退。蛋白质组织分解也会导致尿液中钾、磷和镁的丢失增加。

(三) 脂肪代谢

脂肪组织是人体最大的能源库。手术、创伤时,由于儿茶酚胺的作用,胰岛素/胰高糖素比例下降导致体内脂肪动用,表现为脂肪分解和氧化率均增强,而合成减少;脂肪酸和甘油三酯成为机体代谢所需能量的主要来源。此外,受 TNF-α 等细胞因子对脂酶的抑制作用,甘油三酯的合成也有所下降。由于交感神经系统受到持续刺激,此时即使提供外源性脂肪,亦难以完全抑制内源性脂肪的分解,表现为血清脂肪酸和甘油三酯水平升高。

创伤后三大能量营养素的代谢反应如表 10-2 所示。

表 10-2 创伤后三大能量营养素的代谢反应

代谢反应	生理变化
碳水化合物代谢	糖原分解增加
	糖异生增加
	脏器出现胰岛素抵抗
	高血糖

（续表）

代谢反应	生理变化
脂肪代谢	脂肪分解增加
	游离脂肪酸作为能量底物的组织（除了大脑）
	在肝脏中一些游离脂肪酸生酮（被大脑利用）
	在肝脏甘油三酯转化为葡萄糖
蛋白质代谢	骨骼肌分解增加
	在肝脏氨基酸转化为葡萄糖，并作为急性期蛋白质的生成底物
	负氮平衡
受损伤的严重程度及其他调节因子影响，相应的总能量消耗增加	
脂肪和肌肉进一步减少，直到代谢结束	

（四）维生素和矿物质

危重症患者在应激状态下可出现各种维生素水平下降和代谢异常。在急性反应期间，许多维生素（A、B_6、C、D 和 E）和矿物质（铜、铁、硒和锌）受到炎症的影响。透析可能导致患者体内铜、硒、锌、维生素 B 和水溶性维生素尤其是维生素 B_6 大量丢失。与氧自由基产生相关的氧化应激可能需要更多地使用抗氧化维生素。胃肠道中段和回肠远端是脂溶性维生素吸收的场所，这段肠道病变（如克罗恩病、放射性肠炎、末端回肠切除、短肠综合征、减肥术后）也会影响脂溶性维生素的吸收。另外，一些影响脂肪吸收的疾病会进一步降低脂溶性维生素的吸收（如胰腺功能不全、大量胆汁丢失和胆道疾病等）。

第二节　危重症营养风险筛查与评估

一、营养不良评估指标

营养不良是危重症患者一个重要的预后危险因素，主要影响的预后有病死率、住院时间、机械通气时间和感染率。因此，危重症患者的营养评估是营养支持的重要组成部分。在 ICU 超过 48 h 都应该考虑营养不良风险的发生。营养评估贯穿在营养治疗的整个过程中，因此必须有适合危重症患者的营养风险筛查和评估手段。但是多个监护仪、导管和输液的存在导致很难对这些患者进行准确的营养评估。在 ICU 中患者的体重变化难以评估，一些重症患者应激期体重增加，多是由于毛细血管通透性增加使第三间隙水分潴留所致，而非营养状态获得改善；体重下降也可能是因为高分解代谢而非单纯摄食减少所致。因此，体重和 BMI 并不能准确地反映营养状况。比 BMI 更值得关注的是 LBM 的减少。入院时肌肉质量较低的患者有较长的住院时间和较高的病死率。入院后，由于分解代谢激素的影响、摄入和需求之间的不平衡、长期卧床，使得 ICU 住院期间大量的 LBM 和脂肪质量可能在相对较短的时间内丢失,极易发生营养不良和肌肉萎缩。上臂围、上臂肌围、肱三头肌皮褶厚度以及皮下脂肪等测量也可能因组织细胞水肿出现误差。患者肌肉丢失与其住院时间延长有关,并影响其生活质量和活动能力。骨骼肌减少症的定义是肌肉损失和(或)功能的降低。肌肉质量可以用生物电阻抗法(BIA)和超声、CT、MRI 等进行检测。如果患者意识清醒,肌肉功能可以通过握力计进行评估。

二、营养评估工具

主观整体评估(SGA)、微型营养评估(MNA)、简易微型营养评估(MNA-SF)和营养风险筛查(NRS-2002)目前均应用于 ICU。Sheean 等在 260 名老年 ICU 患者中进行了上述评估工具的比较,以 SGA 为"金标准"时发现,MNA-SF 的特异性最高,而 NRS-2002 的敏感性最高。

近年来提出专门应用于重症患者的 NUTRIC 评分工具。该模型由 Heyland 等于 2011 年开发,用于识别可能从强化营养干预中受益的危重症患者。该模型整合年龄、APACHEⅡ评分、SOFA 评分、伴随疾病、入 ICU 时间并纳入 IL-6 指标。随后对其进行了修改(表 10-3)并删除了 IL-6 值,因为在没有该评分的情况下表现出相似的有效性和可靠性。目前 ASPEN 推荐在危重症患者中使用 NUTRIC 和 NRS-2002 评分,因为其会考虑患者的营养状况和疾病严重程度。高营养风险的定义为 NRS-2002 评分≥5 分,NUTRIC 评分(不纳入 IL-6)≥5 分,认为是营养干预的适宜人群。Cattani 等在危重症患者中针对此类患者的不同研究得出了相同的结论,使用 NRS-2002 评分的有效性和 NUTRIC 评分的结论相同。

表 10-3　危重症患者 NUTRIC 评分

指　标	范　围	评　分
1. 年龄(岁)	□<50	□0
	□50～75	□1
	□≥75	□2
2. APACHE Ⅱ得分	□<15	□0
	□15～19	□1
	□20～27	□2
	□≥28	□3
3. SOFA 评分	□<6	□0
	□6～9	□1
	□10	□2
4. 合并症数量(心脏疾病:心绞痛、心律失常、心力衰竭、心肌梗死、瓣膜病;血管疾病:脑卒中、高血压、周围血管疾病;肺部疾病:哮喘、慢性阻塞性肺疾病;神经系统疾病:痴呆、截瘫、帕金森病、焦虑症、抑郁症;内分泌系统疾病:糖尿病及并发症、肥胖、肾病;胃肠道疾病:疝、胃炎、肝病、胃溃疡;运动系统疾病:关节炎、骨质疏松;其他:癌症、艾滋病、白血病、听力/视力损害、酗酒、吸烟、吸毒)	□0～1	□0
	□≥2	□1

（续表）

指　标	范　围	评　分
5. 入 ICU 的天数	□0	□0
	□≥1	□1
6. 血液中 IL-6 水平（ng/ml）	□0～399	□0
	□≥400	□1

分值		分　类	解　释
纳入 IL-6	不纳入 IL-6		
6～10	5～9	高分	常伴有较差的临床结局（死亡、机械通气等）
0～5	0～4	低分	患者发生营养不良的风险较低

2016 年 1 月，全球主要的临床营养学会（ESPEN、ASPEN、FELANPE 和 PENSA）召开了全球领导人营养不良倡议（GLIM），达成营养不良诊断的经验共识，其宗旨是建立成人临床营养不良核心诊断标准的全球共识。营养不良程度评估 GLIM 标准通过两步法确定营养不良的严重程度：①筛选和确定"处于营养不良的风险"状态；②诊断和评定营养不良的严重程度。GLIM 排名前五的营养不良标准包含：3 个体征标准（体重减轻、低 BMI 和肌肉减少）和 2 个病因标准（减少食物摄入或吸收率下降、炎症或疾病负担）。根据 GLIM 标准诊断营养不良应至少有 1 个体征标准和 1 个病因标准。GLIM 建议根据体征指标的严重程度将营养不良分级为 1 级（中度）和 2 级（重度）营养不良，同时建议使用病因标准进行病因干预以及预测临床结局。

炎症通常与 CRP 浓度升高及低白蛋白血症有关。应激期血清白蛋白及前白蛋白水平下降更多地表明患者应激状态的严重程度。血清白蛋白浓度的改变还受到液体复苏时外源性输注白蛋白的影响，不能代表机体蛋白合成与储存状况。这些营养状态评估的指标在此时更主要是反映机体的应激状态，而不能代表营养状态的改变。

对于重症患者，由于营养状态评估参数受应激及疾病干扰大，且缺乏合适的营养不良评估工具，2018 年《ESPEN 重症营养指南》推荐：重症患者营养不良全面评估应包括既往病史、入 ICU 前是否存在无主观意愿的体重或体能下降、有条件时应进行身体组分评估、肌肉质量以及肌力测量。

第三节　危重症营养治疗

一、营养治疗时机

严重营养不良或入院前一直处于饥饿状态的患者合适的营养支持治疗时机对其疗

效及预后至关重要,而实施营养支持应避免再喂养综合征的风险。另外,危重症患者早期实施肠内营养尽管可能会有更多的消化道并发症发生风险,但能降低感染并发症的发生率和病死率,减少总住院时间和 ICU 入住时间。国际临床实践指南推荐大多数外科危重症患者进入 ICU 24~48 h 内启动肠内营养而非延迟肠内营养。这不仅有助于维护患者的肠屏障功能,还能减少营养底物摄入不足对临床结局的影响。

外科危重症患者多数情况下不得不推迟早期肠内营养的实施。如休克未控制,血流动力学和组织灌注目标未达到,应使用液体和血管升压药/肌力药物而延迟肠内营养。休克控制后开始低剂量肠内营养,同时须警惕肠缺血迹象;严重的低氧血症、高碳酸血症或酸中毒不适宜使用肠内营养。而稳定的低氧血症、代偿性或允许性高碳酸血症和酸中毒患者可开始肠内营养;活动性上消化道出血患者在出血停止且无再出血迹象时开始肠内营养;另外,显性肠缺血患者、瘘远端没有喂养通路、腹腔间室综合征患者是肠内营养的禁忌证;如严重休克患者早期肠内营养可明显增加肠道缺血或结肠假性肠梗阻的发生率。但在肠道有功能且无肠内营养禁忌的情况下,尽早启动肠内营养,是目前临床营养支持治疗领域的国际共识。

对于存在肠内营养禁忌证的严重营养不良患者,可以提供早期和持续性肠外营养。对非营养不良的 ICU 患者,延迟肠外营养反而可能有好处。

对于能够进食的危重症患者,口服饮食应优于肠内营养或肠外营养。如果口服不能实施,危重成人患者应实施早期肠内营养(48 h 内)。为避免过度喂养,危重症患者早期不宜使用足量的肠内营养,并在 3~7 天内逐渐达到目标量。如果有口服和肠内营养禁忌证,应在 3~7 天内实施肠外营养,常见于合并胃肠道功能障碍、存在有尚未处理的腹部问题(如出血、腹腔感染)、由于手术或解剖原因禁止肠道喂养的重症患者。

补充性肠外营养是肠内营养不足时,能量和蛋白质获得额外补充的另一有效方式。合理的补充性肠外营养能改善营养状态,减少并发症发生率,进而改善预后。美国肠内肠外营养学会/美国重症医学会(ASPEN/SCCM)建议,无论营养风险低或高,如果仅通过肠内途径不能满足 60% 以上的能量和蛋白质需求,则应在 7~10 d 后考虑补充性肠外营养支持。

二、能量需要量

危重症患者能量需要量是使用代谢车测定还是应用公式计算没有统一的推荐意见。使用代谢车开展间接测热法是确定危重症患者的能量需求的理想方法。随着病情变化,间接测热法可以随着患者的临床状态变化开展持续监测。但是间接测热法并不适用于所有患者,患者换气不足或高流量通气,透析或使用 ECMO,疼痛和不稳定的镇定治疗,机械通气 $FiO_2 > 60\%$ 或吸氧浓度不稳定、胸导管、酸中毒等都会影响数据,此时不建议采用间接测热法测定。在没有间接测热代谢车的情况下,临床上估算创伤、应激状态患者的能量消耗常采用应激系数乘以 Harris-Benediction 公式(H-B 公式)、Owen 公式、Ireton-Jones 公式估算每日的基础能量消耗(BEE)。

H-B 公式：

BEE(kcal)＝66.47＋13.75×W＋5.00×H－6.77×A(男性)

BEE(kcal)＝655.10＋9.56×W＋1.85×H－4.68×A(男性)

W 为体重(kg)，H 为身高(cm)，A 为年龄。

应激系数：单纯饥饿 0.85，择期手术 1.05～1.15，感染 1.20～1.40，闭合性颅脑损伤 1.30，多发性创伤 1.40，系统性炎症反应综合征 1.50，大面积烧伤 2.0。

Owen 公式被认为是目前预测现代人能量消耗较精确的公式：

BEE(kcal)＝879＋10.2×W(男性)

BEE(kcal)＝795＋7.18×W(男性)

Ireton-Jones 公式最适合计算危重症患者能量消耗的公式：

BEE(kcal)＝629－11×A＋25×W－609×O(自主呼吸患者)

BEE(kcal)＝1 784－11×A＋5×W＋224×S＋239×T＋804×B(机械通气患者)

W 为体重(kg)，A 为年龄，S 为性别(男＝1，女＝0)，T 为创伤，B 为烧伤，O 为肥胖(是＝1，否＝0)。

危重症患者存在疾病和机体的个体差异，并且部分患者每天不同时间的能量消耗也会不同，因此预测方程有高达 60% 的不准确性，导致对需求评估的过度或不足，从而导致喂养过度或不足。欧洲临床营养和代谢学会(ESPEN)推荐使用简单的基于体重的方程式[如 20～25 kcal/(kg·d)]。

尽管充足的能量对应激患者至关重要，但能量过量则会导致高血糖、肝脏脂肪变性和二氧化碳生成过多等并发症，从而加剧呼吸功能不全或延长机械通气的撤离时间。目前，在危重症患者早期提倡低能量喂养甚至滋养型喂养，滋养型喂养提供目标量的 20%～25%，通过这种小剂量的营养补充，保护肠黏膜上皮，刺激刷状缘分泌，增强免疫功能，保护肠道屏障，防止细菌异位等作用。

如果使用间接能量代谢测定能量需要量，在急性疾病早期阶段应给予低能量营养，不超过总能量消耗(TEE)的 70%。第 3 天后，热量可增加到需要量的 80%～100%。如果使用预测方程来估计能量需求，那么在 ICU 住院的第 1 周，低能量营养(低于 70% 的估计需求)应优于足能量营养。

三、蛋白质需要量

危重疾病患者具有显著的蛋白质水解和肌肉丢失(每天高达 1 kg)，这与 ICU 获得性虚弱相关。或许需要更高的蛋白质摄入量和肌力活动来克服与老年及危重症相关的合成代谢抵抗。虽然供给过高的能量可能导致过度喂养和再喂养综合征发生，但保证蛋白质的足量供给可能对危重症患者有益。

对于危重症患者来说，蛋白质需求的测定是困难的。ESPEN 推荐在危重症期间，蛋白质需要量为 1.3 g/(kg·d)。也有推荐蛋白质需要量为 1.2～2 g/(kg·d)，这取决于基线营养状况、损伤程度和代谢需求以及异常损失(例如，腹部开放性伤口或皮肤大面积烧伤)。接受持续肾脏替代治疗(CRRT)的急性肾损伤(acute kidney injury，AKI)患者也可能需要更多的蛋白质，这是因为过滤过程中蛋白质损失增加。一项对危重症患者蛋白质需求的系统综述得出结论，$2.0\sim2.5\,g/(kg\cdot d)$的蛋白质输送量是安全的，这可能是大多数危重症患者的最佳选择，但顽固性低血压、严重败血症或严重肝病患者除外。

现有研究表明，低热量、高蛋白营养支持疗法或"允许性喂养不足"治疗危重症肥胖患者可实现净蛋白合成代谢，并最大限度地减少因过度喂养引起的并发症。SCCM 和 ASPEN 发布的指南表明，高蛋白低能量喂养患者的临床结果至少与高蛋白常能量喂养患者相同。低能量低蛋白喂养与不良预后相关，应避免。充足蛋白质供应很重要，氮平衡研究可能有助于指导蛋白质目标的确立。

四、碳水化合物和脂肪需要量

碳水化合物和脂肪是营养支持的非蛋白热能。其中碳水化合物是产生能量的优先底物，但在危重疾病中，应激后常见胰岛素抵抗和高血糖。最佳碳水化合物的摄入量很难确定。每天摄入 150 g 碳水化合物是安全的；一些器官也需要每天摄入葡萄糖供能，如大脑($100\sim120\,g$)、红细胞、免疫细胞、肾髓质和所有眼睛的透明组织。与健康条件下相比，当给予营养物质和胰岛素时，内源性葡萄糖的产生增加而不减少。与脂质相比，葡萄糖如果作为能量过量供应与高血糖、二氧化碳产生增强、脂肪生成增强、胰岛素需求增加有关，在保留蛋白质方面却没有优势。与肠外营养相关的高血糖需要更高剂量的胰岛素。推荐的葡萄糖剂量不应超过 $5\,mg/(kg\cdot min)$。

危重症患者的脂肪吸收受损，脂质代谢被改变，低血浆甘油三酯水平和高血浆高密度脂蛋白胆固醇(HDL-C)水平与改善生存相关。供给大量的碳水化合物和脂质可导致高血糖和肝功能检测异常，而高脂肪供给方式可导致脂质超载，特别是不饱和脂肪酸导致肺功能受损和免疫抑制。密切监测甘油三酯和肝功能检查可指导临床医师获得最佳糖脂比率。对于静脉注射脂类，上限建议为 $1\,g/(kg\cdot d)$，耐受剂量可达 $1.5\,g/(kg\cdot d)$。必需脂肪酸推荐的剂量为 $8\,g/d$。

如果使用异丙酚，应特别注意，因为它是脂肪酸的一个来源。每毫升这种脂质溶液含有 1.1 kcal 可以提供营养支持以外的能量负荷。在持续血液过滤中使用柠檬酸也与碳水化合物负荷增加有关，应作为非营养能量摄入考虑。

五、其他营养素

(一) 谷氨酰胺

谷氨酰胺是蛋白质的正常成分，约占所有氨基酸的 8%，在细胞和(或)器官之间运输氮，并作为快速增殖细胞的代谢燃料，存在于标准的商业肠内营养制剂中。由于谷氨酰胺溶液不稳定性，需要以二肽的形式添加入肠外营养中。

在生理条件下,通过每天营养摄入(80 g 混合蛋白含有约 10 g 谷氨酰胺)和内源性合成(骨骼肌和肝脏),可以维持足够的内源性谷氨酰胺存储。在危重症期间,血浆谷氨酰胺水平较低,而低值与不良预后相关。对于危重症患者静脉使用谷氨酰胺尚无统一的推荐。20 世纪 90 年代以来,多项研究在危重症患者中进行,主要使用谷氨酰胺联合肠内营养或肠外营养,谷氨酰胺使用剂量为 0.2~0.3 g/(kg·d);这些临床试验显示,谷氨酰胺在减少感染并发症、降低病死率和降低住院费用方面有益处。ESPEN 指南推荐,对于除烧伤和创伤患者外的 ICU 患者,不应给予额外的肠内谷氨酰胺。对于烧伤>20% 体表面积的患者,在肠内营养开始时应给予额外剂量的谷氨酰胺(0.3~0.5 g/(kg·d)10~15 天。对于危重症创伤,前 5 天可给予额外剂量的谷氨酰胺(0.2~0.3 g/(kg·d)。在复杂的伤口愈合情况下,可以给予更长时间的 10~15 天。

另一些研究发现,对于多器官衰竭的重症患者,联合使用高于推荐剂量的谷氨酰胺与较高的病死率相关。对于不稳定和复杂的 ICU 患者,特别是肝、肾衰竭患者,不应使用肠外注射谷氨酰胺二肽。

(二) 鱼油

国际脂肪酸和脂质研究协会建议健康人每天摄入 500 mg 二十碳五烯酸(EPA)和二十二碳六烯酸(DHA),该剂量的 3~7 倍可以被认为是 ICU 患者的高剂量。ESPEN 综合分析了大量研究,认为 ICU 不应在常规基础上给出使用高剂量富含 ω-3 的肠内配方制剂。

ESPEN 指南推荐为肠外营养患者提供富含 EPA 和 DHA 的脂肪乳剂[鱼油剂量为 0.1~0.2 g/(kg·d)]。一项多中心前瞻性随机双盲研究显示,与单独使用 LCT/MCT 的乳液相比,使用含有 LCT(如大豆油)、MCT 和鱼油的混合脂质乳液可显著降低感染率。多项荟萃分析显示,与大豆油脂肪乳剂比较,使用新的脂肪乳剂的危重症患者感染率也有所下降。遗憾的是,这些研究异质性大而样本量不大。同时也有研究发现,使用新的脂肪乳剂和大豆油脂肪乳剂存在感染率显著升高的结果。

(三) 微量元素和维生素

为促进底物代谢,建议在肠外营养中添加微量营养素(即微量元素和维生素)。肠内营养和肠外营养应每天提供微量营养素。有证据表明,持续的低锌浓度可能成为脓毒症的一个重要生物指标。持续 2 周以上的 CRRT 是急性微量营养素缺乏的另一原因,特别是当铜严重缺乏时,这可能可解释危及患者生命并发症的原因。

六、肠内营养

(一) 肠内营养支持通路

肠内营养的常用方法是经胃置管,如鼻胃管、胃造瘘、经皮内镜造口置管(PEG)。出现胃喂养不耐受的患者(胃潴留),通过测量胃残余量(GRV)来评估是否存在胃潴留,每 6 小时 GRV>500 ml 则为胃动力障碍,胃潴留容易导致误吸。导致误吸的危险因素还包括未实施气道保护的机械通气、年龄≥70 岁、意识水平降低、口腔护理差、护理人员不足等。胃潴留可以采用的措施包括:①保持身体上部抬高≥30°的体位;②使用促动力药物,ASPEN/SCCM 推荐使用促胃肠道动力药甲氧氯普胺(10 mg,每天 3 次)和红霉素(每天 3~7 mg/kg),其不良反应都与 QT 延长和心律失常倾向相关,少数不良反应,如神经系统患者的癫痫发作;③如使用促胃肠道动力药无效,可使用幽门后置管喂养,主要是空肠喂养。危重症患者建议使用喂养泵缓慢持续滴注。

(二)肠内营养制剂分类

根据其组分可分为整蛋白配方、预消化配方(短肽和要素饮食)、组件配方、特殊疾病配方。整蛋白配方适用于胃肠道功能良好的重症患者;预消化配方适用于胃肠道功能不足或急性胃肠道损伤等胃肠道消化功能障碍的患者;组件配方包括蛋白组件、脂肪组件、碳水化合物组件、维生素和微量元素组件等,根据营养支持需要额外添加;疾病特殊配方包括适合糖尿病和肝、肾、呼吸功能障碍等疾病的配方、含可溶性纤维的肠内营养制剂,对于合并腹泻的重症患者有改善作用。目前没有证据推荐免疫调节型配方(添加了精氨酸、EPA、DHA、MUFA、核苷酸、谷氨酰胺和牛磺酸、抗氧化维生素等)应用于危重症患者。

七、肠外营养

肠外营养的主要营养素是葡萄糖、脂肪、氨基酸、电解质、维生素和微量元素。葡萄糖和脂肪是非蛋白质能量的来源,糖和脂肪比例保持在 70:30~60:40 之间。考虑到 ICU 重症患者输液和抢救需要,通常采用中心静脉的输注方式给予肠外营养,但须避免肠外营养液和其他补液混合输注。

危重症患者应该避免使用仅基于富含 18 碳 ω-6 脂肪酸的大豆油静脉注射脂肪乳液,因为它们可能具有促炎作用。橄榄油(MUFA)、鱼油(ω-3 PUFA)和椰子油(中链脂肪酸)是脂肪乳剂良好的来源。

为避免加重应激性高血糖,葡萄糖的输注速度不应超过 5 mg/(kg·min),血糖浓度不超过 10 mmol/L。脂肪乳剂日常补充量为 1.0~2.0 g/(kg·d),多种油脂肪乳剂推荐输注速率为 0.125 g/(kg·h),最大输注速率不超过 0.15 g/(kg·h)。使用时须监测血浆甘油三酯浓度,尤其在脂代谢障碍和老年患者中,应控制补充量。

氨基酸需要量为 1.3 g/(kg·d)。合适的热氮比有助于提高蛋白质的合成,危重症患者热氮比推荐为(100~150)kcal:1 g。合理使用谷氨酰胺,如前文所述。

常规补充电解质包括钾、钠、钙、镁、磷、氯,水溶性维生素、脂溶性维生素和微量元素参与营养代谢,都是不可或缺的物质。

第四节　特殊疾病危重症营养治疗

一、烧伤

烧伤的原因包括火焰或滚烫的水、化学药剂、电和辐射。常见的并发症包括感染和低血容量,都会增加死亡的风险。烧伤患者的代谢变化与任何其他类型的损伤及更大程度的高代谢相关。烧伤引起的应激还会导致儿童肌肉和骨骼的分解代谢、糖异生、胰岛素抵抗和生长迟缓。由于保护性皮肤屏障部分破坏,烧伤伴随着水蒸发和体温大量损失。广泛的烧伤会破坏肝脏和胃肠道功能。严重烧伤引起的一些代谢变化可能在受伤后持续一年或更久。

对烧伤患者营养治疗的目的是实现氮平衡,尽量减少组织损失,并保持适当的体重。患者通过评估进食能力和胃肠道功能后决定营养支持方式。面部、手和手臂烧伤可能影响摄食,能够进食的患者选择少量多餐的方式,并提供口服营养补充(ONS)或营养丰富的加餐,帮助他们满足能量和蛋白质的需求;必要时结合 ONS 支持和鼻饲管营养支持。由于大量的敷料、频繁换药以及使用引起镇静的止痛药,导致一些烧伤患者出现胃轻瘫或肠梗阻(胃或肠麻痹),可能需要鼻肠喂养。如果肠道功能喂养不足,或患者出现胃肠道功能障碍,则需要肠外营养补充。对于严重、广泛烧伤的患者,早期肠内喂养(如果可能的话,在受伤后 4~6 h 内)可能有助于减少分解代谢和体重减轻。动物模型显示,早期肠内喂养可显著降低严重烧伤后的代谢亢进反应。早期肠内喂养与循环儿茶酚胺、皮质醇和胰高血糖素减少以及肠黏膜完整性相关。人类早期肠内喂养还可以改善肌肉质量维持,加速伤口愈合,降低应激性溃疡形成的风险,缩短 ICU 住院时间。最初,肠内喂养以低容量连续给药,逐渐接近目标容量,以确保患者能够耐受该方案。

烧伤患者的营养处方通常是高能量、高蛋白饮食,但必须避免过度喂养,因为它会导致高血糖、脂肪肝和感染性并发症。理想情况下,能量需求应使用间接测热法来测量;ESPEN 指南建议成人烧伤患者采用 Toronto 公式:REE=−4 343+(10.5×%烧伤表面积)+(0.23×过去 24 h 内能量摄入量)+(0.84×H-B 公式)+(114×体温)−(4.5×烧伤后天数);烧伤儿童采用 Schofield 公式(表 10-4)估算。当患者接受大量静脉注射葡萄糖溶液和丙泊酚时,可能需要调整能量目标。推荐蛋白质摄入量为 1.5~2.0 g/(kg·d),儿童提供 2.4~4.0 g/(kg·d)。

表 10 - 4　Schofield 公式

年龄	男性	女性
<3 岁	REE=0.167×W+15.174×H−617.6	REE=16.252×W+10.232×H−413.5
3~10 岁	REE=19.59×W+1.303×H+414.9	REE=16.969×W+1.618×H+371.2
10~18 岁	REE=16.25×W+1.372×H+515.5	REE=8.365×W+4.65×H+200.0

注　REE:静息能量消耗(kcal/d),H:身高(cm),W:体重(kg)。

对于烧伤后患者,维持健康的免疫功能和良好的伤口愈合至关重要,有必要维持参与这些过程的许多维生素和微量元素的正常代谢,并提供足够的营养摄入以满足在此期间增加的能量需求。重度烧伤会引发严重的氧化应激,再加上严重的炎症反应,导致内源性抗氧化剂的耗竭,而内源性抗氧化剂又高度依赖于足够的微量营养素浓度,补充谷氨酰胺和精氨酸可能有助于改善恢复。通常需要提供微量营养素补充剂,包括大量的维生素 A、C、D,以及铁、铜、硒和锌来支持免疫力,促进伤口愈合,维持骨骼肌代谢和免疫功能。维生素 A 通过促进上皮生长来缩短伤口愈合时间,维生素 C 有助于胶原蛋白的产生和交联,维生素 D 有助于骨密度,锌对伤口愈合、淋巴细胞功能、DNA 复制和蛋白质合成都至关重要;铁作为携氧蛋白的辅助因子,硒可增强细胞介导的免疫力,铜对伤口愈合和胶原蛋白合成也至关重要,并与心律失常、免疫力下降和烧伤后结局较差有关。烧伤的皮肤无法制造正常数量的维生素 D_3,导致钙和维生素 D 水平进一步紊乱,重度烧伤患儿的骨吸收、成骨细胞凋亡和尿钙消耗增加,但严重烧伤后维生素 D 的最佳剂量目前尚不清楚。在恢复期间必须仔细监测液体和电解质的需要;可以通过监测患者的尿量和血清电解质水平来评估。ESPEN、欧洲烧伤协会和美国烧伤协会的专业组织推荐行之有效的策略是早期静脉补液,可改善伤口愈合并减少感染性并发症。

二、脓毒症

脓毒症被定义为由感染引起的宿主反应失调,并伴有特定区域、微血管、血流动力学、代谢、内分泌和免疫异常,导致危及生命的器官功能障碍。脓毒性休克是脓毒症的严重状况,尽管开展了充分的液体复苏,但仍因低血压或血清乳酸水平升高而加重。脓毒症诱发的多器官功能障碍综合征(MODS)是一种以多个器官进行性生理改变为特征的临床过程。器官功能障碍可能为轻度、重度或不可逆。心血管和呼吸系统最常受累。肺衰竭通常表现为急性呼吸窘迫综合征(ARDS)。

患者病情复杂且长期入住 ICU,导致持续的蛋白质分解代谢伴肌肉质量丢失、持续性器官衰竭、神经肌肉无力、恶病质、伤口愈合不良、反复感染和认知能力下降,称为持续炎症-免疫抑制-分解代谢综合征。

脓毒症中所有主要类型的宏量营养素(碳水化合物、蛋白质和脂质)代谢均失调。高血糖是脓毒症患者最常见的代谢紊乱之一,由糖原代谢改变和严重胰岛素抵抗引起。在晚期,脓毒症的特征也是多系统器官衰竭引起的低血糖。

除了碳水化合物代谢异常外,脓毒症的特征还表现为蛋白质和脂质代谢改变。加速蛋白质分解导致净负氮平衡,反过来又导致危重症患者的骨骼肌萎缩、失调和延长康复时间。脓毒症患者脂质代谢发生改变,由于脂质是感染患者的主要能量来源,故脂肪分解增加,其特征是血清甘油三酯升高和循环脂蛋白水平降低。

脓毒症还与包括维生素和矿物质在内的各种微量营养素的代谢变化有关。微量营养素在新陈代谢和细胞稳态中起关键作用。有证据表明,危重症患者微量营养素水平较低与死亡和多系统器官衰竭的风险较高有关。研究较多的是锌和硒,血锌和血硒水平低下与不良结局有关。尽管许多人同意微量营养素治疗可能对脓毒症有益,但在患者选择、特定微量营养素选择和最佳剂量方面仍然存在争议。

脓毒症的主要代谢变化如表 10-5 所示。

表 10-5　脓毒症的主要代谢变化

生理改变	代谢影响
糖异生 ↑ 糖酵解 ↑	高血糖
蛋白质分解代谢 ↑	改变氨基酸循环
脂肪分解 ↑	甘油三酯 ↑、脂蛋白 ↓
微量营养素 ↓	氧化应激 ↑
神经内分泌激活 ↑	儿茶酚胺 ↑,反调节激素 ↑
皮质醇 ↑	高血糖
儿茶酚胺释放 ↑	糖异生 ↑,糖酵解 ↑
细胞因子释放 ↑	高血糖、胰岛素抵抗
氧利用受损	活性氧 ↑

注　"↑"表示增加或升高;"↓"表示减少或下降。

脓毒症的营养评估和治疗是复杂的,患者可能代谢低下或代谢亢进,同一患者不同阶段能量需求不同,不同患者的能量需求也显著变化。用公式计算能源需求往往低估了实际需求,由此可能出现喂养不足的情况。理想情况下,能量目标可以通过使用间接测热法测量 REE 来实现个体化供给。早期营养支持提倡低能量供给,当休克控制后能量供给缓慢但稳定地增加以达到目标值。病情稳定 1 周后,可以提供符合目标的能量 $[25\sim30\,\mathrm{kcal/(kg \cdot d)}]$。

危重症患者的肠内或肠外蛋白供给主要旨在确保和增强肌肉蛋白合成,避免或减轻肌肉萎缩并促进神经肌肉重建。危重症期间患者的最佳蛋白质摄入量是一个有争议的话题。脓毒症不同阶段补充蛋白质的剂量、时机和风险获益比在很大程度上尚未得到明确的结论,但倾向于建议脓毒症起始期间蛋白质补充量为 $0.8\,\mathrm{g/(kg \cdot d)}$,休克消退后逐渐增至 $1.3\,\mathrm{g/(kg \cdot d)}$。

葡萄糖和脂肪按 $0.7\sim1.5\,\mathrm{g/(kg \cdot d)}$ 和 $1\sim1.5\,\mathrm{g/(kg \cdot d)}$ 供给。营养支持时要检测血糖和血脂,避免出现高血糖和高血脂,建议最佳目标血糖为 $144\sim180\,\mathrm{mg/dl}$。

大多数危重症患者无法获得足够的口服营养,特别是在危重症早期。一些荟萃分析表明,危重症患者在最初的 48 h 内早期喂养可降低感染率和改善肠道完整性,降低病死率。在休克患者中,肠内营养可能会增加肠穿孔的风险,因为过多的消化负荷会给灌注不足的肠道带来损伤。同时,胃内容物可能因为胃排空缓慢、肠梗阻等导致胃潴留,增加误吸风险。肠内营养也可能因胃肠道转运受阻(呕吐、腹泻)而出现肠道缺血、损伤或梗阻时被禁用。在这些患者中,肠外营养可能是更安全的途径。开始肠外营养的适宜时间仍然是一个热议的话题。然而,对于任何有营养不良风险的患者,如果肠内营养在 3~7 天后未能达到能量目标时应考虑补充肠外营养。欧洲重症监护医学学会实践指南中推荐:未控制的休克、低氧血症和酸中毒仍然是早期肠内营养的禁忌证。脓毒性休克的急性期应避免完全肠内营养喂养。

谷氨酰胺给药没有任何益处,甚至可能对脓毒症患者有害。对于接受肠外营养的患者,谷氨酰胺低剂量($<0.35\,g/(kg \cdot d)$ 静脉注射可能是安全的。目前精氨酸、鱼油、硒、维生素 C 在脓毒症患者中的研究较少,证据较弱。

三、急性肾损伤

急性肾损伤(AKI)的发病率正在增加,在住院患者中观察到的频率为 $3\%\sim10\%$,在入住 ICU 的患者中可上升至 $10\%\sim30\%$。ICU 中高达 5% 的 AKI 患者通常接受 CRRT。根据 SGA 评估,ICU 中约 40% 的 AKI 患者会出现严重营养不良。许多因素可能导致蛋白质能量消耗(PEW),包括营养摄入不足、发病前已有营养不良、分解代谢疾病叠加(败血症、创伤、手术、化疗等)、酸中毒、失血、体外循环期间营养丢失等。此外,代谢和激素途径中的特定紊乱也被认为起着关键作用,导致 LBM 分解代谢。危重症的存在和肾脏稳态/代谢功能的丧失是导致这些相关代谢和激素紊乱的主要因素。营养状况是 AKI 患者的主要预后因素。重度 PEW 会严重影响患者的结局,住院时间延长、并发症(脓毒症、出血、心律失常、呼吸衰竭等)风险增加和院内病死率增加,优化营养状况和防止营养状况恶化可改善患者的临床预后。AKI 导致特定的蛋白质、碳水化合物和脂质代谢变化,表现为:骨骼肌蛋白质的分解代谢增加了氨基酸周转和负氮平衡,高血糖和胰岛素抵抗,脂质代谢改变,水电解质紊乱和酸碱代谢失衡。

AKI 患者的营养需求应根据既往存在的营养状况、分解代谢率、AKI 的严重程度、引起 AKI 的基础疾病、合并症以及肾脏替代治疗的类型和强度进行个体化供给。AKI 患者的能量消耗似乎更多地取决于基础疾病的严重程度、发病前的营养状况和急性/慢性合并症。ICU 中的 AKI 几乎总是 MODS 的一部分,因此能量需求按照危重症患者的能量需求,其中测量的能量需求应相当于 REE 的 $100\%\sim130\%$ 才能维持正氮平衡。改善全球肾脏病预后组织(KDIGO)建议 AKI 危重症患者的能量摄入量为 $25\sim30\,kcal/(kg \cdot d)$,而 SCCM 则建议为 $25\sim35\,kcal/(kg \cdot d)$。Ficcadori 等比较了 $40\,kcal/(kg \cdot d)$ 与 $30\,kcal/(kg \cdot d)$ 的能量摄入量,并得出结论认为较高的能量摄入量并没有改善氮平衡,而是与人工营养相关不良反应的风险增加有关。例如,高血糖症、高甘油三酯血症和更高的正体液平衡，以及乳酸、柠檬酸盐等溶液的能量贡献应计入接受 CRRT 的患者。

　　蛋白质需求也应个体化，并根据肾脏替代治疗期间的分解代谢率、肾功能、蛋白质和氨基酸丢失情况进行规定。肾脏替代治疗体外循环导致的蛋白质和氨基酸损失每天高达 $10\sim15\,g$，为了补偿这些损失，特别是当使用高通量过滤器和（或）高效模式（如 CRRT）或持续缓慢低效血液透析（sustained low efficiency dialysis，SLED）时，蛋白质摄入量应再增加约 $0.2\,g/(kg\cdot d)$。未接受 CRRT 的 AKI 患者需要补充 $1.3\sim1.7\,g/(kg\cdot d)$ 的蛋白质。在接受间歇性血液透析（intermittent hemodialysis，IHD）的患者中，蛋白质摄入量应为 $1\sim1.5\,g/(kg\cdot d)$。接受 CRRT 的患者应获得更高的蛋白质摄入量，最高可达 $1.7\,g/(kg\cdot d)$。对于相对非分解代谢的 AKI 患者，该综合征的轻度非少尿形式不需要行肾脏替代治疗，且可能在数日内恢复肾功能（药物毒性、造影剂肾病等），能量按 $30\,kcal/(kg\cdot d)$、蛋白质按 $0.8\,g/(kg\cdot d)$ 摄入量在短时间内使用是足够的。对 AKI 患者推荐必需氨基酸（EEA）和非必需氨基酸（NEAA）同时供给。

　　脂质应占总非蛋白质能量供应的 $30\%\sim35\%$。在血液透析或血液滤过期间不会发生通过过滤器时的脂质丢失。AKI 患者的微量营养素（具有调节、免疫和抗氧化功能的必需微量营养素）水平可能低于正常水平。透析和 CRRT 的 AKI 患者有微量营养素耗竭的风险。在 ICU 的 AKI 患者中，血浆中水溶性维生素（如维生素 C、维生素 B_1 和叶酸）水平可能低于正常水平，需要适当补充。常规不需要补充脂溶性维生素。液体、电解质和酸碱紊乱，如低钠血症或高钠血症、高钾血症、高磷血症、代谢性酸中毒等，常见于危重症 AKI 患者。强化（每天）CRRT 可以通过适当调节血液透析或血液滤过液的组成和 CRRT 的强度来轻松纠正这些异常。CRRT 的高效方式通常诱发低磷血症和低镁血症，这些异常可以通过充分补充相应电解质来预防。

　　AKI 患者的营养支持指征与其他危重症患者没有太大区别。如果 AKI 患者胃肠道功能正常，肠内途径应是营养支持的首选，而当不能使用胃肠道或肠内营养似乎不足以达到营养摄入目标时，应考虑给予补充性肠外营养。

　　肾衰竭可损害胃肠蠕动。除 AKI 本身外，已知危重症患者常见的其他因素会损害胃肠道功能，例如镇静剂、阿片类药物或儿茶酚胺等药物，以及高血糖症、电解质紊乱和机械通气等。AKI 也是上消化道出血的明确危险因素。

四、急性肺损伤/呼吸衰竭

　　急性肺损伤/呼吸衰竭发生在呼吸肌对代谢底物的需求超过氧气的供应。呼吸时的能量消耗、每次呼吸的收缩时间、收缩的速度、肌肉纤维的操作长度、能量供应、肌肉的效率和肌肉训练的状态都会影响呼吸衰竭的预后。长期营养不良会影响膈肌的结构和功能，损害膈肌的运动能力。急性神经肌肉无力引起的急性肺损伤/呼吸衰竭常与高代谢相关，随后导致肌肉萎缩和负氮平衡。延长机械通气时间，特别是镇静剂和神经肌肉阻滞剂的使用可减少代谢消耗，但也使患者容易发生呼吸性肌肉萎缩，对患者造成潜在的不良后果。气道阻力的增加和呼吸顺应性降低对呼吸肌造成更大的工作量,增加呼吸的氧气成本,最终由于肌肉疲劳进而导致呼吸衰竭。

如果急性肺损伤造成足够的损害,需要紧急措施来恢复正常的氧气和二氧化碳水平的平衡,这种情况被称为 ARDS。在 ARDS 中,肺部表现出广泛的炎症和液体积聚(肺水肿),干扰肺通气和损害肺泡。ARDS 的后期阶段与肺细胞的增殖有关,导致纤维化和肺结构的破坏。ARDS 的一个危险并发症是进展为多器官功能障碍综合征(MODS)。伴有肺损伤或 ARDS 的患者经常是高代谢和(或)分解代谢的,并有肌肉萎缩的高风险。

ARDS 和其他呼吸衰竭的危重症患者容易继发营养不良。在 ICU 中,治疗的优先顺序往往会导致喂养中断。在 ICU 的各种测试和治疗程序也通常要求停止肠内营养。机械通气拔管的准备工作可能会中断肠内营养数小时。一旦拔管,患者通常在恢复肠内营养前观察较长时间(数小时至数天),以确保达到和维持稳定的呼吸状态。此外,临床上比中断前更低的输注速率恢复肠内营养并不少见,这进一步增加了营养亏空的风险。长时间插管后可能会发生自主呼吸障碍,需要进行吞咽评估,这可能会延迟口服喂养或肠内营养的恢复,并使患者面临进一步的能量、蛋白质和微量营养素不足的风险。

呼吸衰竭的营养治疗主要关注的问题是提供足够的能量和蛋白质来维持肌肉组织和肺功能,而不使呼吸系统过度负担。为帮助纠正肺水肿有必要限制液体摄入量。

在 ARDS 患者中,最佳营养的目标是调节细胞因子反应,改善抗氧化防御能力,保持肠道完整性,并通过减少分解代谢和降低营养不良的风险来支持在高代谢阶段的患者。避免对 ARDS 患者的过度喂养和(或)喂养不足,这对于避免并发症和进一步的呼吸状态下降至关重要。过度喂养与延迟呼吸机撤机、脂肪生成、肝功能障碍、高血糖、病死率增加和住院时间延长均有关。与喂养不足相关的并发症包括呼吸机撤机延迟、蛋白质合成受损、器官衰竭和医院相关感染的风险增加,特别是脓毒症。

虽然确定能量消耗用间接测热法测量优于预测公式估算,但对于任何需要高吸入氧浓度(FiO_2 为 60%)和高平均气道压力的机械通气患者来说,间接测热法并不准确。急性肺损伤/呼吸衰竭患者的能量消耗变化很大,通常受到疾病的严重程度和 ICU 干预措施(包括镇静、机械通气、类固醇和血管活性药物)的影响。因此,间接测热法不能用于许多需要机械通气的 ICU 患者的早期阶段,此时推荐用预测公式来估算;在预测公式中使用的体重可能需要纠正肺水肿。当入住 ICU 的时间超过 10 天时,患者可以尝试间接测热法,以免过度喂养。

入住 ICU 的急性肺损伤/呼吸衰竭患者首先应筛查和评估患者是否营养不良。基于全球领导人营养不良倡议(GLIM)的营养评估适用于此类患者。这类危重症患者的肠内营养仍优于肠外营养,并建议在入院后 48 h 内开始。在俯卧位时经胃肠内营养通常也是可以的,但最好使用喂养泵进行。空肠喂养可能比胃喂养更可取,它可以降低误吸的风险。液体量受限的患者,肠内营养液可以增加能量密度(达 1.5~2 kcal/ml)。如果吸入性肺炎风险过高,或者肠内营养不可能、有禁忌证或使用不足,则需进行肠外营养,应根据具体情况实施营养支持。另外,需要重视预防丙泊酚使用的相关并发症。在发生 ARDS 时,可首选使用富含 ω-3 脂肪酸和抗氧化营养素的肠内营养以减少炎症和促进愈合。如果需要肠外营养,应开具含有鱼油的静脉脂肪乳剂。但有些研究表明,这些配方不太可能改善临床终点,并可能增加病死率,需要慎用。对于轻度或中度肺损伤,蛋白质建议量为 $1.0 \sim 1.5 \, \text{g}/(\text{kg} \cdot \text{d})$;对于 ARDS 患者,蛋白质建议量为 $1.5 \sim 2.0 \, \text{g}/(\text{kg} \cdot \text{d})$。拔管存在吞咽障碍时继续肠内营养,在评估有吸入性肺炎的风险时,尝试在幽门后置管喂养。如果吞咽康复可能需要移除肠内喂养管,能量不足部分建议进行临时补充性肠外营养。如果能量和蛋白质需求未达到目标量($<70\%$ 的需求),考虑补充肠外营养,但需避免营养过剩和高血糖(血糖浓度 $>10 \, \text{mmol/L}$)。恢复期鼓励在床边活动,开展体能锻炼,以保持肌肉质量和功能。

五、重度肥胖

肥胖往往同时合并着一种促炎状态,会降低宏量营养素(蛋白质、脂质和碳水化合物)的代谢利用。肥胖患者中糖尿病和胰岛素抵抗的患病率增加,在 ICU 中将该类患者的血糖控制纳入营养支持计划尤为重要。人类在饥饿状态下主要依靠脂肪酸氧化获取能量,约占静息能量消耗(REE)的 61%,而肥胖患者主要从 LBM 的分解代谢中获得大部分能量(仅 39% 的能量来自 FFA)。高龄、不动、炎症、胰岛素抵抗和药物等因素可能会增加危重症患者的蛋白质需求。但许多肥胖患者的长期低蛋白供应,可能导致 LBM 的减少和肌少症肥胖的发展,以及 ICU 获得性虚弱。在肥胖危重症患者中,肌肉减少症和恶病质更常见。另外,肥胖通常与微量营养素缺乏有关,这会增加营养不良的负担,对骨骼肌代谢和免疫功能产生负面影响,导致感染风险增加,并减少骨骼肌质量。

肥胖患者如何开展营养不良筛查和评估是面临的主要挑战,ASPEN/SCCM 认为肥胖患者的营养不良可能未得到充分认识,建议肥胖患者的评估还应包括代谢综合征的生物标志物、合并症和炎症标志物,并在治疗过程中监测肥胖患者的再喂养综合征的相关指标。2019 年 ESPEN 指南并未推荐对肥胖危重症患者使用任何特定工具,建议蛋白质供应以尿氮损失或 LBM 评估为指导,并推荐通过超声、CT、MRI、双能 X 射线吸收法(DEXA)或生物电阻抗法(BIA)评估 LBM。同时指出每个在 ICU 停留超过 48 h 的危重症患者都应被视为有营养不良的风险。《美国重症营养指南》建议,ICU 肥胖患者的营养评估时应注重中心型肥胖、代谢综合征、肌肉减少症的表现,以及 BMI $> 40 \, \text{kg/m}^2$、全身炎症反应,或与肥胖相关的心血管疾病与死亡高风险的其他合并症。

能量计算如果使用实际体重可能高估能量需求,因为脂肪组织的代谢活性低于去脂体重。如果使用理想体重不能正确反映肥胖患者 LBM 的增加量,从而可能会低估能量需求。故间接测热法仍然是评估肥胖患者 REE 的"金标准",而使用预测公式时往往存在明显的偏差。

对于肥胖患者,低能量、高蛋白的营养干预策略是首选方法,可以促进内源性脂肪氧化,使肥胖患者不再使用游离脂肪酸(FFA)作为主要燃料来源,同时诱导身体成分的有利变化。避免过度喂养也很重要,因为过多的能量负荷与蛋白质更新和脂肪储存增加有关。预防过度喂养导致的不良代谢后果,如高碳酸血症、体液潴留和高甘油三酯血症等的发生会增加。

2016 年 ASPEN/SCCM 指南建议肥胖患者入院后 24～48 h 内提供肠内营养,并建议当 BMI 为 30～50 kg/m² 时,根据个体实际体重提供 11～14 kcal/(kg·d)的能量;当 BMI＞50 kg/m² 时,根据个体理想体重提供 22～25 kcal/(kg·d)的能量。当 BMI 为 30～39.9 kg/m² 时,根据个体理想体重提供 2.0 g/(kg·d)的蛋白质;为 BMI≥40 kg/m² 时,则根据个体理想体重提供 2.5 g/(kg·d)的蛋白质。2019 年,ESPEN 发布了指南,如果没有间接测热法,建议临床医生在计算肥胖患者的能量需求时,可以基于调整后的体重[(实际体重－理想体重)×0.25＋理想体重];如果无法测定尿氮损失或 LBM,可以根据调整后的体重将蛋白质摄入量调整为 1.3 g/(kg·d)。

肥胖患者出现过多的内脏脂肪组织和脂肪细胞肥大,导致促炎环境,包括瘦素等激素水平较高会破坏 T 细胞功能,从而导致对感染的免疫应答受到抑制。免疫功能可能受营养因素的影响,如维生素 D 和精氨酸状态,在血流动力学稳定的肥胖危重症患者中,应考虑使用免疫调节营养素。另外,肠道微生物通过微生物代谢物对先天/适应性免疫系统的发育和功能也是不可或缺的,同样受到瘦素和其他促炎环境激发因素的影响。这些相同的途径在肥胖的初始发展中也起着重要作用。营养包括肠内和肠外营养以及部分营养成分(如可溶性纤维),已被证明可以改变肠道微生物群。因此,微生物目前正在被研究作为解决炎症和肥胖的靶标,同时免疫营养学也是肥胖潜在的调节因子。

(陈敏,吴江)

第十一章

肿瘤营养支持治疗

近年来,恶性肿瘤的发病率和患者病死率逐年增长,已成为我国居民死亡的首要原因。肿瘤患者往往会出现营养不良、骨骼肌减少、恶病质等状态,不仅严重影响肿瘤患者的生活质量,而且对治疗效果、远期生存等带来不利影响。肿瘤患者营养状态的改善不仅有利于改善患者的整体状态和生活质量,还能提高肿瘤治疗效果,改善远期生存。因此,对肿瘤患者进行及时有效的营养评估,发现相应的营养风险,对已存在营养风险的肿瘤患者进行营养状况评估分级,并及时实施针对性的营养干预应成为肿瘤治疗中必不可少的一环。

第一节　肿瘤患者营养不良原因

肿瘤患者中营养不良的发生率相当高,有 $1/3\sim2/3$ 的肿瘤患者可发生恶病质。恶病质是一种多因素和多器官的综合征,临床表现包括贫血,食物摄入减少和免疫功能下降,消瘦、体重减轻和骨骼肌减少,进而导致渐进性的功能障碍。恶病质大多发生在肿瘤进展期,但也可见于肿瘤早期。肿瘤患者出现营养不良和恶病质的原因和机制颇为复杂,有肿瘤本身的原因和肿瘤治疗的影响。许多研究发现,恶病质与肿瘤负荷、疾病进程、细胞类型之间无恒定关系,至今没有一个单一理论可以满意地解释恶病质状态,有许多因素可能同时或相继作用从而产生恶病质。目前认为,肿瘤恶病质主要与宿主厌食、营养物质代谢异常、肿瘤治疗影响、细胞因子的作用等有关。

一、厌食

癌性厌食是指由肿瘤或肿瘤治疗相关因素引起的食欲减退,常伴饱胀感、金属样味觉改变、恶心呕吐等症状,营养摄入不足以维持正常机体需求,癌性厌食是引起肿瘤患者营养不良的主要因素之一。癌性厌食的病因很多,主要是大脑进食调节中枢功能障碍所致。厌食的发病机制尚未完全阐明,主要因素有:①肿瘤本身局部作用,尤其是消化道肿瘤,导致进食减少、厌食。②肿瘤对机体干扰及能量消耗导致电解质紊乱、酸碱平衡失调及微量元素(如铜、铁、锌、镁及维生素 A,维生素 B_1、B_6、B_{12}、维生素 C 等)缺乏引起食欲减退。③肿瘤细胞释放的恶病质素及炎症因子(如 IL-1、IL-6、TNF-α、IFN-γ等)增多,可转运到大脑后干扰中枢神经系统诱导食欲下降。外周细胞因子可以通过神经通路或第二信使如一氧化氮(NO)和前列腺素等对大脑产生影响。在动物模型中,此类细胞因子单独或联合长期给药能够减少小鼠摄食量,并重现癌症厌食-恶病质综合征的不同特征。炎症因子还可刺激转录因子活化,导致癌症患者体内代谢异常,机体能量消耗增加、食欲下降和肌萎缩。这些物质向大脑下丘脑提供瘦素样信号,增加促肾上腺皮质激素释放激素的表达,同时抑制饥饿素释放,从而控制食欲。此外,在衰老和疾病急性期显著增加的炎症诱导介质——生长分化因子 15(growth differentiation factor 15,GDF15),可通过 GFRAL-RET(GDNF 家族 α 样受体复合物)下游通路引起肿瘤进展、能量代谢紊乱、化疗相关性厌食等。④由于对甜、酸、咸味的阈值下降,以及某些微量元素(如锌)的缺乏,肿瘤患者往往有味觉异常。⑤对乳酸的清除率下降,特别是肝功能障碍的患者,由于不能清除无氧糖酵解葡萄糖而产生的乳酸,更易产生厌食和恶心。⑥化疗药物既可作用于中枢的化学受体激发区,又可局部作用于胃肠道,导致恶心、呕吐和厌食。⑦心理因素、压抑、焦虑等也可影响食欲及进食习惯。

食欲缺乏或食欲低下可发生在肿瘤早期,也可在肿瘤生长或扩散时出现。肿瘤生长影响患者的营养状况,如吸收降低、低血糖、氨基酸不平和丘脑下部(调节食欲及饱足感)生理机能受干扰。丘脑下部的低分子肽也影响脑功能,所以肽、核苷酸以及其他低分子量代谢物可能对肿瘤患者的食欲缺乏起作用。这些物质也可作用于中枢神经系统的感觉及反应细胞而导致无食欲。厌食的发生是影响晚期肿瘤患者生存预后的独立危险因素,增加了治疗失败、药物不良反应的风险,同时加速病情恶化。由于癌性厌食缺乏特征性临床表现,容易被忽视,且发生机制复杂,往往是多种因素同时或相继作用的结果。一旦因厌食导致明显的 LBM 减少,积极营养治疗可能也无法改善临床结局(即厌食-恶病质综合征)。因此,早期诊断和制订针对性干预措施对预防癌性厌食的不良预后至关重要。

二、营养物质代谢改变

肿瘤患者营养不良的另一重要原因是营养物质代谢异常所致。机体能量消耗改变、碳水化合物代谢异常、蛋白质转变率增加、骨骼肌及内脏蛋白消耗、血浆氨基酸谱异常、脂肪动员增加、机体体脂储存下降、水和电解质失衡等,均是恶性肿瘤患者营养物质代谢的特征,也是导致营养不良和恶病质的主要原因。

(一) 机体能量消耗改变

早期研究发现,恶性肿瘤患者机体的 REE 明显高于正常人群,因此认为由于能量消耗的增加导致患者进行性能量缺乏,从而引起机体各组织群不断消耗,产生恶病质。有研究发现,急性白血病患者的基础能量消耗(BEE)呈不同程度增高趋势,其增高程度与白细胞数和疾病严重程度相一致;当治疗有效时,机体代谢率降至正常。肿瘤患者机体乳酸循环增加、葡萄糖转化为脂肪增加、蛋白质转化增加、糖原合成增加等均是机体能量消耗增高的原因。事实上,肿瘤患者能量消耗增加和能量利用无效是营养不良发生的重要原因之一。肿瘤患者能量消耗增加有两个原因:一是肿瘤本身在细胞迅速分裂、肿瘤生长过程中需要大量的能量;二是肿瘤在生长过程中产生一些物质影响宿主的代谢,使能量消耗增加。

近年来,随着能量消耗测定技术的进步,一些多中心、大样本的临床研究发现,恶性肿瘤患者并非均处于高代谢状态;即使是进展期广泛转移的患者,其能量消耗也可处于正常范围。影响肿瘤患者能量消耗的主要因素是荷瘤时间、疾病的早晚,而与肿瘤的类型和部位无明显相关。一般说来,荷瘤时间长、晚期恶性肿瘤患者往往处于高代谢状况,其营养不良的发生率也较高。但是越来越多的证据显示,肿瘤患者总体上处于高代谢状态,这种异常的代谢方式使得肿瘤患者体重下降,骨骼肌萎缩,体脂减少,出现乏力、贫血等临床症状。

(二)碳水化合物代谢变化

碳水化合物代谢改变是癌性恶病质的关键特征之一,表现为糖异生增加和能量消耗增加。肿瘤细胞的物质代谢有着独特的过程,恶性肿瘤细胞一般以葡萄糖酵解为主要的能量获取方式,并且即使在有氧条件下其有氧氧化的效率仍然不高,该现象被称为瓦尔堡效应(Warburg effect)。肿瘤细胞不利用氧分解葡萄糖,导致葡萄糖被转化为乳酸;乳酸进入肝脏,在磷酸烯醇丙酮酸羧化激酶(phosphoenolpyruvate carboxykinase,PEPCK)的帮助下转化为葡萄糖。新形成的葡萄糖再次被肿瘤细胞吸收并产生乳酸,并再次激活肝脏产生更多的葡萄糖。这种乳酸循环是一种耗能的过程,会进一步加重机体的消耗。乳酸在肝细胞和癌细胞之间的循环重复导致能量利用效率低下。肝细胞产生的葡萄糖增加以及外周对葡萄糖的利用减少导致癌症患者糖耐量下降。因此,肿瘤患者碳水化合物代谢障碍主要表现在葡萄糖转化增加和外周组织利用葡萄糖障碍。从乳酸和成糖氨基酸的糖异生作用增加是肿瘤患者葡萄糖转化增加的最主要特征,此过程需消耗大量能量,从而增加患者的BEE,导致恶病质。与宿主细胞不同,肿瘤组织的葡萄糖利用率增高。事实上,葡萄糖是合适的能源物质,肿瘤组织主要是通过糖酵解通路,产生大量乳酸到肝脏再转化为葡萄糖,从而进一步增加了宿主的能量消耗。有研究发现,乳酸循环增加与机体体重丧失之间存在明显的相关性。此外,恶病质患者体内的丙氨酸、甘油转化成葡萄糖增加,其肝脏葡萄糖产生较对照组增加40%,而饥饿时肝脏葡萄糖产生减少。正常情况下,乳酸循环占20%的葡萄糖转化,而在恶病质肿瘤患者中则增至50%,可处理60%产生的乳酸。

此外,由于肠道功能障碍,肠道葡萄糖转运蛋白(如 GLUT1、GLUT2 和 GLUT5)

表达发生变化。因此,在癌症条件下胃肠道功能的改变会影响能量和葡萄糖稳态。血液中葡萄糖水平升高会导致胰岛素过度生成,这种补偿机制会引起体内胰岛素抵抗。胰岛素对维持组织的活力起着至关重要的作用。当胰岛素敏感性受损时,骨骼肌、脂肪组织和其他组织都会受到不利影响。肌肉萎缩和脂肪分解可激活糖异生途径并升高葡萄糖水平,促进胰腺胰岛素的过度分泌。因此,在恶病质患者中,高胰岛素血症通过下调 AKT/磷酸肌醇 3-激酶(PI3K)通路导致胰岛素敏感性降低。尽管肿瘤患者葡萄糖更新加速,但机体对葡萄糖的耐受力却较差,这可能是周围组织对胰岛素的抵抗所致。由于部分肿瘤患者表现为血浆胰岛素水平低下,故又推测是周围组织敏感性和胰岛素释放量双重下降的结果。但若周围组织对葡萄糖利用障碍,这些大量生成的葡萄糖就有可能被肿瘤摄取,经无氧酵解而被大量消耗,随之释放的大量乳酸成为葡萄糖再生成的前体之一。由于每克分子葡萄糖酵解仅产生 2 克分子 ATP,而自乳酸再合成葡萄糖需耗费 6 克分子 ATP,这种周而复始、消耗 ATP 的恶性循环成为荷瘤状态下的葡萄糖代谢特点。即乳酸循环虽增强,却为无效代谢,成为引起癌性恶病质的原因之一。此外,肿瘤患者对葡萄糖耐量差和对胰岛素产生抵抗的另一解释是肿瘤患者存在高胰高糖素血症,而且即使输注葡萄糖也不能抑制胰高糖素的分泌。由于胰高糖素的作用,进展期肿瘤患者的葡萄糖更新率更趋加速。

(三) 蛋白质代谢变化

肿瘤患者的蛋白质代谢改变主要表现为骨骼肌萎缩、内脏蛋白质消耗、低蛋白血症等。骨骼肌萎缩涉及肌纤维蛋白合成代谢与分解代谢两个方面。

1. 骨骼肌的蛋白质合成代谢　肿瘤患者骨骼肌蛋白代谢降低,主要是 mTOR 调控的肌纤维蛋白合成受抑制所致。mTOR 及其相关的蛋白质合成代谢参与了肿瘤患者骨骼肌萎缩的病理生理过程,但不是唯一具有决定性作用的因素。

2. 骨骼肌的蛋白质分解代谢　肿瘤患者骨骼肌蛋白质代谢增强,主要是通过 MuRF1、MAFbx 及泛素-蛋白酶系统。

3. 调控骨骼肌萎缩的信号通路　前研究认为有 IGF1/Akt 信号通路、NF-κB 信号通路、JAK/STAT 信号通路和 SMAD 信号通路。

肿瘤患者骨骼肌萎缩的机制研究很多,整体来看十分复杂,如信号如何转导,对下游分解、合成代谢的具体调控作用,如何作用于骨骼肌使其发生萎缩,以及各信号通路之间是否存在相互作用,仍然不甚确切,需进一步研究。

(四) 脂肪代谢变化

肿瘤患者脂肪代谢改变主要表现为脂肪水解代谢和脂肪酸氧化增强,导致脂肪分解效率升高、体脂消耗,是引起消瘦的重要原因。目前的研究认为,脂肪组织的消耗是分解、合成不平衡的结果。肿瘤患者脂肪代谢变化涉及多种机制,主要包括脂肪分解增加、白色脂肪棕色变及脂肪分化和合成受抑制等。

1. 脂肪分解增加　是肿瘤患者脂肪丢失的主要原因,其中脂肪水解过程增强被认为是在癌性恶病质脂肪丢失过程中最为重要的环节。激素敏感性脂肪酶（hormone-sensitive lipase，HSL）和脂肪甘油三酯脂肪酶（adipose triglyceride lipase，ATGL）被认为是参与脂肪组织中甘油三酯水解的主要酶。ATGL 可以催化甘油三酯水解反应的第一步，从而产生游离脂肪酸（FFA）和甘油。有研究报道，癌性恶病质患者内脏及周围白色脂肪组织中 HSL 和 ATGL 的表达明显升高，其磷酸化水平也增加。磷酸化的 HSL 从胞质转移到脂滴表面，继而促进甘油三酯的分解，导致患者血清中的 FFA 增多。与 HSL 相比，ATGL 可能在癌性恶病质脂肪丢失中起着更关键的作用。

2. 白色脂肪棕色化　人体脂肪分为白色脂肪和棕色脂肪两种。白色脂肪来源于 Myf5−的细胞，全身广泛分布。白色脂肪虽然只含一个脂滴，但占了 90% 以上的细胞体积，其主要功能是储存能量，为代谢提供燃料。棕色脂肪则来源于 Myf5＋的前体细胞，主要分布在肩胛间区域。棕色脂肪细胞内有多个小脂滴，并含有大量线粒体，高表达 UCP1 等代谢相关基因，其主要功能是代谢产热维持体温。近来研究发现，恶病质状态下白色脂肪中会出现一种类似棕色脂肪的细胞，称为米色脂肪细胞，这个过程称为白色脂肪棕色变。米色脂肪细胞同样高表达 UCP1 等代谢相关基因，通过 UCP1 消除脂肪酸氧化的产能效应，并将其转为产热作用，将氧化呼吸产生的能量以热量的形式散发，加速了脂肪消耗。

3. 脂肪分化和合成抑制　脂肪分化（前脂肪细胞转化成脂肪细胞）受抑制也是癌性恶病质脂肪丢失的重要方式。在癌性恶病质状态下，脂肪中脂肪分化相关转录因子 C/EBP-α、C/EBP-β 及 PPARγ 表达降低，导致脂肪分化受抑制。此外，肿瘤患者脂肪丢失与脂肪合成减弱密切相关。在癌性恶病质小鼠模型中，观察到脂肪合成减少现象，AAC、FASN、SCD1 等脂肪酸合成相关基因的表达也下降。

4. 脂肪细胞的脂肪摄取减少　作为脂肪细胞中脂肪合成过程的前置因子，脂蛋白脂肪酶（LPL）介导的脂肪酸摄取过程也十分重要。LPL 主要通过水解超低密度脂蛋白（VLDL）使长链脂肪酸（LCFA）转运入脂肪细胞。临床研究也发现，患者肿瘤附近的内脏脂肪组织中 LPL 和 FASN 的表达下降。

三、肿瘤治疗的影响

对肿瘤患者采用手术、化疗、放疗或生物治疗等多种综合治疗方法，可收到较好的疗效。但每一种疗法都会对患者的饮食和营养产生不同程度的不利影响。手术治疗的术前准备，如术前禁食、术后较长一段时间内无法正常进食均可影响营养物质的摄入。手术创伤造成患者的应激反应，加重患者已存在的氮丢失和机体组织消耗。手术切除肿瘤部位的脏器造成一系列功能障碍，也直接影响营养素的摄入和吸收。如口咽部肿瘤根治性切除术致咀嚼、吞咽障碍，进行鼻饲会引起患者不适。食管切除吻合术切断迷走神经引起胃储留、胃酸减少、腹泻或脂肪痢。胃切除致倾倒综合征、吸收紊乱以及胃酸和内因子缺乏。全胃切除的患者逐渐发生维生素 A、维生素 B_{12} 及维生素 D 缺乏。空肠切除致营养素吸收障碍。回肠切除致维生素 B_{12}、胆盐、水、电解质等吸收障碍和腹泻。盲袢综合征可造成细菌过度繁殖及毒素吸收。大部分小肠切除致短肠综合征使消化、吸收严重障碍。胰腺切除致内分泌不足,造成吸收不良及糖尿病。肝切除致营养代谢障碍等。

化疗可在很大程度上改变机体的营养状态,这种影响可以是直接的,如通过干扰机体细胞代谢和 DNA 合成和细胞复制;也可以是间接的,如通过产生恶心、呕吐、味觉改变及习惯性厌食。许多抗肿瘤药物可刺激化学感受器的触发区,导致患者恶心和呕吐。消化道黏膜细胞增殖和更新快,对化疗极敏感,易发生炎症、溃疡及吸收能力下降,这些结果均可导致营养物质的摄取及吸收减少。由于化疗可使患者免疫功能受损进一步加剧,营养消耗进一步恶化,营养不良的肿瘤患者常不能耐受化疗。

放疗可通过作用于胃肠道而影响患者的营养状态。放疗损伤的严重程度与放射剂量及组织被照射量有关。骨髓是另一个增殖和更新快的器官,化疗和放疗对其的不良反应表现为贫血、白细胞和血小板数量减少,导致患者的免疫功能受损及对感染的易感性增加。有营养不良的肿瘤患者对化疗药物的降解和排泄功能常有障碍,更易发生伤口愈合不良、感染率增加、术后肠功能恢复延迟及住院时间延长等不良反应结果。

四、细胞因子介导的系统性炎症

许多细胞因子已被证实在肿瘤营养不良的发病过程中发挥作用,包括 TNF-α、IL-1、IL-6 和 IFN-γ 等。肿瘤细胞和活化的免疫细胞释放的细胞因子、趋化因子和其他炎症介质引起系统性炎症反应,导致机体能量消耗增加、食欲下降和肌萎缩。这些物质向下丘脑提供瘦素样信号,增加促肾上腺皮质激素释放激素的表达,同时抑制饥饿素释放,从而控制食欲。

TNF-α 在癌性恶病质的关键过程中都发挥作用,包括脂肪组织丢失、骨骼肌丢失、葡萄糖、蛋白质代谢变化和全身炎症反应。许多研究表明,TNF-α 的活性只有在其他细胞因子的共同作用下才能显现,这些细胞因子在导致恶病质方面的活性与 TNF-α 同等重要。将转染人 TNF 基因的中国仓鼠卵巢细胞植入裸鼠后,裸鼠出现厌食、逐渐消瘦和死亡。在荷瘤大鼠体内也发现了 TNF-α,能提高促肾上腺皮质激素释放激素表达,减少食物摄入量。TNF-α 可导致蛋白质再分布和肌肉蛋白含量显著降低。此外,TNF-α 在改变碳水化合物和脂质代谢以及胰岛素抵抗中也发挥重要作用。TNF-α 同样可导致癌性恶病质中严重的脂质丢失,对恶病质起决定性作用。

IL-1 通过与其受体 IL-1R1 结合导致许多其他炎症因子的过表达,包括 IL-6 和 TNF-α。已在动物和人类模型中证实,IL-1 可通过激活核因子 κB(NF-κB)调控基因,促进细胞因子和趋化因子的释放。IL-6 是恶病质患者急性期反应的主要调节因子。越来越多的证据表明,IL-6 与癌症的转移密切相关。在肿瘤细胞系中,IL-6 过表达增加了骨髓细胞募集、血管生成和转移。主要由 IL-6 介导的蛋白水解导致炎症过程中氨基酸的释放,这可能是为了重新激活 mTOR,并通过氧化反应有效地满足高代谢所需能量。更重要的是,IL-6 是癌症厌食的促进因子和癌症贫血的主要诱导剂,并且这两种状态都会抑制 mTOR 轴,导致恶性循环,加速肌肉萎缩。长期 IL-6 暴露通过诱导蛋白酶体和自噬蛋白分解途径导致骨骼肌损耗。此外,IL-6 还间接地与 AMPK、NF-κB 和 TLR4 的激活有关。IL-6 可通过骨骼肌、肝脏、肠道和脂肪组织损害来影响恶病质患者的恢复。此外,IL-6 还可通过激活白细胞发挥作用,特别是通过活化巨噬细胞,使其具有抗炎表型。肌肉萎缩、癌症和肝脏急性期蛋白的产生都与 IL-6 有关。

此外,缺氧诱导因子(hypoxia-inducible factor,HIF)也是驱动癌性恶病质代谢改变的主要原因之一。HIF 调节巨噬细胞代谢,使其向 M1 极化,产生炎症因子,从而使炎症状态长期存在。此外,当肠道屏障被破坏时,脂多糖和其他细菌毒素的形成会增加免疫细胞因子的合成和释放,促使炎症进一步发展。

五、其他因素

肿瘤及其间质细胞在代谢、增殖过程中释放多种分解因子,导致机体代谢变化及营养不良发生,如 TGF-β。肿瘤细胞可分泌一种引起脂肪分解的物质,因而称之为脂肪代谢因子(lipid mobilizing factor,LMF)。LMF 是一类热稳定能抵御蛋白分解酶的肽类物质,这类物质可通过激活甘油三酯酶活性而引起脂肪分解。将肿瘤患者的尿液提取物注射给正常小鼠后,小鼠的脂肪明显丢失,其中 LMF 起着关键的作用。作为 LMF 家族的一员,锌-α2-糖蛋白(zinc α2-glycoprotein,ZAG)是一种相对分子量为 43000 的蛋白,其在癌性恶病质患者中高表达,能促进甘油三酯的分解,并且具有剂量反应。另外,肿瘤也可分泌 PTHrp,PTHrp 通过激活 PKA 诱导白色脂肪棕色变的发生,促进脂肪酸的氧化,导致脂肪丢失。

神经递质(如血清素、去甲肾上腺素和阿片制剂)可影响摄食和饮食的选择,当中枢神经系统的血清素活性增高时即成为厌食的原因。动物实验发现一种称为瘦素的肽类物质,其水平高低与机体脂肪储备量直接相关。该肽可与神经肽 Y 受体结合,抑制该受体活性并产生饱腻感。与肿瘤代谢异常有关的激素还包括胃泌素、血管活性肠肽、血清素、胰高糖素、胰岛素、抗利尿激素、甲状旁腺素及其类似物、生长激素、生长抑素等。

高钙血症是癌症患者最常见的代谢异常表现之一。乳癌、鳞癌、膀胱癌和肾癌、多发性骨髓瘤、淋巴瘤患者出现高钙血症者占 20%～40%,常见症状为恶心、厌食、乏力、尿量过多、血压上升、嗜睡、意识模糊、木僵,甚至昏迷。导致高钙血症的主要机制如下。①局部溶骨增强:与乳腺癌、多发性骨髓瘤、淋巴瘤和白血病有关的破骨细胞激活因子,主要是 TNF-β(淋巴毒素)有关;其次,还可能与某些肿瘤细胞刺激生成的骨吸收细胞因子,TNF-α 和 IL-1 及变异的生长因子有关。②骨转移的实体瘤(乳癌、肺癌、胰腺癌)引起散在的破骨性和溶骨性病变。③由非转移性乳癌、肺癌、肾癌、胰癌和淋巴瘤分泌的甲状旁腺素样肽的作用。淋巴瘤患者的高钙血症又与血循环中 1,25-$(OH)_2$-D_3 水平升高有关。库欣综合征与各型肺癌、类癌和腺癌产生 ACTH 有关;异常的抗利尿激素综合征与肺癌和结肠癌有关。胰岛细胞瘤产生胰岛素,再加上正常细胞分泌的胰岛素,可引起严重低血糖。已发现曾发生低血糖现象的各类癌症患者中,约 21% 为原发性肝癌,还有一部分为胃和结肠腺癌。低血糖的发生可能与由肝脏合成的促生长因子的类胰岛素作用有关。许多神经内分泌肿瘤分泌的激素含有阿片样肽。如分泌血清素的肿瘤可引起严重腹泻(类癌综合征);佐林格-埃利森综合征与胰腺肿瘤分泌的胃泌素有关,后者的大量分泌降低了肠内 pH 值而抑制胰脂酶功能和损害肠上皮细胞,导致脂肪泻。而血管活性肠肽瘤与弗纳-莫里森综合征时的钾离子和液体丢失有关。

第二节　肿瘤患者营养风险筛查及营养状况评价

美国肠外肠内营养学会(ASPEN)与欧洲肠外肠内营养学会指南(ESPEN)均建议,应对所有的肿瘤患者进行营养风险筛查及营养状况评定。

一、营养风险筛查

目前已有数十种营养风险筛查工具,适用于不同的临床场景。肿瘤患者中常用的营养风险筛查工具有营养风险筛查 2002(NRS-2002);营养不良通用筛查工具(MUST)、营养不良筛查工具(Malnutrition Screening Tool,MST)、微型营养评定简表(MNA/MNA-SF)等。

不同的营养风险筛查工具在不同人群中的表现有所差异。在实际工作中,不能仅仅依赖于一种营养风险筛查工具,应该了解各种工具的局限性,并根据实际情况选择合适的营养风险筛查工具。

二、营养评价及营养不良诊断

营养评价是通过临床检查、人体测量、生化检查、人体组成测定及综合营养评价等手段,判定机体营养状况,确定营养不良的类型和程度。理想的营养评价方法应当能够准确判定机体营养的状况,预测营养相关性并发症的发生和临床结局。临床上常用的营养状况方法有多种,每个评价方法均存在一定的局限性。对于肿瘤患者来说,体重变化、膳食摄入、体力活动和 BMI、机体组成、内脏蛋白浓度均是预测住院时间、病死率或并发症发生率的良好指标。厌食、食欲减退和进食量减少是肿瘤患者常见的临床表现,许多肿瘤患者可能发生味觉和嗅觉改变从而影响膳食摄入,头颈部肿瘤、食管癌患者常因吞咽功能受损或进食梗阻导致进食量下降,放化疗患者常因口腔干燥症、恶心、呕吐、黏膜炎、便秘、腹泻、吸收不良等影响营养物质的摄入,而营养物质摄入减少则是营养不良发生的独立危险因素。体重下降是恶性肿瘤最重要的临床表现之一,肿瘤患者体重丢失与其临床结局明显相关。体力活动是肿瘤营养状况评价另一个有价值的指标。营养不良或恶病质均可导致体力活动下降,而适当的体力活动则可减少营养不良的发生率。体能状况可以使用 WHO/ECOG 量表或卡氏(Karnofsky)量表进行分级。此外,步行测试可用于监测日常活动以及测定体能状况和肌肉功能。握力测量能可靠地反映肌肉丧失程度,可评估人体功能、营养状态、日常生活能力、残疾程度,并预测生存结局。修正的格拉斯哥预后评分(mGPS)可以高度预测肿瘤患者的病死率,在临床研究中具有意义。血清 CRP、血清白蛋白和前白蛋白、视黄醇结合蛋白等实验室检查指标同样是肿瘤患者营养评价的重要参考指标。值得注意的是,迄今为止国内外对营养状况的评定尚无统一的标准,任何单一方法都不能完全反映被评估的肿瘤患者的整体营养状况,需要综合多方面的评估结果。因此,营养评定量表获得了广泛使用,如主观全面评估(SGA),患者生成的主观全面评估(PG-SGA)等均是临床上常用的营养状况评价工具。

机体组成成分测定是近年来常用的营养评价方法。机体组成与营养素摄入、能量消耗和代谢以及激素调节密切相关,机体各组分含量及其变化能准确反映营养状况。营养不良、慢性疾病、恶性肿瘤、创伤应激状况下人体组分包括骨骼肌、脂肪和体液等发生相应改变。目前临床上常用的机体组成测定方法有生物电阻法(BIA)、双能 X 射线吸收法(DEXA)、CT 和 MRI,其中第三腰椎水平的腹部 CT 影像是公认的能准确评估全身肌肉和脂肪的含量方法,是测定机体 LBM 或骨骼肌含量以及营养状态评价的有效工具。骨骼肌是人体重要的器官组织,骨骼肌蛋白质占人体总蛋白质的 $50\% \sim 75\%$,在机体蛋白质代谢和氮平衡维持中起着十分重要的作用。骨骼肌消耗是恶性肿瘤患者及癌性恶病质的重要特征,骨骼肌消耗导致蛋白质合成减少和蛋白质分解增加,损伤机体组织和器官功能,导致患者生活质量严重下降,也增加了并发症发生率和病死率。以往研究表明,与 BMI 相比,骨骼肌含量是更理想的恶性肿瘤患者营养状态评价指标,其与患者的临床结局密切相关。在各种恶性肿瘤患者中骨骼肌含量减少降低了患者的生存率,增加了治疗相关并发症的发生率,对患者的临床结局有不良影响。对结直肠癌肝转移患者的研究发现,骨骼肌含量减少会增加患者化疗不良反应和降低生存率。

营养不良的定义是"营养物质摄入或吸收不足导致机体成分和细胞变化,从而导致生理和心理功能下降,并影响疾病相关的临床结局"。导致营养不良的因素有很多,包括饥饿、疾病、衰老等,这些因素可单独或者共同导致营养不良。研究表明,约 30% 的肿瘤患者存在营养不良,不同类型肿瘤患者中营养不良的发生率各不相同,最高的为胰腺及胃恶性肿瘤患者。

营养不良的诊断须结合病史、临床检查及相关实验室检测结果,经过分析后综合判断。由于各种营养评价方法均存在一定的局限性,故尚无一个或一组评价方法能对营养不良做出既敏感又特异的诊断,不同的营养评价指标得出的营养不良程度也存在一定差异。目前国际上推荐的营养不良诊断标准为:①BMI$<18.5\,kg/m^2$;②非自主性体重丢失合并 BMI 或机体去脂体重指数(fat free mass index, FFMI)降低。非自主性体重丢失是指非有意控制体重、无时间限定情况下体重丢失$>10\%$或 3 个月内丢失$>5\%$。BMI 降低指<70岁者 BMI$<20\,kg/m^2$ 或$\geqslant70$岁者 BMI$<22\,kg/m^2$。FFMI 降低指女性 FFMI$<15\,kg/m^2$,男性 FFMI$<17\,kg/m^2$。凡符合上述 2 条中任何 1 条,均可诊断为营养不良。近年来,为了统一营养不良定义及诊断标准,建立了全球营养不良评

定工作组,确定了统一的营养不良评定标准,简称 GLIM 标准。GLIM 标准主要内容是将营养不良评定明确分为营养筛查和诊断评定两个步骤。第一步是营养筛查,特别强调应用经过临床有效性验证的营养筛查工具进行营养筛查;第二步则是在筛查阳性的基础上,进行营养不良评定以及严重程度分级。营养不良评定内容包含表现型指标(非自主性体重丢失、BMI 降低、FFMI 降低)和病因型指标(食物摄入或吸收降低,疾病负担/炎症),营养不良诊断至少需要符合 l 项表现型诊断标准和 1 项病因型诊断标准,存在营养不良的患者可以根据临床表现指标的程度进一步分为中度或重度营养不良。目前,GLIM 标准越来越多地应用于临床实践中,其在肿瘤患者营养不良诊断中的价值以及其对预后的预测作用也得到了广泛的验证。

三、癌性恶病质的诊断

癌性恶病质是恶性肿瘤患者营养不良的表现形式之一,也是导致肿瘤患者死亡的一个主要原因。恶病质在肿瘤患者中的发病率为 $50\%\sim80\%$,有 90% 的肿瘤患者存在发生恶病质的风险,其中发生恶病质最常见的肿瘤为肺癌和消化系统肿瘤。恶病质影响患者的生活质量、增加治疗不良反应、降低化疗效果、增加术后并发症发生率、缩短患者生存期,给癌症患者的生活和生存带来巨大影响。有报道显示,发生癌性恶病质的癌症患者病死率可高达 80%。

以往对恶病质的定义和分期并无共识,给恶病质的诊断带来困难。2011 年国际专家共识将癌性恶病质定义为:一种多因素的综合征,其特征为进行性肌肉减少,伴或不伴脂肪减少,传统营养支持不能逆转,以及进行性功能障碍。该共识同时提出了癌性恶病质的诊断标准:①6 个月内体重减轻超过 5%(排除单纯由于摄食减少的因素);②BMI$<20\,kg/m^2$ 或体重下降$>2\%$;③诊断为骨骼肌减少症时体重下降$>2\%$,以上 3 条满足 1 条即可。这也是目前关于癌性恶病质研究中常用的定义和诊断标准。该专家共识认为,癌性恶病质分为 3 个阶段:①恶病质前期,此时患者体重稍下降($\leqslant5\%$),临床表现主要为食欲降低,并出现代谢改变;②恶病质期,此时患者体重下降$>5\%$,系统性炎症明显,此阶段的患者食欲进一步降低,并出现摄食减少;③难治性恶病质期,此时患者往往处于肿瘤晚期,机体能量代谢以分解代谢为主,患者活动能力明显降低,生存期往往较短。

恶病质是一种消耗性疾病,必然会引起肌肉和脂肪等机体组分的变化,如出现消瘦以及骨骼肌减少等。为了更精确地反映机体组分的变化,常对机体肌肉和脂肪含量进行准确的测定。评价肌肉质量的指标有骨骼肌指数(skeletal muscle index)、骨骼肌放射密度(skeletal muscle radiodensity),评价脂肪的指标有总脂肪指数(total adipose tissue index)、皮下脂肪(subcutaneous adipose tissue)和内脏脂肪(visceral adipose tissue)。骨骼肌减少是癌性恶病质患者的表现之一,骨骼肌含量的降低往往提示患者的预后较差,其与化疗耐受性、术后并发症,以及生存率都相关。骨骼肌减少症对肿瘤患者的总体生存、无病生存、无复发生存等肿瘤学预后产生不利的影响。欧洲骨骼肌减少症工作组以及《国际骨骼肌减少症临床指南》指出，当患者出现肌肉力量下降时即应考虑可能存在骨骼肌减少症，如果同时出现骨骼肌质量或体积的降低，则可确诊骨骼肌减少症；如在此基础上通过体能测试发现患者同时也存在功能下降，则为重度骨骼肌减少症。此外，骨骼肌减少的评估除了肌肉量之外，还应进行功能的评价。目前常用的评价方法有肌力测定法以及量表测定，其中量表因其简单、成本低廉、可操作性强而受到青睐。欧洲骨骼肌减少症工作组以及《国际骨骼肌减少症临床指南》推荐使用 SARC-F 量表对骨骼肌减少症进行评估。ESPEN 指南推荐的骨骼肌含量的界定值为人体上臂肌肉面积，其中男性<$32\,cm^2$，女性<$18\,cm^2$；DEXA 测定的骨骼肌指数男性<$7.26\,kg/m^2$；女性<$5.45\,kg/m^2$；CT 成像躯干骨骼肌指数男性<$55\,cm^2/m^2$，女性<$39\,cm^2/m^2$；BIA 测定的非脂质群指数男性<$14.6\,kg/m^2$，女性<$11.4\,kg/m^2$。在骨骼肌含量分别低于上述值的肿瘤患者，病死率、手术并发症发生率以及各种抗肿瘤治疗的不良反应发生率明显增高。脂肪作为机体主要的储能组织，在癌性恶病质中的丢失往往比肌肉丢失出现得更早且更明显，近年来越来越多引起关注。另外，脂肪丢失又会进一步加速肌肉萎缩，也是癌性恶病质患者重要的预后因素。脂肪丢失越多，患者的生存时间越短。因此，准确测量体脂的含量也是诊断恶病质状况的重要依据。

第三节　肿瘤患者营养治疗

肿瘤患者的营养支持已成为肿瘤多学科综合治疗的重要组成部分。合理、有效地提供营养支持对大部分营养不良肿瘤患者具有积极意义。营养支持的目的是给机体提供适当的营养底物，减轻代谢紊乱和骨骼肌消耗，改善机体生理及免疫功能，缓解疲劳、厌食等症状，降低炎症因子水平，改善机体活力，降低治疗中断的风险，并帮助患者安全度过治疗阶段，减少或避免由治疗引起的不良反应，改善症状，提高生存质量。

一、营养支持的实施

（一）肿瘤患者对能量和营养底物的需求

1. 肿瘤患者能量的目标需要量　肿瘤患者能量代谢改变一直存在争议，早年一些多中心、大样本的临床研究发现，肿瘤患者并非均处于高代谢状态，即使是进展期广泛转移的恶性肿瘤患者，其能量消耗也处于正常范围。在肿瘤活跃期的患者中，约 25% 的患者的 REE 比正常值高出 10%，而另有 25% 的患者 REE 则比正常值低 10%，这种能量消耗的差异在单个患者身上无法预测。但也有学者认为大多数恶性肿瘤患者机体的 REE 增加，是导致机体组织消耗，产生营养不良或恶病质的原因之一。笔者的研究结果显示，在新诊断恶性肿瘤患者中，约 48% 的患者处于高代谢状态，能量消耗增加明显的肿瘤患者,其体重下降的发生率、下降程度以及机体组成的改变也较其他恶性肿瘤患者明显,而且更容易发生恶病质。此外,也有研究认为肿瘤患者能量消耗与肿瘤类型有关。胃癌或结直肠癌患者的 REE 可能正常,而胰腺癌或肺癌患者的 REE 通常升高。肺癌患者 REE 的增加与全身性炎症反应的存在相关。由于机体能量消耗的产生组织是机体细胞总体(body cell mass,BCM)或机体瘦体重(LBM),而恶性肿瘤患者机体的BCM 和 LBM 常明显消耗,因此如果用 BCM 和 LBM 校正就不难明白体重或 LBM 丢失明显的肿瘤患者实际上能量消耗要高于正常。事实上,肿瘤细胞快速分裂、肿瘤细胞所产生的炎症因子、促分解代谢因子和肿瘤细胞生长产生的微环境导致机体的炎症反应,以及宿主针对肿瘤作出的免疫应答导致机体处于分解代谢亢进状态,机体乳酸循环增加,葡萄糖和蛋白质转化增加,脂肪分解作用增强,糖原合成加速等耗能过程是恶性肿瘤患者机体代谢率增高的病理基础,也是肿瘤患者营养不良或恶病质的重要原因之一。尽管如此,但在考察肿瘤患者总能量消耗(TEE)时情况又有所变化。营养不良的肿瘤患者虽然 REE 可能增高,但由于日常活动减少导致 TEE 降低。事实上,肿瘤患者的疾病症状、系统性炎症、肿瘤负荷、治疗措施、体力活动、饮食摄入改变以及肿瘤异质性都会影响机体能量消耗,导致不同的能量需求。因此,在制订肿瘤患者营养支持计划时,理想情况是采用间接测热法对肿瘤患者的能量消耗进行个体化测量以指导能量供给,使得每天能量摄入量应尽可能接近机体能量消耗值,以保持能量平衡,避免过度喂养或喂养不足。因为能量缺乏或摄入不足可造成不同程度的蛋白质消耗,影响器官的结构和功能,从而影响患者的预后。相反,能量摄入过量则不可避免地造成代谢不良反应。但是,临床上大多数情况下无法直接测量每个患者的能量消耗值以指导营养供给,此时可采用体重公式计算法估算机体的能量需要量。目前认为,鉴于现有指南、共识与研究对能量摄入的观点,对于非肥胖肿瘤患者推荐总能量供给量与非肿瘤患者相似,为$25\sim30\,\mathrm{kcal/(kg\cdot d)}$,能满足大多数患者的能量需求。

2. **肿瘤患者营养素选择** 肿瘤患者能量底物中碳水化合物与脂肪的最佳比例尚未确定,由于多数肿瘤患者存在全身性炎症、各种代谢紊乱及胰岛素抵抗,机体对葡萄糖的摄取和利用受损。脂肪是人体重要的供能物质,许多研究证明肿瘤患者能有效地吸收、动员和利用脂肪,无论是体重稳定还是体重丢失的肿瘤患者,都能充分利用外源性脂肪作为高效的能量来源。因此,从代谢的角度,肿瘤患者尤其是有明确胰岛素抵抗的患者提高脂肪在能源物质中的比值是有益的,在条件允许的情况下可尽量减少碳水化合物的供给量,以降低血糖负荷(GL)。饮食或肠内营养时,通过增加制剂配方中脂肪所占比例,可以有效提高制剂的能量密度,对于食欲减退、早饱和肠蠕动减少的肿瘤患者,可以提高患者的能量摄入量,有利于机体蛋白质的合成,改善营养状况。脂肪乳剂是肠外营养中重要的供能物质。有研究表明,与健康人相比,肿瘤患者对脂肪乳剂的代谢清除率更高。因此,肿瘤患者肠外营养配方中可适当提高脂肪乳剂在非蛋白质能量中的比例,不仅可以减少高血糖的风险,也可减轻水钠潴留。

肿瘤患者的最佳蛋白质供应量目前尚无定论。近年来的研究表明,蛋白质供应量

提高至每天 $1.5\sim2.0\,g/(kg\cdot d)$ 能达到更理想的治疗效果,外源性蛋白质的供给量与机体蛋白合成和 LBM 含量存在量效关系,蛋白质摄入不足会导致机体 LBM 丢失,损害生理功能,在提供足够能量的前提下,蛋白质摄入增加可以促进肿瘤患者肌肉蛋白质合成代谢,起到纠正负氮平衡、修复损伤组织、合成蛋白质的作用,尤其是手术创伤大的肿瘤患者蛋白质需求量更高。目前认为,对于老年、不活动和伴有全身性炎症的肿瘤患者,蛋白质供应量为 $1.2\sim1.5\,g/(kg\cdot d)$,肾功能正常的患者蛋白质供应量可以提高至 $2\,g/(kg\cdot d)$,而急性或慢性肾衰竭患者蛋白质供量应限制在 $1.0\,g/(kg\cdot d)$ 或 $1.2\,g/(kg\cdot d)$ 以内。

氨基酸溶液是目前临床上肠外营养主要的蛋白质供给形式,平衡型氨基酸制剂能满足绝大多数肿瘤患者的需求,目前尚无足够的循证医学证据表明肿瘤患者营养支持时特殊氨基酸具有优越性。此外,由于输注氨基酸的净利用率不到 100%,因此在计算热氮比时应该适当降低($\leqslant100\%$)。同时,输注氨基酸入血可能引起高氨基酸血症,而后者会加强蛋白质的分解代谢,因此以正氮平衡为目的氨基酸摄入量应当接近 $2\,g/(kg\cdot d)$。

维生素和微量元素是维持机体正常代谢所必需的营养素,由于它们不能在体内合成或合成的量不足以满足机体的需要,因此必须要有外源性补充。维生素及微量元素的每天需要量很少,它们既不是构成机体组织的重要原料,也不是体内供能物质,但在调节体内物质代谢、促进生长发育和维持机体生理功能方面却发挥着重要作用。如果长期缺乏某种维生素,就会导致维生素缺乏症。肿瘤患者由于进食减少、手术创伤或放化疗等原因,维生素及微量元素缺乏较常见。美国癌症协会及 ESPEN 推荐肿瘤患者微量营养素的需求量参照膳食营养素推荐供给量的生理推荐量。此剂量具有良好的安全性,而且对化疗和放疗期间的肿瘤患者同样适用,并可以提高治疗耐受性,应避免使用大剂量的微量营养素。此外,许多研究发现,肿瘤患者机体维生素 D 水平较低,高于标准剂量的维生素 D 可以改善多种肿瘤患者的生存质量和无病生存率。

(二) 营养支持方式

肿瘤患者的营养支持途径与其他疾病一样,应按患者的具体情况而定。临床上,肿瘤患者的营养支持治疗方式有口服营养补充(ONS)、肠内营养和肠外营养三种方式,各自有其适应证和优缺点,应用时往往是互相配合、取长补短。一般说来,可以经口进食的肿瘤患者应首选强化营养教育来增加患者的经口进食量;当强化营养教育使经口进食仍无法满足机体的营养需求时,则给予 ONS;如果 ONS 无法满足机体的营养需求或无法实施,应首选肠内营养来提供机体的营养需求;当肠内营养无法实施或不能满足机体的营养需求或希望在短时间内改善患者营养状况时,应选用肠外营养。

1. ONS　对于营养不良或营养风险的肿瘤患者,如果经口进食无法满足机体的营养需求,只要患者肠道功能正常,首先推荐通过膳食营养指导来增加经口进食量,通过膳食营养指导能明显增加患者的营养摄入量和体重并改善生活质量,进而避免后续治疗的中断,使患者获益。当通过膳食营养指导改善了经口进食仍无法满足机体的营养需求时,应选用 ONS 来加强营养补充。大量临床研究结果显示,ONS 能改善肿瘤患者的营养状态,提高对放化疗等治疗的耐受性,甚至延长肿瘤患者的生存期,改善生活质量。

2. 肠内营养　无法经口进食或 ONS 无法达到目标需要量的患者,先选择通过管饲进行肠内营养。多项针对肿瘤患者所做的荟萃分析证实肠内营养相比肠外营养具有潜在优势。尽管如此,肠内营养由于具有维护肠道屏障功能和免疫功能以及简化血糖管理的优势,目前被大多数国际指南作为人工喂养的首选方式。

肠内营养管饲途径有鼻胃/十二指肠管/空肠管、胃或空肠造瘘等多种,具体投给途径的选择则取决于疾病情况、喂养时间长短、患者精神状态及胃肠道功能,临床上应根据具体情况进行选择。鼻胃管更符合生理,置管技术简单,方便早期开始营养支持治疗,绝大多数患者都能适用、耐受,只有当胃喂养难以耐受或者患者有高吸入风险时才转换为幽门后置管。小肠内喂养管的放置需要较高的技术,可能导致喂养开始延误。置管超过 4 周,鼻胃/肠管会导致一系列潜在并发症,包括鼻部糜烂、鼻窦炎、食管溃疡或梗阻等。出于这些原因,对于需要长期喂养的患者,最好根据需要选择通过内镜或手术行胃造瘘或空肠造瘘置管。临床具体选择何种肠内营养管饲途径,应遵循个体化原则,根据具体情况进行选择,并无优劣之分。

值得提出的是,管饲喂养应根据肠道耐受性从低流率开始(20～30 ml/h),如果耐受情况良好则逐渐增加喂养量,同时应密切监测患者的胃肠道功能及管饲耐受性。良好耐受患者喂养量应该在 48～72 h 内达到目标量,以期在较短时间内通过肠内营养达到能量及蛋白质的需要量,以优化营养支持的疗效。对胃肠道耐受性较差的患者,喂养量应在 5～7 天内逐渐谨慎达到目标量。长期或严重营养不良的肿瘤患者在实施人工喂养初期,肠内营养或肠外营养的剂量应从小剂量开始,缓慢增加,同时采取有效措施,防止再喂养综合征的发生。

3. 肠外营养　凡是需要进行营养支持治疗但无法实施肠内营养或肠内营养无法满足机体营养需求的肿瘤患者均为肠外营养的适应证。肠内营养绝对禁忌证包括消化道机械性梗阻、难以控制的腹膜炎、肠缺血及重度休克,对于这些无法使用肠内营养的存在营养不良或营养风险的肿瘤患者,应及时进行肠外营养支持治疗。尽管近年来许多研究发现以前被认为是肠内营养禁忌证(如非机械性肠梗阻、腹腔开放、早期肠瘘、胃肠道出血、肠壁水肿或使用升压药维持血压稳定)的患者,仍可通过适量、谨慎的方法应用肠内营养来提高临床结局,但这些重症患者由于疾病或治疗的原因,不仅肠内营养难以实施或因肠道耐受性差而滞后、中断,而且绝大部分患者在治疗过程中单纯使用肠内营养支持往往难以满足机体对能量和蛋白质的目标需要量,此时需要补充或联合应用肠外营养。有研究发现,当因各种原因无法经胃肠道途径进行营养支持或经肠道 7～10 d无法满足 60% 的能量或蛋白质需求时,联合肠外营养能使患者获益。美国胃肠学院在最新的指南中指出,住院患者第一周应用低能量肠外营养能使患者获益,第二周一旦患者处于更稳定的状态后肠外营养即可调整至 100％的能量和蛋白量。对于肠内营养联合肠外营养治疗的患者,随着肠内营养耐受性增加、肠外营养需要量降低,两者间的转换需要谨慎进行以防过度喂养。通常来说,当肠内营养供能和蛋白质＞60％时即可停用肠外营养。

4. 家庭肠内和肠外营养　营养不良或营养风险常常伴随着肿瘤患者的一生。一些出院的肿瘤患者虽然病情平稳或肿瘤得到暂时控制,但常伴有营养不良或发生营养不良的风险较高,甚至无法经口进食或经口进食不足以满足机体所需的能量和营养素。出院后继续对这类患者进行有效的家庭营养支持治疗以改善患者的营养状态,为肿瘤患者下一步的治疗提供有效保障。

家庭营养包括家庭肠内营养(HEN)和家庭肠外营养(HPN)两种方式。研究显示,合理的家庭营养支持治疗能满足患者对能量和营养素的需求,维持和改善患者的营养状况和器官功能,给肿瘤患者的预后带来积极作用。临床实践中,需要家庭营养支持的患者不仅需要满足住院患者工喂养的基本条件,还要求患者病情稳定可以出院继续进行营养支持治疗,同时能获得患者和家属的配合,以及有合适的实施家庭肠内或肠外营养的环境。需要注意的是,与住院患者的人工喂养不同,家庭营养是患者在家庭中自主实施,实施过程中存在更多的不确定性,更加需要医患双方的密切合作和共同努力,方可保障家庭安全有效实施。

适合家庭肠内营养的肿瘤患者最常见的是肿瘤引起的进食减少;其次是吞咽障碍患者;胃肠道功能基本正常但经口饮食不能满足营养需要者,并且可以出院在家庭中接受肠内营养支持的患者。适合家庭肠外营养的肿瘤患者最常见的慢性肠衰竭、恶性肿瘤梗阻或胃肠道不全梗阻等患者,病情稳定可以出院,但存在肠功能暂时性或永久性障碍,无法通过肠内营养或肠内营养不能满足机体对营养的需求或维持液体平衡,估计需通过肠外途径供给营养及液体来维持生命的时间＞2 周,患者和家属均渴望并要求出院在家中继续治疗。家庭营养支持是住院营养治疗的延续,需要专业的营养支持小组帮助,能获得各种肠内营养制剂,以及家庭成员的参与、管理部门的支持、社会的配合、团体的协作。专业营养支持小组负责制订及调整营养治疗方案,建立输注途径与维护,监测与评估疗效,处理并发症,随访患者,以及决定中止、继续或变换营养支持等。由于预期生存期较短的恶性肿瘤患者的死亡原因主要为原发肿瘤疾病而非营养不良,且该类患者的自主活动能力和生活质量均较差,因此家庭营养支持是否应用于预期生存期较短的恶性肿瘤患者,需要综合考虑原发肿瘤以及营养不良等因素对患者预后的影响,特别是对患者生存期和生活质量的影响;同时积极听取患者及家属对家庭肠外营养疗效的期望值,权衡利弊。

二、特殊营养物质的应用

肿瘤患者营养支持涉及诸多因素,既要防治或纠正营养不良,又要避免促进肿瘤生长。为了避免营养支持促进肿瘤生长的危险性,不少学者努力探索适合于肿瘤患者的营养支持方案。近年来,有些学者根据肿瘤细胞的代谢特点,提出通过添加某些特殊营养物质,利用其药理作用改变体内代谢障碍的环境,达到既有利于改善营养不良而又具有抑制肿瘤细胞扩增的作用。

1. 谷氨酰胺　是体内含量最丰富的氨基酸,是合成核酸、类脂和其他氨基酸的前体,是将氮从骨骼肌转运至内脏器官的主要载体,也是快速生长的肠道上皮细胞的必需物质。实验研究表明,肿瘤进行性生长,干扰了器官内谷氨酰胺循环,消耗大量谷氨酰胺,导致宿主细胞谷氨酰胺和谷胱甘肽的缺失。在恶性肿瘤患者胃肠黏膜、肝脏、中枢神经系统和免疫细胞中可以观察到谷氨酰胺的显著降低。化疗容易导致口腔及消化道黏膜炎、腹泻等一系列不良反应。临床前证据表明,谷氨酰胺对不同类型的肠道黏膜损伤的修复均有保护作用,可以提高化疗患者总淋巴细胞计数,改善机体的免疫状况。因此,推测化疗患者外源性补充谷氨酰胺可以减轻化疗所致的胃肠道黏膜损伤的不良反应,有利于化疗引起的免疫抑制的恢复。有研究显示,口服和肠外补充谷氨酰胺可以改善化疗相关的黏膜炎,呕吐、腹泻及红细胞计数减少。此外,谷氨酰胺被认为可以预防放疗引起的肠炎、腹泻、口腔炎和皮肤毒性等。有多项研究发现,谷氨酰胺可以减轻放射性肠炎引起的黏膜炎或降低放射性肠炎的严重性。谷氨酰胺除有效保护肠黏膜免受化疗和放疗的影响之外,还可支持化疗后造血和免疫系统的恢复,促进氮平衡和肌肉蛋白质合成,并能改善抗氧化系统。

2. ω-3 多不饱和脂肪酸(ω-3 PUFA)　对肿瘤生长的抑制作用已经得到广泛的肯定,其可能机制如下:

1) 抑制促炎性、促增殖物质的合成　ω-3 PUFA 可抑制炎症因子的产生和花生四烯酸衍生物的促炎性作用和促进细胞增殖作用,可通过抑制 NF-κB 减少 COX-2 的表达,还减少了由 NF-κB 诱导产生的其他细胞因子对肿瘤细胞的促进作用。

2) 调节癌基因的表达以抑制肿瘤细胞生长　ω-3 PUFA 可通过降低肿瘤转录因子 ras 和 AP1 的活性,影响基因表达和信号转导。

3) 修复程序性细胞凋亡　ω-3 PUFA 促进肿瘤细胞凋亡的可能机制包括改变细胞生物膜的特性,启动脂质过氧化,影响信号转导途径和基因蛋白的改变,阻滞细胞周期等,最终导致肿瘤细胞的死亡。ω-3 PUFA 修复细胞功能性凋亡是通过下调 NF-κB,然后依次下调 COX-2 表达和 Bcl-2 家族基因的表达来实现的。

4) 抑制肿瘤血管生成　ω-3 PUFA 可通过改变前列腺素产物和抑制蛋白激酶 C 来实现对肿瘤新生血管形成的抑制作用。

5) 介导肿瘤细胞分化　已有研究表明,ω-3 PUFA 能引起乳腺癌细胞的分化,EPA 可以干扰 PIF 对 NF-κB 的激活和蛋白降解,从而逆转骨骼肌的消耗。临床研究证实,ω-3 PUFA 能增加胰腺患者的 LBM,改善生活质量。许多临床证据表明,对于具有营养不良或营养不良风险的进展期肿瘤患者,补充 ω-3 PUFA 可减少体重丢失、保持 LBM 含量、改善机体的营养状态,特别是化疗患者使用 ω-3 PUFA 的临床获益尤为显著。对于接受手术治疗的肿瘤患者,围手术期合理补充 ω-3 PUFA 有助于减轻术后炎症反应、提高机体免疫力,甚至改善脏器功能、降低感染等并发症发生率及病死率,同时减少患者的住院时间,特别是需要肠外营养的患者添加 ω-3 PUFA 临床获益尤为显著。因此,ESPEN 在其最新的肿瘤指南中仍推荐,对接受化疗的进展期肿瘤患者,若存在体重丢失或营养不良风险,可通过添加 ω-3 PUFA 来改善食欲、增加经口摄食量、保持 LBM 含量以及体重。值得注意的是,ω-3 PUFA 改善肿瘤患者预后的效果具有剂量依赖的特点,同时还与肿瘤的类型和分期、应用时机以及使用的持续时间等多种因素有关。临床实践中,肿瘤患者使用 ω-3 PUFA 应综合考虑多方面因素,个体化进行。根据现有证据,目前大多数专家建议,ω-3 PUFA 尽可能在疾病及应激的早期使用,推荐剂量为 $0.10 \sim 0.20 \, g/(kg \cdot d)$。

3. **免疫增强型肠内营养制剂** 是在标准型肠内营养制剂基础上添加谷氨酰胺、精氨酸、ω-3PUFA、核苷酸或抗氧化的营养素等特殊营养物质,利用这些物质的药理作用达到调节机体代谢和免疫功能的目的。临床研究提示,免疫增强型肠内营养制剂可改善患者的免疫功能,降低感染性并发症发生率,缩短住院时间,改善临床预后。围手术期免疫增强型肠内营养制剂较标准肠内营养能显著减少伤口感染并发症。因此,目前 ASPEN、ESPEN 以及 ERAS 等多个学会指南均推荐围手术期应合理应用免疫增强型营养制剂。

4. **药物** 恶病质早期阶段或恶病质阶段,采用一些药物治疗可以逆转或延缓恶病质的发生和进展。主要药物如下:

1) 抑制细胞因子产生的制剂 ①皮质类固醇:抑制 TNF 的释放;甲基黄嘌呤通过抑制 *TNF* 基因转录而抑制 TFN 产生。②大麻素:能抑制 IL-21 分泌可明显改善患者食欲、情绪和恶心症状,增加体重。

2) 抑制细胞因子作用于靶器官的药物 抗细胞因子单克隆抗体或细胞因子特殊受体拮抗剂。新型组蛋白脱乙酰化酶抑制剂 AR-42 在恶病质动物模型中被证实有明显的治疗作用,可以保持体重、延长生存时间、防止肌肉和脂肪组织减少。其作用机制为抑制肿瘤引起的多种变化,包括炎症介质的产生及多种恶病质驱动因子(IL-6、L-6Rα、白血病抑制因子、Foxo1、Atrogin-1、MuRF1、脂肪甘油三酯脂肪酶、解偶联蛋白 3、心肌细胞增强因子 2c 等)。

3) 作用于细胞因子产生代谢异常的药物 ①同化激素:固醇类同化激素可促进氮积累和维持体内蛋白质贮存。②生长激素:促进体内正氮平衡,增加机体 LBM,增加脂肪合成和脂肪酸氧化。③胰岛素样生长因子-1:刺激氨基酸摄取和蛋白质的合成,同时抑制脂肪分解。④硫化肼:抑制糖异生,从而改善体内代谢、降低成糖氨基酸量、保护体内 LBM。⑤支链氨基酸(BCAA):增强肿瘤患者的食欲、有利蛋白合成,不刺激肿瘤生长。⑥β羟基-β-甲基丁酸盐(β-hydroxy-β-methyl butyrate,HMB):是亮氨酸代谢过程中产生的天然产物,可能促进蛋白质转化、减少蛋白质分解以及增强肌肉再生能力。以往的研究显示,对于健康老年人群、长期卧床的老年人以及少肌症患者,补充 HMB 可保持肌肉量和 LBM 含量。近年来有多项研究发现,HMB 补充有预防和治疗肿瘤相关性肌肉减少症的作用,提升机体功能和生活自理能力。添加 HMB 可保留恶性肿瘤患者卧床期间的肌肉量、改善肌肉强度、减轻炎症反应、缩短住院时间、降低病死率,还可增加晚期肿瘤患者的 LBM 含量,改善患者的体能及日常活动,提高生活质量。

4) 改善厌食,增强食欲　①胃促生长素(ghrelin)及其类似物:胃促生长素是胃及胰腺分泌的由 28 个氨基酸构成的多肽,通过多条通路参与机体合成代谢与稳态级联反应,能够与垂体中的受体结合进而促进生长激素释放,刺激食欲并对机体代谢、抗炎症反应、体重、瘦组织群起到一定作用。多项研究表明,胃促生长素可改善食欲、增加饮食摄入、改善肌肉量、促进胃肠动力、减少炎症因子释放,并能减轻化疗相关的呕吐和消化不良。Anamorelin 是一种合成胃促生长素的受体激动剂,在一项非小细胞肺癌癌性恶病质治疗的Ⅲ期临床研究中显示,应用 anamorelin 12 周能够明显缓解患者的厌食症状,LBM 与体重也得到显著改善,药物耐受性好。②促孕激素:甲地孕酮、甲羟孕酮刺激神经肽 Y 和调节下丘脑中部的钙离子通道并阻止细胞因子 TNF、IL-1、IL-6 的作用,从而增强食欲,改善患者的营养状态,其效应为剂量依赖性,但随着剂量加大其不良反应亦增加。③Enobosarm:是一种选择性雄激素受体调节剂,在Ⅱ～Ⅲ期临床试验中发现能显著增加机体 LBM。④其他:如赛庚啶、酞胺哌啶酮(镇静剂)、退黑激素、β_2 肾上腺受体拮抗剂、己酮可可碱、甲氧氯普胺等。甲氧氯普胺能够刺激胃的运动,治疗恶性肿瘤患者的过饱胀感,增加食欲,每天 60～120 mg,分 4～6 次口服给予,目前的 12 h 控释片有更好的效果。

三、抗阻运动训练

体能锻炼在肿瘤预防和治疗中具有重要作用,有助于维持并显著改善肿瘤患者的有氧能力、肌力、健康相关生活质量与自尊心,同时缓解乏力与焦虑感。运动不但能够影响和改变肿瘤微环境,抑制或逆转肿瘤中的一些代谢途径,还能通过减少和改善肿瘤发生的危险因素来预防其发生。运动抗癌的作用体现在多个层面,包括降低肿瘤的生长速度和转移风险,降低肿瘤的复发风险以及改善肿瘤患者的预后,提高抗肿瘤治疗的疗效,改善肿瘤相关症状和抗肿瘤治疗相关不良反应并提高患者的生活质量。此外,抗阻运动训练已被认为是一种预防恶病质的有效对策。肌肉萎缩是恶病质的主要特征之一,与蛋白质降解途径的过度激活和线粒体功能的改变有关,这两者都可能是氧化还原稳态的受损所致。动物实验显示,恶病质小鼠肌肉消瘦和氧化还原失衡,同时有抗氧化反应的激活以及蛋白酶体依赖性蛋白质降解和自噬标志物的上调,肌肉线粒体分子标志物水平也升高,线粒体质量减少。适度的运动可以减轻肌肉的消耗,这种情况与活性氧(ROS)、羰基化蛋白和自噬标志物的含量降低以及抗氧化能力提高有关,适量运动可使老鼠的线粒体质量增加。因此,适度运动可能是预防癌症患者肌肉萎缩、减少肌肉蛋白分解代谢和氧化应激与保护线粒体的有效非药物方法。

目前认为,肿瘤确诊后应尽快开始进行运动风险评估及测试,如 6 分钟步行试验,结合学习、工作、生活环境和运动喜好等制订个体化的体能锻炼方案,在治疗期间和治疗后安全地进行适度运动,以改善肿瘤相关症状和抗肿瘤治疗相关不良反应,如疲乏、抑郁与焦虑、淋巴水肿等,提高患者的生活质量。建议肿瘤患者在有监督或监督和家庭相结合的情况下进行体能锻炼。运动的方式、方法很多。一般来说,运动应包括有氧运动、抗阻练习和柔韧性练习,根据综合评估结果组合运动方式。①每周 3～5 d 进行150 min 中等强度或 75 min 较大强度有氧运动。②抗阻练习每周 2～5 d,涉及主要肌肉群(胸部、肩部、手臂、背部、腹部和腿部),至少 1 组,8～12 次重复。③柔韧性练习每周2～3 d。特别要注意的是,需根据不同癌种、不同分期的功能障碍异质性的不同患者,结合特定状况,按照运动频率(frequency)、强度(intensity)、时间(time)、类型(type),即以FITT 为要素进行个体化运动处方的制订,并进行动态监测和调整。目前的研究发现,抗阻运动对肿瘤相关性肌肉减少症最为有效,肌肉衰减综合征与身体活动水平和运动水平显著相关,卧床休息可引起老年人肌肉丢失、肌肉力量减弱。有氧运动和抗阻运动均可延缓患者肌量和力量下降的速度,有效对抗抗雄激素疗法对骨骼肌的不良反应。中-高强度抗阻运动 3～18 个月(包括有氧、抗阻和平衡/柔韧性训练,每天 40～60 min,每周 5 d)可增加 60～95 岁老年人肌肉质量和力量,改善身体功能。此外,足量的身体活动可降低肌肉衰减综合征的发生风险,而且能使部分肌肉衰减综合征状况恢复正常,尤其是近期诊断为肌肉衰减综合征的患者。前瞻性队列研究结果显示,经常进行中-高等强度运动可显著降低老年人肌肉衰减综合征发生率和肥胖性肌肉衰减综合征的发生风险,延缓或逆转该过程;且运动量或运动强度越大,效果越明显。值得注意的是,中等强度的综合运动同时补充必需氨基酸或优质蛋白质可显著增加肌肉衰减综合征患者腿部肌肉量和力量,改善身体功能,效果优于单纯运动或单纯营养干预。

第四节　肿瘤患者营养治疗临床实践

一、手术治疗患者的营养支持

手术治疗的肿瘤患者营养不良发生率较高,手术创伤应激及围手术期营养物质摄入终止或减少均可引起机体分解代谢增加、自身组织消耗,加重营养不良程度。大量临床研究显示,营养不良患者术后并发症(包括感染、吻合口瘘等)增加、病死率升高,ICU时间及住院时间延长,医疗费用增加,从而影响患者的临床结局及生活质量。重度营养不良以及中等程度营养不良而需要接受大手术的患者,尤其是重大、复杂手术后严重应激状态的危重症患者,往往不能耐受长时间营养缺乏。随着微创外科技术的发展以及快速康复外科理念的日益普及,外科手术创伤逐渐下降,住院时间日趋缩短,临床营养治疗也面临新的挑战,围手术期营养治疗的理念也随之改变。围手术期良好的代谢调理,降低手术造成的应激性损害以及对胃肠道功能的影响,促进蛋白质合成,减少骨骼肌消耗,使机体尽可能适应应激代谢变化是当今外科领域临床营养治疗的基本理念。围手术期营养治疗的目的是预防和治疗高分解代谢状态和营养不良,维持手术患者围手术期营养状态,减少术后并发症的发生。具体措施有:①避免手术前长时间禁食;②对存在营养不良或营养风险患者应进行术前营养治疗;③术后尽早恢复经口进食,关注出院后患者的营养支持,提倡全程营养不良管理。

(一) 避免手术前长时间禁食

传统观点认为择期手术患者术前应该12 h禁食、4 h禁饮,其目的是使胃充分排空,避免麻醉期间反流误吸导致急性呼吸道梗阻、吸入性肺炎的发生。事实上,对于没有胃流出道梗阻患者,饮水1 h后95%的水即被排空。迄今为止,尚无证据支持手术前长时间禁食可避免反流误吸发生。相反,术前长时间禁食可导致内环境稳态失衡、分解代谢增加、糖原分解加速、糖异生增加、负氮平衡及糖耐量下降。此外,术前长时间禁食、禁饮可损伤线粒体功能和胰岛素敏感度,产生胰岛素抵抗,加重围手术期不适感,机体对手术反应性及顺应性降低,手术期间及术后机体应激反应增强,不利于术中和术后的容量管理。因此,手术前应缩短禁食、禁饮时间,特别是缩短限制透明液体的摄入时间,避免低血糖、脱水,降低患者饥渴感,提升舒适度和活动能力,在舒适而又不增加误吸的环境下接受手术。目前,许多国家相关指南均推荐对无胃肠道动力障碍患者可以正常饮食至术前一天,麻醉前2~3 h饮用一定量的含碳水化合物饮料,能减少禁食和手术所导致的分解代谢效应,维持糖原储备,降低胰岛素抵抗,维持正常的肠道功能。临床研究及荟萃分析显示,术前饮用碳水化合物能改善患者的胰岛素抵抗并提高各项术后舒适指数,减少饥饿感、饥渴感、焦虑和恶心,缩短住院时间。

(二) 术前预康复及营养治疗

外科患者术前营养状况与临床结局密切相关,术前重度营养不良或严重低蛋白血症导致患者伤口愈合能力下降、降低免疫反应、损伤肠黏膜屏障以及减弱活动和呼吸功能,影响手术治疗效果。术前营养治疗目标是纠正患者营养不良状况、改善功能、避免体重减轻及维持肠道菌群,减轻患者高分解代谢状态,并促使机体转变为合成状态。现有证据表明,对有严重营养风险或存在中、重度营养不良的患者进行术前营养治疗具有诸多益处,能有效地降低手术并发症发生率(如吻合口漏、外科手术部位感染)和病死率,缩短住院时间,提高患者生活质量。

术前预康复是围手术期处理的重要举措,主要包括体能锻炼、营养治疗和心理干预,旨在术前维持有效的代谢和器官、组织功能,提高患者对手术创伤的耐受性,使患者以最佳的生理和心理状态接受手术治疗,减少或避免术后并发症,这对大手术患者尤为重要。研究表明,接受预康复的患者不仅围手术期生理指标、功能及生活质量得到显著改善,住院时间缩短,而且能够减轻术后肌肉质量及功能下降,更快地恢复机体的功能状态。为了发挥营养治疗的疗效,术前营养预康复治疗持续时间一般应达到7~14天,可使患者获益最大,具体取决于患者的疾病以及营养不良程度。对接受新辅助治疗的胃肠肿瘤患者,从治疗结束到接受手术之间一般有数周间隔,这段时间应该被用来最大程度提高患者的功能状态,是实施术前预康复的良好时机。

(三) 术后尽早恢复经口进食

术后早期进食的重要性不仅仅是提供营养底物,更重要的意义在于术后早期进食能降低机体高分解代谢反应和胰岛素抵抗,减少炎性介质释放、促进合成代谢和机体恢复,维护肠黏膜屏障及免疫功能,防止肠道细菌移位。大量临床研究显示,术后早期经口进食或肠内营养有助于改善营养状态,促进伤口愈合、减少并发症、缩短住院时间。术后应鼓励各种类型手术患者早期经口饮食,并根据患者的耐受程度逐渐加量。针对胃肠道肿瘤的临床研究发现,术后早期进食较禁食者不仅不会增加吻合口破裂、误吸等并发症的发生率,反而会减少感染性并发症,缩短住院时间,改善临床结局。

接受手术治疗的肿瘤患者围手术期营养支持方式有 ONS、肠内营养和肠外营养三种方式,各自有其适应证和优缺点,应用时往往是互相配合、取长补短。一般说来,消化道功能正常或具有部分消化道功能患者应优先使用 ONS 或肠内营养,如果肠内营养无法满足能量及蛋白质的目标量时可行肠外营养补充,无法实施肠内营养或营养需要量较高以及希望在短时间内改善患者营养状况时,则应选用肠外营养。尽管术后早期肠内营养对临床结局的优势已经被证实,值得注意的是在许多大且复杂的手术创伤后早期,血流动力学不稳定,内环境紊乱,胃肠道功能严重受损,早期肠内营养往往难以实施,或者单纯肠内营养难以满足机体对能量和蛋白质的需求,而长时间的能量及蛋白质负平衡会增加并发症发生率和病死率,此时联合应用肠外营养可改善临床结局。通常情况下,围手术期营养支持应持续 7 天以上,更短时间的营养支持则难以达到预期效果。

(四) 出院后营养支持

对于接受大手术出院的肿瘤患者,虽然病情平稳或肿瘤得到有效或暂时控制,但由于手术的创伤应激以及肿瘤机体本身存在的代谢改变,在术后相当长的一段时间内机体仍处于分解代谢状态,常伴有营养不良或发生营养不良的风险较高,大多数患者无法经口正常进食或经口进食不足以满足机体代谢所需的能量和营养素,体重进行性下降,机体组织、细胞和器官功能受损。此外,恶性肿瘤患者术后常需要进行辅助放化疗,放化疗的不良反应会加重患者的营养不良。因此,为防止肿瘤患者出院后营养状态的持续恶化,出院后对这类患者继续进行有效的家庭营养支持有助于加速手术患者伤口的愈合、恢复机体组成、减少术后并发症和再入院率,对改善患者的营养状态和生活质量,为肿瘤患者下一步的治疗提供有效保障。临床研究显示,对肿瘤手术后营养不良的患者在出院后进行营养支持,不仅仅为患者提供机体所需要的营养底物,改善营养状态,更重要的是机体营养状态的改善将增加放化疗等肿瘤后续治疗的耐受性,降低肿瘤相关治疗的中断率,甚至提高肿瘤患者的生存率和生活质量。因此,ESPEN 在肿瘤营养的最新指南中也推荐,对肿瘤手术后营养不良的患者在出院后应继续进行营养支持,但具体的营养支持方式应根据患者的肠道功能、营养状态、疾病种类等综合考虑,作出个体化选择。

二、化疗患者的营养支持

化疗是治疗恶性肿瘤的主要手段之一,常会引起明显的不良反应,尤其是消化道反应如恶心呕吐、腹痛腹泻和消化道黏膜损伤等,使得营养物质摄入不足或吸收障碍,导致体重下降、骨骼肌及脂肪丢失,从而影响机体重要脏器的功能。临床研究发现,化疗相关消化道黏膜炎的发生率为 15.5%。化疗也可影响支配肠道的神经,或直接影响肠道的分泌和运动,诱导炎症产生,引起化疗相关腹泻。此外,化疗药物可刺激 5 -羟色胺分泌,进而抑制外周及中枢胃促生长素的分泌,导致食欲降低。上述化疗相关不良反应都会导致患者营养摄入障碍及营养不良,引起骨骼肌及体重丢失,最终影响患者的生活质量及生存。此外,化疗药物可影响患者肠道微生物的组成,而肠道微生物群的改变又会影响肠黏膜的屏障、免疫及修复,进而导致化疗相关黏膜炎的发生。另一方面,患者的营养状况会影响化疗药物的分布、代谢,营养不良会增加化疗相关不良反应的发生率,并影响肿瘤对化疗的反应,降低患者对化疗的耐受程度,影响中性粒细胞水平,致使患者无法完成或提前中止治疗计划,从而影响患者的抗肿瘤治疗效果。有研究显示,蛋白质缺乏会减慢蒽环类药物的清除速度,延长心脏接触药物的时间,从而增加了蒽环类药物的心脏毒性。此外,营养不良患者化疗相关不良反应发生率更高,营养摄入障碍可引起体重及骨骼肌的丢失,LBM 的丢失不仅会降低患者的生活质量、增加化疗的不良反应,还会影响患者的生存。因此,肿瘤患者化疗时除考虑疾病治疗目标(治愈、控制或姑息)的同时,还应保证充足的营养摄入,积极预防和改善营养不良,达到或保持理想的体重,防止 LBM 的丢失。良好的营养状态不仅能提高患者的生活质量,也是化疗顺利实施的保证。

接受化疗的非终末期肿瘤患者的营养支持目标是预防和治疗营养不良或恶病质,提高患者对化疗的耐受性和依从性,控制化疗不良反应,改善生活质量。目前认为,肿瘤患者在接受化疗前及化疗期间应进行营养风险筛查及营养状况评估,对于营养状况良好的肿瘤化疗患者,不推荐常规应用营养支持。对于治疗前已存在营养不良或营养风险的患者,及治疗期间出现严重不良反应、无法正常进食或进食量明显减少的患者应及时给予营养支持。吞咽及胃肠道功能正常的患者建议选择口服营养补充(ONS),进食障碍但胃肠道功能正常或可耐受的患者建议选择管饲;肠道功能障碍、肠内营养无法施行或无法提供能量和蛋白质目标需要量时应选择补充性肠外营养(SPW)或全肠外营养。

三、放疗患者的营养支持

肿瘤放疗患者的营养状况不仅影响患者对治疗的耐受性、生活质量、机体免疫力和心理状态,还与放疗的疗效息息相关。放疗常见人群包括头颈部肿瘤、食管癌、肺癌、胃肠道肿瘤等患者,尤其是头颈部肿瘤以及消化道肿瘤会影响患者饮食的摄入,加之肿瘤患者代谢的改变,放疗患者往往存在营养问题。营养不良患者的机体细胞、组织修复功能下降,机体耐受性较差,更容易出现较严重的放疗不良反应,引起治疗剂量降低,其疗效往往较差,容易导致治疗不足,治疗间断甚至中止,从而影响放疗计划和疗效。临床研究显示,体重下降患者的治疗有效率、疾病控制时间及总生存时间都显著降低,其原因与肿瘤治疗不足、中断或中止有关。营养不良对肿瘤放疗患者的治疗和预后具有不良影响,包括影响患者的心理及各系统生理功能,增加不良反应,延长住院时间,增加放疗摆位误差,影响放疗精准度,降低放疗敏感性和对放疗耐受性,降低治疗效果及生活质量,增加治疗并发症和病死率。此外,放疗过程中营养不良患者的生活质量相对较差,营养状态损害与生活质量下降呈线性关系,肿瘤患者生活质量不仅是独立的预后参数,还与患者的生存时间相关。

另一方面,放疗在发挥杀灭肿瘤细胞作用的同时却难以避免损害机体组织、器官,产生急性和慢性毒性反应,影响营养物质的摄取、消化和吸收,从而对机体的营养状况造成不良影响。有研究发现,90%接受放疗的头颈部肿瘤患者出现黏膜炎症,导致口腔疼痛、口腔干燥、味觉丧失、吞咽困难、进食减少,在放疗过程中出现体重明显下降及营养不良的表现。这些放疗不良反应症状在治疗的不同时期出现,并可持续至放化疗结束后2周以上。腹部放疗可对胃肠道黏膜产生直接和间接作用,可损伤肠屏障功能完整性,出现恶心、呕吐、痉挛性腹痛、发热和腹泻等症状,影响营养物质的摄入、消化及吸收,部分患者出现慢性放射性肠炎,形成慢性肠梗阻或肠瘘等并发症。骨髓是另一个受放疗影响较大的器官,不良反应表现为贫血、白细胞和血小板计数减少,导致患者的免疫功能损害及对感染的易感性增加。因此,对于所有行放疗的患者应接受全面的营养评估、充分个体化的营养咨询,并根据具体情况进行营养干预。许多RCT研究表明,对放疗患者进行营养支持可以改善患者的营养物质摄入、增加体重并改善患者的生活质量,从而避免治疗中断,最终使患者获益。头颈部肿瘤和食管癌患者在放化疗期间伴随的黏膜炎可导致体重下降,而这种丢失可通过营养支持治疗预防。由此可见,对肿瘤患者放疗的同时进行营养支持十分必要,特别对存在摄入、吸收障碍的患者应进行营养支持,以确保放疗方案的完成。治疗开始前已经存在中、重度营养不良患者,或在化疗、放疗过程中出现严重的不良反应,因中、重度吞咽梗阻预计超过1周无法进食的患者应及时进行营养治疗。即使在接受放疗前营养状况良好的患者,在治疗过程中仍然会发生营养不良。因此,对于大多数接受放疗的患者,需要进行合理的营养支持。而规范合理的营养支持可降低放疗患者的不良反应发生率,减少放疗非计划性中断,提高放射敏感度和精确度,从而提高放疗患者的近远期疗效,并最终提高患者的生活质量。营养支持应贯穿于从决定患者需要放疗开始至本次放疗结束的整个围放疗期,包括放疗前、放疗中和放疗后3个阶段。一般情况下,围放疗期应至少为患者接受放疗前2周直至放疗结束后3个月。肿瘤放疗患者在围放疗期需要全程规范化营养管理,有助于改善患者的营养状况,维持治疗连续性,改善预后。

对于存在营养不良或营养风险的肿瘤放疗患者,如果经口进食无法满足机体的营养需求,只要患者肠道功能正常,首先推荐通过强化营养宣教来增加经口进食。营养宣教应贯穿围放疗期始终。营养宣教能够丰富患者的营养知识,均衡膳食,提高能量、蛋白质和营养的摄入,增强患者和家庭的营养管理意识。对放疗患者进行营养宣教,内容包括:①宣传肿瘤的病理生理;②告知营养风险筛查的目的;③查看血液及生化检验结果;④完成生活质量问卷调查和营养筛查或评估量表;⑤传授营养知识,提出营养建议;⑥讨论个体化营养治疗目标;⑦回答患者及家属的问题。通过营养宣教,一方面患者树立正确的营养观念,获得必要的营养知识;另一方面,患者和家属认识到营养治疗对放疗的重要性,更好地配合临床医师和护士开展放疗和营养治疗。最终是纠正营养误区,让患者及其家属知晓规范化营养支持的重大意义。

当强化营养宣教改善了经口进食仍无法满足机体的营养需求时,应选用 ONS 来加强营养补充。ONS 是胃肠道功能正常肿瘤患者接受肠内营养的首选途径。营养不良和有营养风险的患者,经强化营养宣教指导后通过经口摄食仍然不能达到目标营养摄入量,即可开始 ONS,住院和家居患者均可采用这种营养支持方式。现有的临床研究结果显示,ONS 可加速放疗损伤的胃肠道黏膜的修复,有助于维护肠黏膜屏障、防止肠道细菌易位和肠源性感染,改善肿瘤患者的营养状态,提高肿瘤患者放化疗等治疗的耐受性,甚至延长肿瘤患者的生存期,改善生活质量,是放疗患者肠内营养时首选的方式。但是,头颈部恶性肿瘤或食管癌伴吞咽困难患者以及有严重放射性口腔或食管黏膜炎患者,ONS 往往难以实施或无法满足机体营养物质的需求量。对于放疗导致的严重吞咽困难和营养物质摄入不足的患者需要通过管饲治疗。有多项研究表明,对于此类经口进食不足患者进行管饲喂养比 ONS 更能减少体重丢失、降低放疗中断发生率及再住院率。对于高风险的患者(如下咽部原发癌、T₄ 期肿瘤、联合放化疗),预防性管饲以及放疗早期即给予肠内营养相对于出现吞咽困难后才开始管饲喂养,更能保持患者的营养状态和避免放疗中断,降低再住院率。此外,对于食物摄入不足的患者行肠内营养治疗比 ONS 更能减少体重丢失,患者中断治疗和再住院率和时间也会下降。

肠内营养可选择经鼻或经皮胃肠道置管管饲。短期内肠内营养(<30 天)可通过鼻胃管实现,更长时间的肠内营养可以通过经皮胃造口术实现。多项 RCT 研究和系统评价表明,头颈部癌症患者以及吞咽困难患者通过 PEG 和鼻饲管喂养均能有效改善机体的营养状况,但 PEG 管脱的风险更低,患者的生活质量更好,但两者肺炎和其他感染的风险相似。对于消化道梗阻患者,放疗导致胃肠道黏膜损伤,严重吞咽困难以及顽固性恶心、呕吐、腹泻和吸收不良,有严重放射性肠炎不能耐受肠内营养患者,或者通过胃肠道每天摄入能量、蛋白质低于 60% 目标量超过 10 天时,推荐使用肠外营养或进行 SPN 支持。当患者出现肠衰竭时,家庭肠外营养是合理的治疗选择,其疗效优于手术干预。

放疗患者的能量摄入目标根据肿瘤负荷、应激状态和急性放射损伤个体化给予并进行动态调整。建议每天给予 $25\sim30\,\mathrm{kcal/kg}$ 的能量,再根据实际需求进行调整。蛋白质的需要量取决于代谢应激和蛋白质消耗程度。推荐肿瘤放疗患者提高蛋白质摄入量,目标需要量为 $1.2\sim2.0\,\mathrm{g/(kg\cdot d)}$;若不存在胰岛素抵抗,脂肪供能应占全日摄入能量的 20%～35%;均衡摄入各类必需微量营养素,无必要时不盲目使用营养补充剂。

四、晚期肿瘤姑息治疗患者的营养支持

晚期肿瘤患者是否需要营养支持不仅仅是一个医学问题,还涉及社会伦理、合理使用医疗资源、患者及家属的意愿。因此,临床上医师应以临床指征和社会伦理为依据,综合考虑各方面因素,包括肿瘤预后,患者的营养状况,营养支持的风险效益比,尊重患者及家属的权利及意愿,兼顾公平、合理地使用有限的医疗资源的原则,决定是否实施营养干预。生存预期是晚期肿瘤是否接受营养支持最重要的参考因素。如果预期生存期数月或数年,有机会接受有效抗肿瘤药物治疗(如时效依赖性化疗、分子靶向治疗)的患者,营养支持的主要目的应该是提供充足的能量和蛋白质摄入、减少代谢紊乱,为化疗、分子靶向治疗提供机会,使失去指征的患者再获得治疗机会,保持足够的体力状态和生活自理能力,有益于生存质量提高和生存期延长。对于无法进食的患者,营养支持可以提高患者的生存率。最好是由一个多学科团队对晚期肿瘤患者提供包括营养咨询、肿瘤学和姑息治疗相关的评估和建议,体育锻炼、抗炎或抗代谢药物以及营养支持。根据不同患者的能量和蛋白质需求以及耐受性选择合理的营养支持方案,包括 ONS、肠内营养、肠外营养或肠内营养＋肠外营养。营养支持实施过程中应该为患者设定合理的营养支持的短期和中期目标,包括营养状况、机体功能和生活质量的改变等,并根据这些目标的变化决定进一步的营养支持方案。一旦目标确定,适当的营养支持就应该启动,并贯穿治疗的整个阶段。早期主要目标是修复或维持营养储备、功能状态,后期重点则转移至将生活质量提高到最大化减轻不愉悦的症状,尽可能保持体重。对于肿瘤恶性度较低有相对较好的预后、预期生存至少数月以上且无炎症反应的患者,应进行个体化的营养咨询并给予充足的营养支持,体力状态不应该作为这类患者是否进行营养支持的决定性因素。相反,对于那些肿瘤进展迅速且全身炎症反应严重的患者(除外抗肿瘤治疗引起的),营养支持获益的可能性较小。

晚期肿瘤患者通常的营养支持方式包括膳食咨询、ONS、肠内营养及肠外营养,饮食建议应以帮助促进喂养以及改善和喂养有关的症状为原则,可根据患者的食物偏好选择合适的营养物质,并不需要严苛规定每天的膳食种类和摄入量,应最低化食物相关的不适感和最大化食物的愉悦感,根据患者个人的基础情况进行评估,必要时可以给予 ONS 以保证营养物质的摄入量以改善患者的营养状况。现有的临床研究结果显示,ONS 能显著增加体重和能量摄入量,改善肿瘤患者的营养状态,提高患者抗肿瘤治疗的耐受性,对肿瘤患者的情感、呼吸困难、食欲不振等生活质量也具有明显的改善作用,并可延长肿瘤患者的生存期。建议患者在餐中服用补充剂,避免将 ONS 当作替代品。晚期肿瘤患者 ONS 的益处在于患者除了可以得到有效的营养底物外还可以补充一些免疫调节剂和抗炎的营养介质。当患者因原发疾病或因治疗原因而不能或不愿经口摄食,或通过摄食及 ONS 摄入的能量及蛋白质等营养物质量不足以满足机体合成代谢的需要时,应考虑采用管饲进行肠内营养。如果患者存在胃肠道癌性梗阻(如贲门癌、幽

门梗阻、高位肠梗阻)、胃肠道功能障碍(如严重放射性肠炎、短肠综合征、肠瘘等),肠内营养无法实施或通过肠内营养无法满足机体对能量及蛋白质的目标需要量,需要补充或联合应用肠外营养。尽管如此,但迄今为止很少有肿瘤晚期患者经营养支持后得到客观获益的相关研究。个体化的营养支持可以改善放疗患者的能量摄入与生活质量,对食物摄入不足的癌症恶病质患者以及肿瘤晚期伴慢性肠衰竭患者行肠外营养可以延长生存期并提高生活质量。因此,大多数营养学会均建议只有对预计生存期>3个月的患者才考虑行肠内营养或肠外营养支持。

终末期恶性肿瘤患者指已经失去常规抗肿瘤治疗,包括手术、放疗、化疗和分子靶向药物治疗等指征的患者。终末期恶性肿瘤患者基础代谢功能减退,机体对能量及营养物质的需求量下降。一般来说,此类患者预计生存期往往少于3个月,且常伴有严重的恶病质。终末期肿瘤患者对饮食兴趣降低、消化食物能力减退、疲惫、身体形态的改变和心理负担较重,小剂量的食物对于患者有重大意义,能够产生幸福感、自控感和自我尊严,此类患者的治疗原则是以保证生活质量及缓解症状为目的。尽管有研究显示,终末期肿瘤患者的营养支持可提高其生活质量,但能否延长其生存期尚缺乏高标准的循证医学依据。因此,终末期肿瘤患者不推荐常规进行营养治疗,对于接近生命终点患者,只需极少量的食物和水合物以减少饥渴感,并防止因脱水而引起的精神错乱。此时,过度营养治疗反而会加重患者的代谢负担,影响其生活质量。生命体征不稳和多脏器衰竭者,原则上不考虑系统性的营养支持。

(吴国豪)

第十二章

妊娠期疾病营养支持治疗

妊娠是育龄妇女的特殊生理过程。受孕后,一颗肉眼无法观察到的受精卵经过一整个孕期被孕育和滋养成一个体重约 3.2 kg 的新生儿个体。可想而知,在孕母体内将发生一系列的巨大变化。人类的初始阶段是胎儿,良好的宫内环境和营养与胎儿各器官及整体的正常发育成熟密不可分,并将影响人类远期、成人期的健康和生存质量,也是目前全球公共卫生部门重点关注的生命早期 1 000 d 的人类健康问题。

随着我国经济的快速发展,虽然目前居民生活水平得到了明显改善,但孕期营养失衡现象仍较为普遍,表现为能量过剩而非能量营养素的缺乏。临床常见的孕期疾病有妊娠糖尿病(GDM)、高血压综合征、肥胖、缺铁性贫血、低蛋白血症、缺钙和缺碘等,以及胎儿生长受限(fetal growth restriction, FGR)或巨大胎儿等营养与代谢相关的疾病。本章将围绕孕期容易出现的与营养摄入和代谢有关的疾病进行分节阐述。

第一节　妊　娠　剧　吐

由于体内激素和环境的改变,半数以上的孕妇在妊娠早期会出现头晕、倦怠、食欲不振和恶心、呕吐等早孕反应症状,其中约 90% 的孕妇会在孕 12~20 周期间缓解,另约 10% 的孕妇在整个妊娠期会持续恶心、呕吐。据报道,有 0.3%~3% 的孕妇会发生妊娠剧吐(hyperemesis gravidarum),也是妊娠早期住院的最常见原因。妊娠剧吐是指孕妇在妊娠早期出现严重、持续的恶心、呕吐,并引起脱水、酮症,甚至酸中毒等需要住院治疗的状况。妊娠剧吐严重时会危及孕妇生命,甚至最终被迫终止妊娠。

妊娠剧吐临床多见于年轻初次怀孕,或既往有甲状腺功能亢进、胃肠道疾病、糖尿病或精神疾病的孕妇;通常在停经 40 天左右出现早孕反应,逐渐加重,直至频繁呕吐不能进食,呕吐物中伴有咖啡样或胆汁样物质。严重呕吐可引起脱水及电解质紊乱,由于无法进食使机体过多消耗体内脂肪,其中间产物酮体聚积,引起代谢性酸中毒。当脱水严重时出现血压下降,还可出现嗜睡、意识模糊、谵妄和昏迷,以及急性肝、肾衰竭等危象。

一、营养代谢变化及其危害

(一)水电解质和酸碱紊乱

频繁呕吐加之摄食量减少或严重不足,体内水分严重不足,以及电解质(如钠、钾、氯等)水平降低,导致胃肠动力减弱,进一步加重呕吐,形成恶性循环。严重低钾会引起心搏骤停等危象,必须引起重视。因脱水所致的血液浓缩可升高血常规中的血红蛋白浓度和红细胞比容,会掩盖原有贫血的假象。

患者处于极度饥饿状态,机体糖原耗竭过多则动员脂肪来供能维持代谢,此时大量脂肪代谢的中间产物酮体聚积使血液酮体水平升高,尿酮体检测呈阳性,严重者进展为酮症酸中毒;而严重呕吐致大量酸性胃液丢失,又极易出现代谢性低氯性碱中毒。另外,剧吐的孕妇往往情绪异常紧张,希望得到家人及医师的关注,常过度通气导致发生呼吸性碱中毒。因此,在临床须密切关注酸碱平衡。

(二)代谢异常和脏器功能受损

60%～70%的妊娠剧吐孕妇可出现短暂的甲状腺功能亢进,往往发生在妊娠的前半期(孕 20 周前)。其特点为轻度的游离 T_4 升高(高于正常上限)以及血清促甲状腺激素(TSH)水平低下($<0.4\,m\,IU/L$),通常无须使用抗甲状腺药物。目前已证实人绒毛膜促性腺激素(human chorionic gonadotropin, HCG)是孕期甲状腺的刺激物,由于 β-HCG 的 β 亚单位结构与 TSH 化学结构极其相似,当受孕后 β-HCG 水平逐渐升高刺激甲状腺分泌 T_4,继而反馈性地抑制 TSH 水平。

约半数以上妊娠剧吐孕妇会有肝功能表现异常,但通常肝酶指标不超过正常上限值的 4 倍;血清总胆红素水平也会升高,通常也不超过 $68.4\,\mu mol/L$;血清淀粉酶和脂肪酶水平升高可达正常值 5 倍;若影响肾脏血流灌注则出现尿素氮、肌酐水平升高等急性肾功能不全的表现。

(三)常见的营养素缺乏

妊娠剧吐者膳食中三大能量营养素和各种非能量营养素的摄入不足显而易见,但容易引起临床严重症状的主要是由维生素 B_1 和维生素 K 缺乏所致

1. 维生素 B_1 缺乏　可致韦尼克综合征(Wernicke syndrome),一般在妊娠剧吐持续 3 周后发病,严重呕吐引起维生素 B_1 严重缺乏所致。约 1/10 的妊娠剧吐患者并发该病,主要特征为眼肌麻痹、躯干共济失调和遗忘性精神症状。临床表现为眼球震颤、视力障碍、步态和站立姿势受影响,个别可发生木僵或昏迷。以往有报道,严重时患者往往经治疗后病死率仍为 10%,未治疗者的病死率可高达 50%,目前已引起广泛重视,其发生率和病死率已大为降低。

2. 维生素 K 缺乏　剧吐持续数周后仍不缓解,可因体内维生素 K 合成缺乏和摄入

不足而致凝血功能障碍,常伴血浆蛋白及纤维蛋白原减少,孕妇出血倾向增加,可发生鼻出血、骨膜下出血,甚至视网膜出血。如伴有急性肝功能障碍时,情况更为严重。曾有报道因母体维生素 K 缺乏引发胎儿点状软骨发育不良的案例。

二、营养支持治疗

营养支持的目的是消除酮症、维持水电解质平衡和酸碱平衡、保证能量和营养素的供给、维持体重适宜增长、避免母婴不良妊娠结局出现。

(一) 常规治疗和膳食管理

早期治疗孕吐症有助于防止进展为妊娠剧吐。孕吐症状通常可通过良好的休息、少食多餐,以及避免暴饮暴食、辛辣和油腻食物使症状得到缓解。建议晨起后吃清淡的固体食物,选择吃碳水化合物的小点心,如面包干或苏打饼干等可以减轻一些恶心感。还需要注意避免可能加重症状的运动、特定的气味(闻柠檬有助于阻隔不耐受的气味)、分贝高的噪声、明亮或闪烁的灯光,以及不利的气候条件等感觉刺激。

当剧吐孕妇需住院治疗时,医务人员和家属首先应给予心理疏导,告知妊娠剧吐经短期积极治疗病情大多会迅速好转,缓解其心理压力。住院后给予短期静脉输注葡萄糖液和纠正电解质 2～3 天后,待机体处于稳定期时可考虑进行常规的膳食营养补充,起初给予口服液体,然后由流质、半流质逐渐向普通膳食调整。

关于静脉补液目前尚无公认的最佳方案,中国《妊娠剧吐的诊断及临床处理专家共识(2015)》中给出的补液建议:每天静脉输注葡萄糖液、葡萄糖盐水、生理盐水及平衡液共 3 000 ml 左右,其中需加入维生素 B_6 100 mg、维生素 B_1 100 mg、维生素 C 2～3 g,连续输液至少 3 d(视呕吐缓解程度和进食情况而定),须保证每天尿量≥1 000 ml。补液中应按葡萄糖 4～5 g＋胰岛素 1 IU＋10％ KCl 1.0～1.5 g 配制成极化液后滴注,输注顺序应注意先补充维生素 B_1 后再输注葡萄糖,防止韦尼克脑病(Wernicke encephalopathy)的发生。通常每天补钾 3～4 g,在严重低钾血症时可每天补钾 6～8 g。须密切监测血清钾水平和心电图,酌情调整剂量;同时应注意观察尿量,原则上每 500 ml 尿量补钾 1 g 较为安全。另外,根据血二氧化碳水平考虑是否需要补充碳酸氢钠或乳酸钠溶液来纠正代谢性酸中毒。

(二) 肠内营养支持

当上述膳食营养调整不能获得满意效果时,可尝试口服补充或鼻饲特殊医学用途配方食品(FSMP)进行肠内营养。但对于严重呕吐患者,可考虑幽门后置管(鼻肠管)喂养以避免吸入性肺炎的风险。推荐选用整蛋白型全营养肠内营养制剂,其中三大能量营养素(蛋白质、脂肪、碳水化合物)热能分配合理,可快速补充能量和营养素,纠正体内的生酮状态以及一系列代谢紊乱。同时,可根据孕妇的病理需要特点,适当补充乳清蛋白、维生素、微量元素等组件配方,必要时还可以添加应激状态下肠道必需氨基酸谷氨酰胺制剂,保护和修复由于妊娠剧吐引起的胃黏膜损伤。

（三）肠外营养支持

肠外营养在 1972 年首次被应用于妊娠期。至今为止，已有不少妊娠期患者接受了肠外营养支持的报道，包括整个妊娠阶段的肠外营养支持。有报道显示，上海一例无小肠患者已有 5 年家庭肠外营养应用史，妊娠全过程成功接受了肠外营养支持。随着肠外营养支持技术的不断成熟和优化，目前妊娠期的肠外营养应用也越来越普及。由于必需脂肪酸对胎儿神经系统的发育是必需的，应用脂肪也有助于避免高血糖的发生。因此，现有观点认为脂肪应该作为肠外营养中不可缺少的一部分，均匀混匀在全营养混合液（total nutrient admixture，TNA）中缓慢输入即可。

当发生妊娠剧吐又不能耐受各种途径的肠内营养，或者肠内营养不能满足 60％ 的推荐量时，应考虑采用肠外营养支持。根据孕妇的呕吐程度配置可由外周静脉连续输注、总液量 1 500～2 500 ml 的 TNA，期间根据患者呕吐恢复情况及进食量的增加逐步递减 TAN 的量。TAN 应该包含葡萄糖、平衡氨基酸和脂肪乳（最优推荐选择多种油脂肪乳），以及水溶性和脂溶性维生素、多种微量元素，根据患者的生化指标了解体内电解质情况并指导加入适量的钠、钾、氯和钙、磷、镁制剂。

TNA 中的全部营养物质应按患者需求计算剂量，经规范顺序混合后在一定的时间段内缓慢均匀输入体内，有益于机体的代谢和充分利用，临床可见良好的治疗效果。且各种营养制剂在 TNA 中被互相稀释，渗透压也被降低，大多可经外周静脉输注，患者易于接受，耐受性良好。

为避免导管相关的感染风险和孕期禁止 X 线照射检查特点，妊娠剧吐患者通常不推荐常规使用中心静脉导管和经外周静脉穿刺的中心静脉导管（PICC）输注的途径。如确实需要长期肠外营养而经外周静脉输注失败时，才考虑改良的 PICC 法，导管末端放置在腋静脉位置即可（无须到达上腔静脉），无须 X 线检查来确定位置，导管的日常护理仍须严格按照规范进行操作。

（汤庆娅）

第二节　妊娠期常见营养素缺乏

妊娠期作为生命早期 1 000 天机遇窗口期的关键起始阶段，孕妇的生理状态及代谢发生了较大的适应性改变，为满足妊娠母体生殖器官和胎儿生长发育，并为产后母乳进行营养储备，能量及各种营养素的生理需求量有较大提高。然而，受妊娠反应导致的食欲减退、胃肠消化功能减弱等机体因素的影响，或因地域性（如内陆或沿海）膳食结构差异以及饮食习惯（如偏食或素食等饮食偏好）所导致的膳食结构不均衡等，都易引起孕妇食物摄入不足或失衡，从而导致一些营养素缺乏，也增加了妊娠期营养素缺乏导致的各种并发症和不良妊娠结局发生的风险,并严重威胁母体和胎儿近期和远期的健康。另外,微量营养素缺乏常常较为隐匿,一旦出现临床表现,机体已处于较为严重缺乏的状态。因此,对于妊娠期微量营养素的缺乏更应该引起重视和管理。

一、低蛋白血症的营养治疗

妊娠早期胎儿对蛋白质的需求不高,母体内血清蛋白水平也与健康妇女无差异。随着孕周增加,母体为适应胎儿生长发育,妊娠中、晚期孕妇体内蛋白质除供给胎儿生长发育外,还要满足胎盘、子宫、乳腺等组织增长的需要。妊娠期蛋白质代谢应处于正氮平衡,每天储备氮 $2\sim3\,g$。由于受孕期血容量增加、肾小球滤过率(GFR)增强使白蛋白稀释和排出增加等因素受影响,可使血浆蛋白和白蛋白水平逐步下降,至孕晚期达最低,血浆总蛋白可减少 10%,白蛋白减少 20%。妊娠晚期因白蛋白水平降低导致血浆胶体渗透压下降,易出现组织水肿。

(一)蛋白质缺乏的危害及诊断

蛋白质缺乏通常由于饮食不当,以及能量和(或)蛋白质摄入不足而引起。蛋白质缺乏会引起机体免疫力下降、新陈代谢率降低、组织水肿等。在妊娠中、晚期,蛋白质缺乏可以直接影响胎儿的身体和神经系统发育,导致早产和胎儿生长受限、低出生体重儿等;而早产儿、低出生体重儿成年后发生肥胖、代谢综合征、糖尿病等慢性代谢性疾病的风险增加。

妊娠期低蛋白血症是指孕妇在怀孕期间发生的血浆蛋白浓度下降到正常值以下的一种妊娠并发症,存在生理性和病理性两种。生理性原因主要是因妊娠期间孕妇血容量增加、血液稀释等,导致血浆蛋白相对降低,此种情况在分娩后几个月会自动恢复正常。病理性原因主要是由于孕妇营养摄入不足、蛋白质合成障碍或蛋白质丢失等因素而导致,如甲亢、肝功能异常、肾功能异常、妊娠高血压等疾病。一般来说,当血清白蛋白水平低于 $40\,g/L$ 即可诊断为低蛋白血症,诊断时要明确引起低蛋白血症的病因,并及时给予干预纠正。

(二)蛋白质的推荐摄入量

根据中国营养学会《中国居民膳食营养素参考摄入量(2023 版)》的推荐,妊娠早期、中期和晚期蛋白质的每天推荐摄入量分别为 55、70、85 g。自妊娠中期开始,要适量增加动物性食物(鱼、禽、蛋、瘦肉)等,以满足孕期对优质蛋白质的需求。

(三)蛋白质缺乏的营养管理措施

对于妊娠期蛋白质缺乏的管理来说,事先预防优于事后治疗,应加强对妊娠期蛋白质缺乏情况的监测与预警,并按照不同妊娠阶段的营养需要以及蛋白质推荐摄入量来指导孕妇日常饮食。不仅注重蛋白质的数量,还要强调蛋白质的质量。动物来源的优质蛋白质比例至少应达到 50% 以上;对于受各种主、客观条件限制的动物性优质蛋白质来源,无法达到推荐比例时应采用大豆等植物蛋白代替动物性蛋白。对于已经出现蛋白质缺乏表现的孕妇应积极补充蛋白质,同时注意给予充足的能量供给,保证膳食中的蛋白质能被机体充分利用,避免或减少因蛋白质缺乏所带来的母体和胎儿健康危害。对于病理性原因所导致的妊娠期低蛋白血症还需要针对病因进行治疗和纠正。

二、维生素 D 和钙缺乏的营养治疗

维生素 D 是钙磷代谢的重要调节剂,维生素 D、甲状旁腺素和降钙素共同维持血钙水平稳定。由于中国传统膳食构成中缺少富含维生素 D 和钙的食物,城乡孕妇维生素 D 摄入量通常不到膳食推荐摄入量的 10%。《中国居民营养与慢性病状况报告(2020年)》显示,2015 年孕妇血清维生素 D 浓度中位数为 13.0 $\mu g/L$,孕妇维生素 D 缺乏率为 42.0%(<12 $\mu g/L$);2015—2017 年,成人膳食每天钙摄入量为 356.3 mg,其中城镇为 398.7 mg,农村为 326.8 mg。可见,孕妇中维生素 D 和钙缺乏十分普遍。

(一) 维生素 D 和钙缺乏的危害及临床表现

孕期维生素 D 缺乏时影响钙吸收,严重缺乏可导致孕妇及子代钙磷代谢紊乱,新生儿出现低钙血症、手足抽搐、婴儿牙釉质发育不良以及母亲骨质软化等。钙缺乏时母体则会动用释放自身骨骼及牙齿中的钙元素来维持血钙浓度,同时满足胎儿骨骼生长发育需求,导致母体钙不足引起骨质软化。妊娠期钙缺乏主要的临床表现包括牙齿松动、腓肠肌痉挛、腰腿部关节疼痛等。另外,妊娠期钙缺乏还会增加妊娠高血压的发病风险。因此,妊娠期钙营养不足对母体健康危害更为明显。

维生素 D 的营养状况采用《人群维生素 D 缺乏筛查方法》(WS/T 677-2020)判定,血清(或血浆)25-(OH)D≥20 $\mu g/L$ 为正常,12～19.9 $\mu g/L$ 为不足,<12 $\mu g/L$ 为缺乏。

(二) 维生素 D 和钙的推荐摄入量

根据中国营养学会《中国居民膳食营养素参考摄入量(2023 版)》的推荐,孕早期、中期和晚期钙元素的每天推荐摄入量均为 800 mg;维生素 D 每天参考摄入量为 10 μg。

(三) 维生素 D 和钙缺乏的营养管理措施

一旦出现妊娠期维生素 D、钙缺乏,须尽快予以膳食钙和(或)钙制剂的补充,并积极参加户外活动和日光浴。补充时需要注意:①增加膳食中富含钙的食物,尤其是奶及奶制品和豆制品;②进行少量多次补钙,增加钙的吸收率和吸收量;③补钙的同时注意补充维生素 D;④口服补钙时还需要避免影响钙质吸收的因素(草酸、植酸、磷酸、高钠、高脂肪等);⑤补钙不宜过量,一般需控制在每天 2 000 mg 以内。

三、铁缺乏的营养治疗

贫血是妊娠期常见的并发症,以缺铁性贫血最为常见,占妊娠期贫血的 90% 以上。妊娠期孕妇血容量扩增需要增加 600～700 mg 铁,胎儿的生长发育需要 250～350 mg 铁,合计铁总需求量约 1 000 mg。由于妊娠期对铁的需求增加而摄入不足或妊娠期疾病导致吸收障碍时可引起妊娠期铁缺乏,进而发生缺铁性贫血。《中国居民营养与慢性病

状况报告(2020年)》显示,中国孕妇贫血率为13.6％,其中城乡均为13.6％。

(一)铁缺乏的危害及其诊断

妊娠期铁缺乏对母体、胎儿和新生儿均会造成近期和远期影响,使孕妇发生妊娠期高血压、胎膜早破、产褥期感染和产后抑郁等疾病的风险增加,其风险高低取决于铁缺乏程度;使胎儿和新生儿发生胎儿生长受限、胎儿窘迫、早产、死胎等的风险增加。

铁缺乏通常指人体内铁储备下降,不足以维持血液、脑和肌肉等组织的正常生理需要,可能导致贫血、认知功能降低和体力活动能力减弱等。妊娠期铁缺乏一般分为3个阶段。第一阶段:铁减少期,铁储备耗竭,仅血清铁蛋白<20 μg/L;第二阶段:缺铁性红细胞生成期,除血清铁蛋白<20 μg/L外,转铁蛋白饱和度<50％,铁结合力上升,而血红蛋白水平正常;第三个阶段:缺铁性贫血期,血清铁蛋白<20 μg/L,转铁蛋白饱和度<50％,血红蛋白<110 g/L,红细胞压积下降等。

铁缺乏通常采用《人群铁缺乏筛查方法(WS/T 465-2015)》,当血清铁蛋白<25 μg/L判定为低血清铁蛋白,同时测定hs-CRP,且结果低于5 mg/L,以排除炎症的影响。《中国居民营养与慢性病状况报告(2020年)》显示,中国孕妇血清铁蛋白水平为23.0 μg/L,低血清铁蛋白发生率为54.4％。

(二)铁的推荐摄入量

根据中国营养学会《中国居民膳食营养素参考摄入量(2023版)》的推荐,孕早期、中期和晚期膳食铁每天推荐摄入量分别为18、25、29 mg。按《中国居民膳食指南(2022)》推荐,孕中、晚期孕妇应在备孕或孕早期的均衡饮食基础上,每天额外再增加20~50 g的红肉,每周摄入1~2次的动物血和肝脏,每次20~50 g,可以基本满足孕期铁需要。

(三)铁缺乏的营养管理措施

1. 饮食治疗

(1)在符合孕周营养需要的基础上,增加富含血红素铁的动物性食物(如畜肉、动物肝脏、动物血等),并同时保证协助铁元素的吸收、富含维生素C的食物(如新鲜水果、绿叶蔬菜等)来源。

(2)注意补充富含优质蛋白质、叶酸、维生素B_{12}等营养素的食物。

(3)减少膳食中抑制铁元素吸收的植酸、草酸等,避免钙和铁补充剂同时服用等。

2. 铁剂补充　对于妊娠期的铁缺乏孕妇,应该及早根据其铁缺乏及贫血程度选择不同强度和途径进行补铁治疗。铁缺乏和轻、中度贫血者以口服铁剂治疗为主;重度贫血者口服或注射铁剂治疗,同时改善营养状况;极重度贫血者首选输注浓缩红细胞,待血红蛋白水平达到70 g/L、症状改善后,可改为口服铁剂或注射铁剂治疗,并在其血红蛋白恢复正常后,继续口服铁剂3~6个月或至分娩后3个月。

(1)贫血者口服铁剂每天应补充元素铁100~200 mg,治疗2周后应及时复查血红蛋白评估疗效。

(2)非贫血者若血清铁蛋白<30 μg/L,应每天摄入元素铁60 mg,治疗8周后评估

疗效。

（3）为避免食物抑制非血红素铁的吸收，建议在进食前1小时口服铁剂，并与维生素C共同服用增加其吸收率。

四、锌缺乏的营养治疗

锌是维持机体正常生长、创伤愈合、免疫调节、辅酶、味觉和认知行为等所需的一种微量元素。常因日常膳食摄入不足、吸收障碍、排泄增加，或因生长、创面愈合、妊娠或哺乳需要增加而摄入不足发生锌缺乏。中国18～59岁居民每天膳食锌摄入量为9.9mg。《中国居民营养与慢性病状况报告（2020年）》显示，2015年孕妇血清锌缺乏率为3.5%（妊娠早期血清锌<560μg/L，妊娠中、晚期血清锌<500μg/L）。

（一）锌缺乏的危害及其诊断

边缘性或轻度锌缺乏时常因为无典型临床表现而被忽略。锌缺乏常表现为味觉异常、偏食、厌食或异食、口腔溃疡、创面愈合延迟、反复感染、儿童发育不良和精神萎靡等症状。妊娠期则会影响孕妇自身蛋白质、核酸和酶的代谢，生长激素受体信号受损，胰岛素分泌下降，干扰前列腺素合成，从而引起习惯性流产、胎儿生长受限、畸形、死胎等。妊娠期缺锌还可导致妊娠反应严重、产程延长、早产等。

锌缺乏的诊断需要结合饮食史、疾病史、临床表现、实验室检查，甚至是实验性补锌治疗来综合判断。一般认为，血清锌<1.47 mmol/L，或餐后血清锌浓度反应试验>15%即可诊断为锌缺乏。

（二）锌的推荐摄入量

根据中国营养学会《中国居民膳食营养素参考摄入量（2023版）》的推荐，妊娠期锌的每天膳食推荐摄入量为10.5 mg，每天可耐受最高摄入量为40 mg。

（三）锌缺乏的营养管理措施

妊娠期通过合理饮食可以预防锌缺乏发生。应在日常饮食中适当增加富含锌的食物，如贝类、瘦肉、动物内脏等，干酪、虾、燕麦、花生等也是锌的良好来源。对于素食和高膳食纤维饮食者，以及服用钙和铁剂者，应注意补充锌，每天补充15 mg。

五、叶酸缺乏的营养治疗

叶酸又称维生素 B_9。它的主要生理功能是作为一碳单位的载体，除参与遗传物质嘌呤和胸腺嘧啶的合成外，还参与维生素 B_{12}、蛋氨酸等氨基酸的代谢。叶酸可预防神经管畸形和高同型半胱氨酸血症，促进红细胞成熟和血红蛋白合成。叶酸缺乏常见原因为膳食摄入不足、疾病干扰叶酸吸收或增加排泄，或需要药物与叶酸相互作用治疗疾病，或自身对叶酸需要量增加等。

（一）叶酸缺乏的危害及其诊断

叶酸缺乏可导致巨幼红细胞性贫血和高同型半胱氨酸血症等。妊娠早期叶酸缺可引起胎儿神经管缺陷,还可能使孕妇先兆子痫、胎盘早剥、胎盘发育不良和自发性流产的发生风险增加。

诊断叶酸是否缺乏主要根据血清(或血浆)中叶酸浓度和红细胞叶酸浓度。备孕妇女人群红细胞叶酸含量均值低于预防神经管畸形出生缺陷设定参考值(400 μg/L)时,可定义为叶酸不足。

(二) 叶酸的推荐摄入量

根据中国营养学会《中国居民膳食营养素参考摄入量(2023 版)》的推荐,妊娠期叶酸的每天膳食推荐摄入量为 600 μg。《中国居民膳食指南(2022)》中推荐孕妇在妊娠期注意常吃富含叶酸的食物外,还应每天补充 400 μg 叶酸以满足机体需要。

(三) 叶酸缺乏的营养管理措施

孕期每天叶酸需要达到 600 μg 膳食叶酸当量(DFE)。除常吃含叶酸丰富的动物肝脏、蛋类、豆类、酵母、绿叶蔬菜、坚果和水果等外,还应每天补充叶酸 400 μg DFE。

对于妊娠期叶酸缺乏的管理,应对照《围受孕期增补叶酸预防神经管缺陷指南(2017)》,按照不同风险人群有所区别。采集夫妻双方的疾病史、生育史、家族史、饮食情况、药物服用情况、行为习惯等信息,进行必要的体格检查和实验室检查后,根据以下具体情况给予不同的增补叶酸的建议。

(1) 对于无高危因素的妇女,建议从可能怀孕或孕前至少 3 个月开始,每天增补叶酸 0.4 mg 或 0.8 mg,直至妊娠满 3 个月。

(2) 对于有神经管缺陷生育史的妇女,建议从可能怀孕或孕前至少 1 个月开始,每天增补叶酸 4 mg,直至妊娠满 3 个月。鉴于目前国内没有 4 mg 而有 5 mg 叶酸剂型,亦可每天增补叶酸 5 mg。

(3) 对于夫妻一方患神经管缺陷或既往有神经管缺陷生育史的妇女,建议从可能怀孕或孕前至少 1 个月开始,每天增补 4 mg 叶酸,直至妊娠满 3 个月。

(4) 对于患先天性脑积水、先天性心脏病、唇腭裂、肢体缺陷、泌尿系统缺陷,或有上述家族缺陷史,以及一、二级亲属中有神经管缺陷生育史的妇女,建议从可能怀孕或孕前至少 3 个月开始,每天增补 0.8~1 mg 叶酸,直至妊娠满 3 个月。

(5) 对于患有糖尿病、肥胖或癫痫的妇女,建议从可能怀孕或孕前至少 3 个月开始,每天增补 0.8~1 mg 叶酸,直至妊娠满 3 个月。

(6) 正在服用增加胎儿神经管畸形风险药物的妇女,建议从可能怀孕或孕前至少 3 个月开始,每天增补 0.8~1 mg 叶酸,直至妊娠满 3 个月。

(7) 对于患胃肠道吸收不良性疾病的妇女,建议从可能怀孕或孕前至少 3 个月开始,每天增补 0.8~1 mg 叶酸,直至妊娠满 3 个月。

(8) 对于预防或治疗妊娠期叶酸缺乏,部分特殊情况需要个性化增补。对于以下情况,可酌情增加补充剂量或延长孕前补充时间:①居住在北方,尤其是农村;②饮食中缺少新鲜蔬菜和水果;③血液叶酸水平低;④*MTHFR*677 位点 TT 基因型;⑤备孕时间短。

(9) 对于高同型半胱氨酸血症妇女,建议每天增补至少 5 mg 叶酸,直至血液同型半胱氨酸水平降至正常后再考虑受孕,且持续每天补充 5 mg 叶酸,直至妊娠满 3 个月。

六、碘缺乏的营养治疗

碘是人体必需的微量元素,是合成甲状腺激素必不可少的重要原料,并在维持机体健康的过程中发挥着重要的作用。碘的生理功能是通过甲状腺激素实现的。健康成人体内的碘总量为 20～50 mg,平均为 30 mg。在无碘摄入的情况下,体内储备的碘仅够维持生理需要 2～3 个月。

中国是碘缺乏症分布广泛、病情较严重的国家之一,通过普及食盐加碘干预措施的实施不仅使我国基本上消除了碘缺乏症,而且极大地改善了人群碘营养不良的状况。当前我国居民中一般人群整体处于碘营养适宜的状态,但特需人群还面临碘营养缺乏的风险。按照 WHO/UNICEF/ICCIDD 等国际组织推荐的孕妇尿碘适宜下限标准中位数为 150 μg/L,我国约 2/3 的省份存在孕妇碘营养缺乏的问题,孕妇碘缺乏不仅影响自身甲状腺健康,严重碘缺乏者会导致早产、流产及死胎发生风险增加,同时导致妊娠期高血压、胎盘早剥等严重妊娠期并发症的发生率也相应增高;还影响其胎儿和新生儿的智力及身体的正常发育。

(一) 碘营养状况判定

碘营养水平变化对健康的影响呈"U"型曲线关系,碘摄入过多或过少均有害健康。因此,孕期碘营养状况需要根据体内碘营养状况的监测来进行评估。尿碘水平是目前判断机体碘营养状态的最佳指标。因此,应加强妊娠期尿碘监测,科学合理补碘。

根据 2007 年 WHO 提出的妊娠期和哺乳期碘营养的标准,可通过尿碘水平来判断妊娠期碘营养状况(表 12 - 1)。

表 12 - 1　WHO/UNICEF/ICCIDD 推荐的孕妇、乳碘营养状况评价标准(μg/L)

人群	尿碘中位数	碘营养状况
孕妇	<150	缺乏
	150～249	适宜
	250～499	>适宜量
	<500	过量
乳母	≥100	适宜

积极开展尿碘水平监测是预防孕期碘缺乏或过量的有效手段。但需要注意的是,尿碘只能反映检测前一天的碘摄入水平,不能反映长期的碘营养状况,需要结合孕妇所处地区以及其膳食碘摄入情况综合判断其碘缺乏的风险。

（二）碘的推荐摄入量

依据我国现行的食盐强化碘量为 25 mg/kg,碘的烹调损失率约 20%,每天食盐推荐摄入量为 5 g,每天膳食碘摄入约 100 μg,可满足成人推荐摄入量。根据中国营养学会《中国居民膳食营养素参考摄入量（2023 版）》的推荐,妊娠期碘的每天膳食推荐摄入量为 230 μg。因此,建议备孕、孕期以及哺乳期妇女除食用碘盐外,每周食用 1～2 次富含碘的海藻类食品。

（三）碘缺乏的营养管理措施

目前,常用的补碘方法以食盐加碘为主,其他方法包括食用富碘食物、口服碘油丸、服用含碘药物及含碘营养素补充剂等。

1. 食盐加碘　是一种持续、经济、方便、生活化的补碘措施。自 2012 年起,我国颁布了新的《食用盐碘含量》（GB26878-2011）标准,规定食用盐产品（加碘食盐）中碘含量的平均水平（以碘元素计）为 20～30 mg/kg,允许波动范围为食用盐碘含量平均水平±30%。有地区将 25 mg/kg 加碘食盐供一般人群食用,而 30 mg/kg 供妊娠期妇女、哺乳期妇女等特需人群食用。

碘是一种比较活泼、易于挥发的元素,含碘食盐贮存期间及烹调过程中都会产生损失。一般温度越高,加热时间越长,盐中碘损失率越高。

2. 富含碘食物　海带、紫菜、带鱼、干贝等富含碘,其中海带、紫菜含碘量最高;其次为鱼虾蟹贝类;蛋类含碘量较高;每 100 g 肉类含碘量为 1.9～4.5 μg;植物类含碘量最低,特别是水果和蔬菜。各类食物的碘含量如表 12-2 所示。

表 12-2　每 100 g 食物中的碘含量（μg）

食物种类	食物名称	碘含量
海藻类	海带（干）	36 240
	紫菜（干）	4 323
	海带（冷鲜）	2 950
	海苔	2 427
鱼虾蟹贝类		
虾	虾米（干）	983
	海米（干）	394
	虾皮	373
	基围虾	16.1
蟹	花蟹（母）	45.4
	梭子蟹	33.2
贝	赤贝	162
	鲍鱼（鲜）	102
	贻贝（淡菜）	91.4
	牡蛎	66.0

(续表)

食物种类	食物名称	碘含量
海鱼	带鱼	40.8
	鳕鱼	36.9
	多宝鱼	33.4
	沙丁鱼	28.5
	小黄鱼	15.6
淡水鱼	鲫鱼	10.1
	草鱼	6.4
其他	海参	28.1
蛋类	鹌鹑蛋	233
	鹅蛋	59.7
	鸭蛋	34.2
	鸡蛋	22.5

3. **含碘营养补充剂** 选择补碘方式时,可先考虑通过食用加碘食盐以及海带、紫菜等含碘丰富的食物补碘。除此之外,还可考虑给予含碘营养素补充剂等。根据碘缺乏的程度选择补碘的剂量。

在积极筛查妊娠期缺碘并进行及时补充的同时,必须要杜绝盲目补碘,避免碘过量造成的危害。应根据不同地区的饮食碘含量,制订不同的预防措施。对于沿海等高碘地区,根据当地人群碘营养调查结果来指导是否需要停止供应碘盐;而对于内陆等低碘地区,则推荐需要供应碘盐。

(孙文广)

第三节 妊娠期体重管理

适宜的孕期体重增长是成功妊娠最基本和最直观的目标。如妊娠期体重增加不足或增加过多都会影响母体和胎儿近期和远期的健康。处于两种极端的体重变化均可使妊娠合并症,如妊娠期营养不良、自然早产、胎儿生长受限、妊娠高血压综合征、妊娠糖尿病(GDM)和巨大胎儿等的发病风险增加,最终造成不良妊娠结局。另外还会影响分娩后正常的母乳喂养,以及体重过多滞留影响正常体型恢复从而诱发远期慢性病的发生,故应重视此阶段适宜体重增加的管理。

2019 年发表的一项对 15 个同类研究进行的系统综述和荟萃分析结果显示,较高的孕前 BMI 和过度的妊娠期体重增加会诱发后代胰岛素抵抗的风险。目前获得认可的机制是由于肥胖女性胰岛素敏感性低于较瘦女性,因此在妊娠早期胰岛素反应会增加,从而刺激早期胎盘生长和基因表达。由于胎盘相关因子的释放,进一步降低母体组织(骨骼肌、肝脏和脂肪组织)的胰岛素敏感性,进而导致胎儿胎盘生长所需的养分过剩。营养物质如葡萄糖和脂质的增加则会导致胎儿肥胖,并对其出生后的成长期和成人期健康带来风险。因此,妊娠期体重管理对于提高后代总体健康素质具有重要意义。

一、适宜体重增长的推荐

妊娠期增加的体重包括两大部分,一部分是妊娠产物,包括胎儿、胎盘和羊水,其余部分是母体生殖组织(乳腺和子宫)、组织间液、血容量和母体脂肪组织的发育和增多,为妊娠、分娩和泌乳而储备的能量及其他营养物质。因此,妊娠期体重的适宜增长有利于胎儿正常生长发育,为减少孕妇在妊娠期、分娩时、分娩后的相关健康问题的发生风险起到基本保障作用。

(一) 按孕前 BMI 的孕期体重增加推荐标准

由于妇女在妊娠前的体型不同,受孕后的妊娠期体重增加的适宜推荐值也会有所不同,不可以简单地给不同状况的孕妇推荐同一个体重增加范围。为了减少不良分娩结果的风险与母亲产后体重潴留的风险,需要按孕前 BMI 值的妊娠期增重目标推荐。由于我国成人肥胖诊断标准与欧美地区的国际标准不同,故本节介绍国际公认的 2009年美国医学研究所(Institute of Medicine,IOM)专为生活在健康环境中的单胎和双胎孕妇设计而发布的推荐标准(表 12 - 3)和我国 2021 年发布的单胎《中国妇女妊娠期体重监测和评价》的团体推荐标准(T/CNSS 009-2021)(表 12 - 4),可以对不同种族、不同孕前 BMI 值的孕妇在各个妊娠期体重增加范围进行参照指导。

表 12 - 3　国际公认的美国 IOM 孕期体重增加推荐标准

妊娠前 BMI 范围 (kg/m²)	单胎整个妊娠期 (kg)	单胎妊娠早期 (孕 12 周前, kg)	单胎妊娠中晚期 (孕 12 周后, kg/周)	双胎整个妊娠期 (暂行建议) (kg)
低体重 (BMI<18.5)	12.5~18	1~3	0.51(0.44~0.58)	—*
正常体重 (BMI 为 18.5~24.9)	11.5~16	0.5~2	0.42(0.35~0.50)	17~25
超重 (BMI 为 25~29.9)	7~11.5	0.5~2	0.28(0.23~0.33)	14~23
肥胖 (BMI≥30)	5~9	0.5~2	0.22(0.17~0.27)	11~19

注　*"—",数据信息不足。

表 12-4   中国妇女妊娠期体重监测和评价团体标准 (T/CNSS 009-2021)

妊娠前 BMI 分类 (kg/m²)	总增长值范围 (kg)	妊娠早期增长值范围 (kg)	妊娠中晚期增长均值及范围 (kg/周)
低体重(BMI<18.5)	11.0~16.0	0~2.0	0.46(0.37~0.56)
正常体重(18.5≤BMI<24)	8.0~14.0	0~2.0	0.37(0.26~0.48)
超重(24≤BMI<28)	7.0~11.0	0~2.0	0.30(0.22~0.37)
肥胖(BMI≥28)	5.0~9.0	0~2.0	0.22(0.15~0.30)

注 ①妊娠前体重:妊娠前 3 个月内的平均体重;②分娩前体重:分娩前 1 周内最后一次称量的体重;③妊娠早期体重增加:妊娠 13 周末体重-妊娠前体重;④妊娠中期体重增加:妊娠 27 周末体重-妊娠 13 周末体重;⑤妊娠晚期体重增加:分娩前体重-妊娠 27 周末体重。

在确定孕妇怀孕前的 BMI 时,应该测量身高和怀孕前的体重,而不是通过询问获得。如果孕前体重未知或不可靠,则使用孕早期第一次就诊时测量的体重相对比较准确。对于孕妇妊娠期体重尤其是中晚期体重要定期监测和评估,从妊娠中期开始应定期、定时测量体重。理想状态下至少每周测量一次体重,应固定在早上起床或晚上睡前测量。妊娠晚期理想状态应做到每天测量一次体重。

在多项观察性队列研究中发现,与妊娠后期体重增加相比,妊娠前 3 个月体重增加过多是孕妇自身体重和腰围增加,是导致孕期血压升高的强预测因子;且尽管对子代的出生体重没有影响,但与幼儿期肥胖有关。妊娠中期体重增加越多,则胎儿出生体重越重,尤其是孕前并非肥胖的妇女。故孕早期体重过度增加对妊娠结局不利的风险要高于孕晚期。

(二) 多胎妊娠的增重推荐

近年来,由于促生育药物和辅助生殖技术的使用增加,多胎妊娠的发生率也在上升。多胎妊娠引起显著的母亲生理变化,超出了对单胎妊娠的适应,包括血浆量增加、代谢率增加和胰岛素抵抗增加等。同样,与单胎婴儿相比,多胎妊娠伴随宫内生长迟缓或早产所致的低出生体重儿的风险更大。因此,足够的孕母体重和营养增加,特别是在怀孕早期,已被证明对胎儿最佳生长和子宫内时间特别重要。

由于我国没有关于双胎和多胎的孕期增重的推荐标准,故可以暂时参考美国 IOM 针对双胞胎孕妇体重增加的范围推荐(表 12-3),并结合宫内胎儿生长发育等具体情况进行调整和指导。该 IOM 的双胎妊娠的增重推荐标准也得到了近期研究的验证和支持。正常情况下,双胞胎妊娠在孕 24 周时体重推荐增加 10.8 kg。对于三胞胎妊娠或更高倍数胎儿的孕妇,尽管目前可获得的信息有限,但也已有最佳实践建议的文献。三胞胎孕妇的增重目标推荐为孕 24 周时至少增加 16.2 kg,孕 32~34 周时的平均妊娠体重增加为 20.5~23 kg。对于四胞胎来说,孕 31~32 周时的平均妊娠体重增加为 20.7~30.6 kg。

(三) 不鼓励妊娠期减肥

到目前为止,没有干预研究证明孕期减肥是有益的。当减肥导致脂肪组织被动员时,体内将产生过多的代谢毒素产物,这些半挥发性的有机化合物可能会被释放出来,从而干扰机体内环境,影响新陈代谢,扰乱内分泌功能,损害线粒体,增加炎症和氧化应激,降低甲状腺激素水平。另一方面,由于妊娠期具有加速饥饿的特点,禁食 12~18 h 后女性更容易出现酮血症和酮尿,因胎儿代谢酮的能力有限,会对其大脑发育产生不利影响。此外,相关研究已观察到孕期减肥会动员体内蛋白储存,尿氮排泄增加,游离脂肪酸(FFA)增加,以及血浆葡萄糖、胰岛素和糖异生氨基酸降低,这些都与增加胎儿生长受限和早产的风险有关。

二、体重增加过慢的膳食建议

妊娠期体重增加过慢或不足,对母体和胎儿的健康亦有较大的健康危害,主要表现在妊娠期贫血、流产、羊水缺乏症、胎膜早破、胎儿生长受限、早产儿、低出生体重儿、哺乳期泌乳困难等。对于妊娠期体重增加过慢的孕妇,首先需要积极排查是否存在病理性、消耗性疾病,是否存在体内营养素缺乏。当发生 FGR 时,也需要排除先天遗传因素和(或)胎儿血供是否受到影响。在查明原因的同时,或者已经接受原发病治疗的同时,应对照中国营养学会《中国居民膳食营养素参考摄入量(2023 版)》和《中国居民膳食指南(2022)》中的相关膳食推荐对孕妇进行膳食评估和生活习惯调查,仔细分析其日常膳食摄入量是否达到相应孕期的推荐量。

当确认是由于孕妇膳食能量和营养素摄入不足时,需要合理提出增加并优化膳食的建议,一般可考虑从以下几个方面进行膳食调整推荐,以促进妊娠期体重合理增加。①少量多餐制:每天 5~6 餐,增加能量密度大的、富含优质蛋白质的食物,例如肉、鱼、蛋、奶制品等需要足量摄入。②保证足够的碳水化合物摄入量,必要时可予适当加餐完成。③适当增加健康食用油的摄入,例如在饮食中增加深海鱼,烹调中增加橄榄油、奶酪等。④避免过度的身体活动和运动,减少能量消耗。

三、体重增加过快的膳食建议

妊娠期体重增加过多或过快,对母体和胎儿的健康均有潜在的负面影响。对于母体的健康风险,主要会增加妊娠糖尿病、妊娠高血压、妊娠高脂血症的发生,在分娩时会导致产程延长、子宫破裂、胎儿宫内窘迫、胎头严重水肿、血肿、剖宫产率增加和胎盘滞留等风险,产后会因脂肪堆积过多导致长期肥胖,显著增加了慢性代谢性疾病发生的风险。对于胎儿的健康危害主要是增加了巨大儿的出生率、分娩时易发生臂丛神经损伤、锁骨骨折、新生儿窒息等,还会增加儿童期肥胖的发生风险,以及使成年后发生慢性代谢性疾病的风险增加。

对于体重增加超过相应推荐标准的平均增速或总体增重超标的孕妇,应对其膳食能量进行适当控制,既要满足各妊娠期营养素的需求,又需避免导致能量过剩的不良膳食因素,增加妊娠期适宜的身体活动来消耗过剩的能量,使能量摄入与消耗之间能达到一个合理水平,减慢或控制妊娠期体重的增速。针对容易导致体重增加过快的膳食因素,提出膳食建议如下。①根据体力活动状况,按照中国营养学会《中国居民膳食营养素参考摄入量(2023 版)》和《中国居民膳食指南(2022)》中的相关孕期营养推荐进行能量和营养素的全面均衡摄入。②避免过多油脂摄入:回避或减少含脂肪较多的食物,如肥肉、禽类皮肤、内脏、坚果等;不用油量较大的煎、炸等烹调方式。③控制总碳水化合物摄入量:主食多选择富含膳食纤维的粗粮、杂粮及薯类,尽量避免放糖、勾芡等烹调方式。④控制水果每天摄入量不超过 350 g,尽量选低血糖指数(GI)类水果,如柚子、桃子等;杜绝含糖饮料及甜食。⑤适当增加叶类和瓜类蔬菜,每天摄入量达 500 g,保证足够的膳食纤维并增加饱腹感。⑥必要时采用低脂或脱脂奶替代全脂奶的摄入。

总而言之,所有孕妇应按照中国营养学会《中国居民膳食营养素参考摄入量(2023 版)》和《中国居民膳食指南(2022)》关于不同妊娠期的要求进行合理膳食制订和采纳健康烹饪方式,确保妊娠各期所需的能量和营养素,既能满足孕妇本身代谢所需,又能为胎儿的正常生长发育提供全面充足的养分,并根据具体生理条件进行适当的身体活动,将孕妇的体重增长趋于合理范围、胎儿生长和新生儿出生体重均处在正常范围作为其最终目标。

(汤庆娅)

第四节　妊娠期高血糖

妊娠期高血糖包括孕前糖尿病合并妊娠(pregestational diabetes mellitus, PGDM)、糖尿病前期(prediabetes)和妊娠糖尿病。高龄、孕前超重/肥胖、糖尿病家族史、妊娠糖尿病史、饮食方式等均是妊娠糖尿病的高危因素,妊娠期高血糖已经成为妊娠期最常见的妊娠并发症之一,可对母婴健康造成巨大的危害。全球 20 岁以上孕妇高血糖患病率为 15.8%,每年约有 2000 万孕妇发生妊娠期高血糖。我国各地妊娠期高血糖患病率有差异,约为 14.8%。

一、分类及诊断标准

2022 年,由中华医学会妇产科分会产科学组、中华医学会围产医学分会和中国妇幼保健协会妊娠合并糖尿病专业委员会在《妊娠合并糖尿病诊疗指南(2014)》的基础上,将妊娠合并糖尿病的概念更新为妊娠期高血糖,编制了《妊娠期高血糖诊治指南(2022)》。

(一)孕前糖尿病合并妊娠

孕前未确诊、孕期发现血糖升高达到以下任一项标准即为 PGDM。

(1) 空腹血糖(fasting plasma glucose,FPG)≥7.0 mmol/L(空腹 8 h 以上,但不适

宜空腹时间太久)。

(2) 伴有典型的高血糖症状或高血糖危象症状,同时随机血糖≥11.1mmol/L。

(3) 糖化血红蛋白(HbA1c)≥6.5%[采用美国国家糖化血红蛋白标准化项目(national glycohemoglobin standardization program,NGSP)/糖尿病控制与并发症试验(diabetes control and complication trial,DCCT)标化的方法],但不推荐妊娠期常规用 HbA1c 进行糖尿病筛查。

妊娠期口服葡萄糖耐量试验(OGTT)2h 血糖浓度≥11.1mmol/L,建议诊断为PGDM。

(二) 糖尿病前期

糖尿病前期(prediabetes)包括空腹血糖受损(impaired fasting glucose,IFG)和糖耐量异常(impaired glucose tolerance,IGT)。

1. IFG　6.1mmol/L≤FPG≤7.0mmol/L,OGTT 2h 血糖<7.8mmol/L;孕妇首次产检,FPG≥5.6mmol/L,即可诊断为"妊娠合并 IFG"。

2. IGT　FPG<7.0mmol/L,7.8mmol/L≤OGTT 2h 血糖<11.1mmol/L。

(三) 妊娠糖尿病诊断

妊娠糖尿病指妊娠期发生的糖代谢异常,但血糖未达到显性糖尿病的水平,占妊娠期高血糖的 83.6%。妊娠糖尿病包括 A1 型和 A2 型,即经营养治疗和运动管理可将血糖控制理想者定义为 A1 型;在营养治疗基础上需要加用降糖药物才能将血糖控制理想者定义为 A2 型。妊娠糖尿病的诊断方法和标准如下:

(1) 推荐医疗机构对所有尚未被诊断为 PGDM 或妊娠糖尿病的孕妇,在妊娠 24~28 周以及 28 周后首次就诊时行 OGTT。①OGTT 方法:行 OGTT 前需禁食 8~10h,试验前应连续 3 天正常饮食,即每天进食碳水化合物不少于 150g。检查时,需 5min 内口服含 75g 无水葡萄糖的水溶液 300ml,从开始饮用葡萄糖水计时,分别抽取孕妇OGTT 前、OGTT 后 1h 和 2h 的静脉血,采用葡萄糖氧化酶法测定各时间点血糖水平。检查期间需静坐、禁烟等。OGTT 应于当日上午 9:00 前抽取空腹血测血糖,同时要避免前一晚空腹时间过长而导致清晨反应性高血糖。②75g OGTT 的诊断标准:口服葡萄糖前及服后 1h、2h,3 项血糖值应分别低于 5.1、10.0、8.5mmol/L,其中任何一项血糖值达到或超过上述标准即诊断为妊娠糖尿病。

(2) 孕妇具有妊娠糖尿病高危因素或者医疗资源缺乏地区,建议妊娠 24~28 周首先检查 FPG。①FPG≥5.1mmol/L,可以直接诊断为妊娠糖尿病,不必行 OGTT。②FPG<4.4mmol/L,发生妊娠糖尿病的可能性极小,可以暂时不行 OGTT。③4.4mmol/L≤FPG<5.1mmol/L 时,应尽早行 OGTT。

(3) 孕妇具有妊娠糖尿病的高危因素,首次 OGTT 结果正常,必要时可在孕晚期重复 OGTT。

(4) 在妊娠早期、中期,随着孕周增加 FPG 水平逐渐下降,尤以妊娠早期下降明显,因而妊娠早期 FPG 水平不能作为妊娠糖尿病的诊断依据。

(5) 未定期检查者,如果首次就诊时间在妊娠 28 周以后,建议首次就诊时或就诊后尽早行 OGTT 或 FPG 检查。

二、对母婴健康的危害

妊娠期血糖异常可对母婴健康造成巨大的危害,主要表现在以下几个方面。

(一) 对孕妇的影响

1. 妊娠高血压　妊娠期高血糖可导致血管病变,使血管内皮细胞增厚和管腔狭窄,发生妊娠高血压的风险增加。

2. 酮症酸中毒　妊娠期高血糖易出现酮症;若不及时纠正,严重时可导致糖尿病酮症酸中毒。孕妇在妊娠早期出现酮症可导致胎儿畸形,在妊娠中晚期出现酮症则可加重胎儿在宫内的缺氧状态。

3. 感染发生风险增高　妊娠期高血糖导致孕妇抵抗力显著下降,容易合并感染,常见的感染主要有泌尿系统感染和真菌性阴道炎。

4. 羊水过多　妊娠期血糖控制不佳时可出现羊水过多,其原因主要是胎儿血糖水平升高,出现渗透性利尿,导致羊水过多。

5. 产后出血、产伤和剖宫产率增加　妊娠期高血糖产妇在分娩时容易发生宫缩乏力,增加产后出血风险;同时由于其分娩巨大儿的概率增加,导致产伤及剖宫产率显著增加。

6. 产后糖尿病的发病风险增加　妊娠期高血糖孕妇未来发生 2 型糖尿病的风险是健康妇女的 7 ~ 10 倍。2018 年美国妇产科医师协会(American College of Obstetricians and Gynecologists,ACOG)指南以及 2021 年 ADA 指南均推荐对妊娠糖尿病者进行产后随访,并于产后 4~12 周行 75 g OGTT。

(二) 对胎儿和新生儿的影响

1. 胎儿畸形、流产率增加　有研究表明,妊娠早期孕妇血糖异常可增加胎儿心血管及神经系统畸形的发生风险,甚至造成流产。

2. 巨大儿发生风险增加　妊娠期孕妇血糖控制不佳时,使胎儿长期处于高血糖状态,刺激胎儿胰岛 β 细胞增生,过量胰岛素分泌,促进蛋白、脂肪合成并抑制脂肪分解。

3. 胎儿宫内窘迫　孕妇长期高血糖可导致胎盘血氧供量下降,胎儿机体缺氧导致胎儿宫内窘迫,严重者甚至胎死宫内。

4. 新生儿低血糖　孕妇血糖控制不佳时,可使胎儿体内出现高胰岛素血症,新生儿出生后母体葡萄糖来源突然中断而胰岛素水平仍然较高,造成新生儿低血糖。由于血糖是脑细胞的主要能量来源,低血糖可影响脑细胞能量代谢,造成新生儿脑神经损伤。

5. 远期糖尿病发生风险增加　妊娠期高血糖孕妇未来发生 2 型糖尿病的风险增加,其子代发生糖尿病及肥胖的风险都显著高于正常孕妇子代。

三、医学营养治疗

医学营养治疗(MNT)是妊娠期高血糖孕妇主要治疗手段,可使80%以上的妊娠期高血糖孕妇血糖控制达标。在控制血糖的同时,也要兼顾孕期能量和营养素的需要,使孕期体重合理增长,以满足孕妇自身的生理和胎儿生长发育的需求。避免因营养供应不足或过剩,以及营养素比例不平衡等问题导致的不良妊娠及不良结局发生风险。

妊娠期高血糖孕妇控制每天能量摄入有助于维持血糖水平和妊娠期适宜体重的增长,同时也有助于降低巨大儿的发生风险;但过多限制每天能量摄入(低于1 500 kcal)易发生酮症和营养不足,对孕妇及胎儿产生不良影响。因此,开展妊娠期高血糖的 MNT 时,应根据孕妇妊娠前的 BMI 和孕期体重适宜增长速度,明确不同孕周的能量及营养素的摄入水平,制订个体化饮食治疗方案。无论是国际糖尿病联盟、美国内分泌协会指南,还是中国《妊娠期高血糖诊治指南(2022)》等相关指南推荐,均不建议孕前超重/肥胖的妊娠合并糖尿病孕妇在整个孕期过度限制能量或碳水化合物摄入,或孕期减重。

经过 MNT,妊娠期血糖仍达不到控制标准时,在营养治疗的基础上,应及时使用胰岛素进一步控制血糖。

此外,医护人员还应指导妊娠期高血糖产妇充分认识产后随访的重要性,通常在产后42天复查葡萄糖耐量试验,以保证长期健康管理。

(一) 能量

妊娠早期孕妇每天食物摄入量不需要额外增加,但应做到均衡饮食,品种多样,多摄入富含叶酸等维生素的食物,以降低妊娠反应,预防酮症和体重下降。《妊娠期高血糖诊治指南(2022)》规定,根据孕妇孕前不同的 BMI 和孕期的体重增长速度制订孕早期每天能量摄入量。应注意避免过度限制能量摄入,对于孕前肥胖的孕妇,可以减少30%的能量摄入,但妊娠早期应保证每天不低于1 600 kcal,妊娠中、晚期每天不低于1 800 kcal。

妊娠中、晚期高血糖孕妇能量供给应建立在孕前平衡饮食的基础上,妊娠中期平均每天增加300 kcal,妊娠晚期平均每天增加450 kcal,多胎妊娠应在单胎基础上每天增加200~300 kcal。

妊娠期能量的增加主要用于维持胎儿生长及保证孕妇的自身营养需要。目前,孕期增重是基于孕前 BMI 来推荐,尚无充分证据显示正常及低体重妊娠糖尿病孕妇的孕期增重和非妊娠糖尿病孕妇存在差异,故对妊娠糖尿病孕妇的孕期体重增长速率建议参考中国《妊娠期妇女体重增长推荐值标准》(WS/T 801-2022)。

(二) 碳水化合物

碳水化合物是神经细胞和心肌细胞等最主要的能量来源,对维持母体和胎儿神经系统、红细胞、骨髓和心脏的正常生理功能是不可缺少的。谷薯类是膳食碳水化合物的主要来源。在合理控制膳食能量的基础上,适量的碳水化合物供给不仅有助于刺激胰岛素的分泌，提高胰岛素的敏感性，促进葡萄糖的利用，减少体内脂肪的分解，预防酮症的发生；还有节约蛋白质作用，并有利于蛋白质的合成利用。但过量的碳水化合物摄入则会增加餐后血糖负荷，引起餐后血糖波动。

碳水化合物提供的能量占总能量的 $50\%\sim60\%$ 为宜，推荐每天碳水化合物供给量应不低于 $175\,g$，并优先选择复合型碳水化合物（如粗杂粮等），其中全谷物食物占全日主食量的 $1/3$ 以上。由于不同食物来源的碳水化合物在消化、吸收等方面的差异以及由此引起的血糖和胰岛素反应的区别，混合膳食可使糖的消化吸收减慢，降低食物血糖生成指数，有利于控制血糖。

每天早、中、晚三餐及加餐食物中均要有一定的碳水化合物摄入，其中三餐每餐主食（生重）应不低于 $50\,g$。等量碳水化合物的情况下应优先选择低血糖生成指数的食物，应避免摄入单糖、双糖等精制糖类（如葡萄糖、蔗糖等）。

（三）蛋白质

蛋白质与生命的所有形式有关，母体健康和胎儿的生长发育均离不开蛋白质。孕期膳食来源的蛋白质供能比应为 $15\%\sim20\%$，其中动物性蛋白等优质蛋白质来源应占 $1/3$ 以上。在非妊娠期蛋白质推荐摄入量 $1.0\,g/(kg\cdot d)$ 的基础上，妊娠早期蛋白质摄入量不变，孕中晚期为满足胎儿快速生长需要，应增加蛋白质的摄入量。根据《中国居民膳食营养素参考摄入量（2023 版）》的推荐，妊娠中期蛋白质摄入量应在非孕期基础上每天平均增加 $15\,g$，妊娠晚期每天平均增加 $30\,g$。排除宗教信仰、食物过敏等特殊情况，蛋白质的食物来源应多样化，每天白质摄入量应不低于 $70\,g$，并多从鱼类、瘦肉、鸡蛋、牛奶及奶制品和豆制品中摄取优质蛋白。

（四）脂肪

膳食中的脂肪除提供能量、必需脂肪酸、脂溶性维生素和身体所需的营养外，还参与脂溶性营养素的吸收与转运。每天膳食脂肪提供的能量占总能量的 $25\%\sim30\%$，其中饱和脂肪酸占总能量不超过 7%，单不饱和脂肪酸（MUFA）应占脂肪总量的 $1/3$ 以上，反式脂肪酸应小于总能量的 1%，二十二碳六烯酸（DHA）应达到每天 $200\,mg$。

建议烹调油选用不饱和脂肪酸含量较高的橄榄油、山茶油、大豆油或玉米油等；限制富含饱和脂肪的食物，如黄油、动物脂肪、肥肉、动物内脏等；限制反式脂肪酸的摄入量。

（五）膳食纤维

每日膳食纤维推荐摄入量应达到 $25\sim30\,g$。

加拿大糖尿病学会（Canadian Diabetes Association，CDA）建议所有人群包括糖尿病患者应从各种食物中增加膳食纤维的摄入量；美国糖尿病学会（ADA）鼓励糖尿病患者同普通人群一样选择富含膳食纤维的食物，如全谷物、水果和蔬菜。《中国居民膳食指南（2022）》推荐每天应摄入 $25\sim30\,g$ 膳食纤维。

(六) 维生素和矿物质

妊娠期孕妇维生素和矿物质每天膳食推荐量可依据《中国居民膳食营养素参考摄入量(2023版)》对孕妇的参考摄入量。

妊娠期铁、叶酸和维生素D的需要量增加1倍;钙、磷、维生素 B_1、维生素 B_6 的需要量增加 $33\%\sim55\%$;锌、核黄素等需要量增加 $20\%\sim25\%$;维生素 A、维生素 B_{12}、维生素 C、硒、钾、生物素、烟酸等需要量增加 18%。

目前尚无证据表明,妊娠期高血糖孕妇与普通孕妇在维生素和矿物质需要量方面有所不同。因此,可同样遵循中国营养学会对孕妇膳食营养素参考摄入量的推荐。若膳食摄入不能满足膳食营养素参考摄入量,应根据医师建议补充维生素及矿物质补充剂。

(七) 食物选择

妊娠期高血糖孕妇应保持食物多样化,每天应摄入谷薯和杂豆类、蔬菜水果类、畜禽鱼蛋奶类、大豆类和坚果、烹调用油等食物。每天膳食种类应达到12种及以上,每周应不少于25种。谷薯类根据能量目标及碳水化合物供能比调整每天摄入量,首选低血糖指数(GI)/血糖负荷(GL)复合型碳水化合物食物,其中全谷物不少于总谷薯量的1/3。畜、禽、鱼、蛋、奶和大豆及制品类等食物可根据实际孕周对应的能量和蛋白质等营养素推荐参考摄入量进行个体化调整。蔬菜类每天摄入量应达到500 g及以上,其中绿叶蔬菜占2/3及以上。在血糖平稳情况下,可选用低GI/GL水果,一般为每天150～200 g,在两餐间加餐。烹调油每天不超过25～30 g,食盐每天不超过5 g,食用碘盐。

限制加工肉类及饱和脂肪酸含量高的动物性食品和精加工食品,避免饮用含酒精饮品及食用添加糖食品。

(八) 餐次安排

妊娠期高血糖孕妇应采用少食多餐制,通常推荐每天5～6餐,以降低餐后GL,减少餐后血糖的波动。通常早餐宜占总能量的 $10\%\sim15\%$,午餐占 30%,晚餐占 30%,9:00—10:00、15:00—16:00及睡前各加餐一次,每次加餐占总能量的 $5\%\sim10\%$。对于胰岛素或降糖药物治疗者,控制血糖的药物治疗应与膳食安排密切配合。

上午加餐有助于预防午餐前的过度饥饿感,尤其适用于早餐能量仅为总能量 10% 的人群。饮食治疗方案制订须根据文化背景、生活方式、经济条件和教育程度进行合理的膳食安排和营养教育,实现个体化饮食。

四、其他治疗

(一) 运动治疗

妊娠前和妊娠早期规律运动,可以分别使孕期患妊娠期高血糖风险下降 51% 和 48%,且无论是妊娠前还是妊娠早期,运动强度越大,预防效果越显著。规律运动可以有效控制超重/肥胖孕妇的体重增长,改善胰岛素抵抗,提高妊娠期高血糖孕妇的血糖达标率,并降低母婴不良妊娠结局。

推荐无活动禁忌的孕妇,每周至少有 5 天,每天进行 30 min 中等强度的运动。一般在进食 30 min 后进行运动,每次运动时间控制在 30～40 min。对于妊娠前无规律运动的孕妇,妊娠期运动强度应该由低强度开始,循序渐进。有氧运动和抗阻力均适合于孕期活动。推荐的运动形式有快步走、慢跑、游泳、瑜伽和抗阻力力量运动,两者可相结合运动。

1. 运动前　孕妇须进行健康评估,如有严重心血管和呼吸系统疾病、子宫颈功能不全、先兆早产或流产、胎儿生长受限、前置胎盘、妊娠高血压控制不理想及重度子痫前期或重度贫血等情况,是运动禁忌。

2. 运动时或运动结束后　如出现阴道出血、阴道流液、规律并有疼痛的宫缩、呼吸困难、头晕头痛、胸痛等症状,应停止运动,及时就医。

3. 运动中　应预防低血糖反应和延迟性低血糖,尤其是需要使用胰岛素治疗的孕妇,餐后运动能有效预防低血糖反应。当运动前血糖浓度<3.3 mmol/L,或血糖浓度>13.9 mmol/L 时应停止运动,并检测尿酮体是否呈现阳性。孕妇运动时应随身携带饼干或糖果,一旦有低血糖征兆时可及时食用。

(二) 血糖监测

血糖监测是糖尿病患者管理的重要措施。妊娠期高血糖孕妇应充分了解血糖监测在血糖管理中的重要性。首先,按照饮食和运动治疗方案实施饮食和运动管理,并在此基础上按照医嘱监测血糖,鼓励妊娠期高血糖孕妇使用微量血糖仪自我监测血糖,并根据血糖监测结果以及妊娠期营养需要调整治疗方案。

通常经饮食和运动治疗 3～5 天后,连续监测 2～3 天,至少监测空腹及三餐后 2 h 4 个时间点的血糖和空腹尿酮体水平。当餐前及餐后 2 h 血糖浓度分别≤5.3 mmol/L 和≤6.7 mmol/L 时,可每周监测 1～2 天血糖,同时监测孕期体重增长,对能量或碳水化合物摄入不足致孕期体重降低或增长不足以及尿酮体阳性者,应考虑增加碳水化合物摄入量和睡前加餐。

在控制饮食和活动 2 周内,对空腹或餐前血糖浓度≥5.3 mmol/L 和(或)餐后 2 h 血糖浓度≥6.7 mmol/L 者,应考虑加用胰岛素治疗。对于 PGDM 患者血糖控制要求,餐前、夜间血糖及 FPG 浓度宜控制在 3.3～5.6 mmol/L,餐后血糖浓度峰值控制在 5.6～7.1 mmol/L。

(三) 产后随访

妊娠期高血糖对母婴的不良影响并不止于妊娠结束,因此不仅要重视妊娠期血糖控制以减少母婴并发症、改善母婴结局,也应重视产后随访。

(1) 应规定产妇在产后 6～12 周时随诊,完善血压、体重、BMI、腰围与臀围比,以及心、肺、肝、脾等体格检查以及 OGTT 检测,血糖水平正常者可在 2～3 年内筛查一次,发生糖耐量异常者应每年行 OGTT 检测,发生 2 型糖尿病者应定期到内分泌科门诊随访并接受规范治疗。

（2）妊娠期高血糖孕妇产后发生糖脂代谢异常、高血压、超重/肥胖、代谢综合征等的概率较高,这些均是产后心血管疾病的危险因素,因此也要做好心血管疾病相关危险因素的筛查。

（3）由于妊娠期高血糖不仅会对胎儿宫内发育产生不良影响,还会对子代产生各种远期不良影响,其成长过程中发生肥胖、糖代谢异常、高血压等的风险增加。因此,定期对子代进行健康筛查,包括人体测量指标和生化等指标的变化十分必要。

（孙文广）

第五节　妊娠高血压

妊娠高血压(gestational hypertension)在我国的发病率约为 10%,也是孕产妇和围生儿死亡的首要因素。患有妊娠高血压的孕妇发生胎盘早剥的风险远高于正常孕妇,极易继发弥散性血管内凝血、产后大出血和休克,甚至可进一步发展至肝、肾衰竭,导致死亡。同样,妊娠高血压影响胎儿的严重度主要取决于胎盘的病理变化及功能异常的程度,可引发早产、胎儿生长受限、胎儿宫内窘迫及新生儿窒息、死胎或死产等。因此,积极防治妊娠高血压是保证母儿平安、减少围产期死亡率的重要措施,其中营养治疗妊娠高血压也是重要的基础治疗手段。

一、临床诊断和分类

中华医学会妇产科学分会妊娠期高血压疾病学组近年根据国内外的最新研究进展,在我国《妊娠期高血压疾病诊治指南(2020 版)》的基础上,参考了美国、加拿大、英国、澳大利亚、国际妇产科联盟(FIGO)和 WHO 等最新相关指南,并结合我国国情和临床实践经验,更新并发布了《妊娠期高血压疾病诊治指南(2022 版)》,以进一步规范我国妊娠期高血压疾病(hypertensive disorders of pregnancy)的临床诊治。

妊娠高血压为多因素发病,既受母体自身各种基础疾病状况,也受妊娠期内环境因素的改变影响。按病情的发生、发展和轻重缓急程度,临床分为以下各类型及其进展阶段,并列出相应的诊断标准。

（一）妊娠高血压

妊娠高血压是指妊娠 20 周后首次出现高血压,收缩压≥140 mmHg(1 mmHg＝0.133 kPa)和(或)舒张压≥90 mmHg,于产后 12 周内恢复正常;尿蛋白检测阴性。当收缩压≥160 mmHg 和(或)舒张压≥110 mmHg 时为重度妊娠高血压。

(二) 子痫前期和子痫

1. 子痫前期(preeclampsia) 妊娠 20 周后出现收缩压≥140 mmHg 和(或)舒张压≥90 mmHg,且伴有下列任一项:①尿蛋白≥0.3 g/24 h,或尿蛋白/肌酐比值≥0.3,或随机尿蛋白≥(+)(无法进行尿蛋白定量时的检查方法);②无蛋白尿但伴有以下任何一种器官或系统受累:心、肺、肝、肾等重要器官,或血液、消化、神经系统的异常改变;③胎盘-胎儿受到累及等。

2. 重度子痫前期(severe preeclampsia) 当血压和(或)尿蛋白水平持续升高,发生母体器官功能受损或胎盘-胎儿并发症是子痫前期病情向重度发展的表现。子痫前期孕妇出现下述任一表现可诊断为重度子痫前期。①血压持续升高:收缩压≥160 mmHg和(或)舒张压≥110 mmHg。②持续性头痛、视觉障碍或其他中枢神经系统异常表现。③持续性上腹部疼痛及肝包膜下血肿或肝破裂表现。④肝酶异常:血丙氨酸转氨酶(ALT)或天冬氨酸转氨酶(AST)水平升高。⑤肾功能受损:尿蛋白>2.0 g/24 h;少尿(24 h 尿量<400 ml,或每小时尿量<17 ml),或血肌酐浓度>106 μmol/L。⑥低蛋白血症伴腹水、胸腔积液或心包积液。⑦血液系统异常:血小板计数呈持续性下降并低于100×10^9/L;微血管内溶血,可表现为贫血、黄疸或血乳酸脱氢酶(LDH)水平升高。⑧心力衰竭。⑨肺水肿。⑩胎儿生长受限或羊水过少、胎死宫内、胎盘早剥等。

3. 子痫(eclampsia) 在子痫前期基础上发生了不能用其他原因解释的强直性抽搐。

(三) 妊娠合并慢性高血压

妊娠合并慢性高血压是指既往存在高血压或在妊娠 20 周前发现收缩压≥140 mmHg 和(或)舒张压≥90 mmHg,妊娠期无明显加重或表现为急性严重高血压;或妊娠 20 周后首次诊断高血压并持续到产后 12 周以后。

(四) 慢性高血压并发子痫前期

慢性高血压并发子痫前期(chronic hypertension with superimposed preeclampsia)是指慢性高血压孕妇,孕 20 周前无蛋白尿,孕 20 周后出现尿蛋白≥0.3 g/24 h 或随机尿蛋白≥(+);或孕 20 周前有蛋白尿,孕 20 周后尿蛋白定量明显增加;或出现血压进一步升高等上述重度子痫前期的任何一项表现。

二、危害性和高危因素

(一) 对孕妇的危害

妊娠高血压是目前我国围产期死亡的首要因素。妊娠高血压孕妇发生胎盘早剥的风险约为正常孕妇的 10 倍。一旦发生胎盘早剥即可诱发弥散性血管内凝血,产后出血发生率也明显高于正常孕妇,且易致产妇大出血和休克,也可发展至肝、肾衰竭,如抢救无效最终将导致死亡。此外,妊娠高血压孕妇还可并发心脏病和脑血管疾病,也是产妇死亡的常见原因。

（二）对胎儿的危害

妊娠高血压孕妇全身小动脉处于痉挛状态,胎盘微血管容易形成血栓,引起绒毛栓塞或坏死,导致胎盘血流受阻使胎盘功能受损,严重影响胎儿对氧气和营养物质的摄取,使宫内胎儿的生长发育受阻并处于缺氧状态,最终可引发早产、胎儿宫内窒息、新生儿窒息、小于胎龄儿、低出生体重儿。上述危害也是目前围生儿死亡的主要原因。

（三）诱发妊娠高血压和子痫前期的高危因素

妊娠高血压的高危因素包括:孕妇年龄≥40岁;既往有高血压病史、肾脏病史、糖尿病史、甲状腺功能亢进、自身免疫性疾病(如系统性红斑狼疮和抗磷脂综合征等)、子痫前期等病史;家族史(母亲或姐妹);多胎妊娠;肥胖等。

三、治疗目的和原则

（一）治疗目的

预防重症子痫前期和子痫的发生,降低母儿围产期发病率和病死率,改善妊娠结局。

（二）治疗基本原则

正确评估整体母儿情况;让孕妇休息镇静,积极降压,预防抽搐和抽搐复发,有指征地利尿并纠正低蛋白血症;密切监测母儿情况以预防并及时治疗严重并发症,适时终止妊娠和治疗基础疾病,做好产后处置和管理。具体治疗措施须根据病情的种类和分期个体化进行。

1. 妊娠高血压　休息、镇静、监测母儿情况,酌情降压治疗;重度妊娠高血压者按重度子痫前期处理。

2. 子痫前期　有指征地降压、利尿和纠正低蛋白血症,预防抽搐,镇静,密切监测母儿情况,预防和治疗严重并发症,必要时适时终止妊娠。

3. 子痫　治疗抽搐,预防抽搐复发和并发症,病情稳定后终止妊娠。

4. 妊娠合并慢性高血压　动态监测血压变化,以降压治疗为主,注意预防子痫前期的发生。

5. 慢性高血压并发子痫前期　兼顾慢性高血压和子痫前期的治疗,伴发重度子痫前期临床征象者按重度子痫前期处理。

四、营养支持治疗

妊娠高血压的发生与营养有着非常密切的联系。围孕期能量摄入过高致肥胖,而超重/肥胖是妊娠高血压的重要危险因素,所以预防妊娠高血压最重要的营养因素就是预防孕前超重/肥胖以及孕期体重增长过多。大量流行病学调查数据显示,肥胖、妊娠糖尿病和高脂血症孕妇的高血压发生率远高于正常孕妇,并与日常高能量膳食和体内糖脂代谢异常有关。研究还发现,妊娠高血压患者的能量、蛋白质、碳水化合物摄入量虽与正常孕妇相近,但总脂肪及饱和脂肪酸摄入量均较正常孕妇多,而钙、铁、维生素A、维生素D、维生素B$_2$的摄入量较少。此外,妊娠高血压患者的血锌水平低,且贫血和低蛋白血症也较常见,这也可能与尿中蛋白质流失有关。因此,调整患者的膳食结构是妊娠高血压营养防治的重点,推荐以下几点膳食调控建议。

(一)控制膳食总能量摄入

孕期要适当控制膳食的总能量摄入,保证孕妇在孕期不同阶段的体重增长在合理推荐范围内,尤其应关注妊娠糖尿病、妊娠高血压、肥胖、胎儿宫内生长过快和双胎孕妇,应合理制订适合的限制能量的平衡膳食。

(二)减少膳食中总脂肪摄入

对于妊娠高血压患者的膳食脂肪供能比应严格控制在20%～25%,减少饱和脂肪酸摄入量,饱和脂肪酸供能比应<7%,应尽量避免食用动物油(鱼油除外)、肥肉、动物内脏等。适当增加不饱和脂肪酸的摄入比例。同时需要密切监测血脂水平。

(三)增加优质蛋白质

由于妊娠高血压患者尿中蛋白质丢失而导致血清总蛋白或白蛋白在原有的生理性血液稀释的基础上进一步下降,严重时会影响胎儿发育,致胎儿生长受限。因此,鱼类、去皮禽类和畜类瘦肉、奶类、蛋类、大豆制品等富含优质蛋白质的食物需足量保证,且优质蛋白质占膳食总蛋白的50%以上,并采取低脂烹饪方法,在补充优质蛋白质的同时不增加能量和饱和脂肪酸的摄入。这样不仅可以纠正低蛋白血症,还可以纠正贫血,从而有效预防妊娠高血压的发生。

(四)减少盐摄入

钠盐摄入过多将导致体内水钠潴留,从而增加高血压的发生风险。一般建议妊娠高血压患者每天食盐摄入量应少于5g,少吃或避免腌渍食品如咸菜、咸鱼、咸肉、咸蛋、酱菜、腐乳等。同时,还需注意避免食物中的"隐形盐",即添加了食盐的酱油、味精、糟卤等含钠高的调味剂;另外还需注意加工食品、零食中的盐分。

(五)补充足够的钙和锌

有研究显示,适当增加钙、维生素D、镁、锌摄入量可降低妊娠高血压的发病率。《中国妊娠期高血压疾病诊治指南(2022)》对于低钙摄入(每天摄入量<600 mg)人群,推荐每天摄入量口服钙补充量至少为1g,预防子痫前期。牛奶及奶制品及大豆制品含丰富而易吸收的钙质,是补钙的良好食物。豆类、绿叶蔬菜、水果含丰富的镁;海产品(如鱼、牡蛎及动物内脏)含锌丰富,是补锌的良好来源。

总而言之,妊娠高血压患者需要定期接受营养咨询和膳食营养评估,重视膳食中各种能量营养素的合理配比,以及与此病相关联的重要非能量营养素的监测和合理补充。

在日常零食和点心补餐时,需要关注包装食品中的营养标签,避免高能量,尤其是饱和脂肪酸和盐分摄入过多。做到既要保证重要营养素的足够,又要能量不过量的要求,使孕妇的孕期体重增长在合理推荐范围内,宫内胎儿处于良好生长的理想状态。

（汤庆娅）

第十三章

儿科疾病营养支持治疗

　　儿童处于生长发育的关键时期,早期营养不仅是儿童体格生长和功能发育的基础,且与今后乃至成年期健康密切相关。一些慢性疾病如肥胖病、代谢综合征、高脂血症、变态反应疾病、自身免疫病、骨质疏松以及行为变化等都与早期营养不良有一定的关系。患儿的营养状况也将影响其疾病康复和预后。研究表明,合理营养支持可以缩短住院时间,节约医疗费用。与西方发达国家相比,我国的临床营养发展起步较晚,对儿科营养重要性的认识和规范化应用落后于发达国家。但是,近年来随着国内小儿重症医学科、小儿外科、小儿消化科、新生儿科和康复科等对临床营养的重视,儿科营养得到了快速发展。为了能对儿科临床营养支持有个系统性阐述,本章将对不同疾病状态下患儿的营养支持进行探讨。

第一节　早产儿与低出生体重儿

　　早产/低出生体重儿是指出生胎龄<37 周、出生体重<2 500 g 的新生儿。随着围产医学的进展,以及新生儿生命支持技术在临床上的广泛应用,危重新生儿的救治成功率明显提高。目前已有观点认为,早期营养状况可能影响今后的神经系统发育,并且与成人期的一些疾病发生有关。早产儿追赶性生长的关键期很短,一旦错过,将对机体结构或功能产生终身影响。因此,早产、低出生体重,尤其是极低出生体重儿(出生体重<1 500 g)和超低出生体重儿(出生体重<1 000 g)的营养支持可能改变其一生的健康。早产、低出生体重儿各器官系统发育不成熟,不能耐受常规的喂养方法,如营养供给不足,可影响生长;同时各种疾病(如呼吸窘迫综合征、动脉导管开放、感染、坏死性小肠结肠炎等)及治疗措施(如呼吸机及药物使用等)也可影响早产儿的生长发育。出生后早产儿摄入的营养物质的数量和质量均不能达到宫内胎儿正常生长所需的理想状态。由于上述原因,使早产儿及低出生体重儿的生长持续落后于正常的生长曲线,在校正胎龄 40

周时大多数生长指标均不理想,在极低出生体重和超低出生体重早产儿尤其明显。已有大量研究显示,对新生儿重症监护病房(neonatal intensive care unit,NICU)内的极低出生体重和超低出生体重早产儿进行营养支持可改善患儿近期和远期预后。合理使用肠外营养、建立肠内营养及逐步过渡到全肠内营养,使患儿的生长速度和体成分接近正常胎儿和新生儿是 NICU 对早产儿或低出生体重儿进行营养支持的重要目标,可减少因营养不足或营养摄入过多引起近期及远期不良结局的风险。

一、肠内营养

早期建立肠内营养对促进早产儿健康具有重要作用。出生后生命体征稳定的早产儿,或在呼吸循环功能稳定后无肠内营养禁忌证的早产儿,应尽早开始建立肠内营养,尽早过渡到全肠内营养。

(一) 适应证

开始肠内营养的指征包括:①呼吸循环功能稳定;②无严重的出生时窒息(如脐血或出生后第一次血气分析显示 pH 值<7.1);③无消化系统畸形;④不需要使用血管活性/正性肌力药物。脐动脉置管不是早产儿肠内营养的禁忌证。

(二) 肠内营养的方法

1. 喂养途径　NICU 患儿使用鼻胃管管饲或经口喂养,早产儿因神经肌肉发育未成熟,通常在校正年龄 32～34 周开始具有协调的吸吮能力(吸引、吞咽和呼吸协调)。因此,大多数 NICU 早产儿需要一定时间的管饲喂养。但孕周小或病情严重的早产儿则需要更长的时间获得这种能力。因此,在选择喂养方式时首先要考虑患儿的成熟程度,其次需要考虑患儿的呼吸系统功能。下列情况选择管饲喂养:胎龄<32 周;吸吮和吞咽功能不全不能经口喂养;已建立经口喂养但不能完成喂养量。胎龄为 32～34 周的早产儿,可根据患儿情况选择管饲、经口喂养或两者结合。NICU 早产儿可使用经幽门喂养(如严重胃食管反流)、经空肠(如某些先天性消化道畸形手术后)、经胃造瘘(如严重脑损伤)喂养,但较少使用。

2. 喂养方式　大多数需要管饲的早产儿使用间隙喂养,每 2～3 小时通过输液泵将一次奶量在 10～20 min 内依靠重力作用输入。少数患儿须使用持续喂养,如超未成熟早产儿喂养不耐受,经常规处理无好转;严重胃食管反流等。

3. 肠内营养制剂

1) 母乳　对早产儿早期建立肠内营养,其营养及非营养性的重要作用已引起广泛关注。近年的研究显示,母乳喂养对早产儿健康具有重要作用,首先亲母母乳,其次为捐赠人乳。但需要注意人乳中的营养素不能满足早期及少数中晚期早产儿生长发育对营养的需求,尤其是能量、蛋白质、钠、钙、磷、某些维生素及微量元素。

2) 婴儿配方奶　早产儿配方奶营养成分密度较高,与足月儿配方比较,所含常量营养素符合早产儿需要量。主要差异为:早产儿配方奶以乳清蛋白为主,中链脂肪含量较高,碳水化合物来源包括乳糖和葡萄糖聚合物。早产儿配方奶耐受性较好,能使早产儿生长和骨矿化接近宫内生长速度。早产儿配方奶的能量密度为 20～24 kcal/oz,含或不含铁剂。非早产儿配方奶,如蛋白水解配方奶、氨基酸配方奶所含营养成分不能满足早产儿需要,但可用于持续的喂养不耐受、坏死性小肠结肠炎患儿或外科手术后或某些有特殊问题的患儿建立肠内营养时,如病情好转应尽可能转为早产儿配方奶或正常足月儿配方奶以满足营养需要。

4. 母乳强化　对孕周<32 周或出生体重<1 500 g 的早产儿,使用母乳强化剂对母乳进行营养强化可减少早产儿发生营养素缺乏。有以下情况考虑使用母乳强化剂:早产儿体重<1 800 g;早产儿体重≥1 800 g,但出生后患严重疾病,出生 14 天后进入稳定生长期时体重增长<15 g/(kg·d)且体重小于相同胎龄体重第 50 百分位(P_{50});早产儿出生 2 周后持续出现血清尿素浓度<2 mmol/L。建议早期开始使用人乳强化剂并逐渐达到全量强化。临床情况稳定的早产儿采用母乳喂养达到 50 ml/(kg·d)时可开始添加强化剂,根据临床情况开始使用 1/3 或半量强化,待 2～3 天患儿能耐受后逐渐增加,直到全量强化,应尽可能使用新鲜泵出的母乳进行强化,喂养前临时按一次喂养量配制。不要配制过多的母乳进行存储,因添加强化剂后可能降低母乳的生物活性成分,增加渗透压。添加强化剂后摇匀 30～60 s 以保证充分强化,理想情况下应在 10 min 内完成喂养。目前,有条件的单位可通过监测早产儿尿素氮水平开展"调节性"母乳强化,或通过分析母乳营养成分,开展"目标性"母乳强化,以更好地满足早产儿营养需要,促进理想体格生长。

5. 微量喂养　危重新生儿出生后可先给予微量喂养(minimal enteral nutrition, MEN)以促进肠道动力、刺激胃肠激素分泌,提高喂养耐受性,促进达全肠内营养,降低肠外营养并发症。MEN 应尽可能在出生后尽早开始,并持续 2～3 天,喂养量为 10～2 050 ml/(kg·d)。出生体重<750 g 的早产儿因胃肠道动力差,使用 MEN 可能需要 3～5 天。

6. 加奶速度　根据患儿的出生体重和疾病严重程度而定,一般为 20～3 050 ml/(kg·d),临床情况稳定且无发生坏死性小肠结构炎风险的中晚期早产儿可按 30～4 050 ml/(kg·d)增加奶量。

7. 维生素和微量元素补充　早产儿在下列情况下需要补充维生素或微量元素:①每天摄入量(强化母乳或早产儿配方奶)<15 050 ml/(kg·d);②使用非强化的母乳或非早产儿配方奶;③使用铁强化配方奶或强化母乳喂养,铁需要量>2 mg/(kg·d)。

即使使用强化母乳或早产儿配方奶喂养,早产儿仍可能存在维生素 D 状况不理想,可评估血清 25-$(OH)_2D_3$ 水平。超低出生体重早产儿或使用促红细胞生成素(EPO)治疗的早产儿需要提供较高的铁摄入量[4～6 mg/(kg·d)]。代谢性骨病早产儿需要补充钙、磷,手术后外科造瘘口可丢失较多的钠和锌,需要注意补充。一般在达到全肠道喂养后开始添加,如需要可持续到出院后继续使用。

8. 喂养耐受性评估　早产儿常发生喂养不耐受,最主要的原因是胃肠道生长发育未成熟。其次,早产儿动脉导管未闭、宫内生长受限、无创呼吸支持等均可引起喂养不耐受,需要注意早产儿严重疾病(如脓毒症、坏死性小肠炎)均可早期表现为喂养不耐受,须仔细检查、评估和鉴别。早产儿喂养不耐受临床表现为喂养前胃储留>2 ml 或间隙喂养下胃储留量超过前次奶量的 20%~40%,24 h 腹围增大>2 cm,血便和(或)临床情况不稳定,此时应对患儿进行全面体格检查。如体格检查正常,可根据临床情况决定是否重新开始喂养、减量 20%,或延迟喂养时间,如每 6~8 小时喂养 1 次。可刺激排便促进胃肠动力,如刺激肛门或腹部按摩。如发生血便,但患儿临床稳定,可考虑使用不含牛奶蛋白的配方奶(如深度水解配方奶或氨基酸配方奶)。如体格检查异常,进行腹部 X 线检查。如 X 线检查结果正常,12~24 h 后可重新开始喂养,从半量开始;如 X 线检查异常,应禁食并进行有关感染和坏死性小肠结肠炎检查。虽然有研究显示红霉素在早产儿喂养不耐受中的作用,但尚无足够证据支持其临床常规使用。

二、肠外营养

(一)适应证和禁忌证

1. 适应证　当早产儿或低出生体重儿不能经肠道摄取营养或摄入不足时,应考虑给予完全或部分肠外营养。

2. 禁忌证　发生休克,严重水电解质紊乱、酸碱平衡失调尚未纠正时。

(二)肠外营养配方的成分及需要量

1. 液体量　出生后第一周,尤其对出生体重<1 500 g 或出生胎龄<32 周的早产儿,需要根据不同临床条件(胎龄、出生体重、日龄、光疗、暖箱及呼吸机使用情况、心肺功能、临床各项监测结果等)决定液体补充量。总液体在 20~24 h 内均匀输入,建议使用输液泵进行输注。

2. 能量　肠外营养时早产儿能量需求量为 90~105 kcal/(kg·d),此为促进瘦体重(LBM)增长的最低能量需求。但在极低出生体重早产儿,能量供给量为 90~120 kcal/(kg·d),使其 LBM 增长接近宫内。临床需要根据出生孕周、出生体重、出生后日龄、早产儿疾病严重程度等进行评估及调整。需要注意的是,摄入过多的能量可能转变为脂肪。

3. 氨基酸　蛋白质提供的热量占总能量的 10%~15%,应使用小儿专用氨基酸注射液。在早产儿出生后数小时内开始给予氨基酸至少 1.5 g/(kg·d),避免发生负氮平衡,减少新生儿出生后生长受限(postnatal growth restriction,PGR)的发生率和严重程度。从出生后第二天起,肠外营养中氨基酸应增加到 2.5~3.5 g/(kg·d),早产儿肠外营养液中氨基酸≤3.5 g/(kg·d)。早产儿早期开始使用氨基酸安全性,并可维持正氮平衡,未增加发生高氨血症、尿素氮升高及代谢性酸中毒的风险。早期氨基酸使用可刺激胰岛素分泌,增加葡萄糖利用,减少高血糖发生。超低出生体重早产儿出生后第一周使用高剂量氨基酸可能影响钙磷平衡,需要注意监测。

4. 脂肪　提供的能量占非蛋白质能量的 25%～40%,临床常规使用的 20% 的脂肪乳剂,其中包括较高的 ω-6 PUFA 含量(53% 的亚油酸)和较低的 n-3 PUFA。20% 的脂肪乳剂中磷脂与甘油三酯比例较低,耐受性好,适合新生儿使用,渗透压与血浆相似,因此可经外周静脉输入。在极低出生体重早产儿,脂肪乳剂的开始剂量可为 2 g/(kg·d),随后每天增加 0.5～1 g/kg,达到目标值 3 g/(kg·d)。目前含鱼油的多种油混合的脂肪乳剂(SMOF)含 30% 中链甘油三酯(MCT)、30% 大豆油、25% 橄榄油、15% 鱼油。早期研究显示,极低出生体重早产儿使用 SMOF 和含鱼油的脂肪乳有助于逆转早产儿胆汁淤积和肝功能损害。早产儿肠外营养时脂肪乳应采取有效避光,连续输注 24 h。新生儿不主张使用单一来源的大豆油脂肪乳剂。

5. 葡萄糖　是最主要的能量来源,占总能量来源的 40%～50%。出生后在肠外营养时需要输注葡萄糖的速率为 6～8 mg/(kg·min),以维持血糖水平在 2.5～6.7 mmol/L。超低出生体重早产儿输注葡萄糖的糖速为 4～6 mg/(kg·min)。

6. 钙、磷、镁　早产儿出生后早期钙需求量为 32～80 mg/(kg·d),磷需求量为 31～62 mg/(kg·d),镁需求量为 2.5～5.0 mg/(kg·d)。稳定生长期钙需求量为 100～140 mg/(kg·d),磷需求量为 77～108 mg/(kg·d),镁需求量为 5.0～7.5 mg/(kg·d)。

7. 维生素和微量元素　早产儿肠外营养需要同时提供水溶性/脂溶性维生素和微量元素。微量元素中锌和硒应在早产儿出生后即可补充。极低和超低出生体重早产儿出生后因考虑到肠外补充铁引起的氧化应激对早产儿的不利影响,可在建立全肠内营养后开始经肠内补充。

8. 早产儿肠外营养液　需要有效避光。

三、营养评估

早产儿营养评估对指导临床合理进行临床营养干预具有重要作用。对极低和超低出生体重早产儿,需要重点关注营养摄入不足或不合理,中晚期早产儿同时需要关注营养摄入过多对健康的影响。

(一) 体格指标

既往通常使用宫外生长受限表述早产儿出生后生长落后,即早产儿出院时或校正胎龄 36 周时体重低于相应胎龄儿的第 10 百分位。目前已推荐使用 PGR 描述早产儿出生后生长落后,包括两种定义:①使用单个时间点体重指标,即出生后 28 天或校正胎龄 36 周时体重低于相应胎龄儿的第 10 百分位,其使用简单方便,但在 SGA 早产儿,不能真实反映出生后生长速度;②Z 评分,即早产儿出院时体重与出生体重比较,如 Z 评分下降>2.0、>1.28 或>1.0,可更准确反映出生后生长趋势。使用标准化统一定义可更准确地评价早产儿的营养状况,比较不同地区单位之间早产儿 PGR 的发生率及营养管理临床实践的差异,提升优化临床营养支持策略。早产儿在出生后 4～6 天发生生理性体重下降 10%～20%,在生后 2～3 周可恢复到出生体重,随后生长发育目标为:每天体重增加为 20～25 g/kg,每周身长增加 1 cm,每周头围增加 0.9 cm。可根据 3～7 天的生长速度进行评估,然后标记在生长曲线上。

宫内生长和出生后生长是两种不同的生长曲线。宫内生长曲线是横断面研究结果,出生后生长曲线应为相同队列人群纵向生长的研究结果。目前使用较多的是宫内生长 22～40 周及出生后生长 40～50 周的生长曲线。已有反映当代 NICU 中极低出生体重早产儿出生后生长的曲线。大多数 NICU 的极低出生体重早产儿不能达到宫内生长速度,在出院时体格指标常<第 10 百分位。其对远期结局的营养已引起关注。

(二) 生化指标

对营养摄入达推荐量,且生长满意、临床稳定的早产儿仅需进行常规的生长监测;而有早产儿并发症如支气管肺发育不良、坏死性小肠结肠炎、短肠综合征、骨病和胆汁淤积的临床不稳定的早产儿还需监测蛋白质、矿物质、电解质、维生素和酸碱平衡。

(曹云)

第二节　消化道疾病

一、短肠综合征

短肠综合征(SBS)是指由于手术大范围切除/旷置或先天因素导致肠道长度显著缩短,消化吸收功能不能满足维持正常的生存或生长发育所需的最低营养和液体需求,可表现为严重腹泻、水电解质紊乱、体重丢失和生长迟滞的临床综合征。目前,较为普遍接受的观点是将小儿 SBS 定义为基于肠外营养超过 42 天或肠外营养超过 60 天或剩余小肠长度小于同胎龄的 25%。

小儿 SBS 包括获得性 SBS 和先天性 SBS,其中婴幼儿获得性 SBS 常见原因是新生儿坏死性小肠结肠炎(necrotizing enterocolitis)、肠闭锁、肠扭转,还包括腹裂、全消化道型无神经节细胞症、先天性短肠等。儿童 SBS 的病因以肠扭转为主。

SBS 通常表现为腹泻、营养不良、电解质紊乱,可伴有呕吐等,但由于原发病不同,残存肠管的节段不同,可有不同的病理生理变化和临床表现。十二指肠切除可能导致铁、钙、维生素 B 的吸收不良,回肠切除须关注维生素 B_{12} 和脂溶性维生素(A、D、E、K)吸收不良,回盲瓣切除易导致小肠细菌过度生长和黏膜炎症,坏死性小肠结肠炎术后可能导致肠狭窄,肠切除、肠吻合也可能发生吻合口溃疡出血或狭窄。

(一) 治疗目标

SBS 的治疗以肠康复为核心,主要基于营养支持,以促进剩余肠适应,并逐渐实现全肠内营养,脱离肠外营养。通常需要小儿消化内科、小儿普外科、临床营养、临床药学、护理等多学科共同完成营养、药物及手术等综合性治疗。

SBS治疗一般分成三个阶段,各阶段的治疗目标有所不同。

1. 第一阶段(急性期) 首要目标是稳定液体电解质平衡。营养治疗以肠外营养为主,应尽早开始肠内营养,以微量喂养开始。术后早期往往伴随高胃泌素血症,需要进行抑酸治疗。肠道丢失量应额外补充液体和电解质溶液。此阶段一般需持续1~3个月。

2. 第二阶段(代偿期) 主要目标为促进剩余肠管的最大代偿能力。营养治疗应逐渐提高肠内营养比例,逐步撤离肠外营养。应注意肠道耐受性,定期评估营养状况。由于SBS患儿肠道吸收情况不尽相同,当肠内供给能量不能完全吸收时,过快撤离肠外营养会导致患儿体重下降。因此,逐步撤离肠外营养过程中不可按增加的肠内营养能量等量减少,而应根据体重增长情况调整。此阶段一般为术后3个月至2年。

3. 第三阶段(稳定期) 主要目标为减少SBS远期并发症的发生。此时,剩余肠管的代偿能力已接近极限,营养支持方案趋于稳定,可尝试逐渐增加经口摄入量与种类,应加强定期随访,监测患儿生长发育情况、营养指标和并发症。

(二) 肠内营养和肠外营养

由于小儿SBS需要长期肠外营养,推荐经外周静脉穿刺的中心静脉导管(PICC)或深静脉导管途径,予以非单一大豆油来源的脂肪乳剂。具体的肠外营养推荐剂量参考2018年发布的ESPGHAN/ESPEN/ESPR/CSPEN儿科营养指南和《儿科肠外营养指南(2016版)推荐意见节译》。当已经出现肝功能受损、胆汁淤积时,建议采用鱼油脂肪乳剂。重要的是,由于SBS患儿肠内营养吸收的能量较正常肠功能的婴儿要低,且个体差异大,因此肠外营养的实际供给量往往需要高于推荐值,应以保证良好的体重增长为目标。

肠内营养是SBS治疗的重点,合理的肠内营养可促进肠康复,尽早实现全肠内营养、脱离肠外营养,缩短住院时间。肠切除术后确认不存在禁忌证的情况下,应尽早开始肠内营养,推荐微量喂养,婴儿喂养量为12~25 ml/(kg·d),持续5~10天,以充分利用剩余的肠道,促进其代偿。SBS治疗早期,采用持续滴注并以1 ml/(kg·d)的速度增加可改善对肠内营养的耐受,减少渗透性腹泻。当持续滴注的肠内营养提供的能量达到50%所需能量的情况下,可考虑过渡至间歇喂养,包括尽早开始少量经口喂养。完全管饲者也应辅以非营养性吸吮。管饲超过3个月者,推荐胃造瘘。SBS婴儿应鼓励给予母乳喂养。当母乳不可用或母乳不耐受时,可根据胃肠道耐受情况,合理选择氨基酸配方、深度水解配方、水解配方或整蛋白配方。固体食物添加取决于年龄、肠道术式、保留功能肠段的长度及患儿健康状况。4~6月龄(早产儿根据校正月龄)可考虑开始添加固体食物,为防止腹泻建议每次少量给予。

肠内营养过程中,须每天记录呕吐、腹胀、排泄量、大便pH值以及还原糖测定结果。及时识别喂养不耐受,调整肠内营养进度(如表 13 - 1 所示)。大便还原糖增加和(或)pH 值降低可能表明碳水化合物吸收不良。有研究指出,可溶性膳食纤维可改善肠内营养的耐受性,在结肠存在的情况下可考虑使用,但应注意粪便或造瘘口排出量。胰高血糖素样肽 - 2 已应用于儿科临床,有促进肠适应的作用,研究结果令人鼓舞,有12%～50%的 SBS 患儿可以摆脱肠外营养。小肠延长术可用于肠道扩张后的重塑,但应注意适应证。

表 13 - 1　肠内营养调整建议

指　标		营养调整建议		
排泄量	造口量	$<2\,g/(kg \cdot h)$	$2\sim3\,g/(kg \cdot h)$	$>3\,g/(kg \cdot h)$
	粪便量	$<10\,g/(kg \cdot d)$ 或<10 次/天	$10\sim20\,g/(kg \cdot d)$ 或 10～12 次/天	$>20\,g/(kg \cdot d)$ 或>12 次/天
其他征象	胃潴留	<4 倍前 1 小时泵奶量	>4 倍前 1 小时泵奶量	—
	脱水	无	—	有
	体重减轻	无	—	有
奶量变化建议		按 10～20 ml/(kg · d)加量	不加量	降低速率或暂停8 h 后,按原速率的3/4 开始喂养

(三) 营养评估

影响 SBS 预后的因素包括残余肠段长度和功能、有无回盲瓣、肠内营养、感染和有无其他全身并发症。建议定期营养专科门诊随访,进行营养评估和生长发育监测,包括身高/身长、体重、头围(<2 岁)、中上臂围及皮褶厚度等;并检测总蛋白、前白蛋白、CRP、血红蛋白、电解质、微量元素、25-$(OH)_2$D、铁蛋白、视黄醇结合蛋白、叶酸、维生素 B_{12} 等。小儿 SBS 治疗与随访过程中,须密切监测相关并发症,最重要的 2 个并发症为导管相关并发症和肠外营养相关性肝病。若出现相应症状或依赖肠外营养时间超过 3个月,应尽早转诊至有经验的治疗中心。其他并发症包括肾结石、胆道结石、代谢性骨病等。

二、急性胰腺炎

急性胰腺炎(acute pancreatitis, AP)是指由于胰液消化酶在胰腺内被激活而引起的胰腺自身消化导致胰腺急性炎症及其他器官急性损害,是一种以化学性炎症为主的疾病,儿童较成人少见,婴幼儿中罕见。

腹痛和(或)易激惹是儿童急性胰腺炎最常见的表现,其次是上腹痛、恶心、呕吐。按照 INSPPIRE(International Study Group of Pediatric Pancreatitis: In Search for a CuRE)制定的标准,儿童急性胰腺炎的诊断需要至少符合以下 3 项特征中的 2 项:①与急性胰腺炎相符合的腹痛症状;②血清淀粉酶和(或)脂肪酶在 3 倍正常值上限以上;

③腹部影像学检查符合急性胰腺炎的影像学特征。儿童急性胰腺炎根据病情严重程度可分为轻症、中重症和重症。

液体治疗是儿童急性胰腺炎早期治疗的重要组成。初始液体复苏推荐应用晶体液,根据脱水情况或血流动力学的评估结果决定输液速度,如果血容量不足,推荐快速滴注 $10\sim20\,\mathrm{ml/kg}$ 的液体量。$24\sim48\,\mathrm{h}$ 内给予生理需要量的 $1.5\sim2$ 倍输液量静脉维持,并监测尿量。

营养治疗是儿童急性胰腺炎治疗的重要环节,应尽可能早地开始肠内营养。肠内营养长时间不能使用的情况下,推荐肠外营养补充能量和营养。重症急性胰腺炎患儿的肠外营养可参考危重症患儿肠外营养时机、能量、氨基酸、葡萄糖的推荐方案,具体见 2018 年发布的 ESPGHAN/ESPEN/ESPR/CSPEN 儿科营养指南和《儿科肠外营养指南(2016 版)推荐意见节译》。有条件者应根据间接测量法估计患者的能量消耗,避免过量。但迄今为止,关于最佳的肠内营养和肠外营养时机仍有待进一步研究。

(一) 肠内营养

2018 年 EPC/HPSG 指南推荐:如果胃肠道可以耐受,即使存在系统性炎症,淀粉酶或脂肪酶尚未下降的情况下,儿童急性胰腺炎也应尽早开始经口喂养;若 72 h 内无法实现完全的经口喂养,则推荐管饲途径。NASPGHAN 指南也建议:除了存在胃肠喂养的直接禁忌证,轻度急性胰腺炎儿童早期(起病 48~72 h 内)口服/肠内营养可获益,降低器官功能障碍的风险和住院时间;在长时间(超过 5~7 天)不能肠内营养的情况下,考虑肠外营养;在胰腺裂伤、断裂或导管破裂的患者中,目前尚不清楚在急性期口服/肠内营养是否有害,需要进一步地研究。既往认为,通过空肠内喂养有助于减少刺激胰腺分泌,可使胰腺保持静止修复状态,符合胰腺炎治疗的病理生理要求,作为急性胰腺炎的首选肠内营养途径。但近年研究显示,鼻胃管与空肠管持续输注在轻中度胰腺炎治疗中疗效相当。

(二) 肠内营养配方

传统观念认为,半要素饮食更易吸收,对胰腺刺激小,长中链脂肪酸的短肽配方更适合急性胰腺炎治疗,但目前仍缺乏充足的研究依据推荐特殊的肠内营养配方。因此,2018 年 EPC/HPSG 指南推荐:要素配方或多聚配方均适用于儿童急性胰腺炎。

三、炎症性肠病

近年来,炎症性肠病(IBD)的发病率呈现上升趋势,严重影响患儿的生长发育和生活质量;发病年龄越小,症状越严重。

溃疡性结肠炎是一种病因不明的直肠和结肠炎症,病变主要限于大肠黏膜与黏膜下层;临床表现为腹泻、腹痛和黏液脓血便,多呈反复发作的慢性过程。克罗恩病为一种慢性肉芽肿性炎症,病变可累及胃肠道各部位,而以回肠末段及其邻近结肠为主,多呈节段性、对称性分布。临床表现为腹痛、腹泻、瘘管、肛门及肛周病变和不同程度的肠外表现,导致儿童生长发育迟缓和青春期发育延迟。未定型 IBD(IBD-U)具有 IBD 的表现,但尚不能分为溃疡性结肠炎或克罗恩病。

儿童 IBD 的发病高峰年龄是儿童生长发育的关键时期,对营养物质的需求量增加,同时患儿食欲下降、营养物质吸收障碍和丢失增多,易发营养障碍,尤其是克罗恩病患儿,活动期住院患儿中 60%~75%存在营养不良,缓解期约 25%的患儿有营养不良。因此,营养治疗是 IBD 治疗的重要措施之一。IBD 患儿营养治疗分为肠内营养治疗和肠外营养治疗。肠内营养包括部分肠内营养和全肠内营养。部分肠内营养是指患儿的部分营养由肠内营养配方提供,其余的由日常食物提供;全肠内营养是指 100%的营养由肠内营养配方提供,不额外摄取其他食物。

肠内营养不仅保证营养供给,促进儿童生长发育,同时是 IBD 患儿诱导缓解和维持缓解的有效方法。研究表明,全肠内营养诱导缓解轻中度儿童克罗恩病的效果与糖皮质激素相当,直接减少炎症反应,降低某些炎症因子 mRNA 的表达,提高调节因子水平,如转化生长因子- β 的 mRNA 表达,对肠黏膜的生长和增殖及肠屏障功能的维护也有特殊作用。营养物通过刺激肠道,促进了消化液和胃肠道激素、酶及分泌型 IgA 分泌,促进胆囊收缩和胃肠蠕动,增加内脏血流,促进肠道更快修复。

(一)全肠内营养方案

根据患儿的病情及对全肠内营养的耐受程度,选择不同的喂养方式和营养制剂。肠内营养制剂包括氨基酸配方、短肽配方及整蛋白配方。尽管氮源和脂肪含量不同,但它们治疗克罗恩病的疗效相似。但须注意 IBD 患儿若合并存在牛奶蛋白过敏的情况,则应根据耐受情况选择氨基酸配方或短肽配方。全肠内营养途径可经口或管饲将营养物质直接送到胃或小肠,根据患儿病情需要选择不同的方式。目前大多认为,全肠内营养的时间为 6~12 周,患儿的精神情绪在治疗 2 周后得到改善,炎症指标下降,并持续营养至 6~12 周;儿童克罗恩病活动期全肠内营养较部分肠内营养疗效好,8~12 周全肠内营养结束后逐步添加其他食物,每 3 天增加一餐,儿童宜选择清淡或单一的食物,逐渐增加食物品种的速度宜慢,通常要数周。根据不同年龄及营养需要,原配方每餐减少 250~300 ml。克罗恩病活动期一旦缓解,应积极地维持缓解治疗,最大限度地预防复发或延长复发的时间。对缓解期克罗恩病患儿继续给予营养支持,这些患儿生长发育良好,且出现首次复发的时间明显延长。营养治疗也是溃疡性结肠炎和 IBD-U 最基本的治疗,能改善患儿营养状况,为其他的治疗提供保障。但其患儿依从性须予以足够重视。

(二)其他肠内营养治疗方法

近年来,国内外学者针对 IBD 提出了不同的饮食方案,如基于部分肠内营养的克罗恩病剔除性饮食和溃疡性结肠炎剔除性饮食、特定碳水化合物饮食、免疫肠内营养、无麸质饮食、地中海膳食,以及低可发酵寡糖-双糖-单糖和多元醇膳食等。当肠内营养不能满足需求时则要行部分肠外营养或全肠外营养。

1. **克罗恩病剔除性饮食和溃疡性结肠炎剔除性饮食** IBD 膳食剔除疗法是基于部分肠内营养,添加限制性饮食。目前认为,IBD 患儿应严格剔除人工甜味剂、乳化剂、人工色素、精加工食物,限制饱和脂肪酸、PUFA、葡萄糖、蔗糖、果糖的摄入,鼓励植物来源的膳食。个体化的膳食剔除可结合饮食和症状记录,识别出其认为可能诱发或加重病情的食物,可以避免摄入这些食物。可以将某种食物从膳食中移除一段时间,然后观察这段时间内症状是否消退,也可一次添加 1 种新食物,以识别诱发症状的食物。处于缓解期但有慢性狭窄性疾病的患儿遵循低纤维膳食。

2. **特定碳水化合物饮食** 是一种严格的低碳水化合物饮食——无谷类、无乳糖、无蔗糖,还限制某些豆类食物的摄入,且不允许摄入含食品添加剂的加工食物,已被用于多种慢性疾病和自身免疫病。该方案允许摄入未加工的肉、家禽、鱼、蛋、蜂蜜、蔬菜、某些豆类、水果、坚果类、自制酸奶及一些低乳糖乳酪。长期来说,该方案依从性较差且可能导致营养缺乏,目前的研究证据并不推荐应用于 IBD。

3. **免疫肠内营养** 近年来,随着对儿童克罗恩病营养治疗的深入研究提出,免疫增强型肠内营养(IEN)就是在标准肠内营养的基础上添加一些免疫增强剂或使某种营养素达到药理学剂量,从而起到免疫增强效果。这些营养素包括谷氨酰胺、ω-3 脂肪酸(或鱼油)、精氨酸和核苷酸等,都有增强免疫功能的作用,但在儿童中的应用数据并不充足。

选择肠内营养配方、方式、途径必须充分考虑患儿的依从性、营养状况,需要医师、患儿及其家庭的充分配合。

四、慢性假性肠梗阻

小儿慢性假性肠梗阻(pediatric intestinal pseudo-obstruction,PIPO)是一种慢性胃肠道传输障碍性疾病,表现为肠梗阻症状,是一种罕见病,发病率在 1:40 000～1:100 000,病变可累及全消化道,是小儿肠衰竭(intestinal failure)的主要病因之一。PIPO 由于发病普遍较早,病情严重,1 岁以内的病死率高达 40%。PIPO 以腹胀、腹痛、呕吐等为主要临床表现,幼儿多伴有喂养困难、营养不良,甚至生长发育落后,长期胃肠道功能紊乱、肠蠕动功能下降,导致反复发生肠炎,临床上可出现便秘和腹泻反复交替。除胃肠道动力问题外,可伴有巨膀胱、肾积水、输尿管扩张、尿潴留等泌尿系统损害的表现。

PIPO 的诊断需符合:出生后即发病并持续 2 个月以上;或之后发病持续 6 个月以上。患儿须符合下列诊断标准 4 条中的 2 条以上:①胃肠镜、消化道测压法、组织病理学、电生理学等检查提示存在胃肠道神经肌肉病变;②影像学提示反复或持续性扩张的小肠祥伴有气液平,部分患儿可存在泌尿道受累表现;③存在 PIPO 相关基因(如 *ACTG2*、*FLNA* 等)突变,或相关代谢疾病(如线粒体神经胃肠型脑肌病等);④患儿经口服喂养无法获得适当的营养或满足生长发育需求,需要接受肠内营养或肠外营养支持治疗。

PIPO 的治疗目前仍是一个难题,缺乏有效特异的治疗手段。治疗目标为改善营养状况、缓解症状和防治感染。如为继发性,则积极治疗原发病,而提高生活质量是最主要的目标。PIPO 患儿营养不良情况较成人更加严重,患儿均应由营养师或医师进行营养评估,营养支持原则与其他肠衰竭相似。儿科病患正处于生长发育阶段,营养治疗在 PIPO 治疗中至关重要。营养支持能改善肠道蠕动,而营养不足时肠道蠕动会下降。应针对患儿情况选择个体化的营养支持方式(口服喂养、肠内喂养或肠外营养)。肠内营养对于肠道动力仍有部分功能的患儿来说是首选,但是如果病变累及大部分小肠时,肠内营养很难耐受,此时肠外营养至关重要。但要注意长期使用全肠外营养可能出现的肝功能损害、导管相关并发症等严重并发症。在胃扩张、胃动力障碍患儿中,可以选择经皮胃造瘘-空肠置管(PEG-J)途径给予肠内营养。国外最近报道,随着开展的家庭肠外营养时间延长明显提高了患儿的生存率,并且未降低其生活质量。

药物对 PIPO 的治疗作用主要局限于控制肠道炎症、抑制细菌过度生长和促进胃肠道蠕动。关于不同药物疗效研究的大部分数据来自成人研究。目前并无明确的证据及临床对照研究显示促胃肠动力药物可以恢复胃肠道动力,但是可能可以改善临床症状,增加肠内营养耐受。红霉素是一种大环内酯类抗生素,可作用于胃动素受体,增加胃窦收缩、促进胃排空及改善临床症状。但是是否能促进小肠及结肠动力仍不确定。5-羟色胺受体广泛分布在整个消化道,使用 5-羟色胺受体激动剂可以促进消化道平滑肌的运动。西沙比利为选择性 5-羟色胺受体激动剂,研究报道西沙比利可促进胃排空、增加肠道动力、减轻症状并增加食物经口喂养的耐受性,但要注意西沙比利的心脏毒性(如导致 QT 间期延长或严重心律失常)。有报道称新斯的明对儿童有效。新斯的明可改善急性假性肠梗阻及原发性 PIPO 的症状并且无明显不良反应。抗生素的使用可以减轻肠炎所导致的腹泻、腹胀等症状,并改善患者的营养状况。对于可能发生 SIBO(小肠细菌过度生长)的患者建议使用抗生素,如利福昔明、甲硝唑等预防。

(王莹,颜伟慧)

第三节 先天性心脏病

先天性心脏病(congenital heart disease,CHD)是指在出生时发现的心脏结构畸形,即宫内发育异常导致出生后心脏结构和功能异常的疾病,是新生儿最常见的先天畸形之一,占活产婴儿的 1.0%~1.2%。CHD 患儿尤其是合并心功能不全、肺动脉高压等高危风险因素情况下,常常合并营养不良,急、慢性营养不良发生率分别高达 48.4% 和 37.5%,显著影响患儿的生长发育及临床预后。许多 CHD 患儿需要手术治疗。近年来,随着对 CHD 疾病发展规律的全面认识和相关诊断及手术治疗技术的不断进步,CHD 患儿生存率逐年增加,而 CHD 患儿往往存在生长发育普遍受限,在提高生存率的同时提高患儿的生存质量,令其获得理想的追赶生长也越来越受到重视。CHD患儿生长不足的病理学原因是多方面的,包括基因异常、能量消耗增加、能量摄入不足、吸收不良,或者术后液体限制等。CHD患儿围手术期代谢紊乱、能源物质储存减少、消耗增加及能量摄入受限等情况均会进一步恶化其营养状态。正确认识CHD患儿的代谢改变,及早发现其面临的营养问题,改善围手术期营养状况,术后积极追赶生长,尽早、合理、全面给予患儿营养支持治疗,对改善其预后和长期生活质量有重要意义。

一、能量及营养素代谢特点

能量是代谢、生长和活动的基础。能量失衡可能导致严重的生长、认知和运动受限。CHD患儿是能量失衡的高风险人群。大部分CHD患儿出生时体重与孕周相符,但在婴儿期即出现营养不良和生长迟滞,身高较体重更易受影响,小于2岁的CHD患儿49%有身材矮小问题。许多因素可能影响CHD患儿营养的状况,导致营养不良(表13-2)。其中心脏病类型和疾病状况是影响营养状况的重要因素。发绀型CHD患儿(如法洛四联症、大动脉转位等)常常有不同程度发育迟缓。非发绀型和左向右分流型CHD(动脉导管未闭、室缺、房缺等)患儿在婴儿期虽然体重增加少,但是生长发育尚能维持。但是如果存在肺动脉压力持续增高,则可能伴有严重生长迟缓。CHD常见的基因相关疾病如唐氏综合征、特纳综合征等也会影响患儿能量摄入、胃肠道吸收功能以及追赶生长等。

表13-2　影响先天性心脏病(CHD)患儿营养不良和生长发育迟滞的主要因素

1. CHD类型
   (a) 发绀型CHD或非发绀型CHD
   (b) 分流类型
   (c) 充血型心衰
   (d) 手术时状态:年龄、术式、并发症
2. 能量代谢异常
   能量消耗增加:心肌肥厚、人体成分异常、交感神经系统活性增加、造血组织增加、基础体温上升、反复感染、药物作用
3. 能量摄入减少
   厌食、早饱;药物作用;肝大导致胃容量减少
4. 胃肠道功能异常
   (a) 吸收不良:肠道水肿和慢性缺氧;药物影响
   (b) 胃肠道发育迟滞
   (c) 肝大导致胃容量减少、胃食管反流增加
5. 产前因素
   染色体异常
   宫内因素
   出生体重

单心室的新生儿和婴儿能量消耗可能增加。此外,心肺转流术后早期引发的炎症级联反应可能进一步增加术后早期的能量消耗。

应激状态时机体通过释放细胞因子和炎症介质调节代谢反应。机体首先分解糖原储备提供能量,随着能源储备的耗竭,机体动员骨骼肌的氨基酸进行糖异生,维持重要器官功能、组织修复、伤口愈合等。CHD患儿围手术期处于应激状态,术后12～24 h内静息能量消耗(REE)暂时增加,表现为心率和呼吸增加,此阶段骨骼肌分解是重要的能量来源。有研究发现,CHD患儿术后处于高代谢状态,24 h内即有所下降,5天后REE降至术前水平。笔者研究团队也发现类似能量代谢变化,术后24 h REE短暂升高,术后7天恢复至术前水平。

CHD患儿的营养底物利用异常也可导致营养不良的发生。围手术期分泌的应激性激素和治疗性给药导致儿茶酚胺增加,代谢转化为脂肪酸氧化为主,碳水化合物氧化受到抑制。REE增加与炎症及心输出量直接相关,与抗炎治疗负相关。无论是单心室或双心室心脏病变患儿在新生儿期进行心脏修复手术,在3月龄的年龄别体重Z评分(weight-for-age Z score,WAZ)低下,原因为脂肪含量低下,而脂肪低下是由于能量不足、不能达到能量正平衡,导致能量存储少。

新生儿与儿童相比,蛋白质和脂肪储备均少,但有更高的蛋白质分解速率,因此CHD新生儿更易发生营养不良。另外,体外循环导致过度炎症反应,临床常表现为水肿、毛细血管渗漏综合征和多器官功能障碍综合征(MODS)。持续的炎症反应如果不进行营养干预,可能加重营养不良,导致LBM组织丢失,器官功能恶化。LBM组织丢失超过1/3可能出现呼吸急促和心律失常。疼痛是导致应激时代谢改变的另一因素。合理的镇痛和麻醉可减轻分解代谢的严重度和持续时间。反之,疼痛控制不充分可能加重代谢改变,影响CHD患儿术后的预后。根治性手术后数月CHD患儿一般体重和生长有显著改善。但如患儿出生体重小、智力发育障碍、术后仍有残余畸形者,体重和生长改善受限。

CHD患儿围手术期蛋白质分解及转化增加,需要持续的氨基酸满足新蛋白质合成及组织修复、机体生长。对于重症患儿的营养支持目标是:提供足够的蛋白质摄入量以满足新合成及伤口愈合,增加免疫调节,减少骨骼肌降解。除了能量摄入不足,重症患儿也易持续负氮平衡和蛋白质营养不良,早产儿更严重。有研究显示,机械通气患儿的肠内蛋白质摄入情况独立于肠内摄入能量,与60天病死率直接相关。

二、营养不良与营养评估

CHD患儿很容易发生蛋白质-能量营养不良。因此,术前开展营养风险筛查,进行全面准确的营养评估,制订个体化营养方案,可以及早进行营养治疗的介入,预防营养不足并改善生长状况。营养评估时间推荐:入院24 h内、术后3～7天、出院前各评估1次,住院时间超过2周者应每周评估1次。完整的CHD患儿营养评估需要包括:临床诊断;准确的喂养史;人体测量评估及部分实验室生化指标(表13-3)。人体测量数据如体重、身长/身高、头围、身高别体重、BMI,可以通过生长曲线图进行评估。推荐采用世界卫生组织（WHO）儿童生长标准曲线（http://www. who. int/childgrowth/standards/en/），早产儿则推荐采用 Fenton 2013（http://ucalgary. ca/fenton/2013chart）。建议连续测量并绘成曲线以随时监测确定生长速率和生长不良的程度。CHD 可能与潜在的染色体异常同时出现。在这种情况下可以使用为 21-三体、18-三体、特纳综合征及早产儿专门设计的生长曲线表对人体测量数据进行评估。

表 13-3 先天性心脏病(CHD)患儿营养评估主要内容

项 目	评 估 内 容
病史	病变类型(发绀型或非发绀型)、当前药物治疗、其他治疗情况
喂养史	配方类型、配方的浓度、制备方法和食用量；一餐的持续时间
体格检查	液体分布/水肿、发绀、呼吸频率(呼吸急促)
生化指标	血清电解质、白蛋白、前白蛋白、全淋巴细胞计数、粪便 α1-抗胰蛋白酶(如果怀疑有蛋白丢失性肠病)
人体测量	体重、身长/身高、身高别体重、BMI、三头肌皮褶厚度、上臂围；有条件可行人体成分测量
生长评估	连续动态监测体重、身高(身长)的增加及线性生长
胃肠道功能	胃肠道动力评估、食管钡餐检查(如需要)

三、营养支持治疗

合理的营养支持治疗对 CHD 患儿非常关键，可以降低其病死率和发病率。如何在有限的液量范围内为 CHD 患儿提供足够能量和合理的营养素，是 CHD 患儿营养支持面临的重要问题。CHD 患儿围手术期代谢变化复杂，美国肠外肠内营养学分会（ASPEN）建议使用间接能量测定法确定危重患儿能量需求。早期营养支持治疗对保持瘦体重(LBM)非常关键。营养治疗的目标是减少 LBM 丢失，支持重要脏器功能。营养支持虽然可以减少 LBM 的丢失，但不能阻止分解代谢。CHD 患儿术后有许多影响营养支持实施的情况，如血流动力学不稳定、低血压、高血糖、液体限制、机械通气、电解质紊乱及肾损伤等。当 CHD 患儿术后液体量受限时，虽然肠外营养是能量密度相对较高的支持方式，但肠内营养有肠外营养不可比拟的优势，包括维持肠道完整性、恢复肠道动力、增强免疫功能、维持肠道菌群平衡。因此，即使不能完全肠内喂养，也应在肠外营养的同时积极给予微量肠内喂养以起到维护肠屏障功能的目的。

CHD 患儿的营养治疗应该从生后即开始，并且贯穿于患儿的整个病程，包括围手术期、术后监护期、出院后的随访。在病程的各个阶段的营养支持目标侧重点不同。围手术期对 CHD 的危重、复杂程度进行评估，此阶段目标在于维持患儿生命，此时进行的营养评估和营养干预尽量使患儿营养状况得到改善，以期能够耐受开胸或介入手术，纠治原发病。在术后早期阶段的营养支持目标在于维持重要脏器的功能，可根据病情选择合适的营养支持方案，以达到保证患儿存活率、减少后遗症的目的。待术后出院，心功能逐渐恢复，此阶段的营养支持重点在于指导患儿家长合理喂养，以期达到追赶生长,降低病死率,改善患儿生存质量的目的。

(一) 标准化营养支持方案及流程

建立标准化营养方案及流程对规范管理 CHD 患儿术后营养支持治疗,改善营养状况及相关临床结局非常重要。标准化营养方案包括喂养起始量、增加速度、能量目标、明确喂养不耐受及避免不必要的喂养中断,密切评估生长发育及营养指标。不同的阶段营养支持流程重点不同。

术前的营养支持方案包括详细的营养状况评估,可使用营养风险筛查将高营养风险患儿筛查出来,进行家庭喂养教育。如果患儿存在严重的营养不良,可根据胃肠道功能选择合适的营养支持方式,必要时可选择高能量肠内营养配方,术前目标能量根据不同年龄段有不同要求,一般情况下为 $70 \sim 90 \, kcal/(kg \cdot d)$,特殊情况也可达 $110 \sim 130 \, kcal/(kg \cdot d)$,蛋白质/能量比应达 $8\% \sim 11.4\%$;补充必要的维生素和微量元素等,以改善患儿的营养状况,增加手术耐受性,提高手术成功率。

2018 年英国率先制定《CHD 患儿术前营养管理路径共识》,强调 CHD 术前营养管理的重要性,指南充分考虑了 CHD 患儿的营养风险、营养状况和胃肠道耐受性,制订了详细的营养管理路径。

1. 评估营养风险　如表 13 - 4 所示。

表 13 - 4　先天性心脏病(CHD)患儿术前营养评估

第一步:根据患儿的 CHD 类型评估营养风险			
低营养风险		高营养风险	
动脉导管未闭(如早期手术)	肺动脉闭锁	左心发育不全综合征	三尖瓣闭锁
房间隔缺损	法洛四联症	动脉干/主动脉窗	小儿右室双出口
三房心	房间隔缺损(严重病变)	房室间隔缺损	部分型肺静脉异位引流
新生儿完全性肺静脉异位引流	室间隔缺损(中度至重度)	动脉导管未闭(分流量大或延迟手术)	
肺动脉狭窄	超过 1 处 CHD 病变或染色体异常婴儿的营养风险更高:T21/18/13/MVACTRCHARGE/胃肠道闭锁/先天性乳糜胸/严重心肌病/综合征:Noonan/Turners/Williams/DiGeorge早产儿或胎儿生长受限/舒张末期血流缺失或反流者		
大动脉转位			
主动脉狭窄			

第二步:根据 CHD 患儿的体格生长发育情况评估营养风险
定期描绘生长曲线,通过体格生长发育情况确定低/高营养风险

第三步:评估 CHD 患儿的喂养技能
评估喂养技能,特别是在喂养技能缺乏进展或倒退以及相关临床症状(如咳嗽、呕吐或因喂食而窒息)的情况下

第四步:评估 CHD 患儿的喂养食物和喂养量
限制食物的摄入可能会影响婴儿保持足够营养状况的能力

2. 选择营养方案 如图 13 - 1 所示。

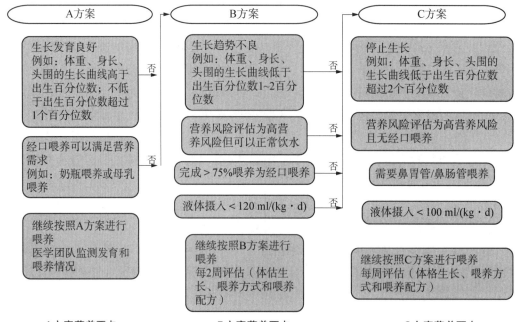

A方案营养要点
· 正常能量及蛋白质需求，
能量90~100 kcal/kg，蛋白质
1.5 g/kg(如每150 ml含2 g蛋白质)
· 正常液体量
· 母乳喂养或标准婴儿配方奶粉

B方案营养要点
· 约10%额外能量100~110 kcal/kg
(蛋白质提供9%~12%的能量)
· 30%~50%额外蛋白质(约2.5 g/kg
蛋白质)
· 母乳或标准婴儿配方奶粉，
另外每天从高能全营养配方中摄取
30%~80%的营养需求
· 2周内进行儿童饮食评估；如果体
重增加较差，应尽早转移到C方案

C方案营养要点
· 10%～20%的额外能量
120~150 kcal/kg(其中蛋白质提供
10%~15%的能量)；50%~100%的额
外蛋白质(高达4 g/kg蛋白质时检查
肾功能)
· 母乳或标准婴儿配方奶粉，50%~
100%的营养需求通过高能全营养配
方或鼻胃管喂养

图 13 - 1 先天性心脏病(CHD)患儿术前营养方案选择

术后早期的营养支持应尽早启动，尤其是肠内喂养。如果肠内喂养不能达到目标能量，可加用肠外营养支持。在患儿出院前的过渡期，应由专业的营养师或营养医师对监护人进行营养宣教并为其制订个体化的营养支持方案，指导家长出院后继续给予患儿合理的营养支持，进一步改善其预后，并嘱其定期到营养门诊随访，进行详细的营养评估，评估其生长发育追赶情况以及是否存在营养素缺乏。

(二)肠内营养

肠内营养是 CHD 患儿围手术期和术后优先选择的营养支持方式。对于消化道功能无明显异常的术前和术后患儿，应鼓励其进行肠内营养。如果术后患儿血流动力学稳定、无胃肠道功能障碍，可于术后 6~24 h 开始微量喂养 10～2 050 ml/(kg·d)，母乳或是配方奶(67 kcal/100 ml)鼻胃管重力间断推注最佳，如不耐受可改为连续滴注。微量喂养可以促进术后患儿胃肠道功能的恢复。虽然快速增加能量摄入有助于体重增加,但应警惕可能发生坏死性小肠结肠炎,尤其是早产儿合并 CHD 的患儿坏死性小肠结肠炎发生率更高。因此,在喂养过程中要密切监测喂养耐受程度如是否出现腹胀、胆汁残留、血便等,根据耐受情况逐渐增加喂养量。由于 CHD 早产儿也需限制液体量,而母乳能量偏低,因此当母乳喂养量达 50～10 050 ml/(kg·d)时可考虑添加母乳强化剂提高其能量密度至 80 kcal/100 ml 和蛋白质等营养素,可在有限的液体量下获得更多的能量和蛋白的供给。当无法获得母乳喂养的婴儿或者较大儿童需要肠内营养时,也可选用高能量密度的配方替代。如果肠内营养提供的能量无法达到目标能量,可添加肠外营养。肠外营养随着肠内营养增加而逐渐减少,直到肠内营养达到 120～130 kcal/(kg·d),同时,蛋白质和脂肪也可有效达到目标量。病程中应密切关注体重增加情况,每周测量体重、身长、头围,监测生长曲线,评估营养摄入情况。同时,也应密切关注血尿素氮(BUN)、白蛋白、前白蛋白、电解质、钙、磷、碱性磷酸酶水平等,评估营养状态。

对 CHD 患儿喂养的首要目标是最大化经口摄入能量。当单靠经口摄入不能支持生长发育时,即要考虑采用管饲喂养,用于补充口服量的不足。为了维护婴儿的饥饿和饱足生理循环,可以间断性用胃管喂养补充口服摄入量的不足。为了保持婴儿的口腔运动功能和食欲,补充喂养应该在每餐婴儿口服进食 10～15 min 后进行。同时需进行吞咽能力评估和胃食管反流治疗。

对于 CHD 患儿,浓缩配方可以在限制液体摄入的同时帮助提供充足的能量。将配方从 67 kcal/100 ml 浓缩至 80～100 kcal/100 ml,可以通过添加组件配方(碳水化合物、植物油、MCT 油等)或者减少水和固体奶粉的比率来实现。对于使用浓缩配方的婴儿仍需要小心监测水化状态和肾负荷状态,以便随时调整配方的浓度。

(三) 喂养方式

接近 50% 的单心室 CHD 患儿在出院前需要接受鼻胃管或胃造口喂养,喂养效果各个中心不同。大多数中心在这些患儿出院时仍然给予补充性鼻胃管喂养,只对有声带损伤和有误吸病史或无法耐受经口喂养的患儿使用胃造口喂养。可根据患儿的情况选择带鼻胃管或胃造口管出院喂养,或完全经口喂养。

如果出现肠道蠕动障碍、呃逆或同时存在的呼吸窘迫时,应考虑连续喂养。24 h 连续鼻饲喂养是一种能增加摄入量、改善整体营养状态安全有效的方法。如果预计患儿需要长期(如 8 周以上)补充喂养,应考虑放置胃造口喂养管。胃造口喂养管能降低长期鼻饲喂养带来的并发症,如鼻饲管移位、呃逆次数增多造成下食管括约肌松弛、鼻窦炎以及鼻部皮肤和软骨破溃等均与长期使用鼻胃管有关。

(四) 肠外营养

肠外营养作为患儿胃肠道功能障碍不能完全或完全不能耐受肠内营养时的替代治疗,是营养干预五阶梯治疗中重要的一部分。营养干预的五阶梯原则:首先选择营养教育,然后依次向上晋级选择口服营养补充、全肠内营养、部分肠内联合部分肠外营养、全肠外营养。CHD 患儿常合并营养不良,在肠内营养不能达到患儿目标能量时,利用肠外营养使患儿获得更高的能量摄入,有利于患儿营养状况的恢复和追赶生长。但如果患儿术后血流动力学不稳定或者有严重水电解质和酸碱紊乱,以及肝、肾衰竭及出凝血功能障碍时,应禁用肠外营养。

由于高能量密度的肠外营养配方为高渗性,如术前评估患儿已存在营养不良高风险,而且预计术后肠内营养不能很快达到目标能量,可术中留置深静脉导管,以便术后尽早启用肠外营养。如果使用外周静脉输注肠外营养,建议肠外营养配方的渗透压<900 mOsm/L。使用肠外营养制剂的CHD患儿,尤其同时还在用利尿剂及地高辛治疗的儿童需要密切监测电解质。

(五) 出院后喂养及追赶生长

生长发育障碍是CHD婴儿的共同特征,是由多个原因造成的,大部分是由于摄入不足引起体重增加不足、身高增加迟缓。

虽然在新生儿期修复心脏缺陷通常可以在几个月内改善体重增加情况,身高及头围的追赶往往需要一年甚至更久。相关研究发现,婴儿3个月大时REE可以恢复至正常同龄人水平,后期的生长迟缓可能是术前及术后阶段的严重喂养不足造成的营养亏空导致。所以应该密切关注这类患儿的饮食摄入及发育情况,根据生长情况给予个体化的目标能量及喂养方案。使用生长曲线作为营养干预是否成功的评估参考标准。

造成CHD患儿出院后经口喂养失败的原因包括:声带损伤、术后插管时间、经食管超声心动图、早产、延长呼吸机插管时间、CHD手术风险评分(RACHs-1评分)较高等。

以下情况建议提前放置胃管喂养:病情严重的CHD患儿,尤其是诺伍德手术(Norwood procedure)后患儿。有文献报道提前放置胃管可以提高诺伍德手术后至二期手术期间的生存率,但与住院时间缩短及改善生长没有联系。

CHD患儿出院体重低于出生体重、喂养困难仍是一个很大的难题,即使在CICU治疗期间亦是如此。故建立以循证为基础的指南,提出关于何时开始喂养、怎么开始、目标能量、喂养方式,以及明确喂养方案,定期评估生长发育等,对于改善这类高营养风险患儿的生长发育及预后极其重要。

(洪莉,付欢欢)

第四节 肝 病

儿童肝脏疾病复杂多样,涵盖了病毒性肝炎、胆汁淤积性肝病、遗传代谢性肝病、免疫性肝病、非酒精性肝病、药物性肝炎等疾病的各种病理特征。由于多种流行病学变化,全球儿童肝病的发病率及肝移植率呈现逐渐增高趋势。临床上营养不良在肝病患者中十分常见,尤其是慢性肝病及晚期肝病患者。营养不良不仅对肝病患儿的生长发育和神经认知发育造成负面影响,而且也是肝移植预后不良的先兆,常常与发病率和病死率的增加相关。因此,了解肝病患儿的营养状况,明确患儿的营养需求,积极合理地给予营养干预,对于肝病的发生、发展以及预后至关重要。

一般而言,肝病儿童的营养支持治疗与肝病的类型相关。急性肝病患儿一般初期营养状况良好,不需要特定的营养治疗,但在病情发展过程中,若患儿出现急性肝衰竭、肝性脑病等时,则需要给予营养干预。慢性肝病患儿的营养不良相对普遍,存在胆汁淤积性肝病患儿通常需要补充大量脂溶性维生素和中链脂肪酸(MCFA)来满足营养需求,而无黄疸性慢性肝病及肝硬化患儿可能因高代谢及蛋白质氧化增加等因素,需要给予额外增加能量、延缓疾病进展的营养干预措施。另外,遗传性代谢缺陷导致的肝病患儿通常需要特殊的营养干预,如特定的营养素限制或补充等。总之,肝病患儿营养治疗应在防止营养缺乏的同时保持最佳营养摄入,保证患儿的生长发育,降低相关并发症的风险。

一、急性肝衰竭

急性肝衰竭是由肝损伤引起的肝功能丧失的一种快速进展的临床综合征。在儿科患者中有较高的发病率和病死率。临床治疗主要依赖于重症监护和支持性治疗等,常具有挑战性。急性肝衰竭患儿通常初期营养良好,但随着急性肝衰竭的迅速进展,可能出现经口摄入不足、高分解代谢、低血糖、高氨血症以及电解质、酸碱紊乱等,从而导致营养问题。急性肝衰竭的营养支持与其他危重疾病相似,但出现低血糖、高能量消耗和蛋白质分解的风险更大,并可能需要暂时限制蛋白质。超急性肝衰竭和持续血氨浓度升高($>150\,mmol/L$)的患者发生脑水肿和颅内高压的风险增加,在这种短暂且严重肝功能损害的特定情况下,蛋白质营养支持可推迟 $24\sim48\,h$,直到高氨血症得到控制。当开始给予蛋白质时,应动态监测血氨浓度的变化。肝性脑病患者严格的蛋白质限制[$<2\,g/(kg \cdot d)$]一般是暂时性的,不应持续长时间,以避免导致内源性肌肉蛋白消耗及营养状况恶化。为保持急性肝衰竭患儿脂肪和肌肉储存并维持血糖水平,应提供持续充足的能量及营养,并避免长时间禁食、禁水。营养支持方式优先选择经口膳食摄入,如果饮食摄入不足以维持理想的营养状态,可选择 ONS 补充、肠内营养、肠外营养或组合方式的营养支持。肠内营养通常优于肠外营养,前者有助于降低急性肝衰竭患儿细菌易位和脓毒症的风险,并预防应激性溃疡。无法通过口服或管饲进行肠内营养的肝病患儿可选择肠外营养。北美儿科胃肠病学、肝病学和营养学会最新指南建议急性肝衰竭儿童如果出现高氨血症,需要全肠外营养时应限制蛋白质摄入量为 $1\,g/(kg \cdot d)$。此外,除非怀疑脂肪酸氧化障碍或线粒体疾病,否则应使用脂肪乳。对于危重症患者,还需要注意严格地控制血糖,防止高血糖或低血糖发生。

二、肝硬化

肝硬化是临床常见的慢性进行性肝病,由一种或多种病因长期或反复作用形成的弥漫性肝损害。儿童常涉及遗传性、胆汁淤积性、代谢性、自身免疫性等因素。由于肝硬化是慢性肝病的最后阶段,因此肝硬化患儿营养不良十分常见。由于肝硬化患者处于分解代谢状态,其特征是蛋白质合成减少和蛋白质分解增强,为糖异生提供燃料,而糖异生过程需要能量,因此肝硬化患者静息能量(REE)消耗增加。肝硬化患儿需要更高的能量,建议给予日常摄入能量的120%~150%,部分患儿甚至超过150%,具体取决于患儿的营养状况和肝硬化的代偿状况。不建议对肝硬化患儿限制蛋白质摄入,且只有在失代偿性腹水的情况下才应限制钠摄入。需要注意的是,慢性肝病患者氨基酸代谢发生改变,血液中支链氨基酸(BCAA)含量降低,芳香族氨基酸(AAA)含量升高。因此,BCAA对慢性肝病中蛋白质代谢有特别意义。国外有指南推荐对于蛋白质不耐受的肝硬化患者,可使用植物蛋白或BCAA配方,以摄取足够的蛋白质。晚期肝硬化患者可给予长期口服BCAA补充剂,以提高患者的存活率及改善其生活质量。尽管有研究显示,BCAA对肝病患者可能存在潜在益处,但在儿科没有大规模的临床试验。到目前为止,没有足够的证据推荐肝病患儿常规使用含有BCAA的配方。BCAA配方奶粉在慢性肝病患儿中的应用尚处于试验阶段。

三、胆汁淤积性肝病

胆汁淤积性肝病是一组由多种原因引起的胆汁形成、分泌和(或)胆汁排泄异常引起的肝脏病变的疾病。儿童涉及主要发生在新生儿和婴儿的胆道闭锁、阿拉吉尔综合征、进行性家族性肝内胆汁淤积症、α1-抗胰蛋白酶缺乏症和新生儿肝炎等,以及发生在较大年龄儿童的自身免疫性肝炎、原发性硬化性胆管炎和肝豆状核变性等。营养问题是胆汁淤积性肝病儿童的常见问题,需要积极的营养管理,以防生长障碍、营养不良及营养素缺乏。胆汁淤积性肝病患儿的能量需求主要取决于REE、疾病的需求,较少取决于活动水平。患儿能量需求通常会增加,建议给予日常摄入能量的130%~150%。重度胆汁淤积性肝病婴儿的每天蛋白质摄入量需求为2~3 g/(kg·d),以确保正氮平衡和正常生长,除非存在肝性脑病或尿素循环障碍相关的胆汁淤积,否则不应限制蛋白质摄入。胆汁淤积性肝病患儿常存在脂肪、脂溶性维生素和某些矿物质的吸收不良。当肝病患儿存在肠道吸收不良、排泄物中脂肪损失过多等情况下,可增加脂肪供应。患儿脂肪的需求量取决于其营养状况及胃肠道功能。中链甘油三酯(MCT)不需要胆汁乳化,可直接被门静脉系统吸收,可优先选择补充MCT来维持营养摄入。胆汁淤积性肝病婴儿可选择富含MCT的配方奶粉,年龄较大的儿童可在膳食中添加MCT粉或椰子油、棕榈油。MCT需与食物一起服用,以免发生恶心、腹泻等不良反应。MCT添加的比例,目前建议占总脂肪的30%~60%,最初可提供MCT与LCT的比例为3∶7,最终比例根据患儿的病情选择。需要注意的是,当MCT超过总脂肪量的80%时,必需脂肪酸缺乏(EFAD)的风险会显著增加。因此,长期使用时,LCT不应低于总能量摄入量的10%,LCT的总脂肪占比至少40%,可防止EFAD并有利于儿童的生长发育。由于胆汁淤积性肝病患儿分泌到肠腔的胆汁酸减少,常会出现脂溶性维生素(维生素A、D、E、

K)吸收不良,从而导致 MODS,如佝偻病、凝血功能障碍以及神经、免疫和视觉功能缺陷等。因此,需对胆汁淤积性肝病患儿的脂溶性维生素水平进行临床和实验室评估,注意及时补充及定期监测。

四、非酒精性脂肪性肝病

非酒精性脂肪性肝病(nonalcoholic fatty liver disease,NAFLD)是一种由于肝脏脂肪过度堆积而引起的慢性肝病,包括非酒精性单纯性脂肪肝、非酒精性脂肪性肝炎(NASH)及晚期的肝纤维化和肝硬化。NAFLD 的患病率在过去 20 年大幅增加,目前已成为儿童和青少年慢性肝病的最常见原因,尤其在肥胖儿童人群中。儿童 NAFLD 的高患病率常与遗传和表观遗传、不健康的饮食模式、久坐的生活方式等因素有关。儿童和成人 NAFLD 在分子和遗传水平的发病机制具有相似性和差异性。但无论对于成人还是儿童,NAFLD 的治疗手段都比较有限,目前尚无药物被批准用于治疗儿童NAFLD。饮食和运动等生活方式的改变是儿童 NAFLD 主要的有效治疗干预措施。儿童 NAFLD 的关键问题是营养过剩及肥胖。在 NAFLD 诊断后,首先应控制过度喂养和体重。目前指南建议改变生活方式和改善饮食结构,但无足够的证据推荐任何特定的儿童饮食治疗方案。地中海膳食富含水果、蔬菜、橄榄油、坚果/豆类和鱼类,是最广泛采用的饮食模式。在成人中,有一致的证据表明地中海膳食治疗与肝脏脂肪的减少有关。富含水果和蔬菜、低脂乳制品和非精制谷物的饮食方法(得舒饮食)也已在成人中进行了实践,显示可改善 ALT 等生物标志物。然而,这些饮食在 NAFLD 儿童中研究较少。流行病学调查显示,与无 NAFLD 的儿童相比,患有 NAFLD 的肥胖儿童果糖、饱和脂肪的摄入量更高,纤维摄入量更低。据报道,遵循西方饮食中高含量单糖、精制碳水化合物、饱和脂肪酸和反式脂肪酸,会引起脂肪增加及慢性炎症反应,导致NAFLD 恶化,并在后期进一步发展为 NASH 和肝硬化。而以大量摄入蔬菜、水果、坚果、橄榄油、低脂乳制品、鱼和大蒜的饮食模式与 NAFLD 风险降低有关。因此,儿童NAFLD 饮食策略推荐均衡膳食能量与身体活动,以儿童膳食宝塔为基础,选择低血糖指数(GI)、低加工谷物的复合碳水化合物、蔬菜和富含蛋白质的食物,以及限制脂肪、盐等摄入的饮食原则。

五、代谢性肝病

先天性代谢缺陷一般是在代谢途径中存在酶缺乏导致的一系列疾病。当代谢缺陷导致肝大或肝功能异常时,被称为代谢性肝病。代谢性肝病复杂多样,大多数无特异性治疗方法,部分特定疾病可给予特殊饮食干预,如糖原贮积症、半乳糖血症、遗传性果糖不耐受、酪氨酸血症、威尔逊病、脂肪酸氧化代谢障碍、尿素循环障碍等。

六、肝移植围手术期营养支持

肝移植患者术前营养不良发生率较高,移植前营养不良可导致移植后相关并发症,如线性生长衰竭、智力发育迟缓、代谢性骨病等,营养不良也是肝移植患者病死率的一个重要危险因素。因此,肝移植前后接受营养支持十分重要。对于经口摄入减少且等待移植的营养不良儿童,必要时可给予鼻胃管肠内营养。移植后应尽快开始肠内营养,肠功能恢复时可短期使用肠外营养,全肠外营养应在术后第2天或第3天开始,术后肠梗阻消失后应尽快进行肠内营养。肝移植患者早期全肠内营养或肠内营养联合肠外营养均优于全肠外营养。肝移植术后的儿童至少需要120%的能量需求,肠内营养可通过口服或管饲高能量密度配方制剂实现。移植后应长期随访,密切监测患儿饮食及营养摄入及生长发育情况。

营养不良是肝病患儿的常见并发症,可增加患儿的发病率和病死率,通过给予充足的能量、蛋白质、脂肪和微量营养素的营养治疗,优化肝病患儿的营养状况,对患儿的疾病及生长发育均产生积极影响。因此,应密切监测肝病患儿的营养状况,早期识别及发现营养问题,积极给予营养干预,改善患者的预后。

(吴捷)

第五节　先天性代谢缺陷

先天性代谢缺陷(inborn errors of metabolism,IEM)是蛋白质、脂质及碳水化合物或能量代谢过程中,相关的酶、辅酶、受体或载体等缺陷导致代谢产物或能量供应不足、底物或中间毒性代谢物质贮积,引起器官组织损伤,从而产生一系列临床症状的一类疾病,部分有特异性代谢生物标志物作为诊断指标。IEM种类繁多,目前常见的有750多种,单病种发病率低,但总体发病率高达1/2 000。

IEM临床表现复杂多样,多缺乏特异性,几乎所有系统均可受累,以神经系统和消化系统表现最为常见。IEM胎儿期可以表现为胎儿畸形、器官发育不良和胎儿水肿等。IEM的起病人群从新生儿至成人不等,起病年龄越早,病情越严重。起病分为急性和慢性,急性期患者可出现急性脑病和代谢障碍相关的非特异性征象,包括发作性呕吐伴脱水或休克、嗜睡和昏迷、癫痫发作、低血糖和酸中毒等;慢性期则表现为胃肠道非特异性症状(厌食、慢性呕吐等)、进行性精神运动和生长发育迟缓等。IEM的诊断多依靠特异性代谢标志物、酶活性和基因检测。

根据受影响的底物,IEM可分为氨基酸代谢障碍、碳水化合物代谢障碍、脂肪酸代谢障碍等15种。因为蛋白质、碳水化合物、脂质是人类膳食的三大营养要素,所以营养治疗对于这些物质的代谢障碍至关重要。其治疗的核心机制是限制代谢受阻底物的摄入以减少有害物质蓄积,并根据需要补充生成不足的产物和能量,维持代谢稳定和生长发育正常。2019年国家卫健委颁布的《罕见病诊疗指南》提出,营养治疗是多种IEM的主要治疗方法,其中的关键是使用相应的特殊医学用途配方食品(FSMP)。FSMP是指为了满足进食受限、消化吸收障碍、代谢紊乱或特定疾病状态人群对营养素或膳食的特殊需要，专门加工配制而成的配方食品。FSMP可部分取代正常饮食，为患者提供维持生长发育和正常生活所需的必需营养素。在部分IEM的治疗中，FSMP发挥着基石作用。

对于氨基酸代谢障碍和部分有机酸代谢障碍的患者，由于必需氨基酸无法由人体合成，只能依赖饮食摄入，所以这类患者在限制氨基酸摄入的同时，必须达到甚至超过蛋白质摄入安全水平的120%，以保证体内蛋白质合成和生长发育的基本需求。目前常用的参考标准是2007年FAO、WHO及联合国大学（United Nations University，UNU)推荐的蛋白质摄入安全水平（表13-5）。

表13-5　2007年FAO/WHO/UNU推荐的不同年龄的蛋白质和能量摄入安全水平

能量			蛋白质	
人群	男性需求量 [kcal/(kg·d)]	女性需求量 [kcal/(kg·d)]	人群	需求量 [g/(kg·d)]
婴儿			婴儿	
0.5岁	80	81.2	0.1岁	1.77
			0.2岁	1.5
			0.25岁	1.36
			0.5~1岁	1.31
儿童			儿童	
2.5岁	83.1	79.8	1~10岁	0.84~0.90
5岁	75.2	72.8	11~16岁	0.92~1.14
10岁	65.7	59.2		
15岁	54.9	46.1		
成人（适度活动，70 kg)			成人	
18~29岁	43.7	38	>16岁	0.84~0.87
30~59岁	41.8	35.3		
成人（适度活动，50 kg)				
18~29岁	50.6	43		
30~59岁	50.6	43.7		

一、氨基酸代谢障碍的营养治疗

氨基酸代谢障碍是由于氨基酸代谢途径中相关的酶、辅酶、受体或载体等缺陷导致氨基酸及其代谢产物在人体中蓄积，并引起相关临床表现的一组疾病。氨基酸代谢障碍营养治疗的原则是限制蛋白质或特定氨基酸的摄入。常见的氨基酸代谢障碍包括苯丙酮尿症、枫糖尿病、尿素循环障碍等。

（一）苯丙酮尿症

苯丙酮尿症（phenylketonuria，PKU)是一种常见的常染色体隐性遗传性氨基酸代谢障碍疾病，我国发病率为1/11 500~1/100 000。由于苯丙氨酸羟化酶（phenylalanine hydroxylase，PAH)基因变异导致PAH活性降低或缺乏，苯丙氨酸（phenylalanine，

Phe)不能转化为酪氨酸(tyrosine,Tyr),使得血 Phe 浓度增高,苯丙酮酸、苯乙酸和苯乳酸等旁路代谢产物生成增多,黑色素合成减少。典型临床表现为智力落后、皮肤和毛发颜色浅淡、全身和尿液有"鼠臭味"等。目前,大多数国家已开始实施新生儿筛查,我国 PKU 新生儿筛查率已超过 97%。当血 Phe 浓度$>120\ \mu mol/L$(2 mg/dl)且 Phe/Tyr>2.0,并排除其他原因导致的继发性血 Phe 浓度增高后,可诊断为高苯丙氨酸血症(hyperphenylalaninemia,HPA)。当 PAH 缺乏症患者的血 Phe 浓度$>360\ \mu mol/L$(6 mg/dl)时,称为 PKU。

PKU 是第一种可以通过饮食控制治疗的遗传代谢病。《中国 PAH 缺乏症的专家共识(2019 年)》指出,PAH 缺乏症患者的营养需求除 Phe、Tyr 和蛋白质的需要量有特殊需求外,能量、脂肪、维生素和矿物质的需求与正常人群无异。由于 PAH 缺乏症患者无法将 Phe 羟化为 Tyr,患者可通过限制 Phe 的摄入将血 Phe 浓度控制在推荐范围,同时 Phe 也是一种必需氨基酸,应满足其最低摄入量要求,并建议定期监测 Tyr 浓度。PAH 缺乏症患者不同年龄阶段 Phe、Tyr 及蛋白质的推荐摄入量见表 13-6。总蛋白质的推荐摄入量应高于相应年龄段 FAO/WHO/UNU(2007 年)的蛋白质和能量摄入安全水平,其原因在于低 Phe 饮食中 50%~85%的蛋白质来源于无 Phe 的 FSMP(无 Phe 特殊奶粉)中的 L-氨基酸。L-氨基酸的吸收和氧化速度比天然蛋白质快,但体内生物利用率较低,故需额外补充 20%~40%的蛋白量以弥补由于氧化吸收率快等因素带来的损失。另外,蛋白质摄入不足会限制蛋白质的合成,导致内源性蛋白质分解,从而造成血 Phe 浓度增高。PAH 缺乏症患儿的能量需求与正常儿童接近。由于食物的限制,低 Phe 饮食患者存在多种营养素摄入不足的风险,需要定期评估患儿的膳食摄入量并进行生化检查,及时添加营养补充剂。

表 13-6 PAH 缺乏症患者 Phe、Tyr 和蛋白质每天推荐摄入量

年龄/阶段	Phe(mg)	Tyr(mg)	蛋白质(g/kg)
0~3 月龄	130~430	1 100~1 300	2.5~3.0
3~6 月龄	135~400	1 400~2 100	2.0~3.0
6~9 月龄	145~370	2 500~3 000	2.0~2.5
9~12 月龄	135~330	2 500~3 000	2.0~2.5
1~4 岁	200~320	2 800~3 500	1.5~2.1
4 岁以上至成人	200~1 100	4 000~6 000	FAO/WHO/UNU(2007)的 120%~140%

妊娠期/哺乳期	Phe(mg)	Tyr(mg)	蛋白质(g)
孕早期	265~770	6 000~7 600	≥70
孕中期	400~1 650	6 000~7 600	≥70
孕晚期	700~2 275	6 000~7 600	≥70
哺乳期	700~2 275	6 000~7 600	≥70

PAH 缺乏症饮食治疗需根据患者 Phe 耐受量来限制天然蛋白质的摄入量,同时补充无 Phe 特殊奶粉和低 Phe 食物。患者一经确诊,应立即开始低 Phe 饮食,并限制天然蛋白质的摄入量。婴儿期患者应暂停母乳喂养,给予无 Phe 特殊奶粉,待血 Phe 浓度降至 $120\sim240\ \mu mol/L$ 时可逐渐加入天然食物;较大婴儿和儿童可以选用无 Phe 蛋白粉和(或)奶粉,根据血 Phe 浓度适量添加低蛋白、低 Phe 食品,如藕粉、大部分蔬菜和水果、富含必需脂肪酸的植物油等。

(二) 枫糖尿病

枫糖尿病(maple syrup urine disease,MSUD)是一种由于支链 α-酮酸脱氢酶复合体(branched chain α-ketoacid dehydrogenase,BCKAD)缺陷引起的支链氨基酸(BCAA)代谢病,全球发病率约为 1/200 000。由于 BCKAD 复合体缺陷,BCAA 代谢受阻,其相应酮酸衍生物在体内蓄积。MSUD 的临床特征包括神经发育迟缓、脑病症状(昏睡、呼吸暂停等)、喂养困难等,并且在尿液和耵聍中有一种典型的"焦枫糖"气味。通过血串联质谱中亮氨酸、异亮氨酸、缬氨酸等 BCAA 水平升高,尿气象色谱-质谱中 2-酮异己酸、2-酮-3-甲基戊酸、2-酮异戊酸水平升高和基因检测可确诊 MSUD。严格的饮食疗法可以将代谢指标维持在可接受范围内,但很难使氨基酸水平达到正常,也无法彻底预防患者认知和智力障碍的发生。

MSUD 慢性期治疗以饮食治疗为基石。2014 年美国 MSUD 指南指出,MSUD 患者需限制含有 BCAA 的食品摄入,同时提供足够的能量和营养以满足其生长发育需求。MSUD 健康患者的 BCAA、蛋白质和能量的每天推荐摄入量见表 13-7。婴儿期患者可通过母乳或婴儿配方奶粉提供每天亮氨酸的基本需求,将 BCAA 水平控制在理想范围内(亮氨酸:≤5 岁者为 $75\sim200\ \mu mol/L$,>5 岁者为 $75\sim300\ \mu mol/L$;异亮氨酸和缬氨酸:$200\sim400\ \mu mol/L$)。亮氨酸、缬氨酸和异亮氨酸的摄入量应基于血 BCAA 浓度,而不是维持特定的每千克体重摄入量目标。维生素 B_1 有效型患者给予维生素 B_1 治疗(每天 $50\sim200$ mg)。高蛋白食物中含有过多的亮氨酸,多不能纳入 MSUD 患者的日常饮食中。蛋白质含量适中的食物,如淀粉类蔬菜和普通谷物产品等,可在饮食中提供大部分亮氨酸。故可以引入由小麦或其他淀粉制成的改良型低蛋白食品,以便在亮氨酸含量很低的情况下获得更充足的食物量。食物中的亮氨酸含量可以根据食物成分量表中的食物蛋白质含量估算。绝大多数 MSUD 患者需要使用 FSMP。对于经典型 MSUD 患者来说,特别是在婴儿期,FSMP 可提供高达 $80\%\sim90\%$ 的蛋白质需求和大部分能量需求。FSMP 或能量摄入不足,均会导致血液亮氨酸浓度升高。此外,患者还需要注意补充维生素、矿物质以及微量元素的摄入。当经典型 MSUD 患者的亮氨酸摄入量减少到足以将亮氨酸浓度维持在目标范围内时,其血浆中异亮氨酸和缬氨酸的浓度可能低于推荐值,通常需要额外补充。

表 13-7　MSUD 健康患者支链氨基酸(BCAA)、蛋白质和能量的每天推荐摄入量

年龄	BCAA			蛋白质 (g/kg)	能量 (kcal/kg)
	亮氨酸 (mg/kg)	异亮氨酸 (mg/kg)	缬氨酸 (mg/kg)		
0～6 月龄	40～100	30～90	40～95	2.5～3.5	95～145
7～12 月龄	40～75	30～70	30～80	2.5～3.0	80～135
1～3 岁	40～70	20～70	30～70	1.5～2.5	80～130
4～8 岁	35～65	20～30	30～50	1.3～2.0	50～120
9～13 岁	30～60	20～30	25～40	1.2～1.8	40～90
14～18 岁	15～50	10～30	15～30	1.2～1.8	35～70
≥19 岁[1]	15～50	10～30	15～30	1.1～1.7	35～45

注　① 男性和未怀孕、未哺乳的女性。

急性期患者在住院期间的营养管理有以下措施:①无呕吐的患者可同时通过肠外和(或)肠内营养途径提供能量和无亮氨酸的蛋白质;②保持血浆中异亮氨酸和缬氨酸浓度＞200 μmol/L;③每 12～24 小时重新评估血浆氨基酸浓度或临床指征;④监测电解质和液体出入量;⑤当亮氨酸浓度不能控制在理想范围时,应重新启动亮氨酸的摄入;⑥促进蛋白质合成代谢是降低 BCAA 浓度的关键,能量摄入量需超过生理需要量,需要暂时停止或减少亮氨酸的摄入,但要预防缬氨酸和异亮氨酸的缺乏;⑦能量摄入量应达到生理需要量的 1.25～1.5 倍,主要由葡萄糖(50%～70%)和脂质(30%～50%)供给;⑧为了预防高血糖,通常需要持续输注胰岛素;⑨考虑到脑水肿的高风险,需要避免过量输液和使用低渗溶液;⑩为了降低亮氨酸浓度,必须提供足够的其他氨基酸,包括缬氨酸和异亮氨酸;⑪需要尽快获得不含 BCAA 的氨基酸来源,以便为婴儿提供相当于 2～3.5 g/(kg·d)的总蛋白质量,并大于所有年龄段的 FAO/WHO/UNU(2007 年)推荐的蛋白质和能量摄入安全水平。若无呕吐,可经鼻胃管管饲 MSUD 的 FSMP(0.7～1.2 kcal/ml,速度为 30～60 ml/h)。

(三) 尿素循环障碍

尿素循环(urea cycle)是一种将机体内过多的氨转化为尿素,并通过尿液排出体外的代谢途径。尿素循环障碍(urea cycle disorder,UCD)是由于参与尿素循环的酶或转运蛋白缺陷,导致氨的代谢受阻、血氨升高的一组遗传代谢疾病。根据不同的病因,UCD 可分为:氨甲酰磷酸合成酶 1 缺乏症(carbamoylphosphate synthetase 1 deficiency,CPS1D)、鸟氨酸氨甲酰转移酶缺乏症(ornithine transcarbamylase deficiency,OTCD)、精氨酰琥珀酸合成酶缺乏症(argininosuccinate synthetase deficiency,ASSD)、精氨酰琥珀酸裂解酶缺乏症(argininosuccinatelyase deficiency,ASLD)、精氨酸酶 1 缺乏症(arginase 1 deficiency,ARG1D)、N-乙酰谷氨酸合成酶缺乏症(N-acetylglutamate synthase deficiency,NAGSD)、希特林蛋白缺乏症(Citrin deficiency,Citrin D)和高尿氨酸血症-高氨血症-同型瓜氨酸尿症综合征

（hyperornithinaemia-hyperammonaemia homocitrullinuria syndrome，HHHS）。除OTCD 为 X 连锁显性遗传外，其他亚型均为常染色体隐性遗传。不同亚型的发病率存在差异，其中 OTCD 是最常见的亚型，全球发病率为 1/56 500～1/80 000，我国的具体发病率不详。UCD 的临床表现分为急性发作期和慢性期。急性发作期以高氨血症为特征，表现为嗜睡、意识障碍、呼吸衰竭等神经系统障碍；慢性期表现则与长期血氨增高引起的大脑损伤有关，如生长发育迟缓、厌食高蛋白食物、认知障碍等，可呈间歇性发作。诊断 UCD 需根据患者的临床表现、实验室检查（血氨检测、血气分析、血氨基酸、酰基肉碱谱及尿有机酸分析等）和基因检测。

根据 2022 年中国及 2019 年欧洲 UCD 指南，除 Citrin D 外，低蛋白饮食是 UCD 患者管理的基石，须终身坚持。儿童及青少年患者应在保障生长发育的基础上最大限度地减少蛋白质摄入。新生儿阶段可给予母乳或不含蛋白的 UCD 配方粉，断奶阶段逐步添加低蛋白食物，保障能量供应，并参照 FAO/WHO/UNU（2007 年）推荐的蛋白质和能量摄入安全水平（表 13-5），结合血氨浓度定期调整饮食管理方案。部分迟发型患者偏好低蛋白饮食，可能导致维生素 D、维生素 B_{12} 和铁、钙等微量元素缺乏，需注意补充。酒精摄入会引起肝脏损伤和血氨升高，因此应尽量避免饮酒。感染、发热、呕吐等引起的能量和蛋白质摄入不足可使机体分解代谢增强，导致血氨浓度升高，故需注意监测血氨水平。当饮食摄入量不足时，可口服 UCD 专用的无蛋白特殊医学用途配方粉或静脉补充葡萄糖。

对于以下患者，需鼻胃管喂养：①无法吸吮或吞咽者；②食欲不振和（或）拒食导致能量摄入不足；③存在胃肠道症状，如呕吐、反流、干呕；④并发症的应急管理。如果需要长期管饲和（或）连续过夜喂养，可行胃造口术。研究显示，管饲喂养在 UCDs 患者中使用比例达 22%，喂养困难是管饲喂养最常见的原因。除非吞咽受损，应尽量经口喂养。

急性发作期患者应立即停止蛋白质摄入，但在 24～48 h 后必须开始补充必需氨基酸或 BCAA[0.5 g/(kg·d)]，之后根据血氨浓度增加 0.5 g/(kg·d) 至 FAO/WHO/UNU（2007 年）推荐的蛋白质和能量摄入安全水平（表 13-5）。排除 Citrin D 后，外周静脉输注 10% 葡萄糖及适量电解质以促进合成代谢，血糖浓度应维持在 6.6～11 mmol/L，出现高血糖时予以胰岛素。此外，可给予脂肪乳 1～2 g/kg 静脉滴注以保证能量供应[60～100 kcal/(kg·d)]。

饮食治疗是 Citrin D 患者的重要治疗手段，推荐长期坚持高蛋白、高脂肪、低碳水化合物饮食原则，同时保证充足的能量摄入及最低碳水化合物摄入量。Citrin 缺乏导致的新生儿肝内胆汁淤积症（neonatal intrahepatic cholestasis caused by Citrin deficiency，NICCD）一旦诊断，应停母乳及含乳糖配方奶，改为无乳糖且富含 MCT 的配方奶粉喂养。瓜氨酸血症 II 型（CTLN2）患者补充富含 MCT 的低碳水化合物饮食有助降低血氨水平。Citrin D 患者常厌恶高碳水化合物食物，嗜好高蛋白、高脂肪食物。通过分析其饮食发现，每天能量摄入约为健康人群的 115%，蛋白、脂肪及碳水化合物占比分别为20%～22%、47%～51%、28%～32%，多数患者碳水化合物摄入量为 100～200 g/d。

此外,Citrin 缺乏导致的发育不良和血脂异常(failure to thrive and dyslipidemia caused by Citrin deficiency, FTTDCD)、高碳水化合物摄入、饮酒、低体重及疲劳是诱发 CTLN2 的高危因素。NICCD 常需补充维生素 A、D、E、K_1 等脂溶性维生素。CLTN2 患者急性高氨血症时应避免高浓度葡萄糖输注,继发脑水肿时应使用甘露醇而非甘油果糖降颅内压治疗。

二、有机酸代谢障碍的营养治疗

有机酸代谢障碍又称有机酸血症或有机酸尿症,是由于 BCAA 降解相关的酶缺陷导致有毒的有机酸累积,影响大脑、心脏等多个脏器功能的一类疾病,若未及时识别和治疗可导致死亡。常见的有机酸代谢障碍包括甲基丙二酸血症、异戊酸血症、戊二酸血症 I 型等。

(一) 甲基丙二酸血症和丙酸血症

甲基丙二酸血症(methylmalonic acidemia, MMA)和丙酸血症(propionic acidemia, PA)都是丙酸分解代谢障碍的常染色体隐性遗传病,分别由甲基丙二酰辅酶 A 变位酶(methylmalonyl-CoA mutase, MUT)和丙酰辅酶 A 羧化酶(propionyl-CoA carboxylase, PCC)缺陷引起,其特征是血、尿液等体液中 3-羟基丙酸、甲基柠檬酸和(或)甲基丙二酸的蓄积。MMA 和 PA 的临床症状无特异性,部分患者在新生儿期即可出现脱水、呕吐、代谢性酸中毒和高氨血症,部分患者则在新生儿期后才逐渐出现发育迟缓、癫痫、心肌病、慢性肾脏病等多系统疾病。MMA 发病率约为 1/50 000,PA 发病率为 1/100 000~1/150 000。MMA 和 PA 的诊断均依靠血串联质谱、尿气相色谱-质谱和基因检测。

根据 2014 年 MMA 和 PA 的欧洲诊疗指南,MMA 和 PA 患者慢性期饮食管理的关键是降低蛋白质摄入,限制并确保丙酸前体(氨基酸、异亮氨酸、缬氨酸、蛋氨酸和苏氨酸)的基本需求,保证患者代谢稳定和生长发育正常。天然蛋白质和能量的摄入量取决于年龄、生长、代谢稳定性和病症的严重程度,目标是达到 FAO/WHO/UNU(2007年)推荐的蛋白质和能量摄入安全水平(表 13-5),并均匀分布在一天中。由于母乳具有低蛋白质、低氨基酸、预防感染和减少肠道丙酸盐的优点,婴儿期患者可食用母乳及不含 MMA/PA 前体氨基酸的 FSMP,并在正常年龄断奶。具有严重表型的患者可使用鼻饲或胃造瘘进食,或睡前给予无蛋白质、含有多聚葡萄糖和脂质的 FSMP,预防夜间长时间不进食引起的分解代谢。患者可服用左旋肉碱[推荐剂量 100~300 mg/(kg·d)],并根据临床反应和肉碱水平调整剂量,预防高氨血症。此外,患者需要注意补充维生素、矿物质和微量营养素,并监测血必需氨基酸尤其是 BCAA 的水平,降低过度治疗造成的贫血、生长发育不良、皮肤溃烂等营养缺乏相关并发症的风险。在患者婴儿期,照护人需要学会 MMA 和 PA 患者的一般营养原则、选择低蛋白质食物、阅读食物标签、计算蛋白质含量、固体饮食的过渡、合理使用无蛋白质和低蛋白质的 FSMP 以及牙科护理。

MMA 和 PA 患者的急性期饮食管理包括停止蛋白质摄入和通过静脉输注葡萄糖

等方式给予充足能量,防止内源性蛋白质分解代谢,同时促进合成代谢。按照患者基础能量需求的 1.5 倍补充能量。静脉输注葡萄糖[输注速度:0~12 个月者为 8~10 mg/(kg·min),1~3 岁者为 7~8 mg/(kg·min),4~6 岁者为 6~7 mg/(kg·min),7~12 岁者为 5~6 mg/(kg·min),青少年为 4~5 mg/(kg·min),成人为 3~4 mg/(kg·min)]和适量胰岛素(起始剂量为 0.01~0.02 U/(kg·h),其余能量可用脂肪乳剂补充[剂量可达 2 g/(kg·d)]。无呕吐的患者可同时使用肠外营养和肠内营养。急性起病 24~48 h 暂停天然蛋白质的摄入,仅使用不含氨基酸的肠外营养或肠内营养,待代谢和临床情况改善后需要立即添加标准氨基酸溶液[起始量为 0.5 mg/(kg·d)],最终达到蛋白质摄入的安全水平。患者病情较轻且无消化道症状时,宜采用无蛋白质的家庭肠内急救喂养管理方案,并补充水和电解质,满足增加的代谢需求,预防内源性蛋白质分解代谢。

(二)戊二酸血症Ⅰ型

戊二酸血症Ⅰ型(glutaric acidemia Ⅰ,GA-1)是由于赖氨酸、羟赖氨酸和色氨酸分解代谢途径中的戊二酰辅酶 A 脱氢酶(glutaryl-CoA dehydrogenase,GCDH)缺陷,导致机体内戊二酸、3-羟基戊二酸、戊烯二酸和戊二酰肉碱升高的一种常染色体隐性遗传病,发病率约为 1/110 000。其临床症状多变,包括巨颅、急性脑病、认知功能及肌张力障碍等,多数患者于婴幼儿时期发病。根据血串联质谱、尿气相色谱-质谱和基因检测可诊断本病。

2017 年 GA-1 欧洲指南建议,GA-1 慢性期的营养治疗旨在保证患儿正常生长发育的前提下,有效控制代谢水平,降低血及组织中戊二酸、3-羟基戊二酸及戊二酰肉碱的水平,以减轻其对神经系统的毒性损伤。该指南建议,6 岁以下患者采用低赖氨酸饮食,并额外服用不含赖氨酸、少量色氨酸的 FSMP(表 13-8);6 岁以上患者须遵循相应年龄的低蛋白质饮食方案,保证达到 FAO/WHO/UNU(2007 年)推荐的蛋白质和能量摄入安全水平(表 13-5),但仍须避免摄入富含赖氨酸和色氨酸的食物。合并肌张力障碍的患者需要摄入更多能量,有喂养问题的患者可以进行鼻饲或胃造瘘。

表 13-8 GA-1 慢性期营养治疗

营养治疗	年 龄				
	0~6 月龄	7~12 月龄	1~3 岁	4~6 岁	>6 岁
低赖氨酸饮食					
天然赖氨酸[mg/(kg·d)]	100	90	80~60	60~50	限制天然蛋白质摄入,避免摄入富含赖氨酸的食物
不含赖氨酸、少量色氨酸的 FSMP[蛋白质 g/(kg·d)]	1.3~0.8	1.0~0.8	0.8	0.8	
能量[kcal/(kg·d)]	100~80	80	94~81	86~63	
微量营养素(%)	≥100	≥100	≥100	≥100	≥100
肉碱[mg/(kg·d)]	100	100	100	100~50	50~30

当 GA-1 患者因发热、围手术期等情况处于分解代谢风险中时,须在急性脑病症状出现前启动紧急处理,其中的饮食管理包括:通过口服麦芽糊精或静脉输注葡萄糖[葡萄糖摄入量<1 岁者为 12~15 g/(kg·d),1~3 岁者为 10~12 g/(kg·d),3~6 岁者为 8~10 g/(kg·d)],6 岁以上患者葡萄糖摄入量根据年龄和个体情况调整)和脂质,保证足够的能量摄入,以预防或逆转分解代谢状态。当发生血糖浓度升高时(血糖浓度>8 mmol/L),可静脉输注胰岛素[0.025~0.05 U/(kg·h)],并根据血糖调整剂量。同时,暂停或减少 50% 的天然蛋白质摄入,以减少具有神经毒性的戊二酸和 3-羟基戊二酸产生。24 h 后需逐步增加天然蛋白质的摄入,在 48~72 h 内达到慢性期摄入量。

三、脂肪酸代谢障碍的营养治疗

线粒体脂肪酸(fatty acid, FA)氧化为心脏和肝脏细胞提供高达 80% 的能量。在肝脏中,脂肪酸 β 氧化促进酮体的合成,为肝外脏器(尤其是大脑)作为替代能源供能。空腹或长时间运动时,存储在脂肪组织中的长链脂肪酸(LCFA)释放脂酰基辅酶 A(acyl-coenzyme A, CoA),脂酰基 CoA 经肉碱穿梭进入线粒体,通过脂肪酸 β 氧化,生成乙酰 CoA 并进入三羧酸循环,产生三磷酸腺苷(adenosine triphosphate, ATP),为细胞供能。脂肪酸 β 氧化障碍(fatty acid oxidation disorders, FOAD)是由于上述过程中所需的酶或转运蛋白功能缺陷,导致脂肪酸 β 氧化障碍、能量合成减少所引起的一组疾病,常见的疾病包括肉碱缺乏症,短链脂肪酸(SCFA,<6 个碳)、中链脂肪酸(MCFA,(6~12 个碳)和 LCFA(12~20 个碳)氧化障碍等。肉碱缺乏症的主要治疗方法为补充肉碱,而以极长链酰基辅酶 A 脱氢酶缺乏症(very long chain acyl-CoA dehydrogenase deficiency, VLCADD)为代表的 LCFA 氧化障碍的主要治疗方法是营养治疗。

VLCADD 是由极长链酰基辅酶 A 脱氢酶(very long chain acyl-CoA dehydrogenase, VLCAD)基因缺陷所致的常染色体隐性遗传疾病,发病率约为 1/30 000。VLCAD 由 *ACADVL* 基因编码,负责在线粒体 β 氧化的初始步骤催化链长为 14~20 的 LCFA。临床表现包括能量缺乏导致的代谢急症(低酮性低血糖)和 LCFA 及其衍生物累积引起的脏器损害(心肌病、肝功能异常、横纹肌溶解等)。诊断基于血酰基肉碱谱分析、分子诊断等。

2020 年 VLCADD 指南指出,患者长期饮食管理要求增加每天进食次数以避免长时间空腹,空腹时长根据患者的年龄和临床表型适当调整,具体为:3~4 h(0~4 月龄),4~6 h(4~6 月龄),6~8 h(6~9 月龄),8~10 h(9~12 月龄),10~12 h(>12 月龄)。为了预防过夜禁食引起的低血糖,可睡前口服生玉米淀粉(uncooked starch, UCS)(每次 1~2 g/kg)。每天总脂肪摄入参考医学研究所(Institute of Medicine, IOM)(2005 年)和 FAO(2010 年)建议的充足摄入量,并根据患者的年龄和临床表型调整膳食脂肪中 LCFA 和 MCFA 的占比(表 13-9)。建议补充二十二碳六烯酸(DHA)(婴幼儿为每天 60 mg,较大年龄儿为每天 100 mg)、脂溶性维生素和必需脂肪酸含量高的油类(包括菜籽油、亚麻油、向日葵油、大豆油、核桃油等),使亚油酸供能比达到 3%~6%,α-亚麻酸供能比达到 0.5%～1.2%。慢性期患者游离肉碱＜10 μmol/L 时，考虑服用左旋肉碱 [起始剂量为 10～25 mg/(kg・d)，并根据实验室监测的需要进行滴定]。

表 13-9　*VLCAD* 基因缺陷患者慢性期脂肪推荐摄入量

年龄	疾病严重程度	总脂肪供能比（%）	LCFA 供能比（%）	MCFA 供能比（%）
0～6 月龄	严重	40～55	10～15	30～45
	中等		15～30	10～30
	轻度		30～55	0～20
7～12 月龄	严重	35～45	10～15	25～30
	中等		15～30	10～25
	轻度		30～40	0～10
1～3 岁	严重	30～40	10～15	10～30
	中等		20～30	10～20
	轻度		20～40	0～10
4～18 岁	严重	25～35	10	15～25
	中等		15～25	10～20
	轻度		20～35	0～10
＞19 岁	严重	20～35	10	10～25
	中等		15～20	10～20
	轻度		20～35	0～10
孕期	严重	20～35	10	10～25
	中等		15～20	10～20
	轻度		20～35	0～10
哺乳期	严重	20～35	10	10～25
	中等		15～25	10～20
	轻度		20～35	0～10

注　VLCAD：极长链酰基辅酶 A 脱氢酶；LCFA：长链脂肪酸；MCFA：中链脂肪酸。

急性失代偿期患者需要立即限制脂质摄入，静脉给予葡萄糖[输注速度为 8 mg/(kg・min)]和适量电解质以维持血糖水平并保证能量供应（较慢性期增加 20%～40%）。注意避免 LCFA 含量高的肠外营养，但在 7～10 天内应添加必需脂肪酸。

四、碳水化合物代谢障碍的营养治疗

碳水化合物是机体的能量来源和基本结构成分，参与免疫等重要生理功能。碳水化合物分为单糖（葡萄糖、果糖等）、双糖（蔗糖、乳糖等）、寡糖（麦芽糊精、低聚果糖等）和多糖（糖原、淀粉等）。碳水化合物代谢障碍是参与机体碳水化合物吸收、合成、分解或调节的酶或转运体基因变异引起的一类疾病，常见的包括糖原累积病、半乳糖血症、果糖不耐受等。

（一）糖原累积病Ⅰ型

糖原贮积症Ⅰ型（glycogen storage disease Ⅰ，GSD-Ⅰ）是一类常染色体隐性遗传

疾病,发病机制是葡萄糖-6-磷酸酶(glucose-6-phosphatase,G6PC)或葡萄糖-6-磷酸转运酶(glucose-6-phosphate translocase,G6PT)缺陷导致糖原分解受阻,患病率约为1/100 000。这两种酶参与糖原分解的最后一步,负责将葡萄糖-6-磷酸转化为葡萄糖。GSD-Ⅰ型的临床特征包括肝肾肿大导致的腹部膨隆、矮小和娃娃脸;生化异常为空腹低血糖、高乳酸、高血脂、高尿酸等。诊断依靠临床症状和基因检测。

根据中国2022年对GSD-Ⅰa型专家共识和2014年美国对GSD-Ⅰ型的指南,GSD-Ⅰ型患者的慢性期治疗目标是保持血糖浓度≥3.9 mmol/L和避免血糖剧烈变化。为预防低血糖,需要24 h内均匀地多次给予UCS,这是GSD-Ⅰ型患者营养管理的核心。GSD-Ⅰ型患者每天摄入能量的60%~70%来源于碳水化合物(其中部分由UCS提供),10%~15%来源于蛋白质,剩下的由脂肪提供(2岁以上儿童脂肪提供的能量应少于30%)。患者可从6~12月龄开始添加UCS,每次剂量为1.6~2.5 g/kg,以1∶2与凉开水混合,每天4~6次,在两餐之间、睡前及夜间服用,使餐前和空腹3~4 h血糖水平维持在3.9~5.6 mmol/L。

4~6月龄时可以尝试添加辅食,顺序依次是婴儿谷物、蔬菜、肉类。尽量避免摄入含有蔗糖、乳糖和果糖的食物(表13-10),每餐果糖,半乳糖总量不超过2.5 g。婴儿期患者须换用无蔗糖、乳糖和果糖的配方奶粉或大豆奶粉,每3~4小时喂养1次或在夜间通过鼻饲或胃造瘘持续喂养。合并持续高甘油三酯血症者可以选择富含MCT的无蔗糖、乳糖和果糖的配方奶粉。GSD-Ⅰ型患者可食用的食物品种有限,可能发生维生素及矿物质缺乏,故需要补充多种维生素及矿物质。

表13-10　GSD-Ⅰ型患者可食用及忌口的食物

食物种类	可食用食物	忌口食物
乳制品	每天1杯低脂牛奶(最好是豆奶)或每天1杯无糖低脂酸奶或45 g硬质芝士	冰淇淋、甜的含有牛奶的酸奶、加糖牛奶
谷类	不加糖的谷类	加水果或糖的谷类食物
面包	白面包、小麦或黑麦面包、无糖饼干	加葡萄的面包、玛芬、蛋糕、甜面包卷
淀粉类	白米饭、意大利面、爆米花、玉米饼、白土豆	任何加糖的淀粉类食物
蔬菜	所有的非淀粉类蔬菜,包括芦笋、卷心菜、菠菜、南瓜、洋葱、绿豆、白萝卜、青菜	添加糖、牛奶、奶酪的蔬菜、甜玉米、豌豆、胡萝卜等
水果	柠檬、青柠、牛油果	所有其他类的新鲜水果、罐头或干果、西红柿
肉类	瘦肉、牛肉、猪肉、鱼肉	动物脏器、脂肪类或加工的肉类
豆类或坚果	所有不加糖的豆类或坚果	加糖的豆类或坚果
汤	以上肉类、淀粉或蔬菜做的汤	加奶油的汤
脂肪	菜籽油、橄榄油、玉米油、大豆油	反式脂肪、饱和脂肪
糖	代糖(山梨醇除外)、右旋葡萄糖、纯玉米糖浆、大米糖浆、无糖果冻和布丁、用右旋葡萄糖制作的糖果	所有其他的糖和糖浆、高果糖的玉米浆、蜂蜜、糖浆、山梨糖醇、蔗糖、果汁

GSD-Ⅰ型患者出现急性乳酸酸中毒时,应持续静脉输注葡萄糖[输注速度:新生儿为 10 mg/(kg·min),婴儿及 12 月龄以上患儿为 8 mg/(kg·min)]和适量电解质、碳酸氢钠。血糖浓度>5 mmol/L 时,可加用胰岛素[0.03～0.1 U/(kg·h)]。注意同时口服和静脉补钾,预防低钾血症的发生。维持血糖浓度稳定(5～8 mmol/L)和血气正常,直至患者可进食。

(二) 半乳糖血症

半乳糖血症(galactosemia)是一种常染色体隐性遗传疾病,是由于半乳糖生成 1-磷酸葡萄糖进入糖酵解途径所需的酶缺陷,引起半乳糖代谢阻滞,导致半乳糖及其旁路代谢产物在体内堆积所致。根据相应的酶缺陷,半乳糖血症分为 3 型:半乳糖-1-磷酸尿苷酰转移酶(galactose-1-phosphate uridyltransferase,GALT)缺乏型、半乳糖激酶(galactokinase,GALK)缺乏型、尿苷二磷酸-半乳糖-4'-差向异构酶(uridine diphosphate galactose-4-epimerase,GALE)缺乏型。GALT 缺乏型患者常在围生期发病,临床表现无特异性,包括呕吐、腹泻、肌张力减低、黄疸、肝脏肿大、白内障等,生化指标异常包括转氨酶异常、高胆红素血症、凝血功能异常、低血糖、糖尿等。新生儿筛查可发现 GALT 活性降低或半乳糖及相关代谢产物显著升高。基因检测可明确筛查阳性患者的诊断。

饮食治疗是半乳糖血症治疗的基石,患者须终身限制半乳糖和乳糖的摄入。一旦考虑半乳糖血症可能,患者应立即停止母乳及普通配方奶粉喂养,改用仅含有微量半乳糖和乳糖的配方奶粉(即食大豆配方液体奶或大豆配方奶粉、酪蛋白水解物、无半乳糖的氨基酸配方粉),以减少体内半乳糖及其旁路代谢产物的积聚。12 月龄以上患者仍须限制乳制品,但不建议限制其他含有半乳糖的食物,例如豆类、部分蔬果和内脏等。为了预防继发性骨质钙化不全,患者需补充钙及维生素 D_3。

五、遗传性脂质代谢障碍的营养治疗

脂质是不溶于水而溶于有机溶剂的有机化合物,主要包括甘油三酯、磷脂和类固醇三类。血中的脂质会与不同的载脂蛋白结合,形成不同的脂蛋白,然后被摄入细胞内进行代谢。遗传性脂代谢障碍是由于基因缺陷所致的血中脂质或脂蛋白代谢异常。常见的遗传性脂代谢障碍包括家族性高胆固醇血症、植物固醇血症、高乳糜微粒血症综合征等。

(一) 家族性高胆固醇血症

家族性高胆固醇血症(familiar hypercholesterolemia,FH)是一种常见的遗传性脂蛋白疾病,由编码参与低密度脂蛋白(low-density lipoprotein,LDL)代谢的酶基因变异引起,多数呈常染色体共显性遗传。纯合 FH(homozygous FH,HoFH)的发病率为 1/160 000～1/300 000,而杂合 FH(heterozygous FH,HeFH)的发病率高达 1/200～1/500。临床特征包括显著升高的血总胆固醇(total cholesterol,TC)和低密度脂蛋白胆固醇(Low-density lipoprotein cholesterol，LDL-C)，皮肤和跟腱黄瘤，以及早发动脉粥样硬化。目前常见的导致 FH 的致病基因包括：低密度脂蛋白受体(LDL receptor，LDLR)、载脂蛋白 B(apolipoprotein B，ApoB)或前蛋白转化酶枯草杆菌蛋白酶/kexin 9(proprotein convertase subtilisin/kexin 9，PCSK9)和低密度脂蛋白受体衔接蛋白 1(LDL receptor adapter protein 1，LDLRAP1)基因。FH 的诊断可基于临床标准和基因检测。

FH 患者诊断后应立即开始低脂饮食。多数指南建议，成年患者的 LDL-C 浓度控制目标为<2.6 mmol/L(一级预防)或<1.8 mmol/L(二级预防)，儿童患者的 LDL-C 浓度控制目标为<3.5 mmol/L。2017 年日本儿童 FH 指南建议，每天脂肪供能占比20%～25%，碳水化合物占比 50%～60%，饱和脂肪酸占比<7%，胆固醇摄入<200 mg。增加蔬菜、水果、全谷物、鱼及其他低脂食品摄入，减少反式脂肪的摄入量。

(二) 植物固醇血症

植物固醇血症(phytosterolemia)是一种罕见的遗传性高胆固醇血症，由参与胆固醇及植物固醇排出的 ATP 结合盒转运体 G5 或 G8(ATP binding cassette subfamily G member 5 or member 8，ABCG5 or ABCG8)蛋白基因变异引起，呈常染色体隐性遗传。临床症状包括皮肤和跟腱黄瘤、早发动脉粥样硬化、巨血小板减少症、溶血性贫血等，实验室检查可发现显著升高的血 TC、LDL-C 和植物固醇水平，估算发病率约 0.5/10 万，似乎在东亚人群中较常见。该病的诊断基于血植物固醇谱和基因检测。

植物固醇血症患者需要严格控制植物固醇的摄入，并部分控制胆固醇的摄入。患者应避免食用植物油、人造黄油、坚果、牛油果、巧克力、奶粉、粗粮等高植物固醇食物和蛋黄等高胆固醇食物。贝壳类及菌菇由于含有植物固醇的类似物，也建议限制。

(三) 家族性高乳糜微粒血症综合征

家族性高乳糜微粒血症综合征(familial chylomicronemia syndrome，FCS)是一种罕见的乳糜微粒代谢遗传病，发病率为 1/10 万～1/100 万，多为常染色体隐性遗传。临床特点为显著升高的血甘油三酯(≥10 mmol/L)、乳糜血、发疹性黄瘤和反复胰腺炎。诊断依靠基因检测，常见致病基因包括：脂蛋白脂酶(lipoprotein lipase，LPL)、载脂蛋白 C2(apolipoprotein C2，APOC2)、载脂蛋白 A5(apolipoprotein A5，ApoA5)、脂肪酶成熟因子 1(lipase maturation factor 1，LMF1)和糖基磷脂酰肌醇锚定的高密度脂蛋白结合蛋白 1 (glycosylphosphatidylinositol-anchored high-density lipoprotein-binding protein 1，GPIHBP1)。

FCS 的治疗目标是将血甘油三酯浓度控制在 10 mmol/L 以下。其饮食治疗可分为急性胰腺炎的处理和长期管理。急性胰腺炎发作期间，需要禁食和肠外营养支持。长期管理即极低脂肪饮食，每天脂肪供能比应<10%。补充 MCT 可以在不升高血甘油三酯水平的同时增加能量的摄入。

六、其他代谢障碍的营养治疗

葡萄糖转运体 1 缺陷综合征

葡萄糖转运体 1 缺陷综合征(glucose transporter 1 deficiency syndrome，GLUT1-DS)是一种神经系统代谢紊乱性疾病，由于 SLC2A1 基因变异，其编码的葡萄糖转运体 1 功能受损，葡萄糖不能通过血脑屏障并进入星形胶质细胞，导致大脑出现"能量危机"。患者通常表现为婴儿期发作的癫痫、小头畸形、发育落后以及复杂的运动障碍等。主要诊断方法是腰椎穿刺，在血糖和乳酸浓度正常的情况下显示脑脊液中葡萄糖浓度降低(0.9～2.8 mmol/L)，脑脊液与血清葡萄糖比值减小(0.19～0.59)。多数患者携带 SLC2A1 基因新发杂合变异，根据典型临床特征、脑脊液生化和基因检测结果可诊断本病。

2020 年 GLUT1-DS 国外专家共识指出，生酮饮食疗法通过外源性脂肪生成酮体为脑组织提供能量，是 GLUT1-DS 的首选治疗方法，应尽早开始，可以有效控制其癫痫发作。根据 2018 年国外生酮饮食治疗指南，目前主要有 4 种生酮饮食疗法：经典生酮饮食、改良阿特金斯饮食(modified Atkins diet，MAD)、MCT 饮食和低血糖指数治疗(low glycemic index treatment，LGIT)。本病常用经典生酮饮食和 MAD。

经典生酮饮食可以提供较高水平的酮体，是年幼儿童的首选，尤其是 2 岁以下儿童。经典生酮饮食是根据脂肪克数与蛋白质和碳水化合物的比例来计算的，最常见的比例是 4∶1，其中 90% 的能量来自脂肪，也可以选用"3∶1"或更低的比例来增加蛋白质或碳水化合物的摄入量。生酮饮食可以作为全流质、基于配方的饮食提供，也可以作为由糊状食物制成的混合配方提供，蛋白质和能量的总摄入量应达到 FAO/WHO/UNU(2007 年)推荐的蛋白质和能量摄入安全水平(见表 13-1)。母乳喂养的患儿可以将母乳量计算为 3∶1 的配方奶粉或根据需要短暂允许母乳喂养。糊状食物制成的混合配方应使用优质搅拌机制备，防止饲管堵塞，添加液体脂肪源，用水稀释，并补充微量营养素。启动生酮饮食的传统方法包括禁食 12～24 h，期间摄入的液体应不含碳水化合物。在最初的 24～48 h 内，须定期监测血糖浓度(如饭前)，并在血糖浓度<1.7 mmol/L(30 mg/dl)时提供果汁或其他形式的糖。MAD 是一种高脂肪、低碳水化合物的饮食疗法，在食物选择上类似于经典的生酮饮食，通常提供 1∶1～1.5∶1 的生酮比例，但无须严格按照该比例，在有些患者中可以达到 4∶1。MAD 起始碳水化合物的每天摄入量为 10～15 g，1～3 个月后可增加到 20 g。由于无须限制蛋白质、液体或能量，也无须严格计算每天的能量摄入，这种饮食更适用于青少年、成人和依从性不高的患者。治疗期间均应监测血 β-羟丁酸盐来监测酮体生成情况，目标为 2～5 mmol/L。此外，也须监测肉碱水平，因为可能会出现继发性肉碱缺乏。目前认为生酮饮食疗法应持续到成年期。

(邱文娟)

第十四章

老年疾病营养支持治疗

老年疾病是指在老年期所患的与衰老有关的，并且有自身特点的疾病。进入老年期后，人体组织结构进一步老化，各器官功能逐步出现障碍，如吞咽障碍、肌少症等，这类与衰老退化有关的疾病随着年龄的增加而增多，逐渐成为影响老年人身体健康和生活质量的重要问题。因此，预防、筛查和治疗，尤其是合理的营养支持治疗尤为重要。

第一节 吞 咽 障 碍

吞咽障碍(dysphagia，deglutition disorders，swallowing disorders)是指由于下颌、双唇、舌、软腭、咽喉、食管等器官结构和(或)功能受损，不能安全有效地把食物输送到胃内的过程。依据解剖功能结构的变化情况，吞咽障碍可分为功能性吞咽障碍和结构性吞咽障碍两类，功能性吞咽障碍多由中枢神经系统及末梢神经系统障碍、肌肉病变等病理因素所致；而结构性吞咽障碍是指口、咽、喉、食管等解剖结构异常引起的吞咽障碍。还可按吞咽障碍发生的时期分为口腔准备期、口腔期、咽期和食管期。

吞咽障碍在神经系统疾病患者和老年人群中发病率较高，国内外文献报道在老年人群中的检出率为13%～38%，在脑卒中患者中的检出率为30%～65%，在老年住院患者中的检出率为 30% 左右，而在养护机构特定老年人群中的检出率则高达40%～60%。

一、病因和临床表现

(一) 病因

吞咽障碍为症状诊断，而非疾病诊断。衰老、功能衰退和多种疾病状态下都可出现吞咽障碍，多种疾病包括中枢神经系统疾病、颅神经病变、神经肌肉接头疾病、肌肉疾病、口咽部器质性病变、消化系统疾病、呼吸系统疾病等。

(二) 临床表现

吞咽障碍的临床表现是多方面的,不仅可表现明显的进食问题,也可表现为一些非特异性症状和体征。常见的临床表现有:①流涎,低头明显;②饮水呛咳,吞咽时或吞咽后咳嗽;③进食时发生哽噎,有食物黏着于咽喉内的感觉;④吞咽后口腔食物残留,在吞咽时可能会有疼痛症状;⑤频发的清嗓动作,进食费力、进食量减少、进食时间延长;⑥有口、鼻反流,进食后呕吐;⑦说话声音沙哑、变声;⑧反复发热、肺部感染;⑨隐性误吸。

二、吞咽障碍筛查与评估

(一) 筛查与评估流程

筛查与评估不只是筛查有无吞咽障碍风险,更重要的是评估吞咽安全性和有效性方面存在的风险及其程度。建议在一些常见疾病和特殊人群如脑卒中患者、气管切开患者、老年虚弱等人群中常规开展吞咽障碍的筛查工作,初步判断是否存在吞咽障碍。如果有或高度怀疑有风险,则做进一步的临床功能评估和(或)仪器检查。筛查和评估的流程(图 14-1)。

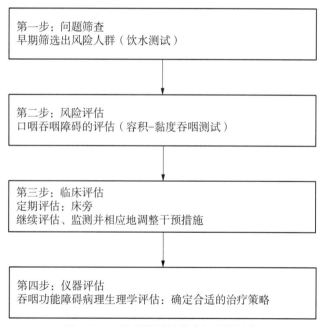

图 14-1　吞咽障碍的筛查与评估流程

(二) 筛查方法

筛查可以初步了解患者是否存在吞咽障碍以及障碍的程度,其主要目的是找出吞咽障碍的高危人群,决定是否需要进一步检查。

1. 饮水试验　由日本人洼田俊夫在 1982 年设计后提出,通过饮用 30 ml 水筛查患者有无吞咽障碍及其程度,安全快捷。

2. 进食评估问卷调查工具-10(eating assessment tool,EAT-10)　包含 10 项吞咽障碍相关问题,每项评分为 4 个等级,0 分表示无障碍,4 分表示严重障碍,总分≥3 分视为吞咽功能异常。EAT-10 有助于识别误吸的征兆和隐性误吸以及异常吞咽的体征。与饮水试验合用,可提高筛查试验的敏感性和特异性。

(三)评估方法

经筛查,如果有或高度怀疑有风险,则做进一步的临床功能评估和(或)仪器检查。

1. 临床功能评估　称为非仪器评估或床旁检查,包括全面的病史、口颜面功能和喉部功能评估及进食评估 3 个部分。所有的床旁进食评估都需要进行容积-黏度吞咽测试(volume-viscosity swallow test,V-VST),但首先要确认患者是否有适应证和禁忌证。除了 V-VST 评估外,对有进食能力的患者需要进行摄食评估。

1) V-VST 测试　用于安全性和有效性风险评估,帮助患者选择摄取液体量最合适的容积和稠度。测试时选择的容积分为少量(5 ml)、中量(10 ml)、多量(20 ml),稠度分为低稠度、中稠度、高稠度,按照不同组合,观察患者吞咽的情况,根据安全性和有效性的指标判断进食有无风险及适宜浓度和一口量(图 14-2)。

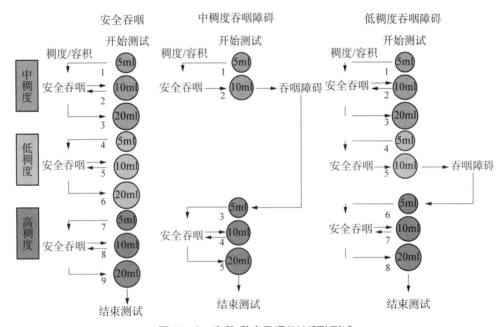

图 14-2　容积-黏度吞咽(V-VST)测试

2) 直接摄食评估　除 V-VST 评估外,对有进食能力的患者需要进行直接摄食评估。观察患者将食物送入口中的过程,是否有意识地进食,包括摄食过程中流畅地抓取食物、将食物正常地送入口中，以及进食哪种质地的食物。

2. 仪器评估　吞咽造影录像检查(video fluoroscopic swallowing study，VFSS)和软式喉内镜吞咽功能检查(flexible endoscopic examination of swallowing，FEES)是确定吞咽障碍的"金标准"。应用这些设备的检查能更直观、准确地评估口腔期、咽期和食管期的吞咽情况。了解吞咽气道保护功能完整情况，对于诊断、干预手段选择和咽期吞咽障碍的管理意义重大。

三、营养管理

(一) 营养管理目标

营养状况是临床结局的独立预后因素，与病死率、并发症发生率、住院时间、住院费用及生活质量等临床结局密切相关。吞咽障碍患者营养不良的发生率高，营养支持已成为多学科综合治疗的重要组成部分。合理、有效地提供营养支持对改善患者的预后及生活质量具有积极作用。吞咽障碍患者营养管理流程如图 14 - 3 所示。

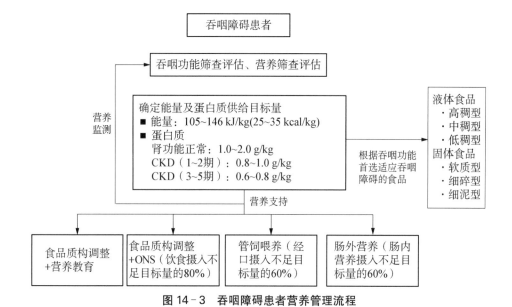

图 14 - 3　吞咽障碍患者营养管理流程

(二) 吞咽障碍食品质构调整及食品分级

1. 吞咽障碍食品质构调整原则

1) 稀的增稠　在液体中加入质构调整剂，增加液体的黏度，降低其在口咽部和食管中流动的速度。

2) 硬的变软　将较硬的食物搅拌粉碎，应有内聚性，易于形成食团，并有变形能力，使其顺滑地通过口腔和咽部。

3) 避免异相夹杂　避免把固体和液体混合在一起，以及容易液固分相的食物。

2. 吞咽障碍食品分级标准及检测方法　吞咽障碍食品可分为吞咽障碍液体食品和吞咽障碍固体食品。

1)吞咽障碍液体食品　分为 3 个级别,即 B1 高稠型,B2 中稠型,B3 低稠型(表 14-1)。

表 14-1　吞咽障碍液体食品分级和检测方法

项　目	B1 高稠型	B2 中稠型	B3 低稠型
性状描述	质构均一、顺滑,无法在餐盘上独立成型,不能用吸管[①]或杯子[③]饮用,需要用勺子挖取送食;即使倾斜杯子也不会流出。入口明显感觉到黏稠,送入咽部需要一定的力量。用"吃"表达最为合适	质构均一的液体,可通过粗吸管[①]或杯子饮用。从杯子倒出时会有一层液体附着在杯子表面。入口在口腔内慢慢扩散,容易在舌头上聚集	质构均一的液体,可以用吸管[②] 轻松吸取;用杯子饮用后会在杯内留下模糊痕迹。可用细吸管吸取或喝,入口便在口腔内扩散,下咽时不需要太大的力量
针筒试验方法[④]	8 ml	4～8 ml	1～4 ml
圈线板扩散试验(LST)[④]	30～32 mm	32～36 mm	36～43 mm

注　① 粗口径的吸管(直径 6.9 mm);② 标准口径的普通吸管(直径 5.3 mm);③ 内壁光滑的杯子;④ 测试液体的温度为 10～50 ℃。

2)吞咽障碍固体食品　分为 3 个级别:即 A1 软质型,A2 细碎型,A3 细泥型(表 14-2)。

表 14-2　吞咽障碍固体食品分级和检测方法

项　目	A1 软质型	A2 细碎型	A3 细泥型
性状描述	质构松软、湿润,不易分散、不易粘连;可以用汤匙边缘或筷子将此类食品切断或分成小块;固体颗粒粒径≤1.5 cm;可以用牙齿轻松碾碎	质构松软、湿润,容易形成食团;食品中可见块状固体,其颗粒直径≤0.5 cm,可以用牙龈碾碎;不会在口腔内产生大量的离水;有一定的内聚性,通过咽腔不容易散开	可在餐盘独立成型,质构均一的泥状,不含块状、光滑,易聚集,可以用汤匙舀起;可以用舌头和上颚碾碎,不需要咀嚼;经口腔简单操作可以形成食团;易吞咽,不易在口咽部残留、误吸
检测方法	当使用餐叉[①]底部下压测试食品(约 1.5 cm×1.5 cm)时,可将食品压扁(用力时可见拇指和食指指甲发白),且将餐叉移开有,食品不会恢复原状	当使用餐叉[①]下压测试食品时,食物小碎粒比较容易被分开且易穿过餐叉缝隙,使用较小的力就可以将食品碾碎(此等大小的力不会把指甲压得发白)	测试食品放在餐叉[①]上可成堆状;餐叉下压测试食品时,少量食品可能从餐叉缝隙缓慢流出,在餐叉叉齿下形成挂尾,但不会持续流下

注　① 标准不锈钢餐叉(缝隙为 4 mm)。

3. 吞咽障碍食品的应用及管理

1) 液体食品的制备及管理　液体食品的稠度调节主要通过添加质构调整剂来实现,将水、果汁、牛奶等调配成不同稠度的液体食品,使吞咽障碍患者既能获得足够的水分,又减少呛咳和误吸的风险。质构调整剂的添加量可参考产品说明,或根据实际工作的经验配制。

2) 固体食品的制备及管理　畜肉和禽肉类、鱼类原料应去掉骨、鳞、刺等物质;烹饪方法采用蒸、焖、煮、炖、烩、烧等烹调方式,少煎炸和熏烤;使用天然食品香鲜调味料增加菜肴风味。按需添加质构调整剂,适当地粉碎、搅拌。质构调整剂的使用方法和用量参照产品说明书,或根据实际工作的经验配比。质构调整剂不应明显改变食品的颜色、味道和营养。吞咽障碍患者不推荐食用未经质构调整剂处理的食品,如米糊、藕粉、芝麻糊等。

(三)营养供给目标、营养途径及营养监测

1. 营养供给目标

1) 能量　在不同疾病阶段,给予的能量目标是不同的。对于病情平稳的吞咽障碍患者,总能量可按 $25\sim35\,kcal/kg$;对于重症或病情不稳的患者,可适当减少能量至标准能量的80%左右;对于有严重营养不良者,尤其是长期饥饿或禁食者,应严格控制起始喂养目标量,逐渐增加营养素摄入(包括肠内和肠外途径),避免再喂养综合征的发生。

2) 蛋白质　目标需要量为 $1.0\sim2.0\,g/(kg\cdot d)$,如伴有慢性肾脏病(CKD)1~2期为 $0.8\sim1.0\,g/(kg\cdot d)$,3~5期为 $0.6\sim0.8\,g/(kg\cdot d)$。当机体处于应激、创伤或感染状态时,可增加蛋白质摄入量。

3) 水　是膳食的重要组成部分,是一切生命必需的物质,人对水的需要量与体重和能量消耗成正比,水的参考摄入量为 $30\,ml/(kg\cdot d)$,疾病状态时适当增减。

2. 营养途径　首选食品质构调整和营养教育,当经口饮食不能满足80%能量需求目标时,应增加经质构调整的口服营养补充(ONS);当每天经口(包括ONS)摄入不足目标能量的60%,或因意识认知障碍不能经口进食的患者,应给予管饲肠内营养;当肠内营养不能满足60%的营养需求时,应通过肠外营养补充。

3. 营养监测　在营养支持的实施过程中需要定期监测,评估当前的进食状况、胃肠道症状、营养素摄入量和营养状况,以便及时调整营养支持方案(表14-3)

表14-3 监测和管理

分类	监测内容	监测目的
进食量	食物/水分摄入量	评估患者营养素和水分摄入是否充足
进食时症状	每口食物多次吞咽 呛咳/反流 异物/梗阻感	确保饮食复合患者的吞咽功能
胃肠道症状	饥饿感/腹胀 便秘/腹泻	评估摄入食物的容量是否合适及胃肠道耐受呛咳功能

(续表)

分　类	监测内容	监测目的
人体测量指标	体重/BMI/人体成分	评估患者的营养状况
实验室指标	前白蛋白/白蛋白 血糖/血脂/电解质 C反应蛋白(CRP)	评估患者的营养状况,监测有无感染及糖脂代谢、电解质异常

(陈艳秋,孙建琴)

第二节　肌　少　症

肌少症(sarcopenia)是一种增龄相关的肌肉量减少、肌肉力量下降和(或)身体功能减退的老年综合征。因肌少症诊断的切点值、方法的不同,肌少症的发病率也不尽相同。亚洲肌少症工作组(Asian Working Group for Sarcopenia,AWGS)2019年报告,亚洲老年人群肌少症的患病率为5.5%~25.7%。根据病因分类,肌少症又分为原发性和继发性。原发性肌少症是与增龄有关的骨骼肌减少。继发性肌少症又可分为疾病相关性、营养相关性和运动相关性肌少症。骨骼肌减少会引起老年人体质虚弱,此外可以增加跌倒、失能、生活质量下降、死亡风险等不良结局,并带来高额的医疗费用和经济负担。2016年10月,肌少症已入编世界卫生组织国际疾病分类表(ICD-10-CM,代码M62.84)。随着我国人口老龄化,充分认识肌少症并开展积极防治,对改善老年人的生活质量,减少并发症和残疾具有重要意义。

一、病因和临床表现

(一) 病因和风险因素

肌少症是环境和遗传因素共同作用的结果,多种风险因素和机制与其发生有关,包括神经-肌肉功能减弱,增龄相关激素和代谢变化,炎症因子的参与和细胞凋亡等。此外,营养素摄入不足,运动量减少和久坐的生活方式等风险因素也参与其中。

(二) 临床表现和筛查诊断

肌少症缺乏特异的临床表现,患者可表现为虚弱、容易跌倒、行走困难、步态缓慢、四肢纤细和无力等。肌少症判定标准应综合肌肉量、肌肉力量和身体功能的评估。参考国内外的有关标准及研究,建议肌少症的筛查与诊断按图14-4进行。根据结果可分为:①肌少症可能,即肌肉力量和(或)身体功能下降;②肌少症,即肌肉量下降+肌肉力量或身体功能下降;③严重肌少症,即肌肉量下降+肌肉力量和身体功能下降。

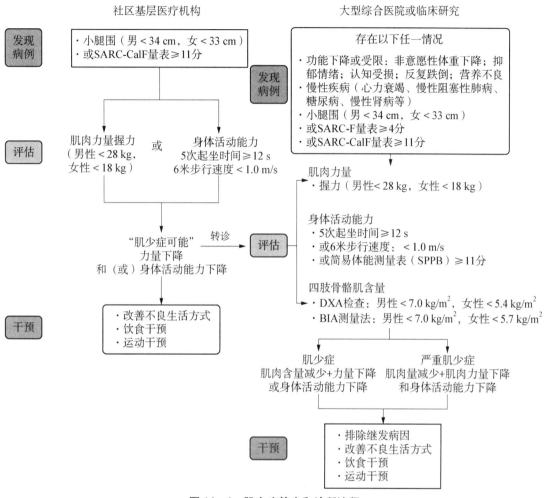

图 14-4　肌少症筛查和诊断流程

二、营养治疗

(一) 饮食

国内外有关的共识和指南提出防治肌少症的有效方法是吃动结合，及时、有效的防治措施对肌少症有重要意义。

健康的膳食模式对骨骼肌有益处。健康的膳食模式要有丰富的蔬菜和水果，蔬菜和水果中有较多的多酚类物质可以在骨骼肌中起到抗氧化和抗炎作用。也有研究表明，膳食中的全谷物食物和鱼油可以改善老年人骨骼肌的力量和功能。

目前对于防治肌少症有效的营养素包括蛋白质、亮氨酸、脂肪酸、维生素 D、抗氧化物包括 (维生素 C、维生素 E、类胡萝卜素、硒) 等。

1. 蛋白质　是老年人饮食中的重要部分，要注意补充蛋白质的量、摄入的时间和频率以及蛋白质质量的选择。①蛋白质的量：健康老人每天蛋白质适宜摄入量为 $1.0\sim1.2\,g/kg$；急性病和慢性病老年患者为 $1.2\sim1.5\,g/kg$，优质蛋白质比例最好能达到 50%。②蛋白质摄入的时间和频率：研究表明蛋白质均衡地分配到三餐，与集中一餐相比，能更好地刺激蛋白质的合成。③蛋白质来源：优质蛋白质来源于肉蛋奶以及部分植物蛋白，动物蛋白(如牛肉和乳清蛋白)增加机体肌肉蛋白质合成以及瘦体重(LBM)的作用比酪蛋白或优质植物蛋白(大豆分离蛋白)更强。④乳清蛋白和亮氨酸：乳清蛋白是易于消化吸收的蛋白质，且富含亮氨酸，亮氨酸可促进骨骼肌蛋白合成增强。摄入亮氨酸比例较高的蛋白质，并协同其他营养物质可逆转老年人肌肉质量和功能的下降。总之，为预防肌少症，建议给老年人提供充足的、易于消化吸收的蛋白质。

2. 脂肪酸　长链 PUFA 通过增加抗阻运动及与其他营养物质联合使用可延缓肌少症的发生。研究表明，在力量训练中补充鱼油能使老年人的肌力和肌肉蛋白的合成能力显著提高，但单纯补充鱼油没有效果。病例对照研究结果表明，伴有肌少症的癌症患者肌肉组织中 PUFA 含量和比例低于非肌少症患者。对于肌肉量丢失和肌肉功能减弱的老年人，在控制总脂肪摄入量的前提下，应增加深海鱼油、海产品等富含 ω-3 PUFA 的食物摄入。推荐 EPA＋DHA 的宏量营养素可接受范围(acceptable macronutrient distribution ranges，AMDR)为每天 $0.25\sim2.00\,g$。

3. 维生素 D　主要来源包括通过皮肤接触阳光或从膳食中获得。老年人户外活动受限，维生素 D 缺乏的风险增加。因此，老年人要注意监测血清维生素 D 水并按需补充。当老年人血清维生素 D 水平低下(≤75 nmol/L)时，应补充维生素 D。建议维生素 D 的补充剂量每天为 $15\sim20\,\mu g$(600~800 IU)。增加户外活动时间有助于提高老年人血清维生素 D 水平，从而预防肌少症。应适当增加海鱼、动物肝脏和蛋黄等维生素 D 含量较高食物的摄入。

4. 抗氧化营养素　血清维生素 C、维生素 E、类胡萝卜素、硒等抗氧化营养素浓度与肌肉力量和身体功能相关。鼓励增加富含维生素 C、维生素 E、类胡萝卜素、硒等抗氧化营养素(食物(深色的蔬菜和水果以及豆类等)的摄入，以减少与氧化应激有关的肌肉损伤；可适当补充含多种抗氧化营养素的膳食补充剂。

(二) 口服营养补充

口服营养补充(ONS)是基于日常饮食摄入不足或某些营养素失衡，不能满足人体代谢所需的情况下，再经口途径补充性摄入的一种方法；也是治疗疾病相关性营养不良的有效方法之一。老年人常受生理功能减退和食物摄入不足等因素的影响，ONS 有助预防虚弱老年人的肌肉衰减和改善肌少症患者的肌肉量、力量和身体组分。建议每天在餐间、用餐时或锻炼后额外补充 2 次营养制剂，每次摄入 $15\sim20\,g$ 富含必需氨基酸或亮氨酸的蛋白质及约 200 kcal(836.8 kJ)能量，有助于克服增龄相关的肌肉蛋白质合成抗性。此外，也可以选择专门针对肌少症的特殊医学配方食品(FSMP)。老年人可以在营养师的指导下选择合适的营养制剂。

三、运动干预

运动对老年人的肌肉量、力量和功能有积极的作用。运动包括有氧运动和抗阻运动,其中以抗阻运动(resistance exercise,RE)对肌少症最为有效。以抗阻运动为基础的运动(如坐位抬腿、静力靠墙蹲、举哑铃、拉弹力带等)能有效改善肌肉力量和身体功能。建议每天进行累计 40~60 min 中-高强度运动(如快走、慢跑),其中抗阻运动 20~30 min,每周运动时间≥3 天,对于肌少症患者需要更多的运动量。此外,卧床休息可引起老年人肌肉丢失、肌肉力量减弱。久坐会对老年人骨骼肌的健康和功能会产生不利的影响,主要表现在骨骼肌肌量、力量和运动能力下降以及致残等不良结局增加。因此,老年人要避免少运动或无运动的生活方式。

四、监测和管理

在干预的同时要定期对老年人的肌肉量、力量和身体功能等指标进行评估,及时监测干预效果,并调整干预措施和方法。可选择体重、BMI、小腿围、握力或 5 次起坐试验等筛查评估方法反映干预效果和监测结局指标。努力做到合理膳食、均衡营养,延缓骨骼肌的衰减,旨在提高我国老年人的生活质量,延长老年人健康生命的时间。

(孙建琴,袁武科)

第十五章

营养缺乏症营养支持治疗

机体长期缺乏一种或多种营养素可造成营养低下,严重营养低下并出现各种临床症状则称为营养缺乏症(nutritional deficiency),包括蛋白质-能量缺乏症、缺铁性贫血、维生素 A 缺乏症、维生素 D 和钙缺乏所致佝偻病及碘缺乏症,锌、维生素 B_1、维生素 B_2 和烟酸缺乏等。目前营养低下比较常见,典型营养缺乏症已经很少见,但严重贫困地区或其他极端情况下食物缺乏、各类严重疾病患者继发的营养缺乏症依然存在,常见的主要包括:①蛋白质-能量缺乏症。②维生素缺乏:维生素 A 缺乏引起的夜盲、角膜软化、干眼病,维生素 B_1 缺乏引起的脚气病,维生素 B_2 缺乏引起的皮肤损害,维生素 C 缺乏引起的坏血病,以及叶酸和维生素 B_{12} 缺乏引起的恶性贫血等。③矿物质缺乏:缺碘引起的甲状腺肿或克汀病,缺铁引起的小细胞低色素性贫血,缺钙引起的软骨病,缺硒引起的克山病等。本章介绍营养不良和营养缺乏症概况及几种常见的营养缺乏症,包括蛋白质-能量缺乏症、缺铁性贫血、维生素 A 缺乏症、维生素 D 和钙缺乏所致佝偻病及碘缺乏症。

第一节 营养缺乏症概述

一、定义

营养不良(malnutrition)的定义在不断地更新和完善。早期的营养不良定义完全等同于营养不足(undernutrition or undernourishment),其定义仅指食物或某种营养素摄入不足或营养素吸收和利用障碍导致的一种机体状态。随着人类营养过剩的逐渐出现并加剧,学术界提出营养不良的定义应该包括两个方面,即身高、体重低于或超出正常标准的都属于营养不良状态。2006 年欧洲临床营养与代谢协会(ESPEN)明确地将营养不良分为营养低下(under nutrition)和营养过剩(over nutrition)两种。这个作为广义的营养不良被广泛接受,即营养不良的定义是指能量、蛋白质和其他营养素缺乏或过剩(或失衡)的营养状况,可对组织机体的形态(体型、体格大小和人体组成)、机体功能和临床结局产生可观察到的不良反应。随着营养科学的发展,人类对营养不良的认识又有新的提升。2015 年 ESPEN 发表了专家共识,提出了营养紊乱(nutrition disorder)的概念及其诊断体系,将营养紊乱分为 3 类:营养不良、微量营养素异常(micronutrients abnormalities)及营养过剩。实际上是将微量营养素异常和营养过剩从 2006 年的营养不良定义内涵中剥离出来,并将营养不良重新回归最初的定义。因此,本章采用营养不良的定义,还是仅局限在食物或某种营养素摄入不足、营养素吸收或利用障碍导致的一种机体状态。机体长期缺乏一种或多种营养素可造成营养低下,严重营养低下并出现各种临床症状则称为营养缺乏症。

二、病因和分类

按发生原因,营养缺乏症可以分为原发性和继发性两种。

(一) 原发性营养缺乏症

原发性营养缺乏症也称为饮食性营养缺乏症,由于饮食中某种营养素数量不足或者质量不好所致。以下几种情况均属原发性范畴:自然灾害或战争等社会状态所导致的食物短缺常常表现为蛋白质-能量营养不良;某地水土缺乏某种营养素导致的营养缺乏症,如缺碘性甲状腺肿,缺硒引起的克山病;偏食导致的缺锌性异食癖等;食物加工烹调不合理如长期食用精白米、捞米饭等引起脚气病等;某些不良饮食习惯或不合理的节食等引起某种营养素缺乏等。

(二) 继发性营养缺乏症

继发性营养缺乏症是指因某种机体病理原因引起的营养素摄入、消化吸收和利用障碍,或因各种因素使某些营养素需要量增加所致。常见原因有:①食物摄取食功能障碍。口腔、咽、食管和贲门疾病,以及昏迷或心理问题等导致不能进食,食欲不振、神经性厌食、食物过敏等引起进食量过少等。②营养素消化和吸收利用功能障碍。胃肠道不同部位的切除或功能缺失在临床上可产生相应部位吸收的营养素的缺乏表现,如回盲部切除可引起维生素 B_{12} 缺乏性贫血;放射性肠炎可引起消化道广泛性的吸收不良;胆胰疾患导致脂肪和脂溶性维生素的吸收不良;肝硬化时常合并维生素 A、B_6、B_{12},以及叶酸的储存减少而出现或缺乏;尿毒症时肾脏不能使 $25-(OH)D_3$ 活化为 $1,25-(OH)_2D_3$,导致肠道机体钙吸收能力下降;有些药物也会影响营养素的吸收和利用;有少数营养缺乏症是因遗传代谢性疾病对某种营养素的代谢和利用障碍所致。③营养素消耗量增加和(或)需要量增加。长期发热、代谢亢进的各类疾病会增加体内各种营养物质的消耗,包括糖尿病、结核病、甲状腺功能亢进和各种癌症等;创伤、大手术、大面积烧伤等组织分解代谢加剧;消化道瘘、肾脏疾病导致蛋白质等营养素丢失过多;放疗和化疗造成营养素损耗未能及时补充,常使患者全身情况变得虚弱而影响治疗效果;慢性失血等也容易导致营养缺乏症的发生。

另外,处在妊娠、哺乳期、婴幼儿、儿童、青少年、老年期等生理过程中的人群,营养需要量有明显增加或改变,是营养缺乏症的重点防治对象。其他特殊环境、特殊作业、重体力人群等也相对容易发生营养缺乏症,需要给予关注。

三、诊断

营养缺乏症的诊断可根据患者膳食史、临床表现、体格检查、实验室检查和实验性治疗等。

(一) 膳食史

有经验的营养工作者通过询问了解患者的膳食习惯、评价每天膳食摄入量来判断各类营养素是否缺乏。临床常用的膳食调查方法是 24 h 回顾调查法,但最理想的是记录 3 d 的食物摄入量。目前,可以通过膳食计算软件获得膳食摄入营养素的具体数据了解患者的膳食营养状况。

(二) 体格检查

体格检查最常使用的方法是测量身高和体重,并通过计算成人的 BMI 来判断消瘦或肥胖;根据儿童年龄别体重、年龄别身高、身高别体重、年龄别 BMI 和 Z 值评分标准判断儿童生长发育和营养状况;通过腰围判断成人中心性肥胖;通过上臂围和小腿围判断肌肉量等。

(三) 临床表现

营养缺乏症的临床症状有特异性和非特异性两大类。首先,根据患者的脸色、体重、精神状态可以对其营养状态有一个初步估计。其次,根据机体主要受影响部位的检查,如头发、眼、唇、口腔和皮肤,进一步预估缺乏何种营养素。

1. 头发 蛋白质-能量营养不良可使头发颜色变为灰暗,变细、干、脆,营养严重缺乏时头发极易脱落,发根容易断裂。

2. 眼 维生素 A 缺乏会引起干眼病,开始时球结膜干燥,失去光泽,泪液减少,进一步角膜软化,甚至溃疡、穿孔和糜烂,最终留下灰白色角膜瘢痕,完全失明。

3. 口腔 是营养缺乏的最敏感部位,但其表现是非特异性的。如缺铁性贫血和巨幼红细胞性贫血患者的口唇和口腔黏膜部位都表现为苍白;口角炎是维生素 B_2 缺乏的症状,同时还有舌乳头肥大;维生素 C 缺乏可使齿龈充血肿胀、易出血;现在已知维生素 A、烟酸和核黄素缺乏也可引起齿龈炎,故治疗也应考虑综合措施。

4. 皮肤 维生素 A 缺乏的皮肤症状是毛囊角化,其形状如"鹅皮",从过度增生的毛囊内突出粗糙的角化丘疹,用手触之如搓板,上臂和大腿外侧处皮肤最为明显。维生素 C 缺乏也产生毛囊变化,但表现为毛囊周围充血、肿胀,继而增生,须与维生素 A 缺乏相鉴别,特别是常伴有出血点等表现。烟酸缺乏引起癞皮病,典型症状是在暴露部位和压迫处的皮肤增厚、干燥,出现红斑。严重蛋白质缺乏会引起四肢凹陷性水肿和过度角化、过度色素沉着和脱皮为特点的皮炎,其与癞皮病的区别在于不限于暴露部位。急性脚气病也有下肢水肿,严重时遍及全身。

5. 颈部　碘缺乏引起的甲状腺肿可以望诊和触诊确定。

6. 神经病变　许多营养缺乏症都有神经症状。例如:维生素 B_1 缺乏伴有周围神经性无力和感觉异常;维生素 B_6 缺乏引起婴儿惊厥;维生素 B_{12} 缺乏可引起脊髓的亚急性退化性变;癞皮病也常有精神症状。

(四) 实验室检查

营养缺乏症的临床症状不仅 1 种,往往多种合并出现,且同一症状可能是几种营养素缺乏的表现,故鉴别诊断必须依靠实验室检查,特别是生化检查。生化检查方法基本分为下列几种:①测定血液中营养成分的浓度;②测定营养成分经尿排出的速率;③测定血或尿中营养素的代谢产物;④测定与营养素有关的酶活性的改变;⑤给予大剂量某种营养素后测定其在尿中的排出量,即饱和试验或负荷实验;⑥测定毛发和指甲中某一营养素的含量。

近年来,在实验室检查中除了生化测定外,还有免疫功能试验,已证明营养缺乏时机体的免疫功能显著下降。当血清白蛋白<30 g/L 或实际体重<理想体重的 85% 时,机体处于蛋白质-能量营养不良时常伴有免疫功能降低,表现为总淋巴细胞计数减少,淋巴细胞对植物血细胞凝集素的反应、中性白细胞的趋化性及迟发性超敏皮试反应均低下。临床上曾采用简易而有预测价值的总淋巴细胞计数及迟发性超敏皮试作为诊断营养缺乏症的指标。

(五) 诊断性治疗

营养缺乏症的临床表现常常无特异性,且很多医院不具备实验室检查手段,导致明确诊断比较困难;加之营养素不同于药物,故临床常采用实验性补充营养素,如实验性治疗一段时间后症状改善或消失,即可明确诊断。

四、治疗原则

(1) 营养缺乏症的治疗应针对病因。继发性营养素缺乏应注意原发病因的治疗,原发性营养缺乏也要考虑解除影响摄入不足的因素,为补充食物或营养素创造条件。营养治疗应成为整体治疗方案的组成部分,与其他治疗措施相辅相成,相互促进和补充。

(2) 营养缺乏症治疗所采用的补充剂量要适宜,不必使用过高的治疗量或维持量,尤其对于有毒不良反应的营养素更应注意。对于不同年龄、不同情况的患者要区别对待。最好是根据临床症状和生化检查结果来决定。

(3) 在营养缺乏症治疗时不能只考虑主要缺乏的营养素,而应从各种营养素之间的相互关系来考虑治疗方案,以期达到患者恢复到具有合理营养状况的健康水平。例如:在治疗蛋白质营养不良时,除补充蛋白质外,还应相应补充能量和维生素,否则蛋白质不能被有效利用。

（4）营养缺乏症的治疗应循序渐进。例如：不宜突然用高热能、高蛋白质膳食治疗重度蛋白质-能量营养不良，因机体长期缺乏营养后胃肠道和其他器官的功能处在萎缩和低下状态，不能适应一时的超负荷营养。

（5）营养缺乏症的治疗一般应充分利用食物，配制适合于疾病特点的治疗膳食。当患者摄食困难或神志不清，可考虑管饲肠内营养；当肠内营养仍不能满足需要时，才考虑静脉营养支持。在患者病情好转以后，尽早恢复正常的膳食治疗。

（6）营养缺乏症的治疗一般须坚持一段时间，短期见效缓慢。效果应以患者营养状况的全面恢复、临床与亚临床症候消失、抵抗能力增强等客观指标为依据。

第二节　蛋白质-能量营养不良

一、概述

蛋白质-能量营养不良（protein-energy malnutrition，PEM）是因食物中蛋白质和（或）能量不足或疾病等因素引起的营养不良。临床表现为消瘦、水肿、各器官功能紊乱及免疫功能低下，严重蛋白质-能量营养不良可以直接导致死亡。除了能量和蛋白质缺乏以外，往往还存在维生素和矿物质的缺乏，患者常伴有感染。该病在成人和儿童均可发生，但以婴幼儿和老年人最为敏感。

流行病学显示，蛋白质-能量营养不良在世界各地都有发生，是全球性公共卫生问题之一。在不发达国家发病比较普遍，特别是在自然灾害与战争时期，食品和粮食供应不足时发病率更高，是影响小儿健康和导致死亡的严重疾病之一。2000 年 FAO 报道，蛋白质-能量营养不良导致了 600 万儿童死亡；2022 年 PubMed 文献报道的社区营养缺乏症发生于巴西最大的土著保护区亚诺马米的儿童。更多文献报道的蛋白质-能量营养不良发生于住院患者。但很少有文献专门报道蛋白质-能量营养不良的患病率，常见报道主要是 6 岁以下、老年人和住院患者的营养不良患病率。如 2013 年中国 6 岁以下儿童生长迟缓率为 8.1%，低体重率为 2.5%。在 2012 年全国营养调查中，我国 6～17 岁、儿童青少年生长迟缓率为 3.2%，消瘦率为 9.0%；18 岁及以上居民低体重营养不良率为 6%；60 岁以上年龄组的居民低体重营养不良率为 6.1%；75 岁以上老人消瘦率为 10.1%。

二、病因和营养因素

（一）病因

蛋白质-能量营养不良可因严重蛋白质缺乏和（或）严重能量摄入绝对或相对不足引起。原因有以下几种：①食物短缺：饥荒、战争或经济落后造成食品匮乏或不平衡。

②低蛋白低能量膳食：如婴幼儿喂养不当，摄入蛋白质过少；长期流质、软食的患者未及时采用添加高蛋白、高能量食物；医院静脉单纯输注葡萄糖作为维持能量来源等。③疾病导致不能进食：如意识丧失、神经性厌食和上消化道梗阻等疾病患者不能如常人正常摄食。④消化吸收利用不良：伴发于其他疾病的顽固而长期的呕吐、腹泻等消化吸收障碍。⑤机体需要增加而供给不足：多见于婴幼儿、妊娠及哺乳期妇女。此外，甲状腺功能亢进症、肿瘤、结核、糖尿病等消耗性疾病均增加体内各种营养物质消耗，若补充不足也可发生蛋白质-能量营养不良。

（二）对机体健康的影响

蛋白质缺乏对机体所有器官都有不利影响。在对营养不良患者的尸检中发现，心脏和肝脏的重量大约减少了30%，脾脏、肾脏以及胰腺的重量也受到影响。营养不良导致肌肉力量和持久力下降；长期和严重的营养不良导致心肌损伤，包括心输出量减少、心动过缓和低血压。营养不良会引起肾血流减速和肾小球滤过率（GFR）降低，浓缩尿和尿酸排泄能力下降，同时排泄多余盐和水的能力也降低，细胞外液在身体成分中的比例增高，这些因素以及其他营养不良相关改变可导致"饥饿性水肿"。机体蛋白质消耗超过20%就会影响呼吸肌的结构和功能，这与膈肌重量降低，呼吸肌最大通气和力量同时下降有关。食物存在于肠腔是肠细胞更新的主要刺激因素，急性和慢性食物缺乏对小肠最明显的影响是吸收面积减少。重度衰竭患者对脂肪、双糖和葡萄糖的吸收也发生障碍，同时胃液、胰液和胆汁的分泌减少，这些也与吸收不良有关。严重营养不良患者往往出现腹泻，会加重营养不良的程度。所有这些与营养不良有关的胃肠道变化会损害肠道的屏障功能。慢性营养不良可能导致肝脏脂肪变性，更严重的甚至发展为脂肪性肝炎。饥饿和体重减轻都容易导致体温过低，体温只要降低1~2℃就会引起认知功能障碍、共济失调、精神错乱以及肌肉无力等症状。营养不良几乎可以影响免疫防御系统的所有方面，特别是损害机体细胞免疫和对感染的抵抗力。术前营养不良将导致外科手术患者创面愈合过程延长，术后并发症增加等不良临床结局。

（三）饥饿状态下能量及蛋白质代谢

1. 饥饿与能量　机体摄取食物是一个间断的过程，但是能量的消耗却是一个持续的过程。因此，人们需要利用体内贮存的碳水化合物、脂肪和蛋白质，通过减少能量消耗和蛋白质储存对短期或长期饥饿做出良好的适应。在摄入食物后，这些被消耗掉的能量被重新储存补充（增加糖原储存和脂肪酸再酯化）。机体对禁食的反应受能量贮存、饥饿的持续时间，以及其他应激性因素的影响。长期部分或完全停止能量摄入会导致消耗性消瘦。尽管曾报道有非常肥胖的个体禁食249天和382天仍然能够存活，但是对于机体成分正常的个体，持续饥饿超过3个月，体重将丢失40%；当女性BMI<10 kg/m² 或男性BMI<11 kg/m² 时，则很少能够存活。

2. 短期和长期饥饿对蛋白质合成和分解的影响　当停止摄取食物时，机体开始消耗内源性的能量底物（碳水化合物、脂肪、蛋白质）。在起初的24 h内，碳水化合物主要来源于肝脏和肌肉组织中糖原的分解。接下来,肝脏组织甘油三酯降解生成前体物质被用来合成葡萄糖。在肾脏组织中,葡萄糖作为前体合成谷氨酰胺。能量产生通过直接或间接的途径,绝大部分($>90\%$)来源于脂肪氧化。长期饥饿状况下葡萄糖代谢被调整,氨基酸异生为葡萄糖的途径受到限制,这可能是机体在进化压力下的生存策略。对于那些先前营养状况良好的人群,在饥饿状态下脂肪储存量并不是其存活的关键因素,如果可利用蛋白丢失$>40\%$,机体就会死亡。

三、临床表现

1. 消瘦型(marasmus 型) "marasmus"一词来源于希腊语"marasmos",意为消耗、衰弱。消瘦型蛋白质-能量营养不良以能量摄入不足为主,脂肪储备丢失,以消瘦为主要特点。表现为体重明显下降,骨瘦如柴,皮下脂肪减少;皮肤干燥、松弛,皱纹多,失去弹性和光泽;头发松稀,失去固有光泽;面若猴腮,体弱无力,脉缓,低血压、低体温,易哭闹。严重的消瘦型营养不良儿童看似皮包骨的"小老人"。

2. 水肿型(Kwashiorkor 型) 水肿型蛋白质-能量营养不良也称夸希奥科(Kwashiorkor)症。"Kwashiorkor"是从生活在阿克拉(加纳首都)的加族人语言衍生而来,原意是指当第二个孩子出生时,大孩子不能得到母亲全心照顾而患的疾病,即忽略了较大孩子断乳期的营养。水肿型蛋白质-能量营养不良患者因蛋白质严重缺乏而能量摄入基本满足,外周组织水肿和腹水是其主要临床特征。轻者水肿见于下肢、足背,重者见于腰背部,外生殖器及面部也可见水肿。儿童身高可正常,体内脂肪未见减少,肌肉松弛,似满月脸,眼睑水肿,易剥落的漆皮状皮肤病,指甲脆弱有横沟,表情淡漠,易激惹和任性,常伴发脂肪肝。我国某地曾发生劣质奶粉(蛋白质含量不足)喂养造成的大头婴儿,即为典型的蛋白质缺乏型蛋白质-能量营养不良。

3. 混合型(Marasmic-Kwashiorkor 型) 上述两类单纯性蛋白质或能量营养不良较少见,多数病例为蛋白质和能量同时缺乏,表现为混合型蛋白质-能量营养不良,是住院患者中最常见的营养不良。

四、诊断

除了病史和临床表现外,体格测量指标是重要的诊断依据,临床诊断还辅以实验室检查作出评价。

1. 病史 应详细询问喂养和饮食史,采用回顾法了解患者的发病情况与饮食关系,估计每天蛋白质和能量摄入量,对诊断有重要价值。

2. 临床表现 体重下降、皮下脂肪减少、全身各器官和功能紊乱的症状和体征。

3. 体格测量

1)儿童 生长评价是对儿童健康与营养状态的一种简单的测量方法。①体重:不增或减轻是最早出现的症状;②年龄别身高:代表线性生长,本质上是测量长期营养不良的指标;③身高别体重:可反映身体比例或生长协调性,尤其对急性生长障碍特别敏感；④年龄别体重：既代表线性生长，又代表身体比例。

我国参照 WHO 关于儿童营养不良体格测量的评估标准。①体重低下：根据年龄别体重，与同年龄、同性别正常参照值相比，低于中位数减 2 个标准差，但高于或等于中位数减 3 个标准差者为中度体重低下；低于中位数减 3 个标准差者为重度体重低下。此指标反映儿童过去和（或）现在有慢性和（或）急性营养不良，故单凭此项不能区别急性还是慢性营养不良。②生长迟缓：按年龄别身高，与同年龄、同性别正常参照值相比，低于中位数减 2 个标准差，但高于或等于中位数减 3 个标准差者为中度生长迟缓；低于中位数减 3 个标准差者为重度生长迟缓。此指标主要反映过去或长期慢性营养不良。③消瘦：按身高别体重，与同年龄、同性别正常参照值相比，低于中位数减 2 个标准差，但高于或等于中位数减 3 个标准差者为中度消瘦；低于中位数减 3 个标准差者为重度消瘦。此指标反映儿童近期或急性营养不良。

2）成人　①BMI：可用来评价青少年和成人的营养状况。BMI$<18.5\,kg/m^2$ 为营养不良，BMI$<17.5\,kg/m^2$ 为中度营养不良，BMI$<16.5\,kg/m^2$ 为重度营养不良。②体重改变：由于我国目前尚无统一的标准体重值，故采用体重改变做指标更合理，并将体重变化的幅度与速度结合起来考虑。计算公式为：体重改变（%）＝［平时体重（kg）－现时体重（kg）］/平时体重（kg）×100%，其评价标准如表 15 - 1 所示。

表 15 - 1　体重变化的评定标准

时　间	中度体重减轻	重度体重减轻
1 周	1%～2%	＞2%
1 个月	5%	＞5%
3 个月	7.5%	＞7.5%
6 个月	10%	＞10%

2015 年的 ESPEN 专家共识提出了一个营养不良诊断标准，也可在蛋白质-能量营养不良的诊断中做参考：通过营养筛查（NRS-2002、MNA-SF 或 MUST 均可用）发现有营养不良风险的患者，符合下述 3 条中的任何 1 条，均可以诊断为营养不良：①BMI$<18.5\,kg/m^2$；②体重下降（与平时体重相比，任何时间的体重下降＞10%；或 3 个月内体重下降＞5%）及年龄特异性 BMI 下降（青年人 BMI$<20\,kg/m^2$，70 岁以上老人 BMI$<22\,kg/m^2$）；③体重下降（与平时体重相比，任何时间的体重下降＞10%；或 3 个月内体重下降＞5%）及去脂体重指数（FFMI）降低（女性 FFMI$<15\,kg/m^2$，男性 FFMI$<17\,kg/m^2$）。

4. 实验室检查　蛋白质缺乏患者的血清白蛋白和总蛋白质含量明显下降，当血浆总蛋白$<45\,g/L$、白蛋白$<28\,g/L$ 时会出现水肿。临床上还采用血清前白蛋白、血清转铁蛋白和结合蛋白如视黄醇结合蛋白、免疫指标等指标来综合判断蛋白质-能量营养不良。

五、防治指南

防治蛋白质-能量营养不良要从多方面重视,包括营养教育、食物生产和分配、政策措施等。

(一) 营养教育

经济贫穷和营养无知是蛋白质-能量营养不良的两个主要原因。有研究组在某西部贫困地区小学的调查发现,受调查的学校无一例外地将提供猪肉作为改善伙食最常用的方法,而在现场却发现许多学生因不爱吃肥肉而常常吐掉,但价格便宜又好吃的鸡蛋的食用频率大大低于猪肉,虽然当地不缺少鸡蛋,但"从来不吃鸡蛋"和"很少吃鸡蛋"的学生占81.8%。在有限的经济条件下,指导人们合理选择食物是营养教育工作者的一大挑战,教育的对象不仅是易患人群,还包括医师、护士在内的健康工作者。教育的重点是根据《中国居民膳食指南(2022)》和平衡膳食宝塔,以及特定人群膳食指南;提高母乳喂养率,辅食的及时添加和合理选择,不应该单独供给淀粉类或炼乳、麦乳精等作为辅食喂养。

(二) 社会政策措施

多数患者是2岁以下的低社会经济阶层儿童,蛋白质-能量营养不良的发生有复杂的社会因素,这些问题需要国家和社会的政策措施来解决。我国政府很重视贫困地区学生营养改善工作。近年来,中央政府通过实施多项教育工程,努力改善学校食堂等生活设施,为解决学生在校用餐提供基础条件,如教育部、财政部和国家发改委在实施农村寄宿制学校建设工程时,明确将食堂建设作为工程建设重要内容,寄宿制工程共新增食堂159.2万平方米,占工程建设面积总数的10.6%。2007年启动的中西部农村初中校舍改造工程同样把食堂作为工程建设的重要内容。目前,即使在最贫困地区的学校、校舍、宿舍、厕所等基本设施良好,而且均有食堂,学校的硬件已基本改善。为进一步改善农村学生营养状况,提高农村学生健康水平,我国政府从2011年秋季学期起,在特困地区启动农村义务教育学生营养改善计划试点工作(《国务院办公厅关于实施农村义务教育学生营养改善计划的意见》〔2011〕54号)。中央财政为试点地区农村义务教育阶段学生提供营养膳食补助,标准为每人每天3元,所需资金全部由中央财政承担。2014年国家进一步将对试点地区学生提供的营养膳食补助从每天3元提高到了每天4元。这些措施都大大改善了我国儿童、青少年的营养状况,减少了蛋白质-能量营养不良的发生。

六、营养治疗

纠治营养不良需采取综合措施,治疗原则为:祛除病因,调整饮食,补充营养物质,防治合并症,增进食欲,提高消化能力。

(一) 祛除病因

积极查清病因,治疗消化道疾病、慢性消耗性疾病、感染性疾病等,以祛除病因。

(二) 合理饮食调整和营养支持

针对患者的营养不良程度、消化道功能以及对食物耐受情况进行饮食调整,选择合适的营养补充途径,补充足够的营养物质。胃肠道功能良好时,应尽量经口摄入,如不能正常进食而胃肠道功能尚可,可管饲喂养;当肠内喂养明显不足或胃肠道功能严重障碍时,则可提供静脉营养支持。

当轻度营养不良患者的消化功能和食物耐受能力均接近正常时,在维持原有膳食的基础上,添加含高蛋白质和高能量的食物。小儿能量供给可从 $100 \sim 120\,kcal/(kg \cdot d)$ 开始,以后逐渐递增;当供给达到 $140 \sim 150\,kcal/(kg \cdot d)$ 时,体重追长常获得满意增长,然后再恢复至正常需要量。

当中度和重度营养不良患者的食物耐受能力和全身情况均较差时,食欲非常低下甚至丧失。热能供给要逐渐递增,对重度营养不良患者更要缓慢递增,必要时可提供适量的管饲喂养或静脉营养。通常开始时提供正常需要量的 $30\% \sim 50\%$,逐渐增加,待食欲和消化功能恢复后可超过平时生理需要量供给。食物补充以高蛋白质饮食为主,同时脂肪和碳水化合物的补充也应逐渐保证,以及补充足够的各种维生素和微量元素。在增加过程中,应观察患者胃肠道耐受性和全身症状,勿操之过急。对于严重营养不良的小婴儿,经口喂养的能量供给可自 $40 \sim 60\,kcal/(kg \cdot d)$ 开始,根据胃肠道耐受情况可逐渐增加至 $100 \sim 140\,kcal/(kg \cdot d)$,必要时可再提高至 $150 \sim 170\,kcal/(kg \cdot d)$,以促进体重增长。如体重增长良好,体重与身高的比例接近正常,每天的能量供给应再恢复到正常生理需要量。

(三) 增进食欲,提高抵抗力

蛋白质-能量营养不良患者可通过口服胃蛋白酶、胰酶或多酶制剂提高食欲和消化能力。口服肠道微生态制剂有助于促进机体对营养物质的分解和吸收;补充锌元素具有提高味觉的阈值,增加食欲的作用;补充某些激素如生长激素、小剂量胰岛素或蛋白同化类固醇如苯丙酸诺龙等,有促进蛋白质合成、增进食欲的作用。

(四) 并发症治疗

蛋白质-能量营养不良患者常并发贫血、水电解质紊乱等,需采取相应措施积极治疗。

第三节 营养性贫血

营养性贫血是指人体因某些营养素相对或绝对减少,使血红蛋白的形成或红细胞的生成不足,导致外周血中红细胞减少,当低于正常范围的下限时则不能对组织器官充分供氧,引起一系列症状。营养性贫血包括缺铁性贫血、营养性巨幼红细胞性贫血和其他营养性贫血。

一、缺铁性贫血

缺铁性贫血(iron deficiency anemia)是铁缺乏症的最终阶段,铁缺乏导致血红蛋白合成减少,临床上以小细胞低色素性贫血、血清铁蛋白减少和铁剂治疗有效为特点。铁作为构成血红蛋白、肌红蛋白、细胞色素以及某些呼吸酶的组成成分,参与体内氧的运送和组织呼吸的过程,并与红细胞的形成和成熟有关,红细胞中约含机体总铁的2/3。

缺铁性贫血是世界范围内最常见的营养缺乏症,以生后6个月至3岁的小儿发生率最高。2002年全国营养与健康调查数据表明,我国0~2岁儿童贫血患病率为31.1%,其中城市为29.3%,农村为31.6%。1992年第三次全国营养调查显示,我国成年女性缺铁性贫血患病率城市和乡村分别为23.5%和26.2%;2002年第四次全国营养调查显示,我国居民贫血发生率为20.1%,其中男性为15.8%,女性为23.3%(城市和乡村分别为21.5%和24.0%);60岁以上的老年人中,男性为31.1%,女性为29.1%。西部贫困地区儿童的贫血率不容乐观,某研究组2011年对西部贫困地区6~14岁小学生的调查结果发现其贫血患病率为20.5%,远高于2005年报道的上海市7~14岁学生的贫血患病率(5.52%)。《中国居民营养与慢性病状况报告(2020年)》显示,我国18岁及以上居民贫血率为8.7%,6~17岁儿童、青少年贫血率为6.1%,孕妇贫血率为13.6%,与2015年发布的结果相比均有显著下降。

(一) 病因

1. **食物铁摄入不足**　婴幼儿喂养不当,没有及时添加含铁丰富的辅食;经济状况低下使含铁丰富的肉类食品摄入较低;不良的饮食习惯如偏食、挑食,富铁食物摄入不足等。

2. **膳食铁的生物利用率较低**　食物中的铁可分为血红素铁(二价铁)和非血红素铁(三价铁)。血红素铁存在于富含血红蛋白及肌红蛋白的肉类食物中,吸收率较高,为20%~25%。非血红素铁主要存在于植物性食物中,需要在胃酸的作用下还原为二价铁后才被吸收,吸收率较低,一般为3%~5%,不超过10%,吸收过程还受多种膳食因素(如植酸、草酸、膳食纤维)的影响。

3. **机体对铁的需要量增加**　婴儿期、青春发育期生长速度快,铁的需要量也增加;育龄妇女月经失血过多,妊娠期和哺乳期对铁的需要量增加而摄入量未相应增加等。

4. **疾病因素**　各种疾病导致的消化吸收不良,如慢性胃炎、慢性肠炎、胃大部切除等;钩虫感染、胃肠道出血导致铁的丢失等。各类疾病导致的营养不良、蛋白质-能量营养不良常常伴发缺铁性贫血。

(二) 缺铁的分期

理论上,机体缺铁状态可以根据铁耗竭的不同阶段分为三期。

1. **储存铁减少期**　此期仅有储存铁减少,除骨髓细胞外铁减少、血清铁蛋白水平低于正常外,其他如骨髓铁粒幼细胞、血清铁、转铁蛋白饱和度、血红蛋白水平等均正常。

2. **红细胞生成缺铁期**　特点为储存铁减少或消失,血清铁蛋白低于正常,骨髓铁粒幼细胞减少(一般占比低于 10％)，红细胞原卟啉高于正常，血清铁及转铁蛋白饱和度可降低，总铁结合力可增高，但血红蛋白及红细胞压积正常，红细胞为正色素。

3. 缺铁性期贫血　除上述指标异常外，血红蛋白或红细胞压积也下降，出现不同程度的低色素性贫血。

前两期机体虽然已经缺铁，但血红蛋白值仍在正常范围内，被称为隐性贫血或亚临床贫血。研究表明，人在隐性贫血期就会出现疲劳、工作能力和智能行为下降。据报道，隐性贫血要比缺铁性贫血患病率高 1 倍以上。

(三) 缺铁对机体的影响和临床表现

1. 铁缺乏对机体的影响　广泛但缺少特异的临床表现。很多贫血患者是因其他原发疾病就诊时发现有贫血，但也有不少患者仅因出现贫血症状就诊。早期缺铁性贫血常无症状或有一些非特异性症状(如容易疲劳乏力)，这些症状不一定和贫血程度平行。

2. 贫血的常见症状

1) 一般表现　临床表现有疲乏无力、心慌、气短、头晕、眼花等；皮肤黏膜逐渐苍白，以唇、口腔黏膜、睑结膜及甲床较明显；由于骨髓外造血，肝脾可轻度肿大，年龄越小则病程越久，贫血越重则肝脾肿大越明显；明显贫血时心率加快，继发贫血性心脏病时易发生左心衰竭。毛发干枯脱落，指(趾)甲缺乏光泽、变薄、脆而易折，出现直的条纹状隆起，重者指(趾)甲变平，甚至凹下呈勺状即反甲，是严重缺铁性贫血的特殊表现之一，目前这种体征已很少见。

2) 对精神运动系统和生长发育的影响　大量研究已证明，缺铁最主要的影响是不利于儿童行为和生长发育。缺铁可能是行为异常，如易怒、注意力不集中等的原因。患有缺铁性贫血的婴儿和儿童存在着明显的精神运动测试障碍，在某种程度上能通过铁剂治疗被纠正，而相当一部分患儿已不能用铁剂来逆转；婴幼儿期如果患了较严重的缺铁性贫血，虽经积极补铁纠正，到儿童期时智商测定结果仍低于正常儿童，所以强调预防铁营养缺乏而致的不可逆性精神运动是至关重要的。小儿在缺铁时还可出现屏气发作，待纠正后屏气发作即会消失。有些铁缺乏患者有噬食泥土、煤炭、石灰、墙泥、生米等异食癖，用铁剂治疗后这些异食行为可以消失。

另外，铁缺乏将促使铅中毒。动物和人的研究证明，严重铁缺乏常伴有胃肠道铅的吸收上升，而且吸收入体内的铅又抑制铁络合酶，阻止铁与原卟啉的络合过程，原卟啉在体内堆积使血红蛋白的合成更加减少。临床和流行病学调查结果也显示了血铅水平和缺铁的相关性。由于铅中毒是神经系统和儿童发育障碍的主要原因，故铁缺乏时直接或间接地通过增加铅的吸收而促成这一病变。

3) 对免疫系统功能的影响　免疫功能降低，常合并感染。

(四) 诊断

根据病史，特别是饮食或喂养史、临床表现和血常规特点，一般可以做出初步诊断。进一步进行有关铁代谢的生化检查有确诊意义，必要时可以进行骨髓检查。用铁剂治疗有效可以证实诊断。

为提高对铁缺乏和缺铁性贫血诊断的准确性,国内外都制定了相应的诊断标准。1982年全国小儿血液病学学术会议(洛阳)提出小儿铁缺乏的诊断标准,而国内尚缺乏统一的成人诊断标准。

1. 缺铁性贫血的诊断标准 ①男性血红蛋白(Hb)<130 g/L,女性 Hb<120 g/L,孕妇 Hb<110 g/L;平均红细胞体积(mean corpuscular volume,MCV)<80 fl,平均红细胞血红蛋白含量(mean corpuscular hemoglobin,MCH)<26 pg,平均红细胞血红蛋白浓度(mean corpuscular hemoglobin concentration,MCHC)<310 g/L;红细胞形态有明显低色素表现。②有明显的缺铁病因和临床表现。③血清铁<10.7 μmol/L,总铁结合力>64.4 μmol/L。④血清运铁蛋白饱和度<15%。⑤骨髓铁染色显示骨髓小粒可染铁消失,铁粒幼红细胞<15%。⑥红细胞游离原卟啉(FEP)>0.9 μmol/L(全血),或血液锌原卟啉>0.96 μmol/L(全血),或 FEP/Hb>4.5 μg/gHb。⑦血清铁蛋白<14 μg/L。⑧铁剂治疗有效。符合①条或②～⑧条中任何2条以上者可诊断为缺铁性贫血。

2. 铁缺少期的诊断标准 ①血清铁蛋白<14 μg/L;②骨髓铁染色显示骨髓小粒可染铁消失。符合以上任何1条即可诊断为贮存铁缺乏期。

3. 红细胞生成缺铁期的诊断标准 ①血清运铁蛋白饱和度<15%;②FEP>0.9 μmol/L(全血),或血液锌原卟啉>0.96 μmol/L(全血),或 FEP/Hb>4.5 μg/gHb;③骨髓铁染色显示骨髓小粒可染铁消失,铁粒幼红细胞<15%。符合贮存铁缺乏期的诊断标准,同时又有以上任何1条即可诊断为红细胞生成缺铁期。

4. WHO 制定的铁缺乏诊断标准 血清铁<8.95 μmol/L,血清运铁蛋白饱和度<15%,血清铁蛋白<12 μg/L,FEP>1.26 μmol/L。

(五) 防治指南

由于铁缺乏对儿童大脑的发育,特别是学习和行为能力的影响已经得到公认,而且这种影响不能通过以后补充铁来逆转,所以铁缺乏的预防非常重要。健康教育是最有效、最经济的预防措施。做好卫生宣教工作,使全社会尤其是家长认识到缺铁对小儿的危害性及做好预防工作的重要性。对防治儿童缺铁性贫血而言,提倡母乳喂养,母乳中的铁吸收利用率高;做好喂养指导,无论是母乳或人工喂养的婴儿,均应及时添加含铁丰富且铁的吸收利用率高的辅助食品,如动物肝脏、瘦肉、动物血等;婴幼儿食品中谷类食品或牛奶等应加入适量铁剂强化。对成人应加强饮食指导,保证足够食物铁的摄入,增加富含维生素C的食物摄入以促进铁吸收,减少抑制铁吸收的植酸等的摄入。

有不少国家和地区在高危人群的食品(主要是谷类食品)中加入一定量的药用铁,采用铁强化食品预防铁的发生。我国有铁强化酱油,国外有采用铁强化面粉等,都可以起一定的防治效果。

(六) 营养治疗

营养治疗的主要原则为祛除病因和补充铁剂。

1. 祛除病因 查明缺铁原因,对饮食不当者应纠正不合理的饮食习惯和食物组成,有偏食习惯者应予纠正。如有慢性失血性疾病,如钩虫病、消化道隐性出血性疾病等应予及时治疗。

2. 饮食疗法 增加膳食含铁量并注意合理配合,补充含血红素丰富的红色肉类、动物肝脏和血液等。母乳中含铁量虽不高(0.3～0.5 mg/L),但吸收率高达50%;血红素含铁高(1 g血红素含铁3.4 mg),其吸收率也较高(10%～26%);黄豆比其他植物类食物的含铁量高(100 g食物中含铁11 g),吸收率也有7%,上述食品和铁强化食品(1 L奶中含铁12 mg,1 kg面粉中含铁13～15 mg)是较理想的防治缺铁的食品。

3. 铁剂治疗

1) 口服铁剂 铁剂是治疗缺铁性贫血的特效药,若无特殊原因应采用口服法给药。二价铁容易吸收,故临床均选用二价铁盐制剂。常用制剂有硫酸亚铁(含元素铁20%)、富马酸亚铁(含元素铁33%)、葡萄糖酸亚铁(含元素铁35%)、琥珀酸亚铁(含元素铁35%)等。剂量为元素铁4～6 mg/(kg·d),分3次口服,以两餐之间口服为宜;为减少胃肠道不良反应,可从小剂量开始;如无不良反应,可在1～2天内加至足量。不良反应有食欲下降、恶心、呕吐、腹痛腹泻等。一般治疗后3～4周有效,可维持巩固4～8周。同时服用维生素C可使铁吸收率增加3倍。牛奶、茶、咖啡及抗酸药等与铁剂同服可影响铁的吸收。

2) 注射铁剂 较容易发生不良反应,甚至可发生过敏反应致死,故应慎用。应用指征:①诊断肯定,但口服铁剂后无治疗反应者;②口服有严重不能耐受的不良反应;③长期腹泻、呕吐或大部分小肠切除后不能应用口服铁剂或口服铁剂吸收不良者。常用的注射铁剂有山梨醇枸橼酸铁复合物,专供肌内注射用;右旋糖酐铁复合物,为氢氧化铁与右旋糖酐铁复合物,可供肌内注射或静脉注射;葡萄糖氧化铁,供静脉注射用。

4. 输注红细胞 一般不必输注红细胞。特殊情形下考虑采用此法,如贫血严重发生心力衰竭者;合并感染者;急需外科手术者。

二、巨幼红细胞性贫血

巨幼红细胞性贫血(megaloblatic anemia)又称为营养性大细胞性贫血,是由于维生素B_{12}和叶酸缺乏,导致DNA合成障碍所引起的贫血。外周血MCV和MCH均高于正常。叶酸、维生素B_{12}都属于水溶性维生素。维生素B_{12}是一种可以预防和治疗由于内因子缺乏活性以致吸收障碍而引起的恶性贫血的维生素。在我国各地,因叶酸缺乏所致的巨幼红细胞性贫血比维生素B_{12}缺乏多见。

(一)病因

1. 摄入不足 未成熟儿、新生儿及婴儿期生长发育迅速,造血物质需要量相对增加;如摄入不足,则易缺乏。消毒奶类时可导致叶酸破坏,低出生体重儿于生后6～10周时即发病。在怀孕和生长发育期及患溶血性贫血、白血病、恶性肿瘤等疾病者,叶酸的需要量增加3～6倍;如果不及时补充,会造成叶酸缺乏,4个月后则会出现巨幼红细胞性贫血。

2. 吸收障碍　恶性贫血存在内因子抗体,阻止了维生素 B_{12} 与内因子结合;胃黏膜萎缩,也造成了内因子缺乏、小肠疾病(如短肠综合征)等,常同时有叶酸和铁的吸收减少。

3. 先天贮存不足　胎儿可通过胎盘获得维生素 B_{12} 和叶酸,并贮存在肝脏中。如孕妇患维生素 B_{12} 或叶酸缺乏时则新生儿贮存少,易发生缺乏。

4. 疾病因素　感染、疟疾及慢性溶血时,维生素 B_{12} 和叶酸需要量增加,感染时又影响吸收。

5. 维生素 C 缺乏　不能使叶酸变为具有活性的四氢叶酸(tetrahydrofolic acid)。

(二) 发病机制

叶酸和维生素 B_{12} 均为细胞核内 DNA 合成的必需物质。细胞增殖分裂的关键是 DNA 复制。DNA 是由 2 条多核苷酸链组成,其基本单位是由 4 种不同的碱基单核苷酸组成的聚合体,4 种碱基分别为腺嘌呤、鸟嘌呤、胸腺嘧啶和胞嘧啶。

叶酸在肝内经二氢叶酸还原酶的作用,变为具有活性的 THFA,THFA 是体内转移一碳基团的辅酶。这些基团来自一些氨基酸的分解代谢和甲酸等化合物,可连接在 THFA 的分子上,并可转移至其他中间代谢物上,参与核酸等重要化合物的合成,如参与嘌呤的合成、嘧啶的生物合成、氨基酸的转化以及甲酸盐的生成和利用。

维生素 B_{12} 在人体主要参与 4 个重要代谢反应:①使无活性的甲基 THFA 变为有活性的 THFA,提高了叶酸利用率。②促进叶酸进入细胞内。③参与脱氧胸腺嘧啶核苷酸的生成。由上可见,维生素 B_{12} 缺乏是通过叶酸代谢障碍引起 DNA 合成失常,故其引起贫血的临床表现和形态学变化难与叶酸缺乏引起的贫血区别。提示维生素 B_{12} 可使叶酸缺乏的贫血好转,而大量叶酸能改变维生素 B_{12} 缺乏的血液学变化。④维生素 B_{12} 能促使脂肪代谢产物参与三羧酸循环,这一作用与神经鞘中脂蛋白的形成有关,因而能保持中枢和外周有髓鞘的神经纤维的完整功能。维生素 B_{12} 缺乏时,上述神经纤维发生病变,因而出现精神神经症状。因叶酸不参与此代谢,不能改变维生素 B_{12} 缺乏所致的神经系统损害。但叶酸可使造血细胞对维生素 B_{12} 的利用增加,神经系统需要的维生素 B_{12} 相应减少,故可加剧神经系统的症状。

叶酸和维生素 B_{12} 缺乏时,嘌呤和胸腺嘧啶合成不足,DNA 复制受阻。在 DNA 复制时由于 α 聚合酶的活力显著降低,使新合成的 DNA 片段在形成长链时发生障碍,在重螺旋化时易受机械损伤、染色体断裂、细胞死亡而形成无效造血。DNA 合成障碍也使细胞分裂受阻、DNA 含量增加,加之螺旋化不佳,故呈现细胞核大、染色质网状结构。同时,由于蛋白质及 RNA 合成相对较好,而导致胞质量多、核浆发育不平衡的巨幼样变,此变化也累及骨髓中的粒细胞和巨核细胞系统。

(三) 临床表现

1. 一般症状　发病过程缓慢,轻者仅皮肤、黏膜苍白而无自觉症状,逐渐出现乏力、倦怠、头晕、心悸等。小儿病例初起时表现安静,不哭不闹。因面色逐渐苍白或因色素过度沉着、轻度贫血等因素，面色可为蜡黄。睑结膜、口唇明显苍白，头发细黄且稀疏，颜面有水肿；成人病例可有头昏、耳鸣、心慌等症状。这些症状通常从出生后 4～6 个月开始，而以 9～18 个月多见；若出生时为早产儿，则由于其先天的叶酸贮存量较少、生长发育快、尿中的排出量相对较多，又由于奶类消毒后叶酸破坏，进入量较少，所以出生体重较轻者可于出生后 6～10 周即发病。

2. 消化系统症状　出现较早，由于消化道黏膜上皮细胞 DNA 合成障碍可产生一系列症状，如厌食、恶心、呕吐较常见，时有稀便，舌面可光滑，舌乳头由舌尖沿两侧缘逐渐向中心萎缩，或舌乳头充血粗糙等。

3. 造血系统　表现肝大远较脾大为多，肿大程度亦较脾脏为著，淋巴结肿大不明显。由于成熟红细胞寿命短，可有轻度黄疸、口唇、甲床和睑结膜等处明显苍白。同时可有白细胞和血小板计数减少，常有感染和出血倾向，如紫癜、鼻出血、月经过多等现象。

4. 神经精神方面症状　小儿较成人常见，有表情呆滞、眼神发直、对周围反应迟钝、嗜睡等症状，智力及动作能力均可有倒退。由于维生素 B_{12} 缺乏，脊髓髓质合成障碍，侧索、末梢神经等均可受到损害，因此可出现手足对称性麻木、感觉障碍、共济失调、步态不稳、行走困难、腱反射亢进等症状。少数病例可能由于第 9、10 对颅神经功能障碍而出现声音嘶哑或咽部有痰声。自主神经系统受累时，可出现少泪、无泪、少汗等症状，此症状多见于维生素 B_{12} 缺乏。

5. 其他循环症状　比缺铁性贫血显著，心前区可听到功能性收缩期杂音的占 60%～70%，心脏扩大，易引起心功能不全。

(四) 诊断

巨幼红细胞性贫血的诊断依据：骨髓中出现较多典型巨幼红细胞，MCV＞95 fl，卵圆形大红细胞增多，明显的大小不均和异形，中性粒细胞分叶过多等。巨幼红细胞性贫血诊断成立后必须进一步明确是叶酸缺乏还是维生素 B_{12} 缺乏，而用血液形态学的检验方法是无法区别的。根据病史、体征、特殊实验室检查，可加以鉴别（表 15 - 2）。

表 15 - 2　叶酸与维生素 B_{12} 缺乏所致巨幼红细胞性贫血的鉴别诊断

检　查	项　目	叶酸缺乏	维生素 B_{12} 缺乏
实验室检查	缺乏原因	营养不良、偏食、婴幼儿、妊娠、溶血性贫血、药物等	胃肠道手术、胃肠道疾病等
	血清叶酸值	＜3 ng/ml	正常（6～20 ng/ml）
	血清维生素 B_{12} 值	正常（200～900 pg/ml）	＜100 pg/ml
	亚胺甲基谷氨酸排泄试验	阳性	阴性
	放射性叶酸吸收试验	尿排出量减少	正常
	放射性维生素 B_{12} 吸收试验	正常	尿排出量减少
治疗性试验	叶酸：每天 200 μg，口服 10 天	网织红细胞计数上升，症状、血常规、细胞学检查指标好转	无效应
	维生素 B_{12}：每天 1 μg，肌内注射 10 天	无效应	网织红细胞计数上升，症状、血常规、骨髓细胞学检查指标好转

(五) 预防和治疗

1. 预防　应从改善人群膳食结构入手,对易发病个体应提高药物预防意识。大多数病例的叶酸和维生素 B_{12} 缺乏是可以预防的。如为母乳喂养儿,应改善乳母的膳食营养,婴儿还需添加辅食。积极预防和治疗呼吸道和消化道疾病。改变不良的饮食习惯,尤其要做到不偏食、不挑食和不长期素食。从食物中摄取足够的叶酸和维生素 B_{12}。祛除病因,改善营养状况和饮食的食物组成,是保证不再复发的重要措施。

2. 供给富含叶酸和维生素 B_{12} 的食物　每天从膳食中至少要摄取 $50\sim100\,\mu g$ 叶酸含量的食物,富含叶酸的食物有动物肝脏、内脏类、西红柿、莴苣、菠菜、油菜、小白菜、芦笋、豆类及发酵制品(如腐乳、豆豉等)、麦麸、全麦、深绿色蔬菜及酵母等。含维生素 B_{12}丰富的食物有动物肝、肾和肉类,蛋类、牛乳、面粉、蔬菜中也含有少量维生素 B_{12}。此外,橘子汁含有丰富的维生素 C 和叶酸,1 杯橘子汁约含叶酸 $50\,\mu g$。如为母乳喂养儿,应改善乳母的膳食营养,婴儿还需添加辅食。积极预防和治疗呼吸道和消化道疾病。

3. 药物治疗　如明确系叶酸或维生素 B_{12} 缺乏时,可给予相应的药物治疗。如不明确时,神经系统症状以应用维生素 B_{12} 的收效较佳,单用叶酸反而有加重症状的可能。若同时有维生素 B_{12} 和叶酸缺乏,应用其中的一种有可能使另一种更为缺乏,故宜两药同时应用。

1) 叶酸　剂量为每天 $5\sim10\,mg$,治疗 $1\sim2$ 天后食欲、精神即改善,无效红细胞生成逆转,网织红细胞逐渐上升,至 $4\sim7$ 天达高峰,于 $2\sim6$ 周后恢复正常。治疗 $24\sim48\,h$后,白细胞及血小板计数即上升。骨髓中除巨晚幼粒细胞等可持续存在数天外,于治疗 $48\,h$ 后已很少有其他变化。叶酸的疗程常需数月,即用至体内年老红细胞均被新生富有叶酸的红细胞替代为止。祛除病因及改善饮食是保证不再复发的重要措施。服用叶酸的同时需服用维生素 C。

2) 维生素 B_{12}　每次用量为 $25\sim100\,\mu g$,症状严重时可每天肌内注射 1 次,否则可每周 $2\sim3$ 次肌内注射,至网织红细胞恢复正常时为止。如暂时不能祛除病因,则需减量,维持至红细胞及血红蛋白恢复正常水平后停药。血及骨髓细胞学检查指标的恢复过程与叶酸缺乏相似,神经系统症状恢复较慢。

4. 补充富含维生素 C 的食物　维生素 C 能促进叶酸的吸收。当维生素 C 缺乏时,叶酸的吸收率下降。应多吃富含维生素 C 的新鲜蔬菜和水果。但维生素 C 的补充量不宜过大,如超过 $500\,mg$,则会使维生素 B_{12} 进一步缺乏。

三、其他营养性贫血

维生素 C 缺乏时,叶酸在体内还原为具有生物活性的四氢叶酸受阻。叶酸能代替维生素 C 参与酪氨酸代谢;维生素 C 缺乏时,叶酸需要量增加。由于以上两个方面的原因维生素 C 缺乏可引起巨幼红细胞性贫血。维生素 C 缺乏引起贫血的另一个原因是出血。

其他维生素缺乏也可引起贫血,如维生素 A、维生素 B_2 缺乏。另有原因不明的维

生素 B_1 反应性巨幼红细胞性贫血。维生素 B_6 参与 δ-ALA 合成酶的代谢，缺乏时血红素合成发生障碍，出现小细胞性低色素性贫血，临床上极少见。另一种维生素 B_6 反应性贫血（小细胞性低色素性）能被大剂量维生素 B 所纠正，其发病机制可能为线粒体内铁的利用障碍，血红素离开线粒体时需要维生素 B_6 的作用。烟酸缺乏时（由于腹泻等）可引起贫血。

当维生素 E 缺乏时，红细胞膜上脂质易被氧化，导致红细胞溶血，也可使血红蛋白轻度降低，但严重贫血并不常见。对容易有维生素 E 缺乏者，如早产儿和低出生体重儿应注意预防。

第四节　维生素 A 缺乏症

一、概述

维生素 A（vitamin A）又称为视黄醇（retinol），是人类必需的一种脂溶性维生素。维生素 A 在人体具有广泛而重要的生理功能，是构成视觉细胞内感光物质的成分。维生素 A 缺乏时，对弱光敏感度降低，暗适应障碍，重症者产生夜盲。维生素 A 是维持一切上皮组织健全所必需的物质，其中以眼、呼吸道、消化道、尿道及生殖系统等上皮影响最显著。维生素 A 对免疫功能、生殖系统、生长发育等均有重要作用。

维生素 A 缺乏症（vitamin A deficiency）好发于 6 岁以下婴幼儿，1～4 岁为发病高峰。原发性维生素 A 缺乏一般因膳食长期匮乏所引起，是以大米为主食、缺少胡萝卜素食物来源的南亚和东亚地区的地方性流行病。2004 年 WHO 调查结果显示，维生素 A 缺乏的学龄前儿童为 2.5 亿，孕妇为 2000 万。据 WHO 报道，因维生素 A 缺乏，全世界每年有 50 万名学龄前儿童患有活动性角膜溃疡，600 万人患干眼症，孕妇患夜盲症高达 500 万人。中国的数据表明，亚临床维生素 A 缺乏症（血清视黄醇水平≤0.70 μmol 或 20 μg/dl）的发生率在 1988—2009 年期间从 40％逐步下降到 10％，但边缘性维生素 A 缺乏症（血清视黄醇水平＞0.70 μmol 或 20 μg/dl）的变化不大，1989—2009 年期间一直居于 20％～45％。我国农村地区儿童发生维生素 A 缺乏症的危险性大于城市，以西部省市更甚。无论城市还是农村，社会经济状态良好的家庭中的儿童，血清视黄醇水平明显高于社会经济状态差的儿童。对于疾病或特殊情况导致的维生素 A 缺乏，受关注较多的包括治疗肥胖的手术、胰腺十二指肠切除术、腹膜透析、吸烟等。

二、营养与维生素 A 缺乏症

（一）病因

1. 摄入相对或绝对不足　母乳中的维生素 A 含量丰富，一般母乳喂养的婴儿不会发生维生素 A 缺乏症,故提倡母乳喂养。但是,哺乳期维生素 A 摄入不足也是婴儿维生素 A 缺乏症的危险因素。长期以糕、面糊等谷物或脱脂乳炼乳喂哺小儿而未及时添加辅食品,或病后"忌嘴"及长期素食皆容易发生维生素 A 缺乏症。早产儿肝脏内维生素 A 的贮存量更少,且脂肪吸收能力也有限,生长发育的速度又较快,故更容易发生维生素 A 缺乏症。某些疾病,如急性或慢性肾炎时,大量蛋白质从尿排出,亦易造成维生素 A 的丢失,体内维生素 A 的贮存量减少,造成维生素 A 缺乏;各种急慢性传染病长期发热和肿瘤等均可使肌体对维生素 A 的需要增多,如此时未予及时补充,则造成维生素 A 的血浆浓度降低。长期静脉输液未补充维生素 A,也将导致维生素 A 缺乏。

2. 吸收和利用障碍　多见于某些疾病状态,如吸收障碍综合征、慢性腹泻等消化系统疾病可影响维生素 A 的吸收。长期服用某些通便或减肥药(脂肪酶抑制剂如奥利司他)也可影响维生素 A 的吸收。患有肝、肾、甲状腺疾病,以及胰腺囊性纤维变性和蛋白质-能量营养不良时,血浆中视黄醇结合蛋白代谢发生异常,导致维生素 A 缺乏。

(二) 临床表现

维生素 A 持续缺乏数周或数月后出现临床症状,主要表现如下。

1. 眼部症状　①暗适应能力下降和夜盲症:维生素 A 缺乏症首先表现为暗适应能力下降,最初为暗适应时间延长,以后在暗光下视力减退、黄昏时视物不清,继而发展为夜盲症。②眼部损害:眼干燥不适,经常眨眼,系因泪腺管被脱落的上皮细胞堵塞使眼泪减少所致干眼病;继而眼结膜和角膜失去光泽和弹性,眼球向两侧转动时可见球结膜折叠形成与角膜同心的皱纹圈;在球结膜暴露部位,在眼球巩膜近角膜缘外侧,由脱落的角膜上皮、上皮碎屑和分泌物形成浅表的泡沫状小白斑,不易擦去,即为毕脱(Bitot)斑;角膜干燥、浑浊而软化,继则形成溃疡,易继发感染,愈合后可留下白斑,影响视力;严重者可发生角膜穿孔,虹膜脱出以致失明。本病的眼部症状通常为双侧性,单侧少见。

2. 皮肤病变　维生素 A 缺乏也可引起皮肤改变。开始时皮肤较正常干燥,以后由于毛囊上皮角化,发生角化过度的毛囊性丘疹主要分布在大腿前外侧、上臂后侧,后逐渐扩展到上下肢伸侧、肩和下腹部,很少累及胸、背和臀。丘疹坚实而干燥,色暗棕,多为毛囊性,针头大至米粒大,圆锥形。丘疹的中央有棘刺状角质栓,触之坚硬,去除后留下坑状凹陷,无炎症,无主观症状,丘疹密集犹似蟾蜍皮,称蟾蜍皮病(phrynoderma)。皮疹发生在面部,可有许多黑头。患者毛发干燥,缺少光泽,易脱落,呈弥漫稀疏;指甲变脆,表面有纵横沟纹或点状凹陷。

3. 骨骼生长障碍　维生素 A 缺乏对骨骼生长,特别是对长骨生长有明显影响,使骨变得又短又厚。亚临床维生素 A 缺乏可致骨骼发育停止,颅骨和脊柱骨生长受到影响,而且可使骨骼失去正常结构。

4. **免疫功能受损** 维生素 A 缺乏可导致机体细胞和体液免疫功能降低,因呼吸道、胃肠道、泌尿生殖道黏膜上皮增生、角化、脱屑,防御功能减弱,容易引起感染,导致感染性疾病的患病率和病死率升高,尤其是发展中国家。

(三) 诊断

仔细询问病史,如患者存在维生素 A 摄入不足,或者存在维生素 A 吸收、利用障碍,或引起维生素 A 消耗过多的疾病,同时合并暗适应障碍、夜盲、结膜干燥、角膜软化,或四肢伸侧有毛囊性角化丘疹,通过暗适应检查和血浆维生素 A 浓度的测定可基本作出诊断。若血清维生素 A 水平在正常低值,此时肝内维生素 A 的储存也可能已耗竭。在这种可疑情况下,可采用敏感而可靠的相对剂量反应试验来进一步确定亚临床维生素 A 缺乏症。表 15-3 为人体维生素 A 营养状况常用评价指标和判定界值。近来有人认为视黄醇结合蛋白与人体维生素 A 水平呈正相关,其含量可反映人体维生素 A 的营养水平。当血清中维生素 A 浓度在正常范围时,肝脏维生素 A 已有耗尽的可能,因此采用相对剂量反应(relative dose reation,RDR)法间接评价个体体内维生素 A 的贮存量。测定方法为先测定空腹血清维生素 A 浓度(A_0),随早餐服维生素 A 450 μg,5 h 后于午餐前测定血清维生素 A(A_5)浓度。RDR=(A_5−A_0)/A_5×100%。若服后 5 h 的血清维生素 A 浓度增高幅度,即 RDR≥20%,表示肝脏内维生素 A 的贮存已处于临界状态。用此方法可以进一步确定亚临床状态维生素 A 缺乏症。

表 15-3 人体维生素 A 营养状况常用评价指标和判定界值

评价指标	正 常	边缘缺乏	缺 乏
生理功能和体检	无维生素 A 缺乏体征,有直接间接的依据表明生理功能完好	生理盲点扩大,暗适应时间延长,视网膜电图异常,可能有结膜干燥斑及维生素 A 缺乏的其他特征	视觉功能降低,暗适应时间延长,有明显的维生素 A 缺乏临床特征
血浆/血清视黄醇浓度			
成人	≥0.70 $\mu mol/L$	≥0.35 $\mu mol/L$	<0.35 $\mu mol/L$
儿童	≥1.05 $\mu mol/L$	≥0.70 $\mu mol/L$	<0.70 $\mu mol/L$
血浆视黄醇结合蛋白			
成人		1.9~4.28 $\mu mol/L$	
学龄前儿童		1.19~1.6 $\mu mol/L$	
血清脱氢视黄醇/视黄醇	<0.03	>0.03	—
相对剂量反应(RDR)	<20%	≥20%	
肝脏维生素 A 储备	>70 $\mu mol/kg$	17.5~70 $\mu mol/kg$	<17.5 $\mu mol/kg$

(四) 防治指南

无论何种类型的维生素 A 缺乏症,只要早期发现及时治疗,预后均良好。具体防治措施包括:

1. 保证足量维生素 A 摄入　维生素 A 最好的来源是动物性食品,如各种动物肝脏和其他脏器类肉品、蛋黄、鱼油、奶油和乳制品,富含预先形成的维生素 A;富含维生素 A 原类胡萝卜素最突出的食物有胡萝卜、红心甜薯、菠菜、水芹、羽衣甘蓝、绿芥菜、南瓜、莴苣叶、莴苣、西兰花等,维生素 A 原类胡萝卜素在人体内能够转变为视黄醇,发挥维生素 A 生理功能。应养成不偏食、不挑食的习惯。

2. 易感人群的维生素 A　营养状况的监测并行预防性干预对婴幼儿、儿童、孕妇、乳母等易感人群进行暗适应能力、眼部症状、血清视黄醇含量等方面的检测,及时发现亚临床缺乏者。对婴幼儿等易感人群,可以服用维生素 A 进行预防。WHO 在维生素 A 缺乏症高发的发展中国家,推广一次口服维生素 A 2×10^5 IU,6~8 个月再重复一次,结果证实服药组小儿干眼病、呼吸道、胃肠道疾病的发病率及病死率均较不服药组明显降低。定期补充维生素 A 制剂是快速改善维生素 A 状况的方法。对于维生素 A 严重缺乏地区,WHO 和 UNCEF 推荐:小于 6 月龄婴儿一次性补充维生素 A 5×10^4 IU,6~12 月龄婴儿每 4~6 个月口服维生素 A 10^5 IU,12 月龄以上婴幼儿每 4~6 个月口服维生素 A 2×10^5 IU,分娩后 8 周内的孕妇口服维生素 A 2×10^5 IU。

3. 选用维生素 A 强化食品　是一种防治维生素 A 缺乏症最直接、有效的方法。作为维生素 A 载体的食物有很多,如糖、味精、大米、面粉、饼干、食用油等。

(五) 营养治疗

1. 祛除病因　如因为疾病引起维生素 A 缺乏症,应首先祛除病因,治疗原发病。

2. 补充维生素 A　除了饮食补充富含维生素 A 的食物外,有条件的地方可以采用维生素 A 强化食品,如婴儿的配方奶粉和辅食。用维生素 A 制剂治疗维生素 A 缺乏症,疗效迅速而有效。儿童口服 5 000 U/(kg·d),或每天补充维生素 A 2.5×10^4 IU(1 IU 维生素 A=0.3 μg 视黄醇),口服 2 天,然后于 7~10 天后再服 1 次,通常即可见效;或肌注 1~2 周(或大剂量 1 次 2×10^5 IU),同时给予高蛋白饮食,以后再给予预防量。大剂量维生素 A 的补充建议如表 15-4 所示。

表 15-4　常规与年龄相适宜的治疗及预防性维生素 A 大剂量补充建议

治疗性补充

- 干眼症:确诊后立即给予单剂量,24 h 后再给 1 次,2 周后再给 1 次[①]
- 麻疹:确诊后立即给予单剂量,24 h 后再给 1 次
- 蛋白质-能量营养不良:确认时给予单剂量,此后每天补充维持需要量的补充量+预防性补充[②]
- 出生后 6~60 个月,每 6 个月补充 1 次
- HIV 阳性母亲的新生儿出生 48 h 内给予单剂量

（续表）

年龄段适宜的补充剂量

- ＜6 月龄:补充 5×10^4 IU(15 150RAE)
- 6～12 月龄:补充 10^5 IU(30 300RAE)
- ＞12 月龄到成人:补充 2×10^5 IU(60 600RAE)

注　RAE:视黄醇活性当量;①对于育龄妇女,可使用每天 10^4 IU(3 030RAE)或者每周 2.5×10^4 IU(7575RAE)的剂量治疗夜盲症和毕脱斑。角膜损伤的治疗同其他成人;②在营养恢复期,该补充剂量之后应该给予膳食营养素推荐供给量水平的每天来自多种混合维生素来源的维生素 A。如果患者在上个月已经接受了常规预防性补充剂量,则禁止再次大剂量补充。而且,对于经常被再度关注的 HIV 阴性儿童,只有与上次补充间隔 4 个月以上,才能再次使用大剂量补充。

3. 眼局部治疗　严重的维生素 A 缺乏患者常需要眼的局部治疗。为预防结膜和角膜发生继发感染,可以采用抗生素眼药水或眼膏治疗。如有角膜软化和溃疡时,可采用抗生素眼药水与消毒鱼肝油交替滴眼。

第五节　维生素 D 缺乏症和钙缺乏症

一、概述

维生素 D 是高等动物生命所必需的营养素,是体内钙代谢最重要的生物调节因子之一。这些重要的生化作用是通过将维生素 D 代谢为一族子体代谢产物而实现的,包括 1,25-$(OH)_2 D_3$ 和 24,25-$(OH)_2 D_3$。近年来,维生素 D 除了作为营养素外,也被认为是一种类固醇激素,对健康具有广泛的影响。多种证据表明,维生素 D 缺乏不仅造成骨骼疾病,还与多种骨骼外疾病密切相关,包括全因死亡率、心血管疾病及其病死率、代谢综合征(肥胖、糖耐量减低/糖尿病、脂代谢紊乱、高血压)、恶性肿瘤、感染、过敏性疾病及哮喘、精神及神经疾病、自身免疫性疾病、慢性肾脏病等。本节重点介绍最典型的维生素 D 缺乏症佝偻病。

佝偻病(rickets)是维生素 D 缺乏症(vitamin D deficiency)的临床表现之一,也是最早被认识的维生素 D 缺乏症状,主要见于 3 岁以下婴幼儿。成人阶段的维生素 D 缺乏则形成骨软化症(osteomalacia)。与骨软化症相比,佝偻病具有很高的发病率,是最常见的维生素 D 缺乏表现。

在 20 世纪,北欧和美国佝偻病的发病率很高,后来作为公共卫生问题常规给婴幼儿补充维生素 D 使其发病率明显下降,但目前在发展中国家仍然是一个重要问题。我国的婴幼儿,特别是小婴儿是佝偻病的高危人群,北方佝偻病患病率高于南方。2001 年北京地区 12～14 岁青少年中严重维生素 D 缺乏[25-(OH)D＜12.5 nmol/L]的患病率冬季为 45.2%,夏季为 6.7%。近年来随着社会经济文化水平的提高,我国营养性维生素 D 缺乏性佝偻病发病率逐年降低,病情也趋向轻度。2011 年报道,南京城区 10 岁以下健康儿童中冬季维生素 D 严重缺乏症患病率为 1.3%。上海交通大学医学院 2011 年 11—12 月对广西乐业县、云南寻甸县两地共 2 216 名小学生的调查结果显示,两地小学生幼时患佝偻病后遗留的不同程度的骨骼畸形(如鸡胸、漏斗胸、串肋珠、肋膈沟、O 形腿、X 形腿等)比例较高,两地佝偻病后遗症检出率高达 35.9%。

二、营养与维生素 D 缺乏和钙缺乏

(一) 维生素 D 体内来源及代谢特征

人体内的维生素 D 可从两个途径,即经皮肤内转化形成和经口摄入获得,也称内源性与外源性维生素 D。内源性维生素 D 是人体皮肤内的 7 -脱氢胆固醇经日光中的紫外线照射后产生没有活性的维生素 D_3;外源性维生素 D 来自食物,如鱼、肝、蛋、乳类等含有较丰富的维生素 D_3。膳食中的维生素 D_3 在胆汁协助下,在小肠内形成乳糜微粒被吸收入血浆,与内源性维生素 D_3 一起经维生素 D_3 结合蛋白(血浆内的一种 α -球蛋白)转运至肝脏。在肝内经 25 -羟化酶的催化作用下氧化成为 25-$(OH)_2D_3$,此时,虽已具有抗佝偻病活性,但作用不强,再被转运至肾脏后,经 1 -羟化酶的催化下,进一步被氧化成具有较强抗佝偻病活性的 1,25-$(OH)_2D_3$,最后经血循环输送到相关靶器官而发挥其生理作用。

转运至小肠组织的 1,25-$(OH)_2D_3$ 先进入肠黏膜上皮细胞内,与胞质中的特异性受体形成复合体,作用于核内染色质,诱发合成特异的钙结合蛋白,后者的作用是把肠腔表面的钙离子转运带入黏膜细胞,从而进入血液循环使血钙浓度升高,促进骨中钙的沉积。除此以外,1,25-$(OH)_2D_3$ 对肾脏也具有直接作用,促进肾小管对钙和磷的重吸收,以减少钙和磷的丢失。

(二) 佝偻病发病机制和病理改变

维生素 D 缺乏时,钙、磷经肠道吸收减少,使血钙降低刺激甲状旁腺激素(PTH)分泌增多。PTH 能诱导破骨细胞生成,从而对骨质进行溶解和吸收,临床上出现骨样组织钙化障碍的表现;同时成骨细胞代偿性增生,局部骨样组织堆积,碱性磷酸酶分泌增多,临床上同样产生一系列相应的骨骼改变和生化改变。另外,PTH 又反馈促进肾脏形成 1,25-$(OH)_2D_3$,从而增加小肠和肾小管对钙的吸收,而 PTH 抑制肾小管对磷的重吸收,此时尿磷大量排出,尿钙则趋于正常或稍偏低。故当维生素 D 缺乏时临床常发生低磷血症。

佝偻病的主要病理改变是骨样组织增生,骨基质钙化不良。维生素 D 缺乏时,钙、磷沉积于骨受阻,成骨作用发生障碍,长骨干骺端的骨骺软骨中成熟软骨细胞及成骨细胞不能钙化而继续增殖,形成骨骺端骨样组织堆积,临时钙化带增厚,骨骺膨大,形成临床上常见的肋骨串珠、手镯、脚镯征等,使骨的生长发育停滞不前。长骨骨干因骨质脱钙,骨皮质为不坚硬的骨样组织代替,故骨干容易弯曲畸形,甚至发生病理性骨折。颅

骨骨化障碍表现为颅骨软化,颅骨骨样组织堆积造成方颅和骨骼畸形。

(三) 佝偻病病因

1. **日光照射不足** 天然食物中维生素 D 的含量普遍较少,日光照射下皮肤内维生素 D 的合成是体内维生素 D 的主要来源。日光紫外线照射不足是世界各地发生维生素 D 缺乏的主要原因。日光照射与地理条件、季节和大气环境关系密切,热带、亚热带光照充足,一般不易发生佝偻病;温带、寒带日照时间短,特别在多雨、多雾和大气污染严重的地区更容易发生。人们日常所穿的衣服、所使用的防晒措施都会阻碍皮肤接收紫外线,普通玻璃也能将大部分日光紫外线吸收,这些因素均能影响皮肤生物合成足够量的维生素 D。

2. **维生素 D 和钙、磷摄入不足** 天然食物含维生素 D 很少。动物性食品是天然维生素 D 的主要来源,海水鱼如鲱鱼、沙丁鱼,以及动物肝脏、鱼肝油等都是维生素 D_3 的良好来源。尽管从普通的食物如鸡蛋、牛肉、黄油和植物油中也可获得少量的维生素 D_3,但日常一般膳食中所含的维生素 D 是不能满足机体需要的。因此,对于日光暴露不理想的人群,尤其在冬季,维生素 D 的补充特别显得重要。2 岁以内的婴幼儿,由于暴露阳光不充足,乳类含维生素 D 不足,且处于快速生长阶段,容易造成体内维生素 D 的缺乏。因此建议多晒太阳,同时补充鱼肝油或其他维生素 D 强化食品。

另外,食物中钙、磷含量不足以及比例不当均可影响钙、磷的吸收。人乳中钙、磷含量虽低,但比例(2∶1)适宜,容易被吸收;而牛乳钙、磷含量较高,但钙磷比例(1.2∶1)不是最佳比例,故牛乳中的钙吸收率没有人乳高。

3. **钙和维生素 D 需要量增多** 早产儿因生长速度快和体内储钙不足而易患佝偻病;婴儿生长发育快,对维生素 D 和钙的需要量增多,故易引起佝偻病;2 岁后因生长速度减慢,且户外活动增多,佝偻病的发病率逐渐减少。重度营养不良婴儿生长迟缓,发生佝偻病者不多。

4. **疾病和药物影响** 胃肠道或肝胆疾病影响维生素 D 的吸收,小儿胆汁郁积、胆总管扩张、先天性胆道狭窄或闭锁、脂肪泻、胰腺炎、难治性腹泻等疾病均可影响维生素 D、钙、磷的吸收而患佝偻病。肝、肾严重损害可导致维生素 D 羟化障碍,$1,25\text{-}(OH)_2D_3$ 生成不足而引起佝偻病。长期使用苯妥英钠、苯巴比妥等药物,可加速维生素 D 的分解和代谢而引起佝偻病。

(四) 佝偻病临床表现

维生素 D 缺乏性佝偻病主要为骨骼的改变以及非特异性的精神神经症状。重症佝偻病患者可影响消化系统、呼吸系统、循环系统及免疫系统,同时对小儿的智力发育也有影响。

维生素 D 缺乏性佝偻病在临床上分为初期、激期、恢复期和后遗症期。初期和激期统称为活动期。

1. **初期** 多数从 3 个月左右开始发病,此期以精神神经症状为主,患儿有睡眠不安、好哭、易出汗等现象,出汗后头皮痒而在枕头上摇头摩擦,出现枕部秃发。

2. 活动期(激期) 除初期症状外,患儿以骨骼改变和运动机能发育迟缓为主。用手指按在 3～6 个月患儿的枕骨及顶骨部位,感觉颅骨内陷,随手放松后弹回,称乒乓球征。8 月龄以上患儿的头颅常呈方形,前囟大及闭合延迟,严重者 18 个月时前囟尚未闭合。两侧肋骨与肋软骨交界处膨大如珠子,称肋串珠。胸骨中部向前突出形似鸡胸,或下陷成漏斗胸,胸廓下缘向外翻起为肋缘外翻。会站、走的小儿由于体重压在不稳固的二下肢长骨上,两腿会形成向内或向外弯曲畸形,即 O 形腿或 X 形腿。

患儿的肌肉韧带松弛无力,因腹部肌肉软弱而使腹部膨大,平卧时呈蛙状腹,因四肢肌肉无力,学会坐、站、走的年龄都较晚,因两腿无力容易跌跤。患儿出牙较迟,牙齿不整齐,容易发生龋齿;大脑皮层功能异常,条件反射形成缓慢,表情淡漠,语言发育迟缓,免疫力低下,易并发感染、贫血。

3. 恢复期 经过一定的治疗后,各种临床表现均消失,肌张力恢复,血液生化指标改变和 X 线片表现也恢复正常。

4. 后遗症期 多见于 3 岁以后小儿,经治疗或自然恢复后临床症状消失,仅重度佝偻病遗留下不同部位、不同程度的骨骼畸形。

(五) 佝偻病诊断和治疗

根据病史、症状、体征及血液生化学检查及骨 X 线检查的改变可做出诊断。各期的血液生化检查及 X 线检查结果如表 15 - 5 所示。对可疑病例应测定血钙、磷、碱性磷酸酶,同时行骨龄 X 线检查,血清 25-(OH)D$_3$ 和 1,25-(OH)$_2$D$_3$ 在佝偻病活动早期就明显降低,血浆中环磷酸腺苷(cAMP)浓度和尿的排泄量均增高,尿钙的测定也有助于佝偻病的诊断。

表 15 - 5 维生素 D 缺乏性佝偻病各期的血液生化学检查及 X 线检查

分 期	血液生化指标				X线片改变
	钙	磷	钙磷乘积	碱性磷酸酶	
初期	正常或稍低	降低	30～40 mg/dl	增高或正常	无明显变化
激期	稍低	明显降低	<30 mg/dl	增高明显	长骨干骺端临时钙化带模糊或消失,边缘不整呈云絮状、毛刷样或杯口状改变,骨骺软骨明显增宽;骨干骨质稀疏,密度下降
恢复期	正常	正常	正常	4～6 周恢复正常	2～3 周后即有改变并逐渐恢复
后遗症期	正常	正常	正常	正常	正常

1. 防治指南 晒太阳是最好的预防方法。人体所需维生素 D 约 80％靠自身合成,有研究显示阳光直晒后每平方厘米皮肤在 3 h 内能合成 18 IU 维生素 D。据报道,婴儿预防佝偻病所需日光浴的时间为每周 30 min,穿衣不戴帽为每周 120 min。春、夏季出

生的孩子满月后就可抱到户外,秋、冬季出生的婴儿在 3 个月时也可抱到户外,开始每次外出逗留 10～15 min,以后可适当延长时间,如在室内应开窗。

预防佝偻病要从孕妇妊娠后期开始,此时胎儿对维生素 D 和钙磷的需要量增加,要鼓励孕妇晒太阳,使用富含维生素 D 和钙磷及蛋白质的食品。

正确喂养对预防佝偻病也有重要意义。新生儿应提倡母乳喂养,尽早开始晒太阳。母乳喂养的婴儿自出生后 1 周开始每天补充维生素 D 400 IU,早产儿每天补充 800 IU。及时添加辅食,断奶后要培养良好的饮食习惯,不挑食、偏食,保证小儿各种营养素的需要。对早产儿、双胎儿、人工喂养儿,应用维生素 D 预防佝偻病仍是重要方法。

2. 营养治疗 治疗目的在于控制活动期,防止骨骼畸形。主要治疗措施是使用维生素 D 制剂。

1）补充维生素 D 不主张采用大剂量维生素 D 治疗,治疗应以口服为主,一般剂量为每天 50～125 μg（2 000～5 000 IU）,持续 4～6 周。1 岁以下婴儿每天维生素 D 摄入量为 400 IU,1 岁以上婴儿每天摄入量为 600 IU,同时给予多种维生素。治疗 1 个月后应复查效果,如临床表现、血液生化指标与骨骼 X 线片改变无恢复征象,应与抗维生素 D 佝偻病鉴别。

2）补充钙剂 维生素 D 治疗期间应保证充足的钙摄入。主张从膳食牛奶、配方奶和豆制品补充钙和磷,婴儿只要有足够牛奶就不需要补充钙剂,但在有低血钙表现、严重佝偻病和营养不足时需要补充钙剂。

3）其他 激期阶段勿使患儿久坐、久站,防止骨骼畸形。轻度骨骼畸形在治疗后或在生长过程中自行矫正。应加强体格锻炼,可做些主动或被动运动的方法矫正。例如俯卧撑或扩胸动作使胸部扩张,纠正轻度鸡胸及肋外翻。病情严重者,4 岁后可考虑手术矫形。

第六节 碘 缺 乏 症

一、概述

碘是人体不可缺少的一种营养素,是甲状腺素（T_4）的必需成分。机体因缺碘所导致的一系列障碍统称为碘缺乏症（iodine deficiency disorders, IDD）。机体缺碘与所生存的自然环境的碘缺乏有关,该病的分布呈现明显的地方性,曾被称为地方病。地方性甲状腺肿因缺碘而起,可以通过补充碘预防。瑞士和美国于 20 世纪 20 年代首先采用了食盐加碘的方式预防民众的甲状腺肿大,我国从 1995 年开始实施食盐加碘预防和控制碘缺乏症。

1995 年以后,随着碘盐的广泛使用,碘缺乏现象迅速得到改观。我国在 20 世纪 90

年代估计全国有 7.2 亿人仍生活在缺碘地区,亚克汀病患者估计有数百万,从 1995 年起全民实施食用碘化盐后取得了历史性的成就,2000 年我国宣布已基本实现消除碘缺乏症的阶段目标。发表于 2009 年的数据表明,2005 年甘肃省的地方性甲状腺肿大率为 13.5%,大大低于 1995 年的 38.7%。

二、营养与碘缺乏症

(一) 碘的消化吸收和排泄

人体碘的 80%~90% 来自食物,10%~20% 来自饮水;消化道、皮肤、呼吸道和黏膜均可以吸收碘。食物中的碘很容易被吸收。进入体液的碘主要被甲状腺摄取和浓集,以甲状腺激素和其他碘化物的形式储存于甲状腺组织中,储存至一定量后,多余的碘主要从尿排出,但过量碘摄入对甲状腺有抑制作用。乳腺能从血浆中浓集碘,通过乳汁分泌。因此,乳母每天可因哺乳至少损失 30 μg 碘,这可能是哺乳期女性易发生甲状腺肿的原因之一。

(二) 碘的生理作用

迄今为止,尚未发现碘的独立生理作用,碘的生理功能是通过甲状腺激素完成的。甲状腺激素的主要功能如下:

1. 促进生长发育　甲状腺激素和生长激素具有协同作用,其促进生长发育作用最明显是在婴儿时期,在出生后前 5 个月内影响最大,主要促进骨骼、脑和生殖器官的生长发育。先天性或幼年时缺乏甲状腺激素,引起克汀病(又称呆小病)。克汀病患者的骨生长停滞而身材矮小,上、下半身的长度比例失常,上半身所占比例超过正常人。克汀病患者又因神经细胞树突、轴突、髓鞘以及胶质细胞生长障碍,脑发育不全而智力低下,性器官也不能发育成熟,没有正常的生殖功能。新生儿甲状腺功能低下时,应在 1 岁以内适量补充甲状腺激素,这对中枢神经系统的发育和脑功能的恢复还有效。迟于此时期,以后即使补充大量 T_3 或 T_4,也不能恢复正常功能,治疗往往无效。

2. 调节新陈代谢　通过促进物质分解代谢,增加耗氧量,产生能量,增加产热效应,影响基础代谢率。甲状腺功能亢进患者的基础代谢率可增加约 35%,而功能低下患者的基础代谢率可降低约 15%。甲状腺激素对三大营养物质代谢的影响十分复杂。总的来说,在正常情况下甲状腺激素主要是促进蛋白质合成,特别是使骨、骨骼肌、肝等蛋白质合成明显增加,这对幼年时的生长、发育具有重要意义。然而甲状腺激素分泌过多,反而会使蛋白质特别是骨骼肌的蛋白质大量分解,造成患者消瘦无力。在糖代谢方面,甲状腺激素有促进小肠黏膜对糖的吸收和促进肝糖原分解的作用。同时,它还能促进外周组织对糖的利用,甲状腺功能亢进时血糖浓度升高,有时出现尿糖。总之,甲状腺激素通过加速糖和脂肪代谢,特别是促进许多组织的糖、脂肪及蛋白质的分解氧化过程,增加机体的耗氧量和产热量。

3. 对其他器官功能的影响　甲状腺激素对机体几乎所有系统都有不同程度的影

响,如心血管系统、神经系统、消化系统及肌肉等,但多数影响是继发于甲状腺激素的产热效应和对代谢的影响。

(三) 碘缺乏导致甲状腺肿大的病理生理机制

当机体较长时期缺碘,甲状腺组织将会发生由代偿到病理损伤的过程。碘不足,甲状腺激素水平降低,引起垂体分泌促甲状腺激素(TSH)增加,刺激甲状腺滤泡上皮增生。甲状腺组织中可见增生的滤泡,滤泡上皮增多,滤泡腔小,胶质储存减少,甲状腺体积增大,机能增强;如此反复,随着持续时间的延长则出现弥漫性甲状腺肿大。弥漫性甲状腺肿在补碘后可在数月或数年内复原,但一旦结节形成则不可能复原,结节性甲状腺肿形成是持续性缺碘进一步发展的结果。

(四) 碘缺乏症的病因

环境缺碘导致饮食与饮水缺碘是碘缺乏症的主要原因。世界大部分地区的土壤中缺碘,尤其是冰川冲刷地带和洪水泛滥的平原。人类活动对土壤的破坏,乱砍滥伐,水土流失,也造成了环境缺碘。山区缺碘的文献报道众多。我国地方性甲状腺肿也多分布在山区,主要因为山区坡度大,雨水冲刷,碘从土壤中丢失所致。我国东北地区黑龙江省的三江平原缺碘可能就是因为历史上频繁的洪水泛滥,以及地下水的运动活跃造成。人体碘的供给约有60%来源于植物性食品,如土壤中的碘缺乏可导致植物性食品中碘含量不足。居住在缺碘环境中的居民饮水、饮食均贫碘,如不是有意识地补充碘很容易导致碘缺乏症。

(五) 临床表现

碘缺乏症的临床表现取决于缺碘的程度、持续时间和患病年龄。胎儿期缺碘可致死胎、早产及先天性畸形;新生儿期则表现为甲状腺功能减退;儿童和青春期则引起地方性甲状腺肿、地方性甲状腺功能减退症,主要表现为儿童智力损害、身体发育及性发育障碍,即为克汀病。如碘缺乏在成人期,即可发生甲状腺肿。

碘缺乏症除了较为典型的地方性甲状腺肿、地方性克汀病以外,尚存在大量亚临床患者。

1. 地方性甲状腺肿 正常甲状腺呈"H"形,分左右两叶,附着于喉及气管起始部的两侧,于皮肤外较难触到或看到。地方性甲状腺肿主要表现为甲状腺肿大,甲状腺常呈轻度或中度弥漫性肿大、质地较软、无压痛。随着病情进展,甲状腺可逐渐增大,甚至引起压迫症状,如压迫气管引起咳嗽和呼吸困难,压迫食管引起咽下困难,压迫喉返神经引起声音嘶哑;胸骨后甲状腺肿可使头部、颈部、上肢静脉回流受阻,表现为面部发绀、水肿。

2. 地方性克汀病 1754 年,克汀病(cretinism)首次出现,当时是指聋哑并伴有巨大甲状腺肿的低能者。"克汀患者"(cretin)一词可能是源自法国南部方言 crestin 一词,意思是头脑简单的人。克汀病神经型患者临床表现为智力呈中度及重度减退,甲状腺轻度肿大,身高可正常,表情淡漠,聋哑,多有精神缺陷,眼多斜视,痉挛或瘫痪,膝关节屈曲,膝反射亢进,可出现病理反射,甲状腺功能正常或轻度低下。克汀病黏液性水肿型患者临床表现为轻度智力低下,有的能说话,侏儒状态明显,生长发育和性发育落后,有甲状腺肿大和严重的甲状腺功能低下表现,有典型面容,便秘及黏液性水肿较突出,某些患者呈家族性发病。克汀病混合型患者则上述两型的临床表现均有。大多数患儿表现为混合型。

除了明显的甲状腺功能减退和甲状腺肿外,还存在着许多亚临床患者。De Quarrain 与 Wegelin 首先用类甲状腺功能减退症来描述亚临床患者,并做如下规定:如有可疑甲状腺功能低下、可疑智力低下或两者均有,只要有其中一项,则考虑为类甲状腺功能减退症。亚临床体格发育落后综合征:主要是患者的身高和体重低于正常儿童,某些生理检查指标如握力、肺活量和血压等也偏低,少数人还有轻度骨骼发育落后,性发育落后一般不明显。

(六)诊断

对人群碘营养状况的评估,推荐使用尿碘、甲状腺肿大率和 TSH 水平。对碘缺乏症患者的诊断,有以下诊断标准:

1. **地方性甲状腺肿** 我国制定的诊断标准有 3 条:①居住在碘缺乏地区;②甲状腺肿大超过受检者拇指末节,或小于拇指末节而有结节者;③排除其他甲状腺疾病,如甲亢、甲状腺炎和甲状腺癌等。此外,实验室检查表现为尿碘偏低,血浆中 TSH 可有不同程度增高,血浆中 T_4、T_3 浓度多在正常范围,但严重患者 T_4 浓度低于正常,T_3 浓度稍高,甲状腺扫描也可见弥漫性或结节性甲状腺肿大。

2. **地方性克汀病的诊断标准** ①出生、居住于低碘地方性甲状腺肿病地区;②精神和神经系统发育不全,主要表现为不同程度的智力障碍、语言障碍和运动神经障碍;③不同程度的体格和性发育障碍,特殊的典型面容;④辅助检查:包括 T_3、T_4、TSH 的水平异常。X 线检查表现为骨龄落后,以成骨中心及骨骺不能按时出现为多见,颅骨脑回压迹增多,颅底短小,蝶鞍偶见增大。

如具有上述任何 1 项症状或体征,再加上 1 项辅助检查指标者,而又可排除分娩损伤、脑炎、脑膜炎及药物中毒等病史者,即可诊断为地方性克汀病。

(七)防治指南

1. **食盐加碘** 是全世界防治碘缺乏的简单易行、行之有效的措施,从 1995 年起,我国开始实施食盐加碘来预防和控制碘缺乏症,目前我国已经全面推行食盐加碘。由于碘是微量营养素,碘缺乏和碘过量均可以对机体造成不同程度的影响。随着普遍食盐加碘的措施的深入实施,对碘过量的问题日益关注。总体而言,碘缺乏的危害远远高于碘过量。因此,碘缺乏和碘过量的预防中,碘缺乏的预防要放在首位。我国自实施食盐加碘以来,进行了 7 次全国大规模监测和 4 次碘浓度的调整。2012 年国家出台的最新碘盐标准已由全国一个碘盐浓度,改为推荐 30、25、20 mg/kg 三种碘盐强化水平,并由各省依据当地碘营养状况进行选择。

2. 关注重点人群(孕妇和哺乳期妇女)的碘营养水平 孕妇和哺乳期妇女是补碘的重点人群,碘摄入量不足会影响下一代的脑发育等,但须特别关注孕妇和哺乳妇女碘营养,并采取综合措施提高其碘营养水平。

3. 营养治疗

1) 祛除病因 本病如由膳食因素引起,应先调整饮食;如为药物引起,要停药或换另一种药物代替。

2) 饮食疗法 大多数食物和饮料的天然含碘量较低,海产品含碘量较高,因为海产动植物可富集海洋中的碘,包括海带、紫菜、海蜇、海鱼、海虾、干贝等。每天碘的推荐摄入量:1~10 岁者为 90 μg,11~13 岁儿童为 110 μg,14 岁以上人群为 120 μg;孕妇在非孕基础上增加 110 μg,乳母则在成年女性基础上增加 120 μg。

3) 药物治疗 可通过碘化油的口服或注射来满足机体对碘的需要。

(沈秀华)

第十六章

食物过敏与食物不耐受营养支持治疗

食物不良反应（adverse reactions to food，ARF）包括食物过敏（food allergy）和食物不耐受（food intolerance）。近年来食物过敏的发病率在全球呈逐渐上升的趋势。我国 1999—2010 年自我报告的食物过敏发生率为 8.7%，2011—2021 年已达 12.5%。而根据自我报告的症状来判定可能存在过度诊断，目前口服激发试验是诊断食物过敏最可靠的临床方法。2022 年一篇荟萃分析显示我国通过自我报告、结合自我报告由医师诊断、皮肤点刺试验（skin-prick test，SPT）和口服激发试验（oral food challenge，OFC）来诊断的食物过敏发生率分别为 11.5%、5.3%、11.6% 和 6.2%；结合自我报告由医生诊断的食物过敏发生率在 3 岁以下儿童为 4.0%，成人为 7.2%。

目前，对食物过敏有效的治疗手段之一是严格避免与致敏原的接触，但在实践过程中难以完全避免。2009—2010 年我国重庆、珠海、杭州对 2 岁以下儿童进行的调查发现，最常见的食物过敏原均为鸡蛋，其次是牛奶、虾、鱼。这些食物同时也是婴幼儿的主要食品，限制这些食物摄入容易导致营养不良。另外，各类新型食品及食品成分也层出不穷。一些专门适用于食物过敏儿童的特殊食品虽然可以缓解食物过敏，但通常价格昂贵，长期使用会给家庭和社会带来巨大的经济负担。

食物不耐受也是一种对食物或食物成分的不良反应，但缺乏已确定的免疫学病理生理学依据，是由代谢、毒理学、药理学、微生物和未明确的机制引起的。在我国最为常见的是乳糖不耐受，与人群的健康状况有密切关系，严重地影响了我国人群对奶及奶制品的摄入，从而导致钙摄入量低。

第一节 食 物 过 敏

一、定义和分类

(一) 定义

食物过敏是指暴露于某种特定食物时出现的由特异性免疫反应引起的不良健康影响,也可定义为由食物引起的对人体有害的免疫反应,这种反应在接触某种特定的食物时可重复发生。食物过敏又进一步分为 IgE 介导、非 IgE 介导和混合介导的反应。IgE 介导的反应属于 Ⅰ 型变态反应,常在进食后数分钟内出现症状,可累及皮肤、呼吸道、消化道,这些症状常同时出现,但无特异性;非 IgE 介导的食物过敏涉及 IgG、免疫复合物及细胞介导的免疫反应等多种机制;而混合介导的食物过敏是指兼有以上 2 种类型的食物过敏的发病机制。

(二) 分类

食物过敏属于变态反应,也可按照以下 4 种类型分类。

1. Ⅰ型变态反应　经 IgE 介导的由肥大细胞、嗜碱性粒细胞、嗜酸性粒细胞等释放生物活性介质引起的局部或全身反应,发生快,消退亦快,常见临床表现为鼻炎、哮喘、湿疹、荨麻疹等。

2. Ⅱ型变态反应　若食物抗原附着于宿主组织细胞,特异性 IgG 或 IgM 与抗原结合,激活补体,导致宿主细胞与抗原的破坏。

3. Ⅲ型变态反应　若食物抗原在体液中与特异性抗体结合形成复合物,它们将被血管滤膜组织(如肾小球)截获、沉积、激活补体,导致血管组织受害。

4. Ⅳ型变态反应　由 T 细胞介导的免疫反应,过敏性接触性皮炎涉及这种反应,对镍、钴、氯等元素过敏的人也对含有这些元素的食物过敏。通过珠宝或职业暴露而对某种金属过敏的人在摄入含有这些金属的食物时会发生过敏性皮炎。

二、病因和发病机制

食物过敏在各个年龄组的人群中都会出现,但儿童期往往最先发生这种反应,发病率也比成人高得多。食物是引起食物过敏的主要原因,激发过敏的因素是食物中所含有的抗原类物质。同一抗原对不同个体所产生的不同后果,则是个体的反应特异性不同所致。

(一) 病因

1. 食物过敏　不同食物的致敏性不同,同组食物具有类似的过敏反应,尤以植物性食物更为明显,如对花生过敏的人常对其他豆科类食物有不同程度的过敏。食物过敏的种类亦存在地区差异,北欧和北美沿海地区贝壳类食物过敏较多;花生过敏则在美国比较常见,近年逐渐扩大到欧洲;而地中海地区则以椰壳类水果过敏多见。我国常见的容易引起过敏的食物如表 16-1 所示。85％以上的儿童食物过敏与牛奶、鸡蛋、花生、大豆、麦、鱼有关,而成人食物过敏通常与花生、坚果、鱼、贝壳类食物有关。

表 16-1 易引起过敏的食物

食物类别	食物举例
富含蛋白质的食物	牛奶、鸡蛋
海产类	鱼、虾、蟹、海贝、海带
有特殊气味的食物	葱、蒜、洋葱、韭菜、香菜、羊肉
有特殊刺激性的食物	辣椒、胡椒、酒、芥末、姜
某些生食的食物	生番茄、生花生、生栗子、生核桃、桃、葡萄、柿子
某些富含细菌的食物	死的鱼、虾、蟹
富含真菌的食物	不新鲜的肉类
富含蛋白质而不易消化的食物	蘑菇、酒糟、米醋、蛤蚌类、乌贼、鱿鱼
种子类食物	各种豆类、花生、芝麻
一些外来不常吃到的食物	某些国外进口的食物

1) 花生过敏　是食物过敏导致死亡的首要原因,而且往往是终身过敏,只有10％的过敏儿童会随着年龄的增长产生耐受性。食物过敏人群中有10％～47％的人对花生过敏,其发病率与饮食习惯密切相关,如美国人喜欢食用焙烤的花生及其制品,因此发病率较高(1.1％)。

2) 大豆过敏　比花生过敏的发生率低,其主要过敏原包括种子贮存蛋白、大豆球蛋白、β-伴大豆球蛋白、抑制蛋白 Gly m3、库尼兹(Kunitz)抑制蛋白,另外还有 2 个吸入过敏原蛋白。

3) 谷物类过敏　如大麦、小麦和燕麦,人们通过饮食或吸入其谷尘导致过敏,尤其与乳糜泻有关。欧洲人的发病率为 0.5％,美国人为 0.4％。谷物中过敏原主要包括小麦蛋白、黑麦蛋白、大麦蛋白及燕麦蛋白。

4) 水果过敏　蔷薇科的苹果、水蜜桃、草莓、李子和杏都存在食物过敏原。另外,胶乳-水果过敏综合征常发生在人们食用一些水果后,如鳄梨、香蕉、木瓜、西番莲、无花果、甜瓜、杞果、猕猴桃、菠萝等,因为在这些水果过敏原中都有 1 个保守的橡胶蛋白域。

5) 蔬菜过敏　芥末的过敏原属于2S球蛋白,其中黄芥末和东方芥末中的过敏原分子相对分子质量分别为 14 000 和 16 000。芹菜是口腔过敏综合征的主要过敏食物,芹菜、桦树及艾蒿存在免疫交叉反应,在临床上体现为桦树-艾蒿-芹菜过敏综合征。

6) 牛乳过敏　在儿童中的发生率为 0.1％～7.5％,且主要见于较小的婴幼儿,一般为暂时性,随着年龄的增长会自动消失。酪蛋白、β-乳球蛋白、α-乳白蛋白被认为是主要过敏原,分别有 65％、61％和 51％的牛奶过敏患者对上述蛋白质过敏,牛血清蛋白、免疫球蛋白、乳铁蛋白等微量蛋白质也起着非常重要的作用。牛乳、驴乳、水牛乳以及山羊乳等哺乳动物乳均存在免疫交叉反应。

7) 鸡蛋过敏　发生率占婴幼儿和儿童食物过敏的 35%,占成人食物过敏的 12%,其过敏原主要在蛋清中,包括卵类黏蛋白、卵黏蛋白、卵结合蛋白、卵清蛋白、卵运铁蛋白及溶菌酶。蛋黄中的 α-卵黄蛋白和卵黄高磷蛋白也是重要的过敏原,卵黄蛋白主要通过呼吸道吸入导致食物过敏。

8) 鱼肉过敏　对鱼的过敏不容易随年龄的增长而消失。通过饮食和呼吸道都可致敏。婴幼儿的发病率为 0.1%,成人为 2%。最重要的过敏原蛋白为谷氨酸脱羧酶 c1(Gad c1),最初从鳕鱼中发现,称为过敏原 M,属于肌肉蛋白组中与钙结合的小白蛋白,具有控制钙离子进出细胞的作用。

9) 甲壳类过敏　婴儿占 0.2%,成人占 2%。原肌球蛋白是主要的过敏原成分,因其蛋白质同源性非常高,河虾、蟹、鱿鱼、鲍鱼等存在免疫交叉反应。

2. 食物中的抗原　在过敏反应中,抗原也称为过敏原或变应原,是指能刺激机体发生过敏反应的物质。食物过敏原确切来说应为食物致敏蛋白组分,是指食物中能够引起机体免疫系统异常反应的成分,一般为相对分子质量 10 000~70 000 的蛋白质或糖蛋白,可分为主要和次要致敏蛋白组分,大多数过敏患儿对主要蛋白组分敏感。它们只构成食物中蛋白质的一部分。食物过敏原的过敏原性往往受一些物理化学因素的影响,如番茄成熟时致敏性增强,牛奶烧沸后致敏性降低。抗原分子中决定免疫应答特异性的特殊化学基团即抗原决定簇,能够与抗体结合位点发生特异性结合,一般为少于 16 个氨基酸残基的短肽。过敏原含有两类抗原决定簇,即 T 细胞抗原决定簇和 B 细胞抗原决定簇,前者可位于抗原分子任意部位,后者通常位于抗原分子表面。

1) 与食品的加工、制作有密切关系　食物经过烹调之后,其抗原性可能发生改变。如有的患者不能吃生的水果,但能吃水果罐头,因为水果罐头在制作过程中要经过高温灭菌,可能是高温破坏了水果的抗原性;同理,有的患者不能吃煮花生,但能吃炸花生。

2) 食物过敏原之间的交叉性　比如在牛奶和牛肉之间、鸡肉和鸡蛋之间,都存在着交叉抗原性。

3) 对进口和少见食物的过敏者较常见　一些最初进口到我国的食品,如伊拉克蜜枣、橡皮鱼、开心果、腰果等,在最初进入市场时都会发生一些食物过敏事件。

4) 食入量　食物过敏和其他变态反应一样,反应的发生与否主要不是决定于接触抗原物质的量,而是决定于抗原的性质。如有人只吃几粒芝麻便可引起严重的过敏反应,牛奶过敏者不能喝牛奶和酸奶,甚至闻到牛奶的气味都会发生过敏反应。但是,过敏反应的程度与抗原接触量也有一定的关系,这种关系在隐蔽的迟发反应中表现得比较明显。当患者的反应性不强时,少量接触可以不产生临床症状,而大量接触时则可表现出临床症状。

(二) 食物过敏的危险因素

1. 遗传因素　这是引起过敏反应的一个重要因素。特异性变态反应,即 IgE 调节的变态反应的发生一般有家族性倾向。如果父母双方都是特异性变态反应者,则其子女患该病的危险性为 $47\% \sim 100\%$；当父母一方为特异性变态反应者时，则子女患该病的危险性为 13%。

2. 过敏原暴露 这是发生食物过敏的先决条件。食物中的抗原是可以进入人体的，尤其是在婴幼儿有胃肠炎症的情况下。婴儿可能会被母乳中的某种抗原致敏。在这种情况下，当婴儿第一次接触食物中的该抗原后就会发生过敏反应。婴幼儿之所以对多种抗原敏感，主要是因为肠道所分泌的 sIgA 相对少，肠道功能不成熟，免疫机制不完备。

3. 肠道通透性异常 发育不完全或者受损的肠黏膜屏障可以吸收未经分解的过敏原整蛋白。在婴儿早期时胃肠道的穿透性最强，以后随着胃肠道的成熟度而下降。此外，如胃肠道疾病、营养不良、发育过早以及免疫力缺陷等均可以导致肠黏膜通透性增强，成为食物过敏的危险因素。

4. 环境因素 食物过敏原与其他抗原的作用效果是相加的，环境因素可能促使食物过敏发生。某种可能致敏的食物在少量摄入时可能不会引起机体的不良反应，但当环境或季节改变使环境中的可吸入抗原增加时，就会出现或增加食物过敏的临床症状。常见的可吸入抗原包括室内尘螨、羽毛、动物皮屑、花粉、真菌以及谷尘等。运动诱导性过敏，即在机体食入某种食物后紧接着进行剧烈运动，在 2 h 之内发生的过敏反应。其他可能会产生影响的环境因素还包括烟雾、精神紧张、压力、寒冷等。

(三) 食物过敏反应的免疫学机制

1. IgE 介导的食物过敏反应 食物过敏引起的 I 型变态反应包括食物过敏原的致敏阶段、激发阶段和效应阶段。在致敏阶段，机体接触过敏性食物后，产生反应性 IgE 抗体。在婴幼儿时期，由于胃肠道尚不健全、通透性高，食物中的过敏原进入体液中，可以选择性诱导抗原特异性 B 细胞产生 IgE 抗体应答，随后 IgE 抗体的 Fc 段与肥大细胞或嗜碱性粒细胞表面的 IgE 受体结合完成致敏过程。在正常状态下的人群，对从呼吸道吸入和通过胃肠道摄入的过敏原可以产生免疫耐受。对于过敏体质的人群，通过这些途径进入的过敏原则可使机体处于致敏阶段。在激发阶段，相同的抗原再次进入机体时，通过与致敏肥大细胞、嗜碱性粒细胞表面 IgE 抗体特异性结合，使之脱颗粒，释放出组胺、5-羟色胺、白三烯、前列腺素及嗜酸性粒细胞趋化因子等大量生物活性介质，作用于效应组织和器官，引起局部或全身过敏反应。与食物过敏相关的主要免疫细胞包括 M 细胞、肠上皮细胞、专职的抗原呈递细胞、T 细胞、肥大细胞、嗜酸性粒细胞。

2. 非 IgE 介导的食物过敏 食物过敏的临床表现中，一系列胃肠道功能紊乱，包括食物蛋白刺激的结肠炎、过敏性嗜酸性粒细胞性胃肠炎、乳糜泻等主要是由非 IgE 介导的。在这类过敏反应中，释放 Th2 细胞因子及缺乏调节 T 细胞的细胞因子是导致食物过敏的重要因素。目前，非 IgE 介导的免疫反应机制并不很清楚，其可能的作用机制概括如下。食物导致的特应性皮炎是由于过敏食物激发 T 细胞，通过 T 细胞表达皮肤归巢淋巴抗原而形成。由于牛乳对 T 细胞刺激反应导致的 TNF-β 的升高，可导致肠炎综合征。一些动物实验表明，只有食物过敏原同时出现在呼吸道和胃肠道时，才能引起嗜酸性粒细胞性食管炎,这一效应过程主要受趋化因子 IL-5 和嗜酸性粒细胞趋化蛋白的影响,它们主要提供一种嗜酸性粒细胞的归巢信号。目前,对非 IgE 介导的免疫反应研究最多的是乳糜泻,这种紊乱是由于醇溶朊激发 T 细胞免疫应答所致,脱酰胺的醇溶朊会加强这种免疫反应。另外,体内一些化学组胺释放剂以及含有组胺的食物(如巧克力、西红柿、草莓)都会直接作用于肥大细胞,引起过敏反应。

(四) 食物过敏的肠道病理生理改变

胃肠道是一个直接与外界环境接触的巨大的黏膜屏障,其功能是吸收消化食物、排泄废物。消化道每天暴露于大量的外源性蛋白质,但食物过敏很少发生,主要依赖于胃肠道的非免疫性和免疫性防御机制。非免疫性防御机制包括胃酸和蛋白水解酶的作用、胃肠蠕动、黏液分泌等改变食物抗原分子结构,使之成为无抗原性或低抗原性物质。免疫性防御机制主要指胃肠道局部的免疫系统,即肠相关淋巴组织(gut-associated lymphoid tissue),包括散在分布于整个肠黏膜的集合淋巴滤泡、上皮内淋巴细胞、固有层淋巴细胞、浆细胞、肥大细胞及肠系膜淋巴结。这个局部免疫系统能够识别无害的异体蛋白质抗原、共生的微生物及有害的病原体。获得性黏膜免疫能够对有害的病原体产生快速、有效的免疫反应,对无害的异体蛋白质抗原则产生特异性口服耐受(oral tolerance)。目前认为口服耐受的发生与 T 细胞无反应性(T cell anergy)有关,也可能与 T 调节细胞有关。肠道上皮细胞在口服耐受中起主要的非专职抗原呈递细胞作用;树突状细胞分泌 IL-4、IL-10 有利于耐受的发生;T 调节细胞(Th3 和 Tr1)分泌 TGF-β 也有利于耐受的发生。另外,肠道菌群在口服耐受中也起到重要作用。

三、临床表现与诊断

1. 临床表现　食物过敏所发生的症状有多种,其中消化系统症状是最常见的,其次是皮肤和呼吸道系统的症状。Minfork 等进行的一项研究中,有 70% 表现为胃肠道症状,24% 为皮肤症状,6% 为呼吸道症状,其中呼吸道症状多是伴随其他症状出现的。IgE、非 IgE 和混合介导的食物过敏反应的常见疾病、临床特点及常见过敏食物如表 16-2 至表 16-4 所示。

表 16-2　IgE 介导的食物过敏反应

疾病名称	临床特点	常见过敏食物
速发 IgE 介导的过敏反应(暴露后几分钟至 2 h 内出现症状)	皮肤:风团、弥漫性瘙痒、面部潮红、血管性水肿 胃肠道:口腔瘙痒、恶心、呕吐、腹痛、腹泻 上呼吸道:打喷嚏、鼻漏、充血、鼻痒和或眼痒、结膜充血、流泪、喉梗阻 下呼吸道:呼吸困难、胸闷、咳嗽、喘息 循环系统:心动过速、低血压、头晕、晕厥、尿失禁	任何食物 在世界各地区婴幼儿期最常见致敏食物均为牛奶、鸡蛋;在北美及欧洲国家为花生、坚果、贝类、鱼;在亚洲国家(如日本、中国、韩国等)小麦和荞麦更为常见

(续表)

疾病名称	临床特点	常见过敏食物
	严重过敏反应:快速进展,多系统受累,呼吸或心血管损害会导致休克和死亡	
α-半乳糖 IgE 介导的速发过敏反应	症状与上述相同,但延迟 4~6 h	哺乳动物肉类(牛肉、猪肉、羊肉、鹿肉等);有些患儿对哺乳动物的奶和明胶也有反应
食物依赖运动诱发的严重过敏反应	症状与上述相同,但食物只有在患儿进食后 4 h 内运动才会引发过敏反应	小麦、贝类、坚果、芹菜
花粉-食物过敏综合征	口腔瘙痒或轻微肿胀,5% 进展为全身过敏反应	生食水果、蔬菜、坚果或某些香料,但以上食物煮熟后可以耐受

表 16-3 非 IgE 介导的食物过敏反应

疾病名称	临床特点	常见过敏食物
食物蛋白诱导的过敏性直肠结肠炎	出生后 2~8 周内大便含血/黏液,排气、腹痛、排便频率增加;此外,婴儿是健康的,且发育正常	母乳喂养儿母亲摄取牛奶、大豆和(或)鸡蛋;配方奶喂养
食物蛋白诱导的小肠结肠炎综合征	进食 4 h 后严重喷射性呕吐,导致低血容量性休克、苍白、嗜睡、体温过低、酸血症、高铁血红蛋白血症、贫血和左移型白细胞增多;常被误认为是败血症,通常在摄入 10 h 后发生腹泻	3 月龄婴儿:牛奶、大豆;4~7 月龄婴儿:大米、燕麦、家禽;大龄儿童:海鲜、鸡蛋;慢性过敏:牛奶或大豆喂养的<6 月龄婴儿
食物蛋白诱导的肠病	婴儿早期发病,迁延性腹泻或脂肪泻、呕吐、发育不良,有 40% 出现贫血	牛奶、大豆、鸡蛋、小麦、大米、鸡肉和鱼
乳糜泻	慢性腹泻、腹胀、腹痛、吸收不良导致的慢性损害,包括生长问题和维生素缺乏;幼儿生长发育受限;典型的皮肤表现为疱疹样皮炎	麸质
食物引起的肺含铁血黄素沉着(Heiner 综合征)	患有慢性呼吸道症状的婴儿发生肺部浸润、含铁巨噬细胞的含铁血黄素沉着、嗜酸性粒细胞增多、缺铁性贫血、发育不良	牛奶

表 16-4 混合介导的食物过敏反应

疾病名称	临床特点	常见过敏食物
特应性皮炎	35% 的儿童出现中-重度皮疹	常见的食物过敏原,特别是鸡蛋、牛奶
嗜酸细胞性食管炎	症状包括进食障碍、反流症状、呕吐、吞咽困难和食物嵌塞	多种食物
嗜酸细胞性胃肠炎	不同的嗜酸性炎症部位/程度表现有所不同,可有腹水、体重减轻、水肿、梗阻	多种食物

1）全身反应　食物过敏是一种急性的、严重的，有时甚至是致命性的免疫反应，这种反应的出现与食物暴露有明确的时间关系。过敏反应可影响机体的任何系统。其中最危险的过敏反应是系统性过敏反应（systemic anaphylaxis），临床可表现为腹痛、恶心、发绀、血压降低、血管性水肿、荨麻疹、腹泻，甚至可引起死亡。摄入过敏原数分钟后，鼻咽及胃肠道就可出现症状，包括瘙痒症，而且唇、舌、软腭水肿，恶心、呕吐、腹痛、腹泻等相继出现。有一种被称为口腔过敏综合征的现象是指所有症状出现在口腔及咽部，往往发生在对各种新鲜水果与蔬菜的过敏反应之中。

2）胃肠道表现　当患者接触到敏感食物后，某些过敏患者即可出现口唇痒、麻木、肿胀，进而出现舌体麻木、活动不便、舌体和软腭水肿、咽痒、异物感、恶心、呕吐、腹泻、腹胀、大便有较多的黏液或呈稀水样便。

婴儿在出生后1周至3个月内可因为牛奶或大豆蛋白引起肠炎，同时还有迁延性腹泻和喷射性呕吐，甚至因此而引起失水，粪便中潜血、肠绞痛，多在出生2～4周内出现。患儿不断啼哭、腹胀、鼓气，双腿有时向上卷起，这些症状可能与异性蛋白质的摄入有关。

3）呼吸系统表现　食物过敏可引发哮喘，但常被忽视。单独由食物引起的过敏性鼻炎较少见，往往作为哮喘的前驱症状。也有文献报道食物过敏所引发的分泌性中耳炎和肺泡炎。

4）偏头痛　在排除其他引起偏头痛的病因后，或用其他治疗措施无效时，可以考虑食物过敏是否为致病的原因，其中以牛奶、鸡蛋、芝麻和花生最为主要。

5）其他　近年来还有学者认为，食物过敏可导致儿童多动症，或者某些精神症状（如抑郁、焦虑、兴奋、乏力、全身不适等），甚至有人认为食物过敏可能与某些关节炎、结缔组织病、心律失常等有关。

2. 诊断　食物过敏的特异性诊断尚不完善，因为人类的食物品种繁多，很多属于综合性食物，很难将全部食物一一对患者进行特异性皮试，而且皮试的正确率也不高。常用的诊断方法有以下几种：

1）病史　询问病史，根据饮食及各种生活习惯，从中发现可疑的致敏食物。同时，询问家族过敏史。

2）体格检查　身高、体重、头围（2岁以下）、生长发育状况和症状发生时的关系、营养不良的临床特征、过敏性体质的证据（如湿疹、过敏性皮炎、哮喘等）。

3）免疫学检测　对筛选患者有用，可帮助确定可疑的致敏食物或证实免疫机制，但不能用以诊断食物过敏。皮肤试验有皮肤点刺试验（skin-prick test，SPT）、特应性斑贴试验（atopy patch test，APT）。血液检测有血清特异性IgE抗体（specific IgE，sIgE）检测、嗜碱性粒细胞活化试验、肥大细胞激活试验、血清IgG检测、白细胞活化试验。

目前多项国际指南认为，SPT对诊断IgE介导的食物过敏有一定价值，但年龄可能会影响结果，阳性不等于过敏，需要与明确的食物过敏病史相结合进行分析判断。sIgE也同样如此，阳性不能单独作为确诊食物过敏的指标，须结合食物过敏病史。因此，对阳性结果的患者不必推荐去除某相应食物的膳食。目前证据不支持特异性 IgG 和特异性 IgG$_4$ 检测作为食物过敏的诊断依据。

4)饮食日志 记录每天、每餐饮食,记录当天发生的症状,分析症状与食物之间的关系。

5)OFC 和双盲、安慰剂对照食物激发试验(double-blind placebo controlled food challenge,DBPCFC) 目前 OFC 是诊断食物过敏最可靠的临床方法,用于确诊食物过敏,分为开放性 OFC、单盲 OFC 和双盲、DBPCFC,其中后者被认为是当前的"金标准"。即采用食物排除法,逐项去除食物中的可疑致敏物并做记录,如果某种食物去除后症状获得改善,可初步得以确认;再次给予同样的食物,重现过敏症状,即可确诊为某种食物过敏。2013 年的一项研究调查了 89 个国家,发现仅有 10% 的国家拥有基于 OFC 的流行数据,目前我国也尚无统一的基于 OFC 的统计数据。而 OFC 耗时较多,为资源密集型试验,且有一定风险,研究者们也期望能够寻找到替代的更简便、安全的实验室诊断方法。

四、防治措施

(一)预防措施

随着相关研究的逐渐增多完善,关于食物过敏的预防措施,无论在引入过敏性食物的时间,还是母亲怀孕及哺乳期间的饮食,近年来的指南均变化较大。2014 年以后大部分国家发布的指南和共识不支持在孕期、哺乳期或添加辅食期间将避食作为预防过敏的策略。

2021 年欧洲过敏和临床免疫学学会(European Academy of Allergy and Clinical Immunology,EAACI)的指南不建议为避免婴幼儿发生食物过敏而限制母亲在怀孕或哺乳期间摄入潜在的食物过敏原;关于母乳喂养预防食物过敏,没有足够的证据支持来做出具体推荐,同意按照 WHO 全球喂养指南所推荐的,所有婴儿在出生后的前 6 个月进行纯母乳喂养,并持续喂养至出生后 2 年;没有建议或反对使用部分或深度水解蛋白配方奶来预防婴儿牛奶过敏,当不能纯母乳喂养时,家庭可以选择其他替代品,包括水解蛋白配方奶。关于辅食的添加时间,我国目前建议出生后 4~6 个月开始添加固体食物,早于 4 个月或晚于 6 个月,不仅无预防食物过敏作用,反而有增加食物过敏的风险。

对于儿童和成人的食物过敏患者,严格避免过敏食物是最好的预防措施。对食物过敏患者的教育至关重要。要让患者学习食物过敏的基本知识、了解食物过敏原的种类及食品存在的各种免疫交叉反应,学会正确阅读食品标签从而选择安全的食物。对于严重的食物过敏患者,从 4 岁起就可接受注射肾上腺素的教育。为了防止意外,平时外出需携带肾上腺素和急救卡;一旦误食过敏食物,马上注射肾上腺素自救。注意将针头在肌肉内保持 10 s,如果 20 min 后没有明显减轻症状,可以注射第 2 针,一般注射 1 次后就不会有生命危险。对于成人,要注意以往的食物过敏史,避免食入致敏食物,或者在不引起症状的前提下,每次少量食用,逐渐起到脱敏的效果。

(二) 治疗措施

迄今为止,食物过敏尚无特效疗法,严格避免食用过敏食物是患者的最佳选择。但由于食物的组成越来越复杂,患者很难避免遭受危害。目前,食物过敏的治疗包括传统的特异性免疫治疗、非特异性免疫治疗及自然疗法。

1. 避免疗法　从患者饮食中完全免去致敏食物是最有效的方法。当明确找出过敏原之后,即完全停止食用该种食物。例如,牛奶过敏者不再食用牛奶、奶油蛋糕、冰淇淋等一切奶制品。

2. 特异性的免疫治疗　即脱敏疗法,对于营养价值较高而又需常食用的食品,可采用口服脱敏疗法。例如,对鸡蛋过敏可将 1 个鸡蛋稀释至 1 000 ~ 10 000 倍,食用其中 1 份,如无症状发生,则逐日增加食量,增加的量以不引起病变为度。如此经过数周或数月,有些患者耐受程度可以达到正常人的食用量。或者采用在相当长的一段时间内对过敏患者注射小剂量的过敏原,这种治疗方法对于吸入性食物过敏有很好的疗效。

3. 非特异性免疫治疗　包括抗 IgE 抗体的治疗和细胞因子的治疗。抗 IgE 抗体的应用可阻止 IgE 的介导作用。奥马珠单抗已在 2017 年 8 月被国家药品监督管理局批准上市,用于过敏性哮喘和慢性自发性荨麻疹。2022 年《中国儿童食物过敏循证指南》推荐意见为,奥马珠单抗与口服免疫治疗联合,可以有效抑制剂量升级阶段的频繁不良事件,加速达到目标剂量;但目前认为不能提高疗效,不推荐单独用于 IgE 介导食物过敏治疗,尽管这可能是很有前景的一种辅助治疗方式。

4. 自然疗法　在动物实验中,发现中草药具有下调 Th2 和 IgE 作用。在治疗花生过敏和牛乳过敏方面,中草药显示了较好作用。益生菌疗法主要通过调整肠道菌群、黏膜免疫并纠正肠道的渗透性达到治疗目的,益生菌在食物过敏治疗中显示的优势越来越受到人们的重视。

5. 食物加工处理　一些瓜果引起的过敏,如生食桃、李、番茄等过敏,可以将瓜果煮熟,食用熟食。对牛奶、乳糖或肉类过敏者,可先用相应的酶如糜蛋白酶、凝乳酶、乳糖酶、胰蛋白酶、胃蛋白酶等对食物进行处理后再食用。

第二节　食物不耐受

食物不耐受也是由食物所引发的机体不良反应,但它与食物过敏不同,主要是食物中含有毒性物质、药物或是食物代谢上的紊乱与不良影响(如乳糖不耐受),或是特异体质因素引起,发病与免疫机制无关,其发生比食物过敏更常见。

一、食物不耐受的常见病因

(一) 胃肠道功能紊乱

1. 酶缺乏　主要包括:①乳糖酶缺乏,是指小肠黏膜乳糖酶缺乏或活性降低,机体在摄入大量奶及奶制品后可能出现腹胀、腹痛、腹泻等不耐受症状;②葡萄糖-6-磷酸水解酶缺乏,机体对蚕豆不耐受,可引起溶血性贫血,称为"蚕豆黄"。

2. 疾病因素　如胆囊纤维化、胆道疾病、肠道疾病等。患者在食入某些食物,尤其是高脂肪食物以及一些蛋白质之后可以加重临床症状,如腹胀、大便松软、腹痛等。

(二) 出生代谢异常

1. 苯丙酮尿症　患者不耐受含苯丙氨酸的食物,可引起血浆苯丙氨酸水平升高,影响神经系统的发育与功能,导致智力障碍、癫痫样发作等症状。

2. 半乳糖血症　本病是由于缺乏半乳糖-1-磷酸尿苷转移酶(galactose-1-phosphate uridyl transferase),故半乳糖不能被利用,发生半乳糖血症,半乳糖沉积于各种脏器。患儿吃奶几天后就发生呕吐、腹泻、失水、黄疸,以后逐渐出现营养不良、智力低下、白内障、肝硬化及肝、脾肿大。

3. 某些食物成分引起的反应

1) 作用于血管的胺类　①苯胺,如巧克力、红葡萄酒等,可引起偏头痛;②酪胺,如奶酪、酵母、鱼罐头等中含有酪胺,会引起患者偏头痛、皮肤红斑、荨麻疹,以及对单胺氧化酶(MAO)抑制因子的超敏反应;③组胺,如发酵奶酪、发酵食物等,可引起红斑、头痛,以及血压降低等。

2) 组胺释放因子　如牡蛎、巧克力、草莓、西红柿、花生、猪肉、葡萄酒、菠萝等,可引起荨麻疹、湿疹等。

4. 食品添加剂引起的反应

1) 苯甲酸或苯甲酸钠　相关食物包括软饮料、某些奶酪、无盐人造奶油以及马铃薯的加工产品等,主要引起机体患荨麻疹、皮疹、哮喘等。

2) 亚硫酸盐　主要用于虾和许多加工食物,如鳄梨、干燥水果、蔬菜、饮料以及葡萄酒等,是为了防止食物褐变、防腐、改善食物感官以及漂白某些食物。亚硫酸盐不耐受者主要发生于哮喘患者中,发生率为 $3\% \sim 8\%$,主要引起急性哮喘发作、过敏症,甚至意识丧失。

3) 谷氨酸钠　主要存在于中国和日本的一些饮食中,引起所谓的"中国餐馆综合征",出现头痛、面部紧张、出汗、胸痛以及头晕等。

5. 心理反应　任何心理不佳状态都可加重患者的症状,可有多种临床表现。

二、乳糖不耐受

乳糖是胎盘哺乳类动物(海狮除外)乳腺内乳糖合成酶作用下的产物,它是以单体分子存在于奶中的唯一双糖,也是新生儿碳水化合物的主要来源。乳糖进入肠道后,被小肠黏膜的乳糖酶分解为葡萄糖和半乳糖后被机体吸收。当小肠黏膜乳糖酶缺乏时,食入奶或奶制品中的乳糖便不能在小肠中被分解和吸收,而产生腹痛、腹胀、腹泻、产气增多等症状,称为乳糖不耐受(lactose intolerance)。

(一) 流行病学特点

全世界各地区人群中都存在不同程度的乳糖酶缺乏,尤以非高加索人群为多。欧洲白人及其后裔乳糖酶缺乏的发生率通常低于30%,甚至可达5%或更低,偶尔高于60%。亚洲人群乳糖酶缺乏的发生率高于60%,有些地区甚至达100%。北部非洲的阿拉伯国家,发生率为70%~80%,游牧的黑人发生率低于40%,以农业为主的地区通常高于70%。美洲、澳大利亚等地的土著居民发生率往往高于60%,有些甚至可以达到100%。我国汉族成人乳糖酶缺乏的发生率为75%~95%,少数民族为76.4%~95.5%。

有喝牛奶习惯的人群乳糖不耐受发生率较从不喝牛奶者要低得多。与摄入含相同乳糖量的牛奶相比,摄入纯乳糖更容易发生乳糖不耐受。任何原因(包括感染、化疗、放疗等)致使肠道黏膜受损时,都会影响乳糖酶的活性;疾病康复后,乳糖酶活性恢复减慢,甚至不能恢复。在世界范围内成人不饮奶或很少饮奶的人种地理分布区域内,乳糖酶缺乏的发生率很高,而有长期饮奶史的民族或地区,其乳糖酶的活性可一直保持很高。多数学者认为乳糖不耐受是由于世世代代不饮奶的饮食习惯导致遗传基因突变的结果,因此在短期内要诱导乳糖酶的活性几乎是不可能的。

(二) 分类和病因

1. **先天性乳糖酶缺乏**　即幼儿型乳糖酶缺乏,为常染色体隐性遗传性疾病,罕见。婴儿出生后即有明显的腹泻、呕吐等症状;大便呈泡沫状,含有乳糖和乳酸;患儿营养不良。若将食物中乳糖除去则上述症状显著改善,给予乳糖则症状恶化。小肠黏膜活检虽可见乳糖酶缺乏,但数月后对乳糖的消化能力可以恢复,乳糖酶活性也转正常。

2. **原发性乳糖酶缺乏**　即成人型乳糖酶缺乏,指患儿断乳后在一定年龄段内小肠乳糖酶活性逐渐降低或消失,其发生率随种族和地区而异。患者平素健康,但食用牛奶或含有乳糖的食品后出现腹泻、腹绞痛、腹胀、排气等症状。

3. **继发性乳糖酶缺乏**　并非由遗传原因引起,系继发于许多累及小肠黏膜的疾病与某些全身性疾病,如胃部切除、乳糜泻、短肠综合征、克罗恩病、感染性腹泻等。此外,因小肠黏膜病变,不仅有乳糖酶缺乏,还常常伴有蔗糖酶、麦芽糖酶等双糖酶不同程度的缺乏。

4. **发育型乳糖酶缺乏**　在早产儿中多见,多为暂时性,一般持续到出生后1个月可逐渐缓解。人体肠道黏膜表面的乳糖酶活性自胎龄8周起出现,在胎龄35~37周时开始迅速发育成熟。早产儿由于错过乳糖酶发育的最佳时期,乳糖酶活性低,易出现乳糖不耐受。

（三）发病机制

1. **乳糖酶缺乏** 是乳糖不耐受的主要原因。乳糖酶分布在小肠黏膜上皮细胞最表面的刷状缘上，最容易受损伤。乳糖进入小肠后，由于乳糖酶缺乏，乳糖不能在小肠被分解吸收，未被小肠吸收的乳糖进入大肠，在结肠菌丛所含酶的作用下发酵分解生成 CO_2、H_2 和 CH_4 等，以及短链脂肪酸（SCFA，如乙酸、丙酸、丁酸、乳酸）和其他发酵产物。其中大部分可以很快弥散入血，进入肺部，并随呼气排出体外；未被小肠吸收的乳糖及其酵解产物可使肠道内渗透压明显增高，而引起肠鸣、胀气、腹痛、腹泻等。

2. **结肠内益生菌减少** 有研究显示，乳糖不耐受除了与小肠乳糖酶活性低有关外，还与结肠菌群密切相关。乳糖不耐受组的结肠双歧杆菌数量与乳糖吸收不良组相比显著降低。结肠菌群在乳糖不耐受发生中起着重要作用。有些乳糖酶缺乏的个体尽管小肠乳糖酶活性很低，但是在摄入大量乳糖后并不会出现临床症状，可能与其结肠菌群对乳糖的代谢能力强有关。

（四）临床表现

乳糖不耐受者摄入乳制品或乳糖溶液后 15～30 min 即可出现多气、打嗝、腹胀、腹鸣、痉挛、腹痛、稀便和腹泻等症状，有时会在 1～2 h 后才出现症状，排便或排气之后症状会明显减轻。一般情况下，停止摄入后 24 h 内，这些症状会完全消失，成人出现的症状比儿童更多且更重。

（五）诊断

1. **乳糖耐量试验**（lactose tolerance test，LTT） 在空腹口服一定量乳糖后测定血糖浓度较空腹血糖浓度的升高水平，并观测有无症状出现。

2. **乳糖氢呼吸试验** 是目前公认的最好方法，具有灵敏、准确、简便、无创伤等优点，但也受肠内外因素的影响而出现假阴性或假阳性。其原理是利用小肠中未被吸收的乳糖进入结肠后发酵产生氢气进入血液而从肺呼出。若服乳糖后较空腹呼气中的氢气含量增加 2×10^{-7} 以上，即表明乳糖酶缺乏。

3. **粪便 pH 值检测** 新生儿摄入的糖以乳糖为主，未分解的乳糖在结肠可被微生物分解产生乳酸、SCFA，使肠内 pH 值发生变化，从而可通过粪便 pH 值检测辅助判断乳糖分解情况。此法无创、操作简单、价格低廉，适用于新生儿。但注意粪便标本要新鲜，避免与尿液混合影响结果。

4. **尿半乳糖测试** 乳糖是人体中半乳糖的唯一来源，未代谢的半乳糖 80% 由尿排出，故可通过检测尿半乳糖间接反应乳糖的消化吸收情况。

5. **肠黏膜乳糖酶活性测定** 即空肠活检，该法为最直接的方法，准确可靠，但由于乳糖酶在小肠黏膜分布的不均匀性使得结果差异较大，同时有一定的创伤性。

6. **基因检测** 可通过聚合酶链反应检测与乳糖酶持续性相关的两个单核苷酸多态性 G-22018A 和 C/T-13190 明确诊断，但仅能检测常见的突变基因。目前对于亚洲人群，尤其是我国人群，尚无确切验证的突变基因作为预测基因。

7. 小肠 X 线检查 将造影剂和乳糖一起吞服后做小肠 X 线检查,可见肠液分泌过多引起的征象以及肠蠕动亢进等,表明乳糖酶缺乏。

8. 其他 目前稳定放射性核素(如^{13}C)也被用于乳糖酶缺乏和乳糖不耐受的诊断,经证明具有较高的准确性,但因为该方法技术要求和费用均较高,因此推广使用还受到限制。

三、食物不耐受的营养治疗

尽管食物不耐受的临床症状与食物过敏非常相似,但两者的发病机制不同,因此诊断和治疗的手段也不尽相同。

(一)限制摄入不耐受的食物

必须限制引起机体不耐受的食物,而不耐受的程度也决定了限制摄入的程度。

(1)如果对某种食物非常敏感,则要禁食。比如,先天性乳糖酶缺乏症的治疗需严格限制乳糖摄入;对于严重营养不良伴有腹泻的患儿,须应用无乳糖配方。

(2)如果不是非常敏感,则可以少量食入。有些个体需要禁食的食物可能会以人们所不熟悉的形式存在于饮食之中,此时就要特别注意食物的成分。

(3)当从饮食中去除了某种食物后,要注意营养素的替代。膳食中的营养素水平要通过动态地监测生长、营养状况以及阶段性的饮食记录来评价。在儿童中,常常因为饮食中去除某些食物而出现营养不良。例如,因乳糖不耐受而不能饮用牛奶时,就要注意以其他食物补充钙、维生素 D、蛋白质、维生素 B$_2$ 以及能量等。

(二)找出病因,对因处理

如对苯丙酮尿症患者要限制苯丙氨酸的摄入量,或者吃一些特殊配方饮食。

(三)注意随访

在对患者饮食治疗过程中,要长期随访。如果症状持续存在或者重新出现,就要注意各种形式的可疑食物是否都从饮食中去除。如果饮食完全控制后症状还持续存在,就要考虑其他的原因。

(四)乳糖不耐受的营养治疗

1. 原则 减少和禁止含乳糖食品,选择不降低营养的替代食品,注意补钙,应用适宜的乳糖酶替代品。

2. 膳食措施 尽管禁用乳类食品对缓解和消除乳糖不耐受症状非常有效,且是治疗乳糖不耐受的主要措施,但因为乳类制品是人类钙的最好来源,还含人体所必需的优质蛋白质、维生素以及磷、镁等元素,禁用乳类会伴随营养不良的问题。因此不论是原发性或继发性乳糖不耐受,禁食乳类制品并非最理想的治疗手段。所以,对于轻度患者不必完全停用乳类食品,可以少量食用牛奶及其制品,患者根据自己的实际情况摸索自己所能耐受的量。减少乳糖不耐受的膳食措施可以从延缓胃排空、推迟小肠转运时间、增加结肠益生菌和乳糖酶含量 4 个方面着手,具体有如下措施。

1) 与其他食物同用 乳糖不耐受者要尽量避免单独空腹饮奶,注意将牛奶与其他食物一起食用。大多数人可以耐受含 6.25 g 乳糖的牛奶(即 200 ml)或 25 g 奶粉。少量多次饮奶,将牛奶和固体食物(如馒头、饼干、烙饼、锅盔、干饭)及吸收较慢的食物(如荞麦、玉米、肉类、脂肪、蛋类)一起食用,做成牛奶煎饼、奶粥、牛奶土豆泥等,当午餐、晚餐或餐后 1~2 h 食用,这些膳食措施有利于减缓乳糖吸收,减轻乳糖不耐受症状。

2) 食用酸奶 酸奶是牛奶中接种了保加利亚乳杆菌和嗜热链球菌,经一定时间和温度发酵后得到的半固体状的乳制品。酸奶是最适合乳糖不耐受者的乳制品,这是因为:①酸奶中活菌所含有的 β-半乳糖苷酶对乳糖有消化作用,乳糖在发酵过程中被分解成乳酸,酸奶中的乳糖含量降低;②酸奶黏滞度较高、pH 值较低,能延长胃排空时间;③酸奶可使结肠内益生菌增多,抑制肠道内病原菌和某些酶的活性,如 β-葡萄糖苷酸酶、β-葡萄糖醛酸酶、尿素酶、硝基还原酶、偶氮还原酶等的活性,这些酶可能参与肠道内致癌物的形成;④酸奶更容易被消化吸收,营养价值更高。

3) 乳糖酶的应用 目前在世界上不少国家已经采用在牛奶或其他奶类制品中加入乳糖酶制剂来治疗乳糖不耐受患者。这一类酶制剂是利用乳酸杆菌或酵母菌所含有的乳糖酶制成的,使乳糖在食用前就被消化,可以显著减轻不耐受症状。

4) 其他 先天性乳糖酶缺乏所引起的新生儿、婴幼儿的乳糖不耐受,治疗最为困难,因为母乳或配方奶是其唯一的食物来源,可食用乳糖含量低的发酵奶制品、酸奶,或者选用代乳品。对于继发性乳糖酶缺乏所引起的乳糖不耐受,首先要治疗原发病。对饮奶少者要特别注意采取其他补钙措施。

(赵雪林,冯一)

第十七章

其他疾病营养支持治疗

　　本章主要讨论酒精依赖和酒精中毒、乳糜泻和免疫性疾病的营养治疗，这些疾病也是当今营养科学关注的热点。本章分别从疾病的定义、病因、临床表现和营养干预方法等多角度进行深入浅出的阐述，重点介绍了相关疾病的营养管理流程、营养支持的原则、具体的实施方法。合理和规范的营养支持治疗，不仅能降低疾病的风险，还可以延缓患者身体功能的退化，提高生活质量，促进健康。

第一节　酒精依赖与酒精中毒

　　根据 2018 年 WHO 发布的国际疾病定义，酒精依赖（alcohol dependence）是指由于重复或持续饮酒引起的行为障碍（alcohol-use disorders）。其最大特点为强烈的饮酒冲动，饮酒积极性高于其他任何活动，且不计后果地持续饮酒。酒精依赖者会出现精神依赖性（即成瘾性）、酒精耐受以及若减少或停止饮酒会出现戒断症状等相关表现。酒精中毒（alcohol intoxication）的特征性临床表现是在饮酒期间或之后出现意识和判断力受损、步态蹒跚、口齿不清、情绪不稳、行为不当或有攻击性以及协调障碍等。酒精中毒具有时效性且其严重程度往往与饮酒量有关。此外，WHO 还定义了有害饮酒（harmful use of alcohol）。有害饮酒与酒精中毒有关，会引起精神症状，如幻觉、错觉、焦虑、情绪障碍、遗忘等。

　　根据 WHO 的报告，2010 年全世界 15 岁以上人群的人均酒精摄入量为 6.2 L，相当于每天摄入酒精 13.5 g。2014 年中国 15 岁以上人群酒精摄入量为 6.7 L，相当于每天摄入酒精 14.6 g，摄入各类酒的比例分别为烈酒占 69%、啤酒占 28%、红酒占 3%。2015 年版和 2020 年版的《中国居民营养与慢性病状况报告》报道，2012 年全国 18 岁以上成人的人均年酒精摄入量为 3 L，饮酒者中有害饮酒率为 9.3%，其中男性为 11.1%，女性为 2.0%。城市和农村饮酒者中有害饮酒率分别为 7.5% 和 10.2%，农村高于城市。2018 年，全国 18 岁以上成人的人均年酒精摄入量为 3.4 L，饮酒者有害饮酒率为

8.6%,其中城乡分别为6.9%和10.5%;男性和女性分别为10.7%和1.6%。有害饮酒仍是全世界疾病、伤残和死亡的重要危险因素(排名前五),并造成了严重的社会经济学负担。全球每年约有300万人的死亡(占世界死亡人口的5.3%)和约5.1%的疾病和伤害负担是由酒精摄入造成的,其中男性占比高于女性。

一、病因和临床表现

(一)病因和风险因素

一直以来酒类是人类生活中一种重要的饮料。饮酒在我国及世界多数国家广为接受,但酒精仍是许多疾病的重要病因和危险因素。过量饮酒已成为世界性的社会问题,酒精消费带来酒精依赖与酒精中毒等不利健康和社会的后果。

(二)临床表现和诊断标准

酒精依赖表现为持续或定时地追求精神效应的饮酒冲动,饮酒积极性高于其他任何活动,且不计后果,我国习惯称为"酒瘾"。酒精依赖的诊断标准:①有强烈的饮酒冲动;②不能控制饮酒行为;③戒断症状;④酒精耐受;⑤对饮酒以外的事物、活动表现淡漠,失去兴趣;⑥不顾生理和精神问题继续饮酒。在饮酒的12个月内出现3条及以上的上述特征,或在1个月内连续饮酒(每天或几乎每天)即可诊断为酒精依赖。

与其他食物相比,酒精独具特点。根据其消费频率和绝对数量的不同,酒精可以扮演营养素、毒物和药物的角色。每个消费者的情况决定了它最终的结果。酒精中毒诊断标准:①有引起酒精中毒的先因条件,包括单次有害饮酒、习惯性有害饮酒、酒精依赖及其缓解阶段等;②危害具有严重性。此外,可结合饮酒评定量表(AUDIT 量表和CAGE 量表等)和血液检查联合诊断。饮酒后血中酒精浓度一般在30~45 min 内达到峰值,随后逐渐降低。血中酒精浓度≥35 mmol/L,或 γ-谷氨酰转移酶≥35 IU/L,或碳水化合物缺陷型转铁蛋白≥20 IU/L 均提示可能存在过度饮酒问题。肝功能检测中丙氨酸转氨酶和天冬氨酸转氨酶也有一定的辅助诊断作用。

二、营养代谢特点

酗酒会对营养状况造成深远影响,甚至导致营养不良和营养相关性疾病。酒精虽然富含能量,但是长期酗酒会造成线粒体损伤伴随脂肪氧化偶联不良,因此线粒体氧化乙醇不储存化学能。随着酒精占膳食摄入热能比的增加,膳食蛋白质、碳水化合物和脂肪的摄入将被取代而减少,并且由于长期酗酒往往会造成消化道损伤和肝损伤,因此很多营养素如维生素 A、B 族维生素、维生素 C、维生素 E、钙、铁、锌、镁等营养素的摄入、吸收及转化合成也会减少,排泄增加。其中长期酗酒者容易发生维生素 B_1 严重缺乏,从而引起韦尼克-科尔萨科夫综合征(Wernicke-Korsakoff syndrome),典型的表现是有眼部症状、共济失调和精神障碍的三联征及一种特殊的遗忘综合征(表现为明显的对近事的记忆障碍)。酗酒者还容易发生叶酸吸收障碍和(或)代谢异常,远期影响为发生巨幼红细胞贫血。

三、营养治疗和预防

(一) 筛查和评估

酒精性营养缺乏的临床表现取决于酒精中毒的进展阶段、社会经济状况、酒精性和非酒精性疾病以及患者用药情况。社会经济因素造成的酗酒者,在缺乏任何临床可见身体疾病情况下,很少出现营养缺乏的表现。随着酒精中毒的进展,各器官系统和营养不良的临床表现才相继出现。对酒精性疾病患者的营养学评价与对其他疾病的评价没有差别。

(二) 饮食

胃肠道功能正常者可以采用低脂饮食,保证碳水化合物、蛋白质及维生素和矿物质的摄入。

(三) 肠内营养或肠外营养

慢性酒精中毒伴营养不良者应进行营养干预治疗。由于长期大量酗酒者容易发生维生素 B_1 缺乏症,因此应注意补充维生素 B_1(未发生严重缺乏者口服剂量为每天 10 mg,严重缺乏至韦尼克-科尔萨科夫综合征可肌内注射,静脉注射可给予更高剂量)。补充多种维生素,如维生素 B_2 和维生素 B_6 等。结合血液检测结果,若发生叶酸严重缺乏合并同型半胱氨酸水平升高则建议额外补充叶酸。维生素 A 的补充应根据确切的缺乏症诊断决定,防止出现维生素 A 与酒精的相互毒性作用。确诊有低镁血症和铁缺乏症的患者应补镁和给予口服铁剂纠正。

酗酒引起的急、慢性肝损伤应注意补充蛋白质的同时不增加肝脏负担。对于有急性胰腺炎的患者可能需要较长时间口服营养补充(ONS)和肠外营养。慢性胰腺损伤可采用膳食指导进行治疗,如低脂膳食以及餐后胰酶制剂补充等。

(四) 监测和管理

应该监测慢性酒精中毒者营养状况和肝、肾、心、脑等脏器的功能状况。在任何情况下,都不应该出于健康原因或为保持健康而推荐饮酒。要积极宣传"如饮酒需限量"的概念。

(沈秀华)

第二节　乳　糜　漏

乳糜漏是由于胸导管或淋巴管主要分支破损或渗透性过高引起乳糜液溢出的一种临床少见性疾病。根据发生部位不同,乳糜漏主要有乳糜胸、乳糜腹、乳糜泻和乳糜尿 4 种形式。目前没有权威的乳糜漏发病率报道,由于肿瘤患者的生存期延长以及侵袭性介入治疗的增多,乳糜胸和乳糜腹的发生率也在不断增加。国外一所大型教学医院在过去 20 年间报道,乳糜腹发生率占入院患者的 1/20 000。尽管乳糜外漏性疾病发生率较低,但因淋巴液的丢失使患者出现严重低蛋白血症、脂溶性维生素缺乏、能量-蛋白质营养不良、低钠血症、低钙血症、酸中毒和免疫功能障碍等,可严重危及患者的生命安全。

一、病因和分类

乳糜胸为胸腔内乳糜样渗出或漏出,是乳糜液在胸腔内聚集的一种临床症状,占所有胸腔积液的 2%。乳糜腹是由各种原因引起的腹腔段淋巴管阻塞或淋巴管破损,导致乳糜液渗漏聚集在腹腔内的一种临床症状。乳糜泻通常因小肠淋巴管阻塞和扩张使小肠淋巴循环内的乳糜液由肠壁黏膜层渗漏至肠腔而引起一系列症状的疾病,也被称为蛋白丢失性肠病。乳糜尿以往大多由丝虫病引起,少数可由淋巴管炎性损伤,内部或外部压迫导致淋巴回流障碍、瘀滞,淋巴液流入肾盂,进入尿液,出现乳糜尿,大多发生在成人,10 岁以下儿童较为罕见。通常根据其严重程度,将其分为轻度、中度和重度。其他多见于四肢淋巴瘤术后伤口处淋巴液漏出导致伤口愈合不良。

二、临床表现和诊断

(一) 临床表现

低蛋白血症是最常见的临床表现,严重时会发生水肿。另外,根据淋巴管发生渗漏的部位不同,临床也会出现相应的症状和体征。当乳糜液大量漏入胸腔时,过多积液会造成纵隔移位、压迫肺组织、影响心功能,从而出现心悸、气促、心率增快、呼吸困难、咳嗽等临床症状。当乳糜液大量渗漏至腹腔时,患者常出现腹部膨隆、腹痛、呕吐、纳差、(男性)阴囊水肿等临床表现,特发性急性乳糜腹因乳糜迅速进入腹腔而导致化学性腹膜炎,临床有时易误诊为急腹症。当乳糜通过小肠黏膜层渗漏至肠腔时即发生乳糜性腹泻症状。此时,除了淋巴循环内的脂肪和蛋白等营养物质随着乳糜液一起丢失外,肠道本身的消化和吸收能力也受到损害,常会引起多种营养素的缺乏。乳糜尿的临床表现根据其病变程度可出现间歇性或持续性的牛奶样尿液,不伴或伴有肾绞痛、尿潴留、乳糜凝块及体重减轻等症状。

(二) 诊断

1. 实验室检查　主要依据胸腔积液、腹水和尿液的实验室检查而确定(表 17-1)。

表 17-1　乳糜性疾病的实验室诊断标准

	甘油三酯	胆固醇	乳糜微粒	胆固醇结晶	细胞计数
乳糜液	>1.24 mmol/L (110 mg/dl)	<5.18 mmol/L (200 mg/dl)	有	不可见	以淋巴细胞为主
假性乳糜液	<0.56 mmol/L (50 mg/dl)	>5.18 mmol/L (200 mg/dl)	无	可见	基本同外周血

2. 影像学检查　主要用于明确淋巴管破裂或阻塞的部位,包括常规检查和特殊检查。常规检查包括 B 超、X 线胸片、胸部和上腹部 CT 及 MRI 检查,可发现积液的部位、量及原发病灶的大小等;特殊检查包括淋巴管造影、CT 淋巴管造影和淋巴核素显像等,能够发现淋巴管破口及梗阻的大致部位,且淋巴管造影具有诊断和治疗的双重作用。

三、治疗策略

(一)综合营养治疗措施

营养支持治疗是乳糜外漏性疾病重要的基础治疗措施,不仅可以提供营养来降低营养不良带来的危害,还可以促进漏口的愈合。可是肠内喂养会刺激肠道乳糜微粒的产生,增加淋巴循环内压,所以禁食和全肠外营养可使乳糜外漏症状即刻生效。但是长期禁食和全肠外营养(超过 2 周)极易引起肝损害、肠道菌群移位和导管相关感染等严重并发症,故并非临床治疗的首选推荐方案。

乳糜外漏性疾病由于大量营养物质的丢失,营养风险极大,极易造成营养不足、小儿生长发育落后,须定期监测体重、生长曲线和体成分变化,动态监测血液指标,包括总蛋白、白蛋白、球蛋白、前白蛋白、血常规、电解质、微量元素、维生素水平等。

(二)中链甘油三酯(MCT)膳食和配方的选择和应用

MCT 具有被肠黏膜直接吸收后进入门静脉系统而绕过淋巴循环的特性,故对于乳糜外漏性疾病的膳食供给和治疗具有重要价值。目前建议初始治疗可尝试选择富含 MCT 的膳食或配方,其在改善患者的症状、消除水肿、减少蛋白质丢失和加强免疫系统对抗感染的能力、降低病死率和减少复发方面起到重要的作用。

低脂高 MCT 高蛋白膳食(烹调用食材尽量选用脂肪含量较低,蛋白质丰富的食物来源,烹调油可以选用椰子油或棕榈油)是这类患者的膳食推荐。对于肠内营养制剂的选择,国内外研究推荐采用高 MCT 配方的营养制剂,MCT 含量占总脂肪的 $50\%\sim85\%$;也有报道推荐 MCT 占总能量的 $10\%\sim15\%$。具体须根据病情严重程度和临床缓解效果来选择不同比例的高 MCT 配方。对于幼儿患者,考虑到长链脂肪酸(LCFA)对中枢神经系统发育的作用,不建议较长时间使用较高 MCT 比例的配方超过 2 个月。

当患者对饮食控制无效或急性期时可考虑予以部分肠外营养支持,此时的肠外营养配方中的脂肪乳剂推荐选用纯长链脂肪乳剂来弥补膳食和肠内营养中必需脂肪酸的供给不足。

(三)其他对症治疗措施

1. 纠正低蛋白血症　由于乳糜含有大量蛋白,持续引流或丢失可以造成白蛋白、球蛋白大量丢失。因此,在疾病尚未有效控制前,需要定期监测蛋白质水平。必要时给予静脉补充人体白蛋白和免疫球蛋白替代治疗,以纠正严重的低蛋白血症。

2. 微量营养素补充　乳糜外漏性疾病存在大量的微量营养素丢失,应在肠外营养制剂中添加微量元素和维生素。尽管低脂饮食时,脂溶性维生素可能并非很理想,但是即使仅有少量的吸收,也应考虑经口补充。水溶性维生素、微量元素(锌、硒、铜、锰、铬)的肠道吸收通常不受影响。

3. 其他药物治疗　生长抑素和生长抑素类似物(奥曲肽)可减少肠道血流,从而减少乳糜的生成速度,对饮食管理治疗失败的患者有一定疗效。

4. 穿刺引流

1) 胸腔积液穿刺与持续引流指征　当大量胸腔积液影响呼吸功能,在气管插管和启动正压通气后仍不能获得充分的通气,则需要进行胸腔积液引流来改善呼吸功能。

2) 乳糜性腹水穿刺放液　当大量腹水造成腹部不适及呼吸困难的患者,应行单次全量穿刺放液以达到缓解,也可按需重复穿刺。

5. 手术治疗　保守治疗无效时可考虑手术,但目前对于手术指征尚缺乏明确的标准。

(汤庆娅)

第三节　免疫与营养

免疫性疾病是指免疫调节失去平衡影响机体的免疫应答而引起的疾病。广义的免疫性疾病还包括先天或后天原因导致的免疫系统结构上或功能上的异常。自身免疫病是指机体对自身抗原发生免疫反应而导致自身组织损害所引起的疾病。本节重点阐述干燥综合征和系统性红斑狼疮。

干燥综合征(sicca syndrome)是一种累及多个外分泌腺的慢性炎症性自身免疫病,具有淋巴细胞浸润和特异性自身抗体(抗 SSA/SSB)为特征的弥漫性结缔组织病。病变主要累及泪腺、唾液腺。临床上主要表现为干燥性角膜炎、结膜炎,口腔干燥症,还可累及其他多个器官而出现复杂的临床表现。本病分为原发性干燥综合征(primary sicca syndrome, pSS)和继发性干燥综合征两类,后者指继发于另一诊断明确的结缔组织病,如类风湿性关节炎或系统性红斑狼疮,另外还可继发于特殊病毒感染等。1888 年 Hadden 首先报道本病,1933 年瑞典眼科医师 Sjögren 进行了系统描述。我国人群患病率为 0.29%~0.77%,仅次于类风湿性关节炎。该病多发于女性,成年女性患病率为 0.5%~1.56%,男女比例为 1∶9~1∶10。该病可于任何年龄段发病,好发年龄为 30~60 岁,是一种常见的自身免疫病。

红斑狼疮(lupus erythematosus)是由机体自身免疫异常活化所引发的一组临床表现特异的病谱性疾病。其中皮肤型红斑狼疮(cutaneous lupus erythematosus, CLE)和系统性红斑狼疮(systemic lupus erythematosus, SLE)位于病谱的两端。系统性红斑狼疮是以全身症状、骨骼肌肉及内脏炎症为主要表现的多系统疾病。皮肤型红斑狼疮是红斑狼疮活动所致损害在皮肤的表现,具有多种皮损形态。系统性红斑狼疮的患病率因人种、性别、年龄等因素而不同。有色人种患病率明显高于白种人,女性患病率是男性的 7～9 倍,青年患病率高。系统性红斑狼疮好发于育龄期女性,15～45 岁为发病高峰;全球患病率为(12～39)/10 万,北欧约为 40/10 万,美国为 14.6～50.8/10 万,黑人约为 100/10 万,我国患病率为(30.13～70.41)/10 万。以上数据可见,我国系统性红斑狼疮的患病率位居全球第二。

一、病因

1. 原发性干燥综合征　病因尚不明确,属一种多病因自身免疫病,大多数学者认为感染、遗传、内分泌等多因素参与了本病的发生和发展。

2. 系统性红斑狼疮　病因至今尚未肯定,大量研究显示系统性红斑狼疮的发病与遗传、内分泌、感染、免疫异常及某些环境因素有关。外来抗原(如病原体、药物等)引起人体 B 细胞活化。易感基因免疫耐受性减弱,B 细胞通过交叉反应与模拟外来抗原的自身抗原相结合,并将抗原呈递给 T 细胞使之活化;在 T 细胞活化刺激下,B 细胞得以产生大量不同类型的自身抗体,造成大量组织损伤。

二、临床表现、诊断及治疗

1. 干燥综合征

1)临床表现　本病起病隐匿,临床表现多样,多与腺体功能减退有关。

(1)局部表现:包括唾液腺病变引起的口干、猖獗性龋齿、腮腺炎、舌干裂、舌乳头萎缩等;因泪腺分泌的黏蛋白减少而出现眼干涩、干燥性角结膜炎,严重者可致角膜溃疡。

(2)系统表现:可出现全身症状,如乏力、低热,约有 2/3 的患者出现其他外分泌腺体和系统损害,并出现不同程度的皮疹、关节痛、肌炎表现等;肾损害时主要累及远端肾小管;呼吸系统可出现支气管炎、肺大疱、间质性肺炎,甚至呼吸衰竭;消化系统受累多表现为一些非特异性症状,如萎缩性胃炎、胃酸减少、慢性腹泻等。

2)诊断及治疗

(1)诊断:多依据患者的临床表现并借助实验室及其他检查,包括血、尿常规及其他常规检查、自身抗体检测,抗 SSA、抗 SSB 抗体阳性率分别为 70% 和 40%,其他检查多以泪腺功能检测、涎腺功能检测及唇腺活检为主要检测手段。现诊断标准多采用 2016 美国风湿病学会/欧洲抗风湿病联盟(ACR/ELAR)原发性干燥综合征的分类和诊断标准。

(2)治疗:目前本病尚无根治方法,主要是替代和对症治疗,包括改善口干及眼干的药物,患者出现系统损害时应予糖皮质激素、免疫抑制剂等药物进行个体化治疗,纠正及预防低钾血症,以及一些新型的生物制剂。

2. 系统性红斑狼疮

1)临床表现　复杂并多样,多数呈隐匿起病,开始仅累及 1～2 个系统,可表现为皮疹、关节痛、隐匿性肾炎等。随着病情进展,多数患者逐步出现多系统损害,系统性红斑狼疮的自然病程多表现为加重与缓解交替。

80%～85%的系统性红斑狼疮患者有皮疹,鼻梁和双颧颊部呈蝶形分布的水肿性红斑是其特征性改变;发热是系统性红斑狼疮的常见全身症状,以长期低热者为多;90%以上的患者有关节症状,主要为对称性关节炎,常累及指(趾)关节,5%～40%的患者可出现无菌性骨坏死;50%～70%的患者病程当中可出现肾损伤,主要以肾炎和肾病综合征多见;约70%的患者可累及心脏,多表现为心包炎;呼吸系统受累时多出现胸膜炎,合并或不合并胸腔积液;急性期或终末期患者可出现神经系统受损。此外,系统性红斑狼疮还可累及消化、造血、淋巴等系统及眼部。

2) 诊断及治疗

(1) 诊断:实验室检查及特殊检查包括血常规、红细胞沉降率、血清蛋白、免疫球蛋白、类风湿因子、梅毒生物学假阳性反应、抗磷脂抗体、抗核抗体等检查。系统性红斑狼疮累及多脏器,病情复杂多变,目前普遍采用2017年美国风湿病学会/欧洲抗风湿病联盟(ACR/ELAR)推荐的系统性红斑狼疮诊断积分系统。

(2) 治疗:目前尚无法根治,治疗方案个体化,经合理治疗后可达到长期缓解。治疗原则是急性期积极用药物诱导缓解,尽快控制病情活动;病情缓解后,用药相应作出调整,尽量维持缓解状态。药物治疗方面,肾上腺皮质激素加免疫抑制剂仍然是主要的治疗方案。

三、营养代谢的特点

炎症反应在人体的健康和疾病中起着重要作用。一般来讲,炎症反应是机体在受到感染或外界损伤、免疫异常等因素刺激后,为了修复受损组织和恢复生理功能而产生的一种保护性生物过程。但自身免疫反应导致的炎症是长期的全身反应,也是不同程度地失去控制的炎症反应,其对器官造成的损伤常大于炎症反应带来的修复作用。

慢性炎症伴随肌肉流失,一般与炎症因子和伴随炎症而来的厌食(anorexia)相关。炎症因子在肌肉蛋白质代谢的调控中具有重要作用,包括促进肌肉蛋白质的分解、降低肌肉蛋白质的合成、引发细胞凋亡等。而全身炎症会增加所有宏量营养素转换。因此,许多自身免疫病患者会发展出肌少症。当炎症因子是导致肌肉流失的主要原因时,营养支持在逆转伴随的厌食、体重降低、代谢异常等问题上的效果有限,愈后主要取决于疾病的治疗效果。而当摄入不足是肌肉流失的主要原因时,营养支持可以帮助有效恢复体重和肌肉量。以下讨论相关的内容及饮食模式。

(一) 多不饱和脂肪酸

多不饱和脂肪酸(PUFA)在调节机体的炎症反应中起到了重要作用,包括 ω-3 和 ω-6 PUFA。ω-3 脂肪酸包括 α-亚麻酸(α-linolenic acid, ALA),其产物二十碳五烯酸(EPA)和二十二碳六烯酸(DHA)。ω-6 脂肪酸包括亚油酸(linolenic acid, LA),及其产物伽马亚油酸(gamma-linolenic acid，GLA)和花生四烯酸(arachidonic acid，AA)。

在调节免疫系统方面，ω-6脂肪酸中的花生四烯酸和ω-3脂肪酸中的EPA可以转化成类二十烷酸(eicosanoids)，它可以加强或削弱免疫系统。然而ω-6和ω-3转化成的类二十烷酸功能正好相反，比如ω-6脂肪酸生成2系列前列腺素(PGE_2)和3，4系列白细胞三烯($LT_{3,4}$)，而ω-3脂肪酸生成3系列前列腺素(PGE_3)和5系列白细胞三烯(LT_5)。一般来说，ω-6脂肪酸系列具有促进炎症反应的效力，而ω-3脂肪酸系列可抑制免疫炎症反应。ω-3脂肪酸由于其下调炎症因子、抑制泛素蛋白的活化(ubiquitin-proteasome)、抑制蛋白质降解的特性而成为抗炎饮食中的重要一环。尽管目前的研究对于ω-3脂肪酸治疗肌少症是否有效存在争议，现有证据表明在饮食中增加ω-3脂肪酸的摄入，同时减少饱和脂肪酸(saturated fatty acid)和反式脂肪酸(trans-fatty acid)摄入可以降低CRP水平。需注意的是，ω-3和ω-6脂肪酸都是人体健康所必需，除了免疫功能外，在细胞膜构成、细胞膜信号传递等方面都起了重要作用。由于它们无法在体内合成而必须从食物中获得，因此某种脂肪摄入不足会造成一系列的健康问题。研究发现，当人体摄入的必需脂肪酸比例适当时，身体的机能(包括免疫功能平衡)就会达到最佳的状态，一般认为ω-3与ω-6的比例以1∶3为最佳。

以下为一些具体饮食策略：

1. 减少ω-6脂肪酸　尤其避免亚油酸含量过高的油类，如玉米油、葵花油、大豆油，以及加工食物。虽然身体也需要少量的亚油酸，但从其他油类也可以获得。

2. 增加ω-3脂肪酸　食用多脂鱼(鲑鱼、金枪鱼、鳟鱼、沙丁鱼、鲭鱼、鲱鱼)、核桃、亚麻籽和绿叶蔬菜；油类使用橄榄油、菜籽油、菜籽油。

(二) 地中海膳食

近年来，对于抗炎饮食在免疫系统疾病中的运用也受到了一些关注。饮食结构如地中海膳食也在免疫疾病的管理中被证明有效。其饮食结构具体表现为：食物选择种类多样化；少吃或不吃加工食品和快餐食品；丰富的新鲜水果和蔬菜；蛋白质来源选择动物中的瘦肉类(尤其鱼类)和植物中的豆类及坚果；减少精制碳水化合物，以及果糖和蔗糖的食用。这种饮食结构被证明可以减少关于*IL-1*、*IL-6*和*TNF-α*基因的表达，由此降低炎症状态。

以下为地中海膳食中具体的饮食策略：

1. 油类　橄榄油、菜籽油为主要油类，每天摄入量至少4勺。

2. 谷物类　减少精制碳水化合物的摄入如白面、大米等；多吃全谷物。

3. 蔬菜　新鲜多种类蔬菜，每天摄入量至少400g。

4. 水果　新鲜水果，每天摄入量200～240g。

5. 红肉　选择瘦肉类，少油烹饪(如炖)，每天摄入量不超过150g。

6. 白肉　更多选择鸡肉类替代猪肉类(包括猪肉类加工食品，如香肠等)，剥皮食用。

7. **鱼类** 选择多脂鱼类,每周摄入量至少 10 g。

8. **豆类** 每周摄入量至少 150 g。

9. **坚果** 选择未腌渍过的坚果,每周摄入量至少 30 g。

10. **红酒** 每周摄入量约 300 ml。

(三) 益生元与益生菌

近年来的一些研究发现,益生元及益生菌可以调节肠道炎症状态及屏障功能。特定的菌种具有免疫提升、减少氧化应激反应及中性粒细胞浸润的效果。但是它们在治疗慢性炎症/自身免疫病中的临床运用仍需要更多的研究。

四、营养支持治疗

(一) 筛查与评估

可采用 NRS-2002 等营养风险筛查工具进行筛查和评估。

(二) 饮食与监测

1. **干燥综合征** 营养不良在干燥综合征患者中并不常见。干燥综合征患者营养治疗的主要目标是缓解症状,以减少因唾液分泌不足带来的食物消化问题;以及纠正微量营养素(铁、维生素 C、维生素 B_{12}、维生素 B_6 和叶酸)缺乏。

主要策略包括:

(1) 食物切小、改变食物的黏稠度、增加湿润度(增加汤汁,浇淋/食用酸奶、沙拉酱等)以易于咀嚼和吞咽。

(2) 避免过烫的、柑橘类水果、刺激性和辛辣的食物。

(3) 其他治疗口干的措施,如清水冲洗、刷牙、使用含氟漱口液。

(4) 唾液缺乏,应减少甜食及含糖饮料的摄入以减少龋齿的发生。

(5) 摄入富含 B 族维生素的平衡饮食或摄入维生素补充剂。

2. **系统性红斑狼疮** 主要营养治疗目标是维持患者的标准体重,或接近标准体重。可针对疾病及药物治疗带来的器官功能损害及营养素代谢变化进行针对性营养治疗。

主要策略包括:

(1) 不食用或少食用对疾病存在诱发作用的增强光敏感作用的食物,如食用后则应避免光照射,以及无花果、油菜、黄泥螺及芹菜等。

(2) 合并肾损害的患者往往存在低蛋白血症,应补充优质蛋白质,如牛奶、蛋类、河鱼、河虾、瘦肉等。

(3) 合并消化功能差的患者应以低脂清淡饮食为主,不宜食用脂肪含量较高的食物。

(4) 长期使用糖皮质激素治疗的患者,往往存在糖、蛋白质、脂质及电解质代谢失衡或异常。主要包括以下几种情况:①促进糖原异生;②减慢葡萄糖分解为 CO_2 的氧化过程;③减少机体组织对葡萄糖的利用,致使体内糖原含量升高并发生高血糖,应注意控制含糖量高的食物的摄入量;④加速蛋白质分解,抑制蛋白质合成,造成体内负氮平衡,应注意增加优质蛋白质的摄入;⑤长期大剂量使用糖皮质激素造成脂代谢紊乱,常有高胆固醇血症发生,药物干预同时应控制植物油及动物脂肪的摄入;⑥水电解质失衡常导致尿量增多,糖皮质激素本身的保钠排钾作用易引起血钠、血钾紊乱,减少小肠对钙离子的吸收并抑制肾小管对钙的重吸收,长期则造成骨质疏松发生,应注意补充富含钙离子的平衡饮食,必要时口服补钙及维生素 D 复合制剂等。

(万燕萍,宋安琪)

第十八章

药物和食物的相互作用

药物进入人体后可不同程度地影响食物的摄取和营养代谢。另外，食物及营养素对药物的吸收及血药浓度等亦产生诸多影响。食物与药物在体内发生的这种相互作用，即改变药物动力学特性或药物功效学特性或影响机体营养的作用，称为食物-药物相互作用（food-drug interaction）。食物-药物相互作用可能改变药效，药物的治疗效果或不良反应也会影响人体的营养状况。在慢性病或特殊患者疾病管理过程中，了解食物-药物相互作用非常重要，能够降低药物疗效的食物-药物相互作用会导致住院时间延长或住院次数增加、多重药物使用以及病情恶化。长期存在的食物-药物相互作用还可导致其他健康问题，如皮质激素对钙代谢的长期影响及由此导致的骨质疏松。

食物-药物相互作用主要表现在消化吸收、代谢、功能及特殊作用方面。

第一节　食物对药物治疗的作用

口服是最便捷的给药途径，但大部分药物均受进食的影响，食物或营养素可直接与药物结合、吸附或通过影响胃肠道内 pH 值、胃排空等过程，影响药物的吸收、分布、代谢和排泄，从而影响药物的治疗效果。如卡马西平，与空腹用水送服相比，进餐食物会增加其吸收，同时也减少其对胃肠道的刺激，增强药物治疗效果；在抗真菌给药时，胃肠道中有无食物可以极大地影响药物暴露。因此，不同的唑类药物给药途径也是不同的。例如：伏立康唑最好是空腹吸收，而泊沙康唑暴露可以通过给予高脂肪膳食或同等的营养补充剂来优化；伊曲康唑胶囊在进食时的吸收增加，而其口服溶液在进食时的吸收减少；氟康唑的吸收不受食物的影响。因此，对于口服药必须考虑给药时间与进餐时间的关系。

一、对药物吸收的影响

食物可以从以下 3 个方面影响药物吸收。

（一）食物与药物直接发生理化作用

如牛奶或其他乳制品中的钙离子与四环素形成络合物，减少四环素的吸收；茶叶水中的鞣酸与铁制剂中的铁离子结合，影响铁离子的吸收。

（二）食物改变胃肠道的 pH 值

如食物可通过改变胃肠道的 pH 值影响药物吸收，因为药物的解离度与 pH 值有着密切的关系，空腹时胃液的 pH 值为 0.9～1.5，进食后 pH 值可达 3.0～5.0，并且消化道上皮细胞是一种类脂质，分子型的药物比离子型的药物更易吸收，所以食物可通过改变胃肠道的 pH 值来影响药物的吸收。

胃中的食物能增强某些药物的吸收，如抗菌药物头孢呋辛酯或抗反转录病毒药物沙奎那韦，这些药都被要求在餐后服用，这样可以减少达到有效水平所需的剂量。与空腹服用相比，头孢呋辛酯的生物利用度会随着进食而大幅度升高。

（三）食物改变胃排空速率

不同的食物成分对胃的排空速率有不同的影响，稀软的食物较稠厚的或固体食物排空速率快，糖类的排空速度较蛋白质类快，蛋白质类较脂肪类快。通常情况下，食物可降低胃排空速率，从而影响药物的达峰时间和作用强度。胃排空速率的减慢对于不同的药物有不同的影响，如维生素 B_2 主要由小肠上部主动转运吸收，且具有部位特异性。空腹时服维生素 B_2，则大量的维生素 B_2 在短时间内到达小肠使吸收达到饱和，相当部分的维生素 B_2 被排泄出体外；若饭后服用，胃排空速率减慢，维生素 B_2 持续不断地到达小肠，虽然未到达饱和但吸收总量明显增加。对于主要在胃中吸收的药物，因胃排空速率慢使药物在胃中停留的时间长而有利于药物的吸收。但由于食物消耗胃内的水分，会使药物溶出变慢，同时也可能会增加胃内容物的黏度，从而影响药物的被动扩散，使药物的吸收变慢。对于一个口服止痛药以期缓解急性疼痛的患者来说，饮食导致的药物吸收延迟可能是一个明显的临床事件。

二、对药物分布的影响

白蛋白是血液中最重要的药物结合蛋白。低血清白蛋白水平（常因蛋白质摄入不足与营养不良导致）可以为与蛋白质高度结合的药物提供较少的结合位点，这意味着血清中将出现大量游离的药物碎片。只有药物的游离部分（未结合部分）能够离开血管并在靶器官发挥药理学作用。对于白蛋白水平低于 30 g/L 的患者，给予蛋白质高度结合药物所致的药物不良反应风险增加。与血清白蛋白水平正常的人群相比，给予相同的常规剂量的蛋白质高度结合药物时，白蛋白水平低者可能产生更显著的药理学作用。因此，推荐对低白蛋白水平患者使用此类药物时应给予较低的剂量。另外，当白蛋白水平低于 30 g/L 时，一种药物在白蛋白结合全位点被另一种药物置换的风险也会增加。

抗凝剂华法林（99.9％可与血清蛋白结合）和抗惊厥药苯妥英（90％以上可与蛋白

质结合)均是老年患者的常用药物。老年患者及危重症患者更易见低白蛋白血症,高水平的游离华法林将引发过度的抗凝风险,高水平的血清苯妥英将造成苯妥英毒性作用。

三、对药物代谢的影响

食物对药物代谢的影响主要是通过影响肝药酶活性起作用,不同的营养素对药物代谢产生不同的影响。

(一) 蛋白质及碳水化合物对药物代谢的影响

食物中蛋白质对药物氧化代谢的影响比其他营养成分更为突出,高蛋白低碳水化合物食物可加速肝脏药物代谢,而低蛋白高碳水化合物饮食则大大降低肝脏药物代谢能力。动物实验表明,高蛋白饮食可增强苯妥英钠、地西泮和普萘洛尔等药物的代谢消除速率。研究发现,健康受试者在高蛋白饮食 2 周后,其体内安替比林和茶碱的半衰期会缩短。另有研究表明,受试者进食高蛋白饮食 8 天后,与同期进食高碳水化合物的受试者相比,茶碱的清除率增高 32%,血浆半衰期缩短 26%,普萘洛尔清除率增加 74%;而对照饮食组,这些药代动力学参数居于这两种特殊饮食之间。蛋白质和碳水化合物对药物代谢的影响,可能与肝脏微粒体混合功能氧化酶的活性有关。但蛋白质对混合功能氧化酶(mixed function oxidases,MFOs)活性影响的机制目前尚不清楚,通常认为蛋白质可增加肝细胞色素 P450 含量和黄嘌呤氧化酶的含量,某些氨基酸(如色氨酸)可增加肝脏蛋白的合成并诱导 MFOs 的产生。葡萄糖的摄入可降低肝微粒体细胞色素 P450 含量,其机制多认为碳水化合物可抑制 δ-氨基-乙醚丙酸盐合成酶的活性,后者为肝脏血红蛋白生物合成的限速酶,而合成的血红蛋白主要用于形成细胞色素 P450。有关葡萄糖对普萘洛尔药物代谢动力学影响的研究发现,葡萄糖和果糖明显降低普萘洛尔药-时曲线下面积,延长平均滞留时间,但对其消除速度没有明显的影响。进一步研究表明,这种影响主要发生在该药物到达门静脉之前,影响其吸收和首过代谢。此外,蛋白质和碳水化合物的含量也会影响药物的结合代谢,如高蛋白低碳水化合物食物会使尿中醋氨芬与奥沙西泮的葡萄糖醛酸结合产物和硫酸结合产物增多,而低蛋白高碳水化合物食物的结合产物明显减少。

(二) 脂肪对药物代谢的影响

食物中脂肪含量和饱和程度也会调节 P450 酶的活性,如玉米油可明显提高大鼠对麻醉药恩氟烷的代谢,以玉米油作为食物中脂肪来源的大鼠 P4502E1 活性明显高于食用猪油作为食物脂肪来源的大鼠。研究表明,进食含 20% 玉米油食物的大鼠可增强苯巴比妥对肝微粒体细胞色素 P450 的诱导反应。Yoo 等报道,含 20% 玉米油的食物可增高大鼠 P4503E 活性和苯巴比妥对 P4502B 的诱导作用。

对于口服司来吉兰,食物的影响取决于药物的配方。在一项用高脂肪膳食服用药片的研究中,观察到司来吉兰的生物利用度增加了 3 倍以上。对吸收增强的解释是餐后内脏血流增加和胃排空延迟。根据处方信息,司来吉兰片应与食物一起服用。

(三) 维生素对药物代谢的影响

烟酸和维生素 B_2 可直接参与肝微粒体 MFOs 的功能,维生素 A、维生素 C、维生素 E 是生物膜合成和稳定所必需的营养成分。维生素 A 摄入不足可使 MFOs 活性降低,维生素 C 摄入不足则会妨碍药物代谢。但是大剂量摄入维生素反而有害,如大剂量维生素 C 可加快安替比林的消除,大剂量维生素 B_6 可增加左旋多巴的代谢,降低其疗效并使外周不良反应增多。

膳食中摄入的维生素 K 是个体对华法林反应随时间变化的一个重要来源。维生素 K 的状态主要取决于饮食摄入量。绿色蔬菜、绿叶蔬菜和某些植物油中维生素 K 的含量似乎最高,接受华法林治疗的患者通常会被告知哪些食物中可能含有大量的维生素 K,这可能会拮抗其华法林治疗。为了维持凝血功能的稳定性,患者需要维持维生素 K 的摄入模式,并且尽可能少地变化。胆道梗阻、吸收不良和抗生素治疗也与维生素 K 水平降低和过度服用光谱抗生素有关。改变膳食中维生素 K 的摄入量可能会影响抗凝血控制。

对帕金森病患者的临床研究显示,在基线左旋多巴吸收较差的患者中,维生素 C 可以显著改善左旋多巴的生物利用度——AUC 增加(35%)和 C_{max} 增加(53%),t_{max} 下降(38%),维生素 C 的积极影响可以解释为其能够降低胃 pH 值以促进左旋多巴的溶解度。

(四) 纤维素对药物代谢的影响

食物中的纤维素可抑制肝微粒体 MFOs 活性,纤维素的种类和数量还会影响寄生细菌的生长从而间接影响肠道内药物的代谢。纤维素摄入的变化也将影响 β-葡萄糖醛酸酶、偶氮还原酶和硝基还原酶的活性。

药物可吸附于纤维,高膳食纤维饮食可减少三环抗抑郁药(如阿米替林)的吸收,使抗抑郁治疗效果下降。同样,心血管药物地高辛不能与麦麸或燕麦等高植酸盐食物同食。

有 50%~80% 的帕金森病患者有便秘症状,这可能是由于胃肠道运输延迟导致肠道运动下降。膳食纤维通常被认为是一种安全的治疗便秘的方法。纤维可增加粪便的体积和重量,加速肠道运动。然而,纤维也可能会影响左旋多巴的生物利用度。在大鼠中,同时给予植物胚壳(100 mg/kg 或 400 mg/kg)和左旋多巴(20 mg/kg)可显著降低左旋多巴 C_{max} 值,降低药物消除速度,吸收程度增加,最终水平更高。这些变化直接转化为左旋多巴不良反应的风险。Agnieszka 等提出了几种机制来解释纤维对左旋多巴生物利用度的影响:通过纤维延迟胃排空可能会增加胃中左旋多巴的降解,从而导致 C_{max} 的降低。另一种解释是,左旋多巴可以被困在由纤维形成的黏性溶液中。此外,纤维的存在可能促进左旋多巴的细胞旁吸收,因此较多的药物可以通过肠壁而不被肠细胞内的芳香族氨基酸脱羧酶降解。

(五) 微量元素对药物代谢的影响

矿物质如锌、铁、铜、镁、硒等的缺乏也可降低肝脏的药物氧化代谢和清除能力,但铁的缺乏可增加 MFOs 的活性。高盐饮食可使奎尼丁的血浆峰浓度和曲线下面积均下降,达峰时间延迟,这一效应可能与其改变肝脏及小肠内 P450 3A 活性和增强奎尼丁的首过效应有关。

有两项临床研究报道了左旋多巴与硫酸亚铁形式的铁共摄入的影响,结果表明左旋多巴 AUC 和 C_{max} 显著降低(分别为 $30\%\sim51\%$ 和 $47\%\sim55\%$),t_{max} 未受影响,表明硫酸亚铁的存在对药物吸收的影响。铁可以与含有邻苯二酚结构的药物(如左旋多巴或卡比多巴)形成螯合物,建议左旋多巴与铁盐之间的给药间隔应保持 2 h,以避免螯合。

(六) 其他食物对药物代谢的影响

某些蔬菜对药物的代谢产生特殊的影响。十字花科的蔬菜如花菜、甘蓝等可增强安替比林和非那西丁的代谢,使两者的清除加快,血浆半衰期缩短,而且十字花科蔬菜除了能够增加某些药物的氧化代谢外,还可增强其结合代谢。进一步的研究表明,甘蓝还可增强对乙酰氨基酚的葡萄糖醛酸结合反应。

葡萄柚汁中有一种物质能够抑制钙通道阻滞剂类药物(非洛地平)以及 3-羟基-3-甲戊二酰(HMG)辅酶 A 还原酶抑制剂(如辛伐他汀)在肠道的代谢。葡萄柚汁能抑制细胞色素 P450 3A4 酶系统对许多口服药物氧化代谢的反应,这种相互作用在口服生物利用度低的药物上更为显见。通过肠壁的细胞色素 P450 3A4 酶,这些药物在肠道内被大量代谢和灭活。当进食葡萄柚或其果汁时,新陈代谢酶被不可逆地抑制,从而减少了药物的正常代谢,使得更多的药物进入体循环,增加了血中未代谢药物的水平,引起更强的药理学作用和可能的不良反应。

葡萄柚汁可以通过抑制细胞色素 P450 3A4 和潜在的 p-糖蛋白来增加包括伊曲康唑在内的许多药物在血清中的暴露。酸橙、柚子、蜜柚也可引起类似的作用。即使是很小的饮食量,这些食物也可能是危险的,应避免与免疫抑制剂他罗利姆或降脂药辛伐他汀同服。

此外,酒精对药物代谢产生显著影响的例子是服用头孢类药物后饮酒所出现的双硫仑样反应(disulfiram-like reaction),这是由于服用头孢类药物后饮用含有酒精的饮品导致体内"乙醛蓄积"的中毒反应。当酒精进入体内后会经过乙醇脱氢酶转化成乙醛,而头孢类药物会抑制乙醛脱氢酶的活性,导致乙醛无法继续降解,造成乙醛在体内大量蓄积,从而出现软弱、眩晕、嗜睡、幻觉、全身潮红、头痛、恶心、呕吐、血压下降,甚至休克等症状。

四、对药物排泄的影响

药物主要通过肾脏和胆汁排泄。药物的肾脏排泄主要包括肾小球滤过、肾小管排泌和肾小管重吸收。食物可通过改变尿 pH 值而影响药物排泄,尤其是对肾小管分泌及再吸收呈 pH 值依赖性的药物影响更明显。食物中的矿物质含量也可影响药物排泄,如钠含量对锂的排泄有主要调节作用。多数药物能增加营养素的排泄从而引起某些营养素缺乏,如异烟肼会使维生素 B_6 排泄增加;噻嗪类利尿剂会使钾从尿中大量丢失;抗酸剂会妨碍磷的吸收引起骨质软化症。

五、对药物修饰的影响

食物对药物的修饰作用(modification)包括增强作用(enhancement)和拮抗作用(antagonism)。食物与药物合用后会使药物或食用成分的作用增加,如食用大豆及其制品时,其中的植物雌激素成分可与雌激素药物产生协同作用增加药效;但当食物成分与药物的生物活性相反时,就会产生减弱药物疗效的作用,如水杨酸类药物与食物中维生素 K 在凝血过程中发生拮抗作用。食物中的维生素 D 也会与治疗高血压的药物(如硝苯地平、维拉帕米等)产生拮抗作用。

第二节　药物对食物及营养素的作用

药物在人体内可通过影响食物及营养素的摄取、吸收、转运、储存和排泄等,影响营养素在机体内的代谢,最终影响机体的营养状态。

一、对食物及营养素吸收的影响

药物对食物及营养素的吸收可受不同因素的影响,包括以下几个方面。

(一) 对食物营养素摄取的影响

1. 改变食欲　临床上治疗暴食症和肥胖症的药物一般是通过抑制食欲实现的,如 5-羟色胺受体激动剂,常见药物有氯卡色林、芬氟拉明等,通过选择性激动下丘脑饱食中枢,降低摄食量和促进饱食感。有些药物对食欲有促进作用,如胰岛素、类固醇激素、磺酰脲等可通过改变机体代谢来增加食欲;镇静药物如安定、氯丙嗪及单胺氧化酶(MAO)抑制剂类抗抑郁药,也可显著刺激食欲,增加体重。

2. 增加味觉　药物能引起味觉异常、味觉迟钝或遗留不适余味。如 5-氟尿嘧啶、D-青霉胺等药物均可减弱或改变味觉,进而影响食欲。

3. 消化系统反应　有些药物会引发消化系统不良反应,如恶心、呕吐,进而影响摄食。能引起消化道黏膜损害的药物也会引起恶心、呕吐、食欲减退,如长期服用洋地黄、抗癌化疗药物等。

(二) 对食物营养素吸收的影响

1. 肠腔因素　药物可改变肠道中食物的转运时间以及胃排空的速度,减少营养素的吸收。如导泻药可缩短肠道转运时间,这样会使营养素随粪便丢失;阿司匹林、异烟肼、阿莫西林和头孢氨苄等药物会减少胃中食物的吸收;抗酸剂可改变胃内 pH 值,频繁使用将妨碍铁的吸收;用于降血脂的药物如氯贝丁酯和考来烯胺等会通过改变胃肠道内胆酸活性减少机体对脂肪、脂溶性维生素和胆固醇的吸收;新霉素和胆盐相结合形成复合物可抑制脂肪酶的作用,干扰脂肪与脂溶性维生素的吸收;抗生素类药物可杀灭肠内正常菌群,然而肠内正常菌群是 B 族维生素的重要来源,而许多抗生素能杀灭合成 B 族维生素的肠道正常菌群,致使这些维生素的合成减少,如磺胺类药物会使 B 族维生素和维生素 K 在肠内的生物合成发生障碍。

2. 黏膜因素　药物可损伤小肠黏膜,长期滥用缓泻剂会破坏小肠绒毛结构,抑制小肠刷状缘酶系从而影响营养素的吸收。如新霉素会使肠黏膜发生组织学改变使蔗糖吸收减少,蛋白质、钙、钾、钠排泄增加;秋水仙碱可影响肠黏膜细胞分裂,抑制肠上皮细胞生长,引起腹泻,导致营养素吸收减少和丢失,同时患者粪便中胆酸、脂肪、蛋白质及钠、钾排泄均增加,血清胆固醇下降,维生素 B_{12} 吸收受损。治疗糖尿病的双胍类药物可抑制肠黏膜酶系统,阻止糖类从肠黏膜转运入血,导致糖类吸收下降。

3. 排泄因素　多数药物能增加营养素的排泄从而引起某些营养素不足或缺乏,如异烟肼会使维生素 B_6 排泄增加;噻嗪类利尿剂会使钾从尿中大量丢失;抗酸剂会妨碍磷的吸收易引起骨质软化症,如氢氯噻嗪会促进钾、锌、镁的排泄而导致其丢失。

二、对食物营养素代谢的影响

某些药物会影响食物及营养素代谢,如抗酸药物(氢氧化铝、氢氧化镁等);消化酶类本身是一种常用的助消化药物,补充消化酶可促进机体脂肪、碳水化合物及蛋白质的分解吸收。服用消化酶类药物帮助消化适用于以下两种情况,一是食用肉类、蛋类、豆类等高蛋白食物过多,产生消化不良、食欲缺乏;二是病后体弱、食欲不佳等。此类药物包括胃蛋白酶、多酶片、胰酶肠溶胶囊、复合消化酶胶囊等。需要注意的是,此类药物最好和食物同时服用,使药物和食物充分混合,最大限度发挥酶的消化作用。

1. 对碳水化合物代谢的影响　许多情况下碳水化合物会影响药物的功效,反过来药物同样也会影响机体对碳水化合物的吸收代谢。如胰岛素对碳水化合物的代谢和储存起重要作用,主要表现在胰岛素能够促进肌肉和脂肪组织对葡萄糖的主动转运,促进葡萄糖转换成能量并以糖原或二酰甘油的形式储存起来;促进肝脏摄取葡萄糖转变为糖原;抑制肝糖原分解及糖异生,抑制肝葡萄糖的输出;促进组织对碳水化合物、氨基酸、脂肪的摄取,加速蛋白质的合成以及抑制脂肪细胞中游离氨基酸的释放,抑制酮体生成,调节物质代谢。

2. 对脂肪代谢的影响　奥利司他是非作用于中枢神经系统的肥胖症治疗药,通过抑制胃肠道的脂肪酶,阻止甘油三酯水解为游离脂肪酸(FFA)和单酰基甘油酯,减少肠腔黏膜对膳食中脂肪(甘油三酯)的吸收,促使脂肪排出体外。某些降糖药如格列奈类降糖药、α-糖苷酶抑制剂等对血脂调节有益。

3. 对蛋白质代谢的影响 药物通过与蛋白间的相互作用从而影响蛋白质的代谢平衡,如苯巴比妥、甲苯比妥、甲氧苄啶、环磷酰胺等会引起巨幼红细胞性贫血;非那西丁、苯丙胺、磺胺药、氨基水杨酸、磺胺甲基异唑等会引起溶血性贫血;甲苯磺丁脲、考来烯胺等分别会引起再生障碍性贫血和缺铁性贫血。因此,这些药物均会引起机体血红蛋白的降低。口服避孕药会促进烟酸和蛋白质的合成。

4. 对微量元素及维生素代谢的影响 一些药物干扰了机体内微量元素和维生素的平衡,从而产生某种营养不良症。抗酸药物(氢氧化铝、氢氧化镁等)遇到食物中的磷酸而生成不易吸收的磷酸盐,长期服用此类药物者会出现磷缺乏症状,如骨骼疼痛、骨质软化症等;有些药物(如酚酞、液状石蜡及考来烯胺等)会影响脂溶性维生素 A、D、K 的吸收;肥胖症治疗药(如奥利司他等)会在某种程度上影响脂溶性维生素的吸收;抗惊厥药、抗酸药、考来烯胺、抗癫痫药等会影响维生素 D 的吸收代谢,干扰钙的吸收利用,导致佝偻病和骨质软化症的发生;氯霉素、四环素等可通过抑制肠内菌群影响维生素 K 的合成与代谢,如米诺环素、多西环素等会抑制肠道菌群使维生素 K 合成下降。

第三节　食物与药物相互作用的临床实践

一、个体化评估食物-药物相互作用的危险因素

医师必须对患者进行食物对药效的影响、药物对营养状况影响的个体化评价。相互作用可由某些因素引起或复杂化,如多重药物治疗、营养状况、基因、已患疾病、特殊饮食、营养补充剂、草药或植物营养素产品、饮酒、药物滥用、食物过敏或不耐受等,患者依从性差和医师的处方形式可使风险变得更加复杂。药物相关的营养不良常见于慢性疾病的长期治疗,以及可因多种原因而处于极高风险的老年患者。

孕妇及正在发育的胎儿、婴儿也处于药物-营养素相互作用的高风险之中。许多药物都没有在此类人群中检测过,难以评价药物不良影响的风险(包括食物-药物相互作用)。

二、医学营养治疗

医学营养治疗(MNT)可分为前瞻性和回顾性的治疗。

前瞻性 MNT 发生于患者首次启动药物治疗,需获得患者的饮食史,包括非处方药、酒精、维生素与矿物质补充剂以及中草药或植物营养素补充制剂的使用情况、特殊饮食信息,对患者进行基因分型、体重与食欲变化、味觉变化以及胃肠道问题的评估。前瞻性 MNT 提供药物的基本信息:名称、用途、开具药物处方的疗程、何时用药以及如何用药,以及是否与食物同服,须强调应避免与药物同服的特定食物与饮料,以及药物

与营养素补充剂之间存在的潜在关系。如,必须警告服用四环素或环丙沙星的患者不得与药物同服牛奶、酸奶、含有二价阳离子(钙、铁、镁、锌)的补充剂,或含有上述任意阳离子的维生素-矿物质补充制剂。前瞻性 MNT 必须描述药物可能存在的、明显的不良反应,并描述可减轻不良反应的合理的饮食建议。比如抗胆碱能药(如奥昔布宁)常引起便秘,其 MNT 信息中就应包括给予高纤维饮食与充足的液体。应告诫患者可能出现的营养问题,尤其当饮食摄入量不足时,如使用排钾型利尿剂有低钾血症的危险。还应包括可能改变药效的饮食变化,如增加高维生素 K 饮食对华法林作用的影响。

回顾性 MNT 用于判断治疗问题是否由食物-药物相互作用引起,需要对相应症状进行评估。要判断患者的症状是否源于食物-药物相互作用,必须要有完整的治疗史和营养史资料,包括处方与非处方药、维生素-矿物质补充制剂、草药或植物营养素产品。有意义的信息是开始服药的时间与出现症状的时间能相互对应。重要的是明确营养补充制剂的使用或明显的饮食变化(如给药期间短期的减重饮食)。最后,调查已报道的不良反应发生率(与安慰剂相比的百分比)是非常重要的。例如,服用奥美拉唑后呕吐的发生率是 1.5%,而安慰剂组为 4.7%,因此服用奥美拉唑出现呕吐时应考虑其他原因。

总之,食物是用于提供能量和营养素以维持人体健康的,而药物是用于疾病的防治管理,食物与药物的相互作用广泛存在,临床医师、临床药师和营养师要共同关注食物-药物相互作用,建立团队工作机制,科学管理患者的用药与饮食。

(伍佩英)

附 录

各类食物的血糖指数(GI)

食物名称	GI值	食物名称	GI值
一、糖类			
葡萄糖	100	蜂蜜	73
绵白糖	84	胶质软糖	80
蔗糖	65	巧克力	49
果糖	23	MM巧克力	32
乳糖	46	方糖	65
麦芽糖	105		
二、谷类及制品			
小麦(整粒煮)	41	米粉	54
粗麦粉(蒸)	65	大米粥	69
面条(强化蛋白质,细煮)	27	大米饭(籼米、糙米)	71
面条(全麦粉,细)	37	大米饭(粳米、糙米)	78
面条(白细,煮)	41	大米饭(籼米、精米)	82
面条(硬质小麦粉,细煮)	55	大米饭(粳米、精米)	90
线面条(实心,细)	35	黏米饭(含直链淀粉高,煮)	50
通心面(管状,粗)	45	黏米饭(含直链淀粉低,煮)	88
面条(小麦粉,硬,扁粗)	46	黑米饭	55
面条(硬质小麦粉,加鸡蛋,粗)	49	速冻米饭	87
面条(硬质小麦粉,细)	55	糯米饭	87
面条(挂面,全麦粉)	57	大米糯米粥	65
面条(挂面,精制小麦粉)	55	黑米粥	42
馒头(全麦粉)	82	大麦(整粒,煮)	25
馒头(精制小麦粉)	85	大麦粉	66
馒头(富强粉)	88	黑麦(整粒,煮)	34
烙饼	80	玉米(甜,煮)	55
油条	75	玉米面(粗粉,煮)	68
稻麸	19	玉米面粥	50

食物名称	GI值	食物名称	GI值
二、谷类及制品			
玉米糁粥	51	燕麦饭(整粒)	42
玉米饼	46	燕麦片粥	55
玉米片(市售)	79	即食燕麦粥	79
玉米片(高纤维,市售)	74	白面包	75
小米(煮)	71	全麦(全麦面包)	74
小米粥	60	面包(未发酵小麦)	70
米饼	82	印度卷饼	62
荞麦(黄)	54	薄煎饼(美式)	52
荞麦面条	59	意大利面(精制面粉)	49
荞麦面馒头	67	意大利面(全麦)	48
燕麦麸	55	乌冬面	55
莜麦饭(整粒)	49	饼干(小麦片)	69
糜子饭(整粒)	72		
三、薯类、淀粉及制品			
马铃薯	62	马铃薯片(油炸)	60
马铃薯(煮)	66	炸薯条	60
马铃薯(烤)	60	甘薯(山芋)	54
马铃薯(蒸)	65	甘薯(红,煮)	77
马铃薯(用微波炉烤)	82	藕粉	33
马铃薯(烧烤,无油脂)	85	苕粉	35
马铃薯泥	87	粉丝汤(豌豆)	32
马铃薯粉条	13.6		
四、豆类及制品			
黄豆(浸泡)	18	利马豆(加5g蔗糖)	30
黄豆(罐头)	14	利马豆(加10g蔗糖)	31
黄豆挂面(有面粉)	67	利马豆(嫩,冷冻)	32
豆腐(炖)	32	鹰嘴豆	33
豆腐(冻)	22	鹰嘴豆(罐头)	42
豆腐干	24	咖喱鹰嘴豆(罐头)	41
绿豆	27	青刀豆	39
绿豆挂面	33	青刀豆(罐头)	45
蚕豆(五香)	17	豌豆	42
扁豆	38	黑马诺豆	46
扁豆(红,小)	26	黑豆汤	46
扁豆(绿,小)	30	四季豆	27
扁豆(绿,小,罐头)	52	四季豆(高压处理)	34
小扁豆汤(罐头)	44	四季豆(罐头)	52
利马豆(棉豆)	31	芸豆	24

食物名称	GI值	食物名称	GI值
五、蔬菜类			
甜菜	64	芹菜	15
胡萝卜(金笋)	71	黄瓜	15
南瓜(倭瓜、番瓜)	75	茄子	15
麝香瓜	65	鲜青豆	15
山药(薯蓣)	51	莴笋(各种类型)	15
雪魔芋	17	生菜	15
芋头(蒸芋头、毛芋)	48	青椒	15
朝鲜笋	15	西红柿	15
芦笋	15	菠菜	15
绿菜花	15	胡萝卜(煮)	39
菜花	15		
六、水果类及制品			
苹果	36	猕猴桃	52
梨	36	柑(橘子)	43
桃	28	柚	25
桃(罐头含果汁)	30	巴婆果	58
桃(罐头,含糖浓度低)	52	菠萝	66
桃(罐头,含糖浓度高)	58	杧果	55
杏干	31	芭蕉(甘蕉板蕉)	53
杏罐头,含淡味果汁	64	香蕉	52
李子	24	香蕉(生)	30
樱桃	22	西瓜	72
葡萄	43	哈密瓜	70
葡萄干	64	枣	42
葡萄(淡黄色,小,无核)	56	草莓酱(果冻)	49
七、种子类			
花生	14	腰果	25
八、乳及乳制品			
牛奶	27.6	克糖奶粉	47.6
牛奶(加糖和巧克力)	34	酸奶(加糖)	48
牛奶(加人工甜味剂和巧克力)	24	酸乳酪(普通)	36
全脂牛奶	27	酸乳酪(低脂)	33
脱脂牛奶	32	酸乳酪(低脂,加人工甜味剂)	14
低脂奶粉	11.9	豆奶	19
降糖奶粉	26	冰淇淋	51
老年奶粉	40	酸奶(水果)	41

食物名称	GI 值	食物名称	GI 值
九、速食食品			
大米(即食,煮 1 min)	46	面包(80%~100%大麦粉)	66
大米(即食,煮 6 min)	87	面包(黑麦粒)	50
小麦片	69	面包(45%~50%燕麦麸)	47
燕麦片(混合)	83	面包(80%燕麦粒)	65
荞麦方便面	53	面包(混合谷物)	45
即食羹	69	新月形面包	67
营养饼	66	棍子面包	90
全麦维(家乐氏)	42	燕麦粗粉饼干	55
可可米(家乐氏)	77	油酥脆饼干	64
卜卜米(家乐氏)	88	高纤维黑麦薄脆饼干	65
比萨饼(含奶酪)	60	竹芋粉饼干	66
汉堡包	61	小麦饼干	70
白面包	88	苏打饼干	72
面包(全麦粉)	69	格雷厄姆华饼干	74
面包(粗面粉)	64	华夫饼干	76
面包(黑麦粉)	65	香草华夫饼干	77
面包(小麦粉,高纤维)	68	膨化薄脆饼干	81
面包(小麦粉,去面筋)	70	闲趣饼干(达能)	47
面包(小麦粉,含水果干)	47	牛奶香脆饼干(达能)	39
面包(50%~80%碎小麦粒)	52	酥皮糕点	59
面包(75%~80%大麦粒)	34	爆玉米花	55
面包(50%大麦粒)	46		
十、饮料类			
苹果汁	41	橘子汁	57
水蜜桃汁	33	可乐饮料	40
巴梨汁(罐头)	44	芬达软饮料	68
菠萝汁(不加糖)	46	啤酒(澳大利亚产)	66
柚子果汁(不加糖)	48	冰淇淋	61
橙汁(纯果汁)	50	冰淇淋(低脂)	50

主要参考文献

1. 蔡威.临床营养[M].上海:复旦大学出版社,2012.
2. 蔡威.现代营养学[M].上海:复旦大学出版社,2011.
3. 陈灏珠.实用内科学[M]. 14 版.北京:人民卫生出版社,2013.
4. 陈健,赛晓勇.乳糖不耐受的研究进展[J].中华流行病学杂志,2016,37(2):299-302.
5. 陈君石.建立国家食品安全风险评估中心的意义与挑战[J].中华预防医学杂志,2012,46(1):9-11.
6. 杜斌,隆云作.危重症医学[M]. 3 版.北京.人民卫生出版社,2021.
7. 葛均波,徐永健,王辰.内科学[M]. 9 版.北京:人民卫生出版社,2018.
8. 国家卫生健康委疾病预防控制局.中国居民营养与慢性病状况报告(2020 年)[M].北京:人民卫生出版社,2021.
9. 国家心血管病中心.中国心血管健康与疾病报告(2022)[M].北京:中国协和医科大学出版社,2023.
10. 洪震,蒋澄川,刘景芳,等.现代癫痫学[M].上海:复旦大学出版社,2007.
11. 胡雯.医疗膳食学[M].北京:人民卫生出版社,2012.
12. 黄叶飞,杨克虎,陈澍洪,等.高尿酸血症/痛风患者实践指南[J].中华内科杂志,2020,59(7):519-527.
13. 蒋朱明,于康,蔡威.临床肠外与肠内营养[M]. 2 版.北京:科学技术文献出版社,2010.
14. 焦广宇,李增宁,陈伟主编.临床营养学[M].北京:人民卫生出版社,2017.
15. 李幼生.当代短肠综合征治疗学[M].北京:人民卫生出版社,2022.
16. 龙亚玲,刘克辛.转运体介导的食物-药物相互作用[J].药物评估研究,2018,41(1):31-34.
17. 欧洲儿科胃肠肝病与营养学会,欧洲临床营养与代谢学会,欧洲儿科研究学会,等.儿科肠外营养指南(2016 版)推荐意见节译.中华儿科杂志[J]. 2018,56(12):885-896.
18. 秦环龙,孔程.肠道微生态调节在外科营养治疗中的作用[J].中国实用外科杂志,2018,38(3):281-285.
19. 石汉平,李薇,齐玉梅,等.营养筛查与评估[M].北京:人民卫生出版社,2014.
20. 孙建琴,张坚,常翠青,等.肌肉衰减综合征营养与运动干预中国专家共识(节录)[J].营养学报,2015,37(4):320-324.
21. 索博特卡//蔡威,译.临床营养基础[M]. 4 版.上海:上海交通大学出版社,2013.
22. 汤耀卿.围手术期合并肝功能不全病人的基本用药原则[J].中国实用外科杂志,2005,25(12):720-722.
23. 吴国豪.外科危重症营养支持治疗策略[J].外科理论与实践,2020.25(2):106-110.
24. 吴国豪.胃肠肿瘤患者围术期营养支持治疗[J].中华消化外科杂志,2015,14(5):365-369.

25. 吴肇汉,吴肇光.实用临床营养治疗学[M].上海:上海科学技术出版社,2001.

26. 杨月欣,葛可佑.中国营养科学全书[M]. 2 版.北京:人民卫生出版社,2019.

27. 于建春.临床营养学[M].北京:人民卫生出版社,2021.

28. 于康.临床营养支持治疗[M]. 3 版.北京:中国协和医科大学出版社,2021.

29. 中国抗癌协会肿瘤营养专业委员会,全国卫生产业企业管理协会医学营养产业分会,浙江省医学会肿瘤营养与治疗学分会.肿瘤患者食欲下降的营养诊疗专家共识[J].肿瘤代谢与营养电子杂志,2022,9(3):312-319.

30. 中国吞咽障碍康复评估与治疗专家共识组.中国吞咽障碍评估与治疗专家共识(2017 年版)[J].中华物理医学与康复杂志,2017,39(12):881-892.

31. 中国医师协会肾脏内科医师分会,中国中西医结合学会肾脏疾病专业委员会营养治疗指南专家协作组.中国慢性肾脏病营养治疗临床实践指南(2021 版)[J].中华医学杂志,2021,101(8):539-559.

32. 中国医师协会肾脏内科医师分会,中国中西医结合学会肾脏疾病专业委员会营养治疗指南专家协作组.中国慢性肾脏病营养治疗临床实践指南(2021 版)[J].中华医学杂志,2021,101(8):539-559.

33. 中国医师协会肾脏内科医师分会,中国中西医结合学会肾脏疾病专业委员会营养治疗指南专家协作组.中国慢性肾脏病营养治疗临床实践指南(2021 版)[J].中华医学杂志,2021,101(8):539-559.

34. 中国医师协会医学遗传医师分会临床生化专业委员会,中华医学会儿科学分会内分泌遗传代谢学组,中国妇幼保健协会儿童疾病和保健分会遗传代谢学组,等.中国尿素循环障碍诊断治疗和管理指南[J].中华儿科杂志,2022,60(11):1118-1126.

35. 中华医学会肠外肠内营养学分会.中国成人患者肠外肠内营养临床应用指南(2023 版)[J].中华医学杂志,2023,103(13):946-974.

36. 中华医学会妇产科学分会产科学组.妊娠剧吐的诊断及临床处理专家共识(2015)[J].中华妇产科杂志,2015,50(11):801-804.

37. 中华医学会妇产科学分会内分泌学组及指南专家组.多囊卵巢综合征中国诊疗指南[J].中华妇产科杂志,2018,53(1):2-6.

38. 中华医学会妇产科学分会妊娠期高血压疾病学组.妊娠期高血压疾病诊治指南(2020)[J].中华妇产科杂志,2020,55(4):227-238.

39. 中华医学会骨质疏松和骨矿盐疾病分会.原发性骨质疏松症诊疗指南(2022)[J]. 2022,26(14):1671-1691.

40. 中华医学会糖尿病学分会.中国 2 型糖尿病防治指南(2020 年版)[J].中华糖尿病杂志,2021,13(4):315-409.

41. 中华医学会外科学分会胰腺外科学组.中国急性胰腺炎诊治指南(2021)[J].浙江实用医学,2021,26(6):511-519,535.

42. 中华医学会消化病学分会.中国肝硬化临床诊治共识意见[J].中华消化杂志,2023,43(4):227-247.

43. Adiamah A, Skořepa P, Weimann A, et al. The impact of preoperative immune modulating nutrition on outcomes in patients undergoing surgery for gastrointestinal cancer: a systematic review and meta-analysis [J]. Ann Surg, 2019,270(2):247-256.

44. Amano K, Maeda I, Ishiki H, et al. Effects of enteral nutrition and parenteral nutrition on survival in patients with advanced cancer cachexia: analysis of a multicenter prospective cohort study [J]. Clin Nutr, 2021,40(3):1168-1175.

45. Arvanitakis M, Ockenga J, Bezmarevic M, et al. ESPEN guideline on clinical nutrition in acute and chronic pancreatitis [J]. Clin Nutr, 2020,39(3):612-631.

46. Bakris G, Ali W, Parati G. ACC/AHA versus ESC/ESH on hypertension guidelines JACC guideline comparison [J]. J Am Coll Cardiol, 2019,18,73(23):3018-3026.

47. Bargetzi L, Brack C, Herrmann J, et al. Nutritional support during the hospital stay reduces mortality in patients with different types of cancers: secondary analysis of a prospective randomized trial [J]. Ann Oncol, 2021,32(8):1025-1033.

48. Bernadette P, Birt D F, Stallings V A, et al. Present knowledge in nutrition[M]. 11th ed. New Jersey: Wiley-Blackwell, 2020.

49. Bischoff S C, Bager P, Escher J, et al. ESPEN guideline on clinical nutrition in inflammatory bowel disease [J]. Clin Nutr, 2023,42(3):352-379.

50. Bischoff S C, Bernal W, Dasarathy S, et al. ESPEN practical guideline: clinical nutrition in liver disease [J]. Clin Nutr, 2020,39(12):3533-3562.

51. Boullata J I, Carrera A L, Harvey L, et al. ASPEN safe practices for enteral nutrition therapy [J]. JPEN J Parenter Enteral Nutr, 2017,41(1):15-103.

52. Boullata J I, Gilbert K, Sacks G, et al. A. S. P. E. N. clinical guidelines: parenteral nutrition ordering, order review, compounding, labeling, and dispensing [J]. JPEN J Parenter Enteral Nutr, 2014,38(3):334-377.

53. Cederholm T, Barazzoni R, Austin P, et al. ESPEN guidelines on definitions and terminology of clinical nutrition [J]. Clin Nutr, 2017,36(1):49-64.

54. Chen L K, Woo J, Assantachai P, et al. Asian Working Group for Sarcopenia: 2019 consensus update on sarcopenia diagnosis and treatment [J]. J Am Med Dir Assoc, 2020,21(3):300-307.

55. Cruz-Jentoft A J, Sayer A A. Sarcopenia [J]. Lancet, 2019,393(10191):2636-2646.

56. Da Silva J S V, Seres D S, Sabino K, et al. ASPEN consensus recommendations for refeeding syndrome [J]. Nutr Clin Pract, 2020,35(2):178-195.

57. Eitmann S, Németh D, Hegyi P, et al. Maternal overnutrition impairs off spring's insulin sensitivity: a systematic review and meta-analysis [J]. Matern Child Nutr, 2020,16(4):e13031.

58. Goldberg D L, Becker P J, Brigham K, et al. Identifying malnutrition in preterm and neonatal populations: recommended indicators [J]. J Acad Nutr Diet, 2018,118(9):1571-1582.

59. Gomes-Neto A W, van Vliet I M Y, Osté M C J, et al. Malnutrition Universal Screening Tool and Patient-Generated Subjective Global Assessment Short Form and their predictive validity in hospitalized patients [J]. Clin Nutr ESPEN, 2021,45:252-261.

60. Hsieh C E, Lin K H, Lin C C, et al. Comparative factor analysis of the effect of postoperative peripheral parenteral nutrition on recovery of right lobe liver donors [J]. Exp Clin Transplant, 2015,13(2):157-162.

61. Hutcheon J A, Platt R W, Abrams B. et al. Pregnancy weight gain by gestational age in women with uncomplicated dichorionic twin pregnancies [J]. Paediatr Perinat Epidemiol, 2018, 32: 172-180.

62. Huynh D T N, Heo K S. Therapeutic targets for endothelial dysfunction in vascular diseases [J]. Arch Pharm Res, 2019,42(10):848-861.

63. Kim J E, Cho K O. Functional nutrients for epilepsy [J]. Nutrients, 2019,11(6):1309.

64. Lappas B M, Patel D, Kumpf V, et al. Parenteral nutrition: indications, access, and complications [J]. Gastroenterol Clin North Am, 2018,47(1):39-59.

65. Liotto N, Amato O, Piemontese P, et al. Protein intakes during weaning from parenteral nutrition drive growth gain and body composition in very low birth weight preterm infants [J]. Nutrients, 2020,12(5):1298.

66. Lyu Y Y, Zhu D Z, Wang Y C, et al. Current epidemiology and factors contributing to postnatal

growth restriction in very preterm infants in China [J]. Early Hum Dev, 2022,173:105663.

67. Magdalena P, Dorota WS, Kinga S, et al. Nutritional Support Teams: the cooperation among physicians and pharmacists helps improve cost-effectiveness of home parenteral nutrition (HPN) [J]. Nutr Hosp, 2015;31(1):251-259.

68. Mahan L K. Krause's food and the nutrition care process [M]. 13 版. 北京:人民卫生出版社,2016.

69. Martini S, Beghetti I, Annunziata M, et al. Enteral nutrition in term infants with congenital heart disease: knowledge gaps and future directions to improve clinical practice [J]. Nutrients, 2021,13 (3):932.

70. Martin K, Gardner G. Home enteral nutrition: updates, trends, and challenges [J]. Nutr ClinPract, 2017,32(6):712-721.

71. McClave S A, Taylor B E, Martindale R G, et al. Guidelines for the provision and assessment of nutrition support therapy in the adult critically ill patient: Society of Critical Care Medicine (SCCM) and American Society for Parenteral and Enteral Nutrition (A. S. P. E. N.)[J]. JPEN J Parenter Enteral Nutr, 2016,40(2):159-211.

72. McClave S A, Taylor B E, Martindale R G, et al. Guidelines for the provision and assessment of nutrition support therapy in the adult critically ill patient: Society of Critical care Medicine (SCCM) and American Society for Parenteral and Enteral Nutrition (ASPEN)[J]. J Parenter Enter Nutr, 2016,40(2):159-211.

73. Muscaritoli M, Arends J, Bachmann P, et al. ESPEN practical guideline: Clinical Nutrition in cancer [J]. Clin Nutr, 2021,40(5):2898-2913.

74. Owais A E, Kabir S I, Mcnaught C, et al. A single-blinded randomised clinical trial of permissive underfeeding in patients requiring parenteral nutrition [J]. Clin Nutr, 2014,33(6):997-1001.

75. Peng W J, Han J Y, Li S J, et al. The association of human milk feeding with short-term gealth outcomes among Chinese very/extremely low birth weight infants [J]. J Hum Lact. 2022,8(4): 670-677.

76. Piercy K L, Troiano R P, Ballard R M, et al. The Physical activity guidelines for Americans [J]. JAMA, 2018,20,320(19):2020-2028.

77. Prado C M, Purcell S A, Laviano A. Nutrition interventions to treat low muscle mass in cancer [J]. J Cachexia Sarcopenia Muscle, 2020,11(2):366-380.

78. Raymond J L, Morrow K. Krause and Mahan's food & the nutrition care process [M]. 15th ed. St. Louis, Missouri: Elsevier, 2021.

79. Rock C L, Thomson C A, Sullivan K R, et al. American Cancer Society nutrition and physical activity guideline for cancer survivors [J]. CA Cancer J Clin, 2022,72(3):230-262.

80. Sampath V, Abrams E M, Adlou B, et al. Food allergy across the globe [J]. J Allergy Clin Immunol, 2021,148(6):1347-1364.

81. Shiboski C H, Shiboski S C, Seror R, et al. 2016 American College of Rheumatology/European League Against Rheumatism classification criteria for primary Sjogren's syndrome: a consensus and data-drive mMethodology involving three international patient cohorts [J]. Arthritis Rheumato, 2017,69(1):35-45.

82. Sicherer S H, Sampson H A. Food allergy: a review and update on epidemiology, pathogenesis, diagnosis, prevention, and management [J]. J Allergy Clin Immunol, 2018,141(1):41-58.

83. Sobotka L. Basics in clinical nutrition [M]. 5th ed. Prague: Galen, 2019.

84. Strollo B P, McClave S A, Miller K R. Complications of home enteral nutrition: mechanical complications and access issues in the home setting [J]. Nutr Clin Pract, 2017,32(6):723-729.

85. Thibault R, Seguin P, Tamion F, et al. Nutrition of the COVID-19 patient in the intensive care unit (ICU): a practical guidance [J]. Crit Care, 2020, 24:447.

86. Thijs R D, Surges R, O'Brien T J, et al. Epilepsy in adults [J]. Lancet, 2019, 393 (10172): 689-701.

87. Ukleja A, Gilbert K, Mogensen KM, et al. Standards for nutrition support: adult hospitalized patients [J]. Nutr Clin Pract, 2018, 33(6):906-920.

88. Wang J, Liu W, Zhou C, et al. Multi-perspective observation on the prevalence of food allergy in the general Chinese population: a meta-analysis [J]. Nutrients, 2022, 14(23):5181.

89. Wells J, Swaminathan A, Paseka J, et al. Efficacy and safety of a ketogenic diet in children and adolescents with refractory epilepsy-a review [J]. Nutrients, 2020, 12(6):1809.

90. Wong A Y S, Chan E W, Chui C S L, et al. The phenomenon of micronutrient deficiency among children in China: a systematic review of the literature. [J]. Public Health Nutrition, 2014, 17 (11):2605-18.

91. Wood A M, Kaptoge S, Butterworth A S, et al. Risk thresholds for alcohol consumption: combined analysis of individual-participant data for 599 912 current drinkers in 83 prospective studies [J]. Lancet, 2018, 391(10129):1513-1523.

92. Zimmermann M B, Boelaert K. Iodine deficiency and thyroid disorders [J]. Lancet Diabetes Endocrinol, 2015, 3(4):286-295.

中英文对照索引